제8판

보건행정학

Health Administration and Management

문재우 | 정민수 | 이윤현 | 이창은 | 이철인 공저

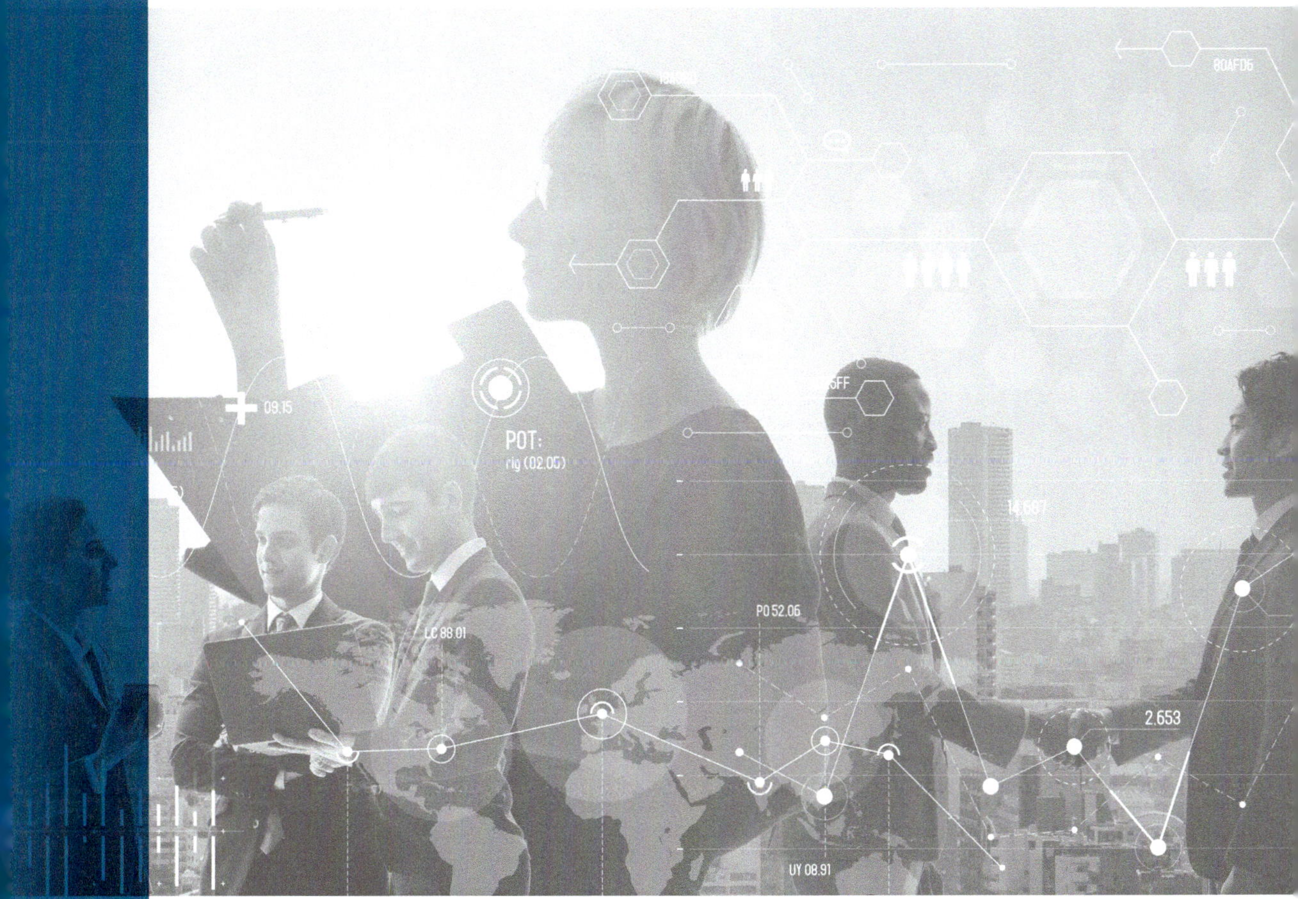

계축문화사

제8판을 내면서

PREFACE

본서의 개정을 앞두고 “멈추지 않으면 얼마나 천천히 가는지는 문제가 되지 않는다”라는 공자의 말씀이 생각났다. 1998년에 초판을 내고 23년이라는 세월이 훌쩍 지나갔다. 세월의 무상함과 정년이라는 종착점이 눈앞에 있는 상황에서 제8판의 출간을 생각하니 먼저 감사한 마음이 앞선다. 끊임없이 개정하였지만 언제나 부족했음에도 불구하고 20년 넘게 많은 독자들로부터 과분한 관심과 사랑을 받았음에 지면을 통해 감사의 말씀을 전하고 싶다. 독자들의 지속적인 애정 없이는 이렇게 오랫동안 명맥을 유지할 수 없었을 것이다.

제8차 개정에서는 우선 오래된 통계를 최근 자료로 교체하였으며, 세계적으로 유행한(pandemic)『코로나 19』에 대한 내용도 첨가하였다. 기존의 내용과 크게 차이가 난 부분은 동덕여자대학교의 정민수 교수가 집필한『건강증진과 보건사업관리』이다.

지금까지 개정판을 지속해서 낼 수 있었던 것은 계축문화사의 도움이 매우 컸다. 특히 주영일 사장님의 헌신적인 노력이 있었기에 오랫동안 개정을 계속할 수 있었다. 다시 한번 감사드린다.

2021년 11월

대표 저자 씀

제7판을 내면서

PREFACE

지난 20여 년 동안 독자들로부터 과분한 사랑과 관심을 받았지만 언제나 부족함에 필자는 송구스러운 마음이다. 처음 본서를 집필할 때 "기본에 충실하고 수십 년 동안 사랑을 받을 수 있는 저서를 내자"고 다짐한 기억이 난다. 이러한 다짐이 어느 정도 지켜졌는지 의문이 들지만 20년 가까이 명맥을 꾸준히 유지하고 있는 것을 보니 소기의 목표는 달성하였다고 위안을 가져본다.

제7차 개정에서는 그동안 독자들로부터 너무 산만하고 어렵다는 부문을 과감히 삭제하였다. 또한 최근 자료를 많이 수록하였으며, 특히 Tip을 삽입하여 본문에서 언급하지 못한 부분을 설명하였으며 독자가 지루하지 않도록 하였다.

개정판을 낼 때마다 부족한 부분이 없는 완벽한 책을 내야겠다고 다짐을 하지만 막상 개정판을 보면 스스로 부끄러움을 느끼게 된다. 제7차 개정판을 내놓으면서 이러한 부끄러움이 크지 않기를 소망해 본다.

그동안 물심양면으로 도와주신 계축문화사 주사장님과 꼼꼼히 원고를 수정해주신 편집부 여러 분께도 감사의 마음을 전하고 싶다.

2017년 1월

대표 저자 씀

제6판을 내면서

PREFACE

독자들의 관심 속에서 제6판을 출간하게 되어 먼저 행복함을 감출 수 없다. 지난 15년 동안 꾸준히 애독해주시고 많은 충고와 격려를 해주신 여러분께 깊은 감사의 말씀을 드린다. 2~3년마다 수정 보완을 할 수 있었던 것은 모두가 독자 여러분의 덕택이라고 생각한다.

제6판에서는 오래된 자료 특히 통계부분을 최신자료로 교체하였으며, 시대적 상황에 적합하지 않은 부분은 과감히 삭제하였다. 또한 부족한 부분에 대해서는 첨가하였으며 내용의 깊이를 담보할 수 있도록 노력하였다.

개정판을 출간할 때마다 이제는 완벽하겠지 하는 마음으로 세상에 얼굴을 내밀지만 얼마 가지 않아 그 얼굴이 붉어지는 부끄러움을 숨길 수가 없음을 이번에도 고백하지 않을 수가 없을 것 같아 두려움이 앞선다. 좀 더 좋은 내용을 담을 수 있도록 지속적인 노력을 약속드리면서 부족함에 대한 이해를 바라고 싶다.

흔쾌히 개정판을 허락해주신 계축문화사 주사장님께 다시 한 번 감사의 말씀을 드린다.

2013년 2월

대표 저자 씀

제5판을 내면서

PREFACE

10년이면 강산도 변한다는데 이 책을 출간한 지도 벌써 10년이 훌쩍 지나갔다. 10여 년 넘게 독자들로부터 많은 관심과 사랑을 받은 것에 대해 머리 숙여 감사의 마음을 전하고 싶다. 특히 제5판은 많은 교수님들이 참여하여 이 책의 무게를 더 해 주셨다. 감사드린다.

제5판에서는,

첫째, 그동안 한 학기 교재로 소화하기에는 분량이 너무 많다는 지적이 있었던 바 대폭 페이지를 줄이려고 노력하였다.

둘째, 오래된 자료를 대폭 수정하여 최근자료로 대신하였다. 되도록이면 2008년, 2009년 자료를 추가하였다.

셋째, 너무 이론적인 부분을 수정보완하거나 삭제하여 내용을 쉽게 구성하였다.

21세기에 들어와 보건의료를 둘러싼 환경은 매우 빠르게 변할 것으로 예상된다. 특히 의료시장의 개방과 영리의료법인의 도입 문제 등은 우리나라 의료체계 자체를 흔들 정도의 파괴력을 지닌 이슈라 생각한다. 이러한 문제들에 대한 이론적 기반을 이 책에 충분히 담지 못하고 다음 개정판을 기약할 수밖에 없음이 못내 아쉽다.

제5판이 나오는 동안 10년 넘게 이 책을 개정하는데 조금도 망설이지 않고 물심양면으로 지원해 주신 계축문화사 회장님과 사장님께 감사의 말씀을 드린다. 또한 많은 원고를 꼼꼼히 검토하시고 편집해 주신 편집부 여러 선생님들의 노고에도 감사드린다.

2010년 1월 11일

대표 지자 씀

제4판을 내면서

PREFACE

본서의 초판은 1998년에 발간되었다. 먼저 지난 8년 동안에 제4판을 내면서 본서를 아껴주신 독자제위(讀者諸位)께 다시 한 번 감사드린다. 교과서로서 오래동안 자리매김을 할 수 있었던 것은 모두가 독자분들의 끊임없는 격려와 관심의 덕분이라 생각한다.

제4판에서는,

첫째, 보건행정학으로서의 정체성을 확립하기 위해 공중보건학과 연관된 부문을 대폭 삭제하였다. 보건행정학과 공중보건학은 매우 밀접하여 잘못하면 중복된 부분이 많을 수밖에 없다. 따라서 제4판에서는 보건행정학의 학문적 정체성을 유지하려고 노력하였다.

둘째, 지나치게 행정학적인 부문을 삭제하거나 보완하였다. 물론 보건행정학이 일반행정학과 전혀 별개의 학문이라 하기는 어렵지만 되도록이면 일반 행정학의 색체에서 벗어나려고 노력하였다.

셋째, 오래된 자료는 최신 통계자료로 수정하였고, 그림을 삽입하여 참신성을 더하였다.

넷째, 제3판은 지나치게 내용이 많다는 독자들의 지적이 있었던 바 제4판에서는 핵심적인 내용만을 중심으로 하여 페이지를 줄이려고 노력하였다.

필자는 본서가 지속적으로 독자들의 사랑을 받아 제5, 6개정판을 낼 수 있기를 희망한다. 그래서 "보건행정학" 하면 본서가 먼저 생각나도록 지속적인 노력을 경주하겠다.

제4판을 낼 수 있도록 도와주신 모든 분들께 감사드린다. 특히 물심양면으로 도와주신 계축문화사 주상룡 사장님과 전무님, 그리고 더위에도 불구하고 본서의 출간에 고생을 하신 편집부 여러 선생님들에게도 심심한 감사의 말씀을 드린다.

2006년 10월 1일

저자 씀

제3판을 내면서

PREFACE

이 책이 출판된 지 벌써 6년이 지나갔고 그동안 한 차례의 개정판을 세상에 내놓았다. 그동안 부족한 졸저를 읽어주시고 강의 교재로 채택해 주신 수많은 독자와 교수님들께 감사의 말씀을 드리고 싶다. 그들의 애정어린 격려와 사랑이 없었다면 제3판은 생각하지도 못하였을 것이다.

필자가 보건행정학을 공부하고 연구하면서 항상 고민하는 문제는 보건행정학의 독자성이다. 보건행정학이라는 학문의 역사가 일천하여 보건행정학의 정의와 범위를 결정하는 것이 항상 난제로 남아 있기 때문이다. 앞으로 보건행정학을 공부하는 제현들의 노력과 관심은 이러한 문제를 충분히 해결할 수 있을 것으로 확신한다.

제3판에서는,

첫째, 보건의료의 역사 부분을 삭제하였다. 너무 많은 분량을 차지하고 있고 세밀한 부분까지 설명하고 있어서 독자들에게 부담을 주기 때문이다.

둘째, 너무 어렵거나 학부과정에서는 불필요하다고 판단된 내용은 대폭 수정하거나 삭제하였다.

셋째, 자료가 너무 오래된 것은 최신자료로 대체하였다.

넷째, 보건행정의 내용을 좀더 체계적으로 배열하여 총 10편으로 재구성하였다.

그러나 한 학기 과정에 적합하도록 내용을 대폭 줄이겠다는 결심은 접어야만 했다. 내용을 수정하고 보완하고 독자들이 읽기 편하게 편집을 하다 보니 본래 예상했던 양보다 많이 늘어난 것이 못내 아쉬움으로 남는다. 이러한 아쉬움과 미련은 다음 개정에 충분히 반영하도록 하겠다. 처음에는 호랑이를 그리겠다고 한 다짐이 이제는 고양이 그림을 보고 만족하고 있지나 않나 하는 누려움이 앞선다. 이 책이 보건행정학을 공부하는 많은 독자들에게 기본을 확고히 하고 새로운 지식과 기술을 얻는 데 밑거름이 되기를 기원한다.

필자가 보건행정학을 공부하는 데 그동안 많은 도움을 주신 서울대학교 허 정 명예교수님과 언제나 자상하게 보살펴 주시고 격려를 아끼지 않으신 서울대학교 양봉민 교수님에게 감사의 말씀을 드리고 싶다. 또한 사랑하는 가족들에게도 감사를 전하며, 특히 투병 중이신 아버님의 건강을 간절히 기원한다.

끝으로 넓은 마음으로 모든 것을 이해해 주신 계축문화사의 주상룡 사장님과 주영일 전무님, 그리고 직원분들께도 감사를 드린다.

2004년 10월의 마지막 날에

저자 씀

제2판을 내면서

PREFACE

첫판을 낸 지 2년이 지난 지금 개정판을 낸다고 하니 먼저 감회가 새롭다. 부족한 면이 많이 있음에도 불구하고 이 책을 애독해 주신 여러분에게 감사를 드린다. 개정판에서는 우선 잘못된 부분을 수정하였다. 잘못된 부분의 수정에는 박재산 교수의 도움이 컸다.

둘째, 개정판에서는 통계자료를 최근의 것으로 바꾸었다.

셋째, 내용을 수정하면서 예시의 글도 상당부분 참삭하였다.

넷째, 제3편 제3장에 새로운 제14절을 참가하여 조직쇠퇴의 내용을 실었다. 또한 환경변화전략 등을 참가하였다.

개정판은 새로운 출발과 책임임을 저자는 통감하고 있다. 초판을 내면서 빠른 시일내에 개정판을 내야겠다는 약속을 지키게 되어 무엇보다 기쁘다. 이러한 기쁨은 계축문화사 주상룡 사장님과 주 전무님의 많은 배려가 있었기에 가능하였다. 다시 한 번 감사의 말씀을 드리고 싶다. 또한 이 책이 나오기까지 많은 고생을 하신 편집부 가족들에게도 심심한 감사의 마음을 올리고자 한다.

2001년 1월 20일

저자 씀

머리말

PREFACE

필자가 보건학을 시작한 지 벌써 15년이라는 세월이 흘렀다. 그동안에 필자의 가슴 속에는 항상 누구에게 내놓아도 손색이 없는 저서를 만들고 싶은 욕망이 있었다. 특히 아직까지 학문적으로 완성되어 있지 못한 보건행정학에 대한 저서를 쓰고 싶었다. 그러나 이것은 필자의 욕심에 불과하다는 것을 느끼게 된 데는 별로 많은 시간이 필요하지 않았다.

무엇보다도 필자의 학문적인 깊이가 일천하였고, 여러 가지 여건이 조성되지 못하여 보건행정학 책에 대한 필자의 욕심은 현실로 옮겨지지 못하였다. 필자가 박사학위를 취득한 이후 어느 정도 시간적 여유가 있음에 따라 보건행정학 책에 대한 욕심이 다시 생겨나게 되었다.

그러나 막상 보건행정학 책을 저술하려니 많은 문제점에 직면하게 되었다. 우선 보건행정학이라는 학문이 다른 학문에 비해 우리 나라에 도입된 지 얼마 되지 않아 아직까지 이론과 범위 등이 확립되어 있지 못하였고, 국내외에 나와 있는 저서 또한 그리 많지 않아 참고문헌의 한계에 부딪히게 되었다. 이러한 현실적 제약 때문에 필자는 더욱 망설이게 되었다.

그러나 시작이 반이라는 말이 있듯이 일단 출발하기로 마음을 먹고 2년간의 계획을 세워 집필 작업을 시작하였고 이제서야 비로소 출간하게 되었다.

이 책은 크게 4편으로 구성되어 있다. 분량이 많기 때문에 시간이 없으면 제3편만 보아도 될 것 같다. 보건행정학에 대한 주요 내용을 제3편에 모두 실으려고 노력하였다.

막상 이 책이 세상에 나와 많은 사람들의 평가와 질책을 받는다고 생각하니 먼저 두려움과 후회스러움이 앞선다. 아직까지 학문적으로 미숙한 필자가 보건행정학이라는 어려운 학문에 대한 저서를 감히 집필했다는 공포감이 엄습해 오고 있다. 그러나 필자는 이 책이 보건행정학의 발달을 위하여 조그마한 밑거름이 되었으면 하는 소망에서 용기를 얻어본다. 여러 선배와 후배들의 질책은 오직 저자의 몫이다.

끝으로 어려운 재정 상태에도 불구하고 이 책의 출판을 흔쾌히 허락해 주신 계축문화사의 주상룡 사장님과 직원들에게도 감사의 마음을 올린다.

1998년 11월 10일

저자 씀

차례
CONTENTS

제 1 편 보건행정의 기초 이론

제 2 편 보건행정의 실제

제1장 보건행정의 개념

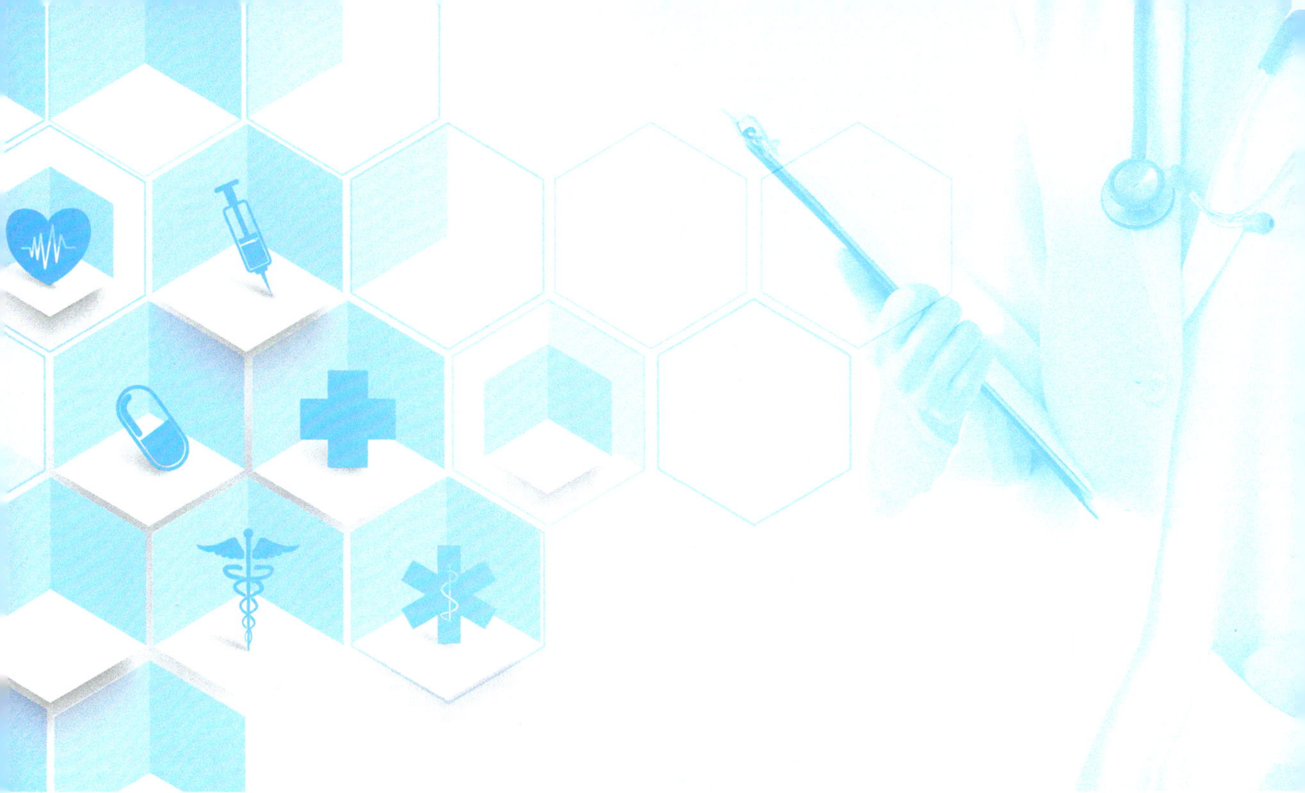

제1편

1

보건행정의 기초 이론

제1장 질병과 건강

제1절 질병발생설

역사적으로 질병은 국가와 문명의 존망을 좌우한 적이 많았으며 사상적, 정치적, 경제적, 사회적으로 문명의 모습과 역사의 방향에 지대한 영향을 미치기도 하였다.

BC 430년 전후 아테네에서 발생한 질병으로 인해 전력이 우월한 아테네가 스파르타에 패배하게 되었으며 이는 고대 그리스 멸망의 원인으로 작용하였다. 세계를 지배했던 로마 역시 전염병의 유행으로 인해 사회체계가 붕괴되었고 이는 동서 로마의 분리와 멸망에 영향을 미쳤다. 중세 몰락의 결정적인 계기는 흑사병의 유행이었다는 데 이의를 제기하는 사람은 많지 않다.

이러한 역사를 살펴볼 때 "왜 질병이 발생하는가?"라는 질문은 인류의 역사와 함께 시작되었다. 따라서 인류의 역사는 질병에 대한 극복과 좌절의 역사이다. 인간의 개인적, 집단적 고통 가운데 질병만큼 시공을 초월하여 인류를 괴롭혀 온 것은 존재하지 않으며, 인간의 노력 가운데 질병의 고통에서

> **▶ 문명과 전염병**
>
> 165~180년의 15년 동안 유럽에서는 약 500만 명이 귀국한 병사들에 의한 전염병으로 사망하였다. 이러한 전염병의 창궐은 로마의 사회체계를 붕괴시켰으며 동서 로마의 분리와 멸망에 영향을 미쳤다. 중세 유럽 인구의 3분의 1을 희생시킨 흑사병은 당시 유럽의 사회적 상황을 크게 바꾸어 놓았다. 많은 사람들이 죽자 귀족들의 부와 권력은 그만큼 줄어들었고, 농노들은 영지를 떠나 소작농 · 소지주 · 장인 등으로 변신하게 되자 중세 봉건주의 경제의 기반이 흔들리게 되었다. 이와 함께 교회로부터 민심이 이반되고 중세의 정신적 기반이었던 기독교의 위세도 흔들림에 따라 중세는 몰락의 길로 접어들었다. 신대륙을 개척한 유럽인들이 총칼로 인디언을 제압했기 보다는 더 큰 영향력을 미친 것은 유럽인들이 가져간 전염병이었다. 1518년 멕시코에 상륙한 스페인의 정복자 에르난 코르테스는 고작 수백명의 부하를 가지고 인구 30만명의 대도시를 가진 아즈텍 문명을 정복한 것은 전투가 아닌, 그들이 옮긴 천연두였다(출처 : http://www.seehint.com/hint.asp?no=11149).

벗어나기 위해 기울인 것만큼 지속적이고 집단적인 활동을 찾기도 힘들다.

그러므로 보건의료의 출발점은 인류를 끊임없이 괴롭혀오고 있는 질병의 원인을 규명하는데 있다. 질병의 원인이 규명되어야만 질병의 예방책과 치료 방법을 찾을 수 있다. 질병원인의 규명 역사는 인류의 역사만큼 뿌리가 깊다. 따라서 인류의 역사는 질병과의 끊임없는 투쟁의 역사라 해도 과언은 결코 아니다.

1 종교설(천벌설, 신벌설)

원시인들은 질병이나 고통의 원인을 외부적인 것과 내부적인 것으로 나누어 생각하였다. 가시에 찔렸거나 창에 맞았을 때와 같은 외부적 고통은 원시인들도 비교적 잘 이해하였다. 그러나 내부적 고통에 대해서는 좀처럼 이해하지 못하고 오랜 세월 끝에 고통의 원인은 귀신이나 악령(demon, ill-spirits) 또는 천벌이나 조상의 탓이라고 생각하기에 이르렀다.

즉, 귀신이나 악령이 어떤 경로를 통해 우리의 몸에 들어가 고통을 일으킨다고 여겼다. 이러한 고통으로부터 벗어나기 위해 어떻게 해서 이러한 귀신이나 악령을 몸 밖으로 내보내느냐가 문제였다. 인간이 스스로 이러한 일을 할 수 없기 때문에 이를 전문적으로 담당하는 무당 또는 마술사가 등장하여 무술 또는 마법(magic, sorcery)을 가지고 고통을 치료하였다.

특히 이집트의학에서는 사람의 건강이나 질병은 그 사람의 체액과 관계가 있다고 여겼다. 체액의 상태가 불순하면 질병이 되고 순수하면 건강하다고 생각하였으며, 불순한 체액을 배출시키기 위하여 토제(吐劑)나 하제(下劑)를 사용하고, 기생충을 구제할 목적으로 구충제를 사용하는 것을 질병치료의 원칙으로 하였다. 경험을 토대로 한 임상관찰을 존중하였지만 점차로 신비적 면이 강하게 나타나게 되었고, 질병을 치료하기 위해 기도나 주문을 사용하기에 이르렀다. 따라서 마술이 큰 몫을 차지하였다.

이집트인들은 악마가 육체를 소유하게 되면 병을 일으키는 것으로 생각하였나. 의사겸 마술시는 이 악마를 몰아내야 하는데, 이것은 처음에 구두로 의식을 하고 주문을 외운 뒤 손으로 의식을 하고 약을 주는 것으로 치료를 하였다.[1]

그러나 무당에 의한 치료도 별 효과를 거두지 못하자 인간의 속병은 인간으

1 김영식 외, 과학사(서울 : 전파과학사, 1996), pp.12~13.

로서는 어쩔 수 없다는 생각에 전지전능한 신의 힘을 빌어 속병을 치료해야 한다고 생각하였다. 질병에 대한 신의 응징설이 등장하게 된 것이다.

인간이 질병에 시달리고 고통을 받은 것은 신의 응징에 의한 것이므로 질병과 고통으로부터 해방되기 위해서는 신의 노여움을 풀어주어야 하는데 인간은 신과 직접 접촉할 수 없으므로 신과 접촉할 수 있는 사람을 찾게 되어 성직자들이 이제 병을 고치는 행위에 참여하게 되었다. 이러한 치료역할을 담당한 성직자들이 등장하여 종교와 의술이 함께하는 시대에 이르렀다.

2 점성설(우주설)

인지의 발달과 함께 인류는 초자연적인 현상에 대해 객관적이고 과학적인 사고를 가지려고 노력을 하였다. 즉, 인간과 자연, 천체에 대해 깊이 생각하고 인간을 자연계의 일부로서 파악하고 자연계 일체의 변화가 인체에 커다란 영향을 미치는 것으로 인식하게 되었다. 따라서 성좌의 운행과 인체의 각 부분의 기능은 밀접한 관련이 있다고 생각하고 별자리의 이동을 보고 질병의 진단과 예후를 판정하곤 하였다. 특히 B.C. 5000~B.C. 4000년경에 메소포타미아 의학에서는 인체의 여러 가지 질병을 별의 영향 때문이라고 믿고 질병의 진단이나 예후를 별의 운행과 관련시켰다.

점성설에 의하면 질병의 발생은 계절 · 기후와 매우 밀접한 관계가 있고, 지역환경의 특성과도 일정한 관계가 있다고 본다. 질병뿐만 아니라 전쟁과 천재지변도 별자리의 이상 때문에 발생한다고 보는 점성설은 상당기간 동안 인정을 받았다. 유럽에서는 르네상스 이후까지도 점성설이 유행하였다.

3 장기설

장기설(Miasma Theory, Atmospheric Theory)은 Hippocrates가 주장한 이후 상당기간 동안 보편성을 인정받은 질병발생설이었다. Hippocrates 훨씬 이전의 원시인들도 계절, 기후, 온도, 습도, 밀집거주 상태, 오물 등과 같은 자연환경이 질병발생과 어떤 연관이 있을 것이라고 막연히 생각하였다.

원시인들은 신에게 기도하거나 제사할 때 목욕재계(沐浴齋戒)의 의미로 향나

무잎의 즙을 몸에 바르기도 하였다. 신에게 제사드릴 때 제단 주위의 부정을 제거하고 향을 사르며 제사를 주관하는 사람이 몸을 청결히 단장하고 향을 바르는 이야기는 구약성서에 자주 언급되고 있다. 또 우리나라에서도 제례 때는 반드시 분향을 하고 있다. 이는 아마도 장기설의 영향이 아닐까 싶다.

Hippocrates는 건강과 질병을 자연현상으로 파악하고 오염된 공기(mal aria = bad air) 즉, 장기가 우리 몸에 침입하면 질병이 발생한다고 주장하였다.

나쁜 공기 중에 숨겨져 있는 가설적인 유독가스로 인해 질병이 발생한다는 장기설은 극단적으로 과장되기도 하지만 상당한 근거를 가지고 있었다. 특정 지역에 인구가 밀집하면 환경이 극히 불결하여 이 지역에 질병이 창궐하였다. 이러한 원인은 부패한 오물에서 발생하는 장기 때문이라 믿었고 이를 근거로 대책을 수립하기도 하였다.

장기설은 전염병관리 방법에도 영향을 주었다. 가장 일반적인 대책은 오염된 공기를 정화시키는 것인데 이를 위하여 공중에다 대포를 발사하기도 하였고, 불을 지르는 방법을 사용하기도 하였다. 또한 근본적인 대책으로 오물을 이전시키는 계획을 수립하기도 하였다. 질병이 발생한 가옥의 공기를 정화시킬 목적으로 연기소독법(fumigation)이 사용된 것도 매우 특이할 만하다. 장기설은 질병의 원인을 과학적으로 규명하는 데에는 올바르지 못하지만, 보건학적 측면에서 보면 지역사회의 환경과 위생을 향상시키는 데에 지대한 공헌을 하였다.[2] 이러한 장기설은 19세기 말에 이르기까지 지배적인 질병발생설이었으며 미생물의 존재가 확인된 이후 세균설로 대체되었다. 질병의 사회적 원인을 강조하고 위생개혁을 주장한 사회의학의 창시자 R. Virchow(1821–1902)와 사회개혁가 E. Chadwick(1800–1890)은 장기설을 지지하였다.

Rudolf Virchow

독일의 병리학자로 슐레지엔 지역에서 유행한 발진티푸스에 대한 연구보고서를 통해 질병의 원인은 세균에 있지만 질병의 확산과 개인의 감수성은 위생행정의 미비, 주거환경, 작업환경, 식생활 환경 등과 같은 사회경제적 요인에 의해 결정된다고 보았다. 경제적 불평등과 봉건적 정치체계 등에 대한 혁명적 사회개혁의 필요성을 강조하였으며, '의학은 사회과학이다. 그리고 정치학은 광의의 의학에 불과하다'라는 주장을 견지하였다.

4 전염설(감염설, 접촉설)

신벌설, 점성설, 장기설이 19세기까지도 지배적으로 작용하고 있었지만 그동

2 권이혁, 최신보건학(서울 : 신광출판사, 1985), p.103.

안에 질병에 대한 경험과 지식이 축적됨에 따라서 전염 방법에 대해 새로운 해석이 시도되었다. 즉, 16세기 경에는 사람에게서 사람으로 접촉에 의해 전파된다는 접촉전염설이 상당한 호응을 얻게 되었다.

Aristoteles는 흑사병이 환자로부터 부근에 있는 건강한 사람에게 잘 전염된다는 사실을 지적한 바 있다. 질병이 만연된 지역에서 오거나 여행한 사람들은 질병을 차단하기 위하여 일정 기간 동안 억류를 하기도 하였으며, 십자군에 참전한 귀환 병사들을 따라서 질병이 옮겨졌다는 기록도 많은 곳에서 엿볼 수 있다.

특히 전염설(Contagion Theory)이 인정을 받은 결정적인 사건은 16세기 초에 유럽 전지역에 성병, 즉 매독의 유행이었다. 물론 접촉설의 근거에 영향을 준 질병은 매독이 처음은 아니다. 그 이전에도 접촉설은 상당한 인정을 받고 있었다. 2세기 경에 한센병이 이탈리아에서 발생되어 6세기 경에 전유럽으로 전파되었을 때 교회에서는 한센병 환자의 교회 출입을 금지하였고, 한센병 환자에게 특수한 의복을 착용하게 하였으며, 그 존재를 쉽게 알 수 있도록 방울을 달아 다른 사람과의 접촉을 철저히 금지시킴으로써 한센병의 전파를 성공적으로 차단하기도 하였다. 이러한 선례는 14세기 경 흑사병의 유행시에도 적용되었다. 전염설에 의해 질병 전파를 위해 검역과 격리제도가 도입되었다.

▶ 매독의 유행

15세기 르네상스시대를 맞아 '성의 억압'에서 해방되자 '매독'이 유행하였다. 특히 전쟁 때 매춘부를 통해 군인들에게 전염된 매독은 전쟁이 끝난 뒤 이들이 귀향함으로써 창궐하게 되었다. 1492년 신대륙 발견 이후 전파된 매독은 몇 년 사이에 전 유럽으로 확산돼 수천만 명의 목숨을 앗아갔다. 1495년 나폴리 공국(公國)을 점령하고 있던 프랑스의 샤를르 8세는 스페인 연합군을 상대로 싸운 전투에서 찬란한 승리를 거뒀음에도 총퇴각하지 않을 수 없었다. 승리를 눈앞에 두고도 퇴각한 것은 바로 매춘부들에게 감염된 '나폴리병' 때문이었다. 군인들이 매독에 감염되면서 전선이 아비규환으로 변한 것이다(출처 : http://m.health.chosun.com/svc/news, http://www.bookandlife.co.kr/news).

5 세균설

이탈리아의 의사 시인인 G. Fracastoro는 1546년에 "접촉전염병 및 그 요법"이라는 저서를 발표하였다. 그는 이 저서에서 병원미생물의 존재를 예상하였다. 그는 전염병은 미생물에 의해 환자로부터 감수성이 있는 사람에게 옮긴다고 생각하였으나, 질병의 근본 인자 자체는 규명하지를 못하였다. 매독에 대한 계몽시를 짓기도 하였으며, 발진티푸스에 대해 최초로 정확한 기록을 남기기도 하였다.

현미경은 이미 17세기에 발명되어 있었는데 Anton van Leeuwenhoek는 자신이 고안한 현미경으로 작은 생물(미생물, animalcula)의 존재를 확인하였다.[3] 그러나 그 역시 미세한 생물이 질병과 관계가 있으리라고는 생각하지 못하였다.

Leeuwenhoek 이후 미생물이 질병의 원인일 것이라고 생각하는 관찰자의 수가 점차 증가하였다. 그러나 이러한 분위기와는 달리 18세기 초반까지의 질병관은 과학적이지 못하였다. 생명과 질병의 본질을 연구함에 있어서 선험적 직관이 우선하였으며, 논리적이기는 하였으나 독단과 편견이 만연하였고, 과학적이라기 보다는 철학에 근거한 경우가 흔하였다. 심지어 미신적인 고정관념에 사로잡히기도 하였다. 따라서 기존의 병인설은 질병이나 전염병의 예방이나 치료에 무기력하였으며 비합리적이었다.

19세기 후반에 들어와 특정 미생물이 특정 질병을 발생시킨다는 세균설이 지지를 받게 되는데 이에 지대한 영향을 미친 사람이 R. Koch(1843~1910)와 L. Pasteur(1822~1895)이다. Koch는 콜레라균과 결핵균을 발견하였으며, Pasteur는 탄저균을 발견하였고, 1860년에 이르러 질병의 자연발생설(abiogenesis)의 허구성을 실험적으로 증명하였다.

많은 세균학자들에 의해 병원체가 규명되고 세균설이 확립됨으로써 19세기 후반부터는 공중보건이 새로운 국면으로 접어들게 되었다. 기존의 공중보건사업은 청결 위주의 환경위생이 주종을 이루었다. 즉, 질병의 예방으로 오물처리와 하수처리가 실시되었고 불량한 환경의 개선이 전염병 예방대책이었다. 그러나 19세기 말 이후 세균학자들에 의해 특정 병원미생물이 발견되고 그 작동기전이 규명됨으로써 전염병 예방과 치료가 합리화되고 과학화의 길로 접어들게 되었다. 이제는 종래의 막연한 환경위생 위

▶ 마법의 탄환

"20세기 인류를 구원한 의약품 중 가장 으뜸은 페니실린이다. 페니실린은 '마법의 탄환(magic bullet)'으로 특효약의 범주에 진정으로 걸 맞는 최초의 약일 뿐만 아니라 인류의 생명을 가장 많이 구한 약이다. 1928년 7월 런던의 세인트메리 병원 의과대학에서 포도상구균 계통의 화농균을 배양하던 플레밍은 스코틀랜드로 휴가를 떠나기 전에 연구실의 창문을 닫는 것을 깜박 잊었는데 휴가를 떠나고 없는 동안 공중에 날아다니던 곰팡이균이 방으로 들어와 그 배양 접시에 떨어진다. 휴가에서 돌아온 플레밍은 푸른곰팡이가 떨어진 곳에 있는 세균의 무리가 죽은 반면 그 곰팡이에서 멀리 떨어진 곳에 있는 박테리아들은 살아 있는 것을 발견하고 곰팡이 자체가 아니라 곰팡이가 생산해내는 어떤 물질이 강력한 항균 작용을 나타낸다고 생각했다. 그 곰팡이는 페니실리움(penicillium) 속(屬)에 속하는 것이었으므로 플레밍은 곰팡이가 생산하는 물질 자체를 페니실린이라고 불렀다. 페니실린의 발견으로 전염병 극복의 시대가 열리게 되었다. 마침 제2차 세계대전 중에 전투에서 사망하는 장병보다 병사들이 밀집한 전선에 창궐하는 전염병의 치료와 예방이 더욱 큰 문제가 되자 대량 생산에 성공한 페니실린을 1943년부터 전선에서, 1944년부터는 민간에서도 널리 사용되어 수많은 전염병 환자들의 생명과 건강을 지켰다."(출처 : www.sciencetimes.co.kr/?news 전문인용)

3 현미경의 발명은 18세기의 의학발전에 지대한 영향을 주었다. 현미경에 의한 비가시적 세계에 대한 탐구는 과학적 의학의 시대를 한층 더 앞당겼으며 전염병에 대한 반격의 시작을 알리는 중요한 결정적 계기를 마련하였다.

주의 보건사업이 과학적 토대 위에서 실시하게 되었다.[4] 세균설의 확립은 예방의학과 보건위생의 급속한 발달을 초래하였으며 마법의 탄환을 찾을 수 있게 하였다.

6 다인설

단 하나의 근본원인 때문에 모든 질병이 발생한다는 근대적인 이른바 단일병인론은 전염병이나 영양실조 등을 설명하는데 잘 맞았다.

20세기 초반까지 대부분의 전염병은 발생 원인균이 규명되어 전염병의 공포로부터 인류는 어느 정도 벗어나게 되었다. 그러나 이제는 난치병이라고 하는 질병들이 전염병의 빈자리를 하나 둘씩 차지하고 있다. 현대는 세균의 시대에서 문명 질환의 시대로 변해가고 있다. 만성 질환과 비전염성 질환이 만연되고 있으며, 세균에 의한 질병발생보다는 여러 가지 복합적인 요인에 의한 질병발생이 지배적이다. 또한 사회적 병인이 커다란 보건문제로 등장하고 있다. 예컨대 자살이나 마약 중독, 알코올 중독 등은 이제 질병화되고 있다.

이처럼 현대의 질병 원인은 과거에 생각하였던 것처럼 그렇게 단순하거나 단일한 사고방식을 가지고는 결코 규명하기 어려운 형편이다. 현대는 세균 뿐만 아니라 인간 주변의 모든 물리적, 사회적 환경이 질병발생의 원인이 되고 있다는 복수병인론이 지배적이며 섭생의학의 중요성이 대두되고 있다. 복수병인론은 인간과 과학의 한계를 나타내고 있지만 한편으로는 질병문제를 개인, 사회, 국가, 인류 전체의 문제로 확대시키는데 커다란 공헌을 하였다.

제2절 건강의 개념

1 건강 개념의 다양성

인간은 누구나 삶을 영위함에 있어 행복을 원하지 않는 사람은 아무도 없다.

4 허정, 서양보건사(서울 : 신광출판사, 1984), p.226.

또한 "행복의 조건 중에서 가장 으뜸이 되는 조건은 건강이다"라는 주장에 반론을 제기하는 사람은 없다. 그러나 무엇이 건강이고 질병인지를 정확히 정의내리는 사람 또한 존재하지 않는다. 즉 건강의 개념에 대한 보편타당성 있는 정의는 존재하지 않는다.

세계보건기구는 1948년 이후 1957년에 실용적인 정의를 내린 바 있는데, "건강이란 유전적으로나 환경적으로 주어진 조건하에서 적절한 생체 기능을 유지하고 있는 상태"이다. 실험의학서설(Introduction to the Study of Experimental Medicine)을 저술한 Bernard에 의하면 "건강이란 외부환경의 변동에 대하여 내부환경의 항상성이 유지된 상태"라고 하였다.

또한 Wylie는 "건강이란 유기체가 외부환경조건에 부단히 잘 적응해 나가는 상태"라고 정의한 바 있다. 유명한 의사학자인 Sigerist는 "건강이란 자연과 문화, 습관과의 제약 하에서 일정 리듬 속에 살고 있는 우리들의 신체가 생활상의 요구에 잘 견디고 여러 생활 조건의 변화에 대하여 일정 범위 내에서 신속히 적응할 수 있도록 내부 제기관의 조화와 통일이 유지되는 상태"라고 하였다.

구조기능론자인 미국의 사회학자 Parsons의 정의에 의하면, "건강이란 각 개개인이 사회적인 역할과 기능, 임무를 효과적으로 수행할 수 있는 최적의 상태"이다. 세계보건기구의 정의와 비슷하게 건강의 개념을 정의한 Neuman은 "단순히 질병이 없다는 것 자체만으로는 건강이라고 말할 수 없으며, 인간의 모든 자질, 기능, 능력이 신체적으로나 정신적으로 또는 도덕적으로 최상의 상태에 도달해 있고 완전히 조화된 상태"를 진정한 건강의 상태로 제시한 바 있다.

Wilson은 "건강이란 행복하고 성공적인 생활을 영위하는 인체의 상태로서 다소의 신체장애가 있다 하더라도 건강한 경우가 있다. 현대의학기술로서 신체상에 전혀 이상이 없고, 심리적으로도 문제가 없고, 사회적으로 주어진 역할도 훌륭히 수행할 수 있다고 생각하는 사람도 본인이 충족감을 느끼지 못하고 삶의 보람을 느끼지 못한다면 주관적으로 보아 건강하다고 할 수 없다"고 지적하면서 건강의 주관적인 측면을 강조하였다.[5]

이처럼 건강의 정의는 다양하다. 건강하고 오래 살기를 바라는 인간의 염원은 인류의 역사 만큼 오래된 것이므로 건강의 개념 정의는 그만큼 어렵다. 특히 완전한 건강(perfect health), 건강(normal health)과 불건강(ill health), 질병

5 예방의학과 공중보건 편집위원회, 예방의학과 공중보건(서울 : 계축문화사, 1986), pp.4~6.

(disease),[6] 사망(death)에 이르는 인간의 건강상태 변화는 이분법적으로 구분할 수 없는 연속선상에 있는 것이기 때문에 한마디로 보편타당한 건강과 질병의 개념을 정의하는 것은 불가능한 일이 아닐까 싶다.

2 건강의 개념 정의에 대한 접근

1) 생의학적 모델(Bio Medical Model)

생의학적 모델은 정신과 육체를 분리하는 데카르트의 정신 · 육체 이원론에서 출발하여 19세기 말의 파스퇴르와 코호에 의해 영향을 받고 확립되었다.

생의학적 접근에 의하면 건강이란 단지 질병의 부재(absence of disease)를 의미한다. 인체를 마치 기계처럼 이해하며, 질병은 이 기계의 고장이고 의사는 기계를 고치는 기술자의 역할을 할 뿐이다. 따라서 질병 과정의 복잡한 생물학적인 변화에 대한 지식과 기술을 보유하고 있는 의사만이 질병과 건강문제를 유일하게 해결할 수 있다는 관점이다.

생의학적 모델에서의 병인론은 단일병인론으로 특정 질병은 특정한 세균이나 화학물질에 의해 발생된다고 보고 질병의 치료는 이러한 특정 원인을 약물이나 수술 등의 국소적인 치료 방법을 동원한다. 따라서 질병의 예방보다는 치료를 중시하므로 질병의 개인적인 차원을 강조한다.

결론적으로 현대 서양의학의 기초를 이루고 있는 생의학적 모델은 5가지의 가정을 기본적인 전제로 하고 있다. 첫째, 정신(마음)과 육체(몸)는 별개의 것으로 분리된다. 즉, 심신이원론(mind-body dualism)에 기반을 둔다.

둘째, 육체를 기계나 부품처럼 생각하고 수리가 가능한 것으로 간주한다.

셋째, 기술적 개입의 장점이 과대평가되기 쉬우며, 의학이 기술만능주의(technical imperative)에 빠지는 결과를 초래하였다.

---

6 불건강(illness)과 질병(disease)은 구별되어야 한다. 불건강이란 일반인 즉, 비전문가의 판단(normal person, non-professional judgement)에 의해 신체의 이상 상태를 의미한다. 보건의료서비스의 이용을 결정짓는 것은 불건강의 상태에 대한 본인의 인식 정도이다. 질병이란 전문가의 판단(professional judgement)에 의해 신체 이상에 대한 객관적인 확정을 의미한다. 질병을 생물학적 사건으로 보지 않고 사회학적 사건으로 파악하고 있는 의료사회학에서는 불건강을 사회학적 기능장애로, 질병을 생물학적이고 심리적인 기능장애로 구분하여 정의하고 있다. illness를 질병으로, disease를 질환으로 번역하는 사람도 있다.

넷째, 생의학적 모델은 질병을 설명할 때 사회적, 심리적 요인을 상대적으로 무시하고 생물학적 변화에만 중점을 둠으로써 환원주의(reductionism)가 중심을 이루고 있다.

다섯째, 이러한 환원주의는 19세기 세균설(germ theory)의 발전을 더욱 심화시켰다. 모든 질병은 특정 질환체(disease entity)에 의해 발생하는 특정병인론의 원칙(doctrine of specific aetiology)이 한동안 지배적이었다.[7]

생의학적 모델은 질병발생에 관여된 다양한 요인-사회적 요인, 환경요인, 행태요인-을 규명하는데 무리가 따르며, 특히 만성퇴행성 질환의 증가를 정확히 설명하지 못하는 커다란 한계점을 내포하고 있다. 생의학적 모델은 질병의 보편성을 지나치게 강조하여 질병발생의 문화적 측면을 무시하는 경향이 강하다.

▶ 환원주의

숲을 보기 보다는 나무에 치중한 환원주의는 전체를 잘게 쪼개 각 부분의 메커니즘을 밝혀내면 전체를 이해할 수 있다고 믿는 패러다임이다. 부분을 모두 합하면 전체가 되고 전체는 다시 부분으로 '환원'될 수 있다는 믿음으로 지금껏 이룬 놀라운 과학 성과의 많은 부분이 사물의 본질을 부분으로 쪼개 들어가는 환원주의적인 접근에서 이루어졌다고 볼 수 있다. 환원주의적 관점에서 보면 모나리자를 종이와 페인트, 더 나아가서 종이와 페인트를 이루는 원자와 각 원자간의 결합으로 이론적인 분해는 할 수 있겠지만, 그렇게 분해한 원자와 원자간 결합 법칙만 가지고서 원본 모나리자를 완벽하게 똑같이 복구시키는 것은 사실상 불가능하다(출처 : https:// namu.wiki/w, http://blog.daum.net/power6837).

2) 생태학적 모델(Ecological Model)

생태학적 모델은 숙주(host), 병원체(agent), 환경(environment)의 3가지 요소로 구성되어 있다.

(1) 숙 주

① 병원(전염원)과의 접촉 상태
② 개인 또는 집단의 습관
③ 성, 연령, 민족적 특성
④ 체질, 유전
⑤ 방어기전
⑥ 심리적 · 생물학적 특성

7 Sarah Nettleton, 건강과 질병의 사회학, 조효제 옮김(서울 : 한울, 1997), pp.27~33.

(2) 병원체
① 병원체의 특성
② 민감성에 대한 저항
③ 병원소와 병원
④ 전파조건

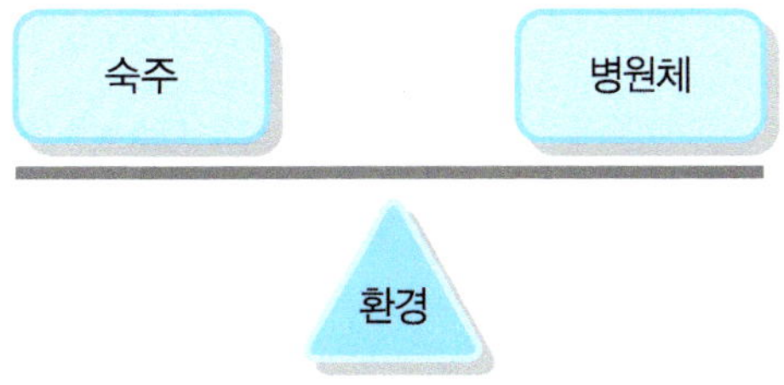

그림 1-1 생태학적 모델

(3) 환 경
① 물리 · 화학적 환경
② 사회적 환경
③ 경제적 환경
④ 생물학적 환경

생태학적 모델에 의하면 병원체가 우세하거나 환경이 병원체에 유리하게 작용하게 되면 평형이 파괴되어 질병이 발생하게 되며, 반대로 숙주가 우세하거나 환경이 숙주에게 유리하게 작동하게 되면 더욱 건강이 증진된다. 3가지의 요소 즉 숙주, 병원체, 환경이 평형을 이룰 때는 건강을 유지하게 되고 균형이 깨질 때는 불건강이 존재하게 된다. 3가지 요소 중 가장 중요한 것은 환경적 요소이다.

생태학적 모델은 환경이 갖고 있는 복잡성에 한계가 있다. 즉 첫째, 질병과 관련된 환경요인은 무수히 많기 때문에 질병원인을 특별히 간추리기가 곤란하다. 둘째, 여러 환경요인은 동시에 작용하기 때문에 질병발생에 어느 환경요인이 가장 강하게 작용하고 있는지를 규명하기가 쉽지 않다. 셋째, 환경은 질병발생에 직접적으로 작용하기 보다는 간접적으로 작용하는 경향이 있다. 넷째, 환경은 다양하고 매우 복잡하기 때문에 질병발생에 영향을 미치는 작동기전을 정확히 규명하는 것이 어렵다.

3) 사회생태학적 모델(Socio-Ecological Model)

사회생태학적 모델은 사회학자나 심리학자의 입장을 대변한 모델이다. 특히 이 모델은 개인의 사회적, 심리학적, 행태적 요인을 중시한 모델로 다음과 같은

3가지 요인이 질병발생에 영향을 준다고 주장하고 있다.

(1) **숙주요인**(Host Factors)

내적 요인(intrinsic factors)이라고도 하는데 이에는 선천적, 유전적 소인과 후천적, 경험적 소인이 있다. 이러한 숙주요인은 질병에 대한 감수성과 관련이 깊다.

(2) **외부환경요인**(External Environmental Factors)

외적 요인(extrinsic factors)이라고도 하며 이에는 생물학적 환경(병원소, 활성전파체인 매개곤충, 기생충의 중간숙주의 존재 등), 사회적 환경(인구밀도, 직업, 사회적 관습, 경제생활의 상태 등), 물리 · 화학적 환경(계절의 변화, 기후, 실내외 환경 등)이 있다.

(3) **개인행태요인**(Personal Behavior Factors)

다른 모델에 비해 사회생태학적 모델의 가장 큰 특징은 개인의 행태적 측면을 강조하고 있는 점이다. 질병발생이나 건강에 개인의 행태적 요인이 중요시되고 있는 것은 현대에 와서 질병의 양상이 예전과 달리 변하기 때문이다.

첫째, 전염병이나 급성 질환(acute diseases)에서 이제는 고혈압, 당뇨병, 암과 같은 만성 질환(chronic diseases)이 만연하고 있다.

둘째, 병리학적 소인(pathogenic agent)에 의한 질병이라기 보다는 비병리학적 소인(non-pathogenic agent)에 의한 질병이 점점 늘어나고 있는 추세이다.

셋째, 전염성 질환(communicable diseases)이 점점 사라지고 그 자리를 비전염성 질환(non-communicable diseases)이 차지하고 있다.

이처럼 질병양상이 변화함에 따라 병원체에 의한 질병의 발생이라는 고전적인 개념이 수정을 요구받고 있다.

4) 세계보건기구 모델(WHO Model)

세계보건기구의 헌장 전문에 의하면 건강이란 질병으로부터의 자유, 고통으로부터의 자유, 조기사망으로부터의 자유를 의미한다. 이것은 육체적, 정신적,

사회적 능률과 복지를 얻기 위한 최적 상태를 의미한다.

세계보건기구는 1948년에 선언적 의미의 건강 개념을 제시하였다. 가장 널리 인용되고 있고 당위론적 의미를 내포하고 있는 세계보건기구의 건강 개념에 의하면 "건강이란 단지 질병이 없거나 허약하지 않은 상태를 말하는 것이 아니라, 신체적, 정신적, 사회적으로 완전한 안녕 상태에 있는 것"이다(Health is a state of complete physical, mental and social well-being and not merely the absence of disease or infirmity). 또한 세계보건기구(WHO)는 건강에 대한 정의를 신체적 · 정신적 · 사회적 건강에서 영적 건강(spiritual health)을 포함시키기 위한 노력을 계속하고 있다.

WHO 모델은 건강의 개념에 보편적인 인간의 가치를 모두 포함하고 있고 건강 평가기준의 모호성으로 인하여 현실적으로 적용하기에는 무리가 따른다. 극단적인 표현을 빌리자면 이 모델에 근거하여 진정으로 건강한 사람은 거의 존재하지 않는다. 인류가 나아가야 할 방향을 제시하는 규범적인 모형이다. 그러나 세계보건기구의 건강정의는 인간의 건강상태를 생활 개념으로서 파악하는 포괄적이고 적극적인 접근이라는데 그 의미가 있다.

종래의 건강은 정적인 상태를 의미하였으나 오늘날은 역동적이고 보다 적극적 건강을 요구하게 되어 최근에는 마음의 건강, 영혼의 건강까지 포함하고 있다(1998. 4. 8, WHO 창립 50주년 기념).

5) 총체적 모델(Holistic Model)

총체적인 접근방법에 의하면 인간은 그를 둘러싼 가정과 지역사회 등의 사회체계의 구성원이며 각 개인의 정신과 육체는 그들간에 또는 외부환경과 다양한 상호작용을 이루고 있다. 따라서 건강의 개념도 인간 건강의 균형적인 발전을 위한 모든 요인들의 관계를 설명하지 않으면 안 된다. 이 모델에 의하면 건강이란 사회 및 내부 생태체계가 역동적인 균형 상태를 이루고 있는 것을 의미한다. 따라서 질병은 개인의 적응력이 감퇴하거나 조화가 깨질 때 발생한다.

이 모델은 건강과 질병을 단순한 이분론적으로 파악하지 않고 건강 및 질병의 정도에 따라 연속선상에 있는 것으로 파악하고 있다. 그러므로 질병은 다양한 복합요인에 의해 발생된다고 본다. 치료의 목적은 단순히 질병을 제거하는 것만이 아니라 개인이 더 나은 건강을 성취하기 위한 건강증진, 자가치료의 능력을 보강, 확대시키는 넓은 개념을 포함한다.

총체적 모델에 있어서 의사는 조언자의 역할을 중시한다. 즉, 건강의 주체는 개인 자신이며, 의사는 그 개인이 질병을 극복하고 건강한 삶을 누릴 수 있도록 교육하며 도와주는 역할을 하는 것이다. 개인이 의사의 도움을 받아 삶의 질을 향상시키기 위해서는 개인과 의사간의 신뢰성 확보가 중요하다. 또한 총체적 모델은 건강증진을 위한 보건의료정책의 수단개발 및 실천에 하나의 방향을 제시해 주고 있다.

총체적 모델의 구성요소는 다음 4가지로 요약될 수 있다.

(1) 환경(environment)

인간 주변의 생활환경요인에 따라서 질병의 발생여부가 결정된다. 환경이란 물리적 환경뿐만 아니라 사회적 · 심리적 환경(physical, social & psychological environment)까지를 포함한다. 개인의 주변에 있는 모든 내외적 환경은 건강과 질병에 직 · 간접적으로 영향을 주고 있기 때문이다.

(2) 생활습관(life style)

건강의 책임은 근본적으로 개인에게 있다고 할 수 있다. 생활습관에 따라 개인의 건강상태가 달라질 수 있다. 즉, 질병과 위험에의 노출은 자기 자신에 의한 책임이 상당부분 있다(self-created risk). 여가활동(leisure activity), 소비패턴(consumption patterns), 식생활습관 등은 개인의 건강에 지대한 영향을 끼치고 있다.

(3) 인체생리(human biology)

개인의 육체적 특성 역시 질병발생에 관여한다. 유전적 소인(genetic inheritance) 등과 같은 내적 요인(intrinsic factors)은 질병발생에 영향을 주는 중요한 요인 중의 하나이다. 각 개인의 인체생리에 따라 질병에 대한 감수성은 커다란 차이를 보인다는 것이 일반적인 생각이다.

(4) 보건의료시스템(health care system)

총체적 모델이 다른 모델과 차이를 보이고 있는 부분이 건강의 개념 정의에 국가나 지역사회의 보건의료시스템을 포함시키는 것이다. 보건의료시스템의 운영관리 상태에 따라 건강은 새로운 양상으로 대두된다. 보건의료시스템은 포괄적인 개념으로 예방적 요소(preventive element), 치료적 요소(curative element), 재활적 요소(rehabilitative element) 등을 포함한다.

3 건강문제의 변화

오늘날 건강의 문제는 예전에 비하여 큰 차이점을 내포하고 있다. 사회 · 경제적 수준의 향상과 국민소득의 증대는 국민보건수준과 질병발생양상에 많은 변화를 초래하였다. 생활환경의 개선과 국민영양상태의 향상, 의료체계의 개선, 의학의 발달 등 여러 요인에 의해 전염성 질환의 발생은 현격히 감소한 반면, 인구증가와 극심한 환경오염, 식생활의 변화, 스트레스의 증가, 가치관의 변화 등으로 비전염성 질환과 자살, 사고, 정신질환 등이 날로 증가하고 있다. 이러한 건강문제와 질병양상의 변화는 질병관리에도 변화를 초래하였다.

1) 19세기 말까지

19세기까지 인류를 괴롭히는 가장 무서운 질병은 전염병이었다. 따라서 이 시대를 보건학에서는 전염병의 시대라 할 수 있다. 하나의 전염병이 사라지면 또다른 전염병이 나타나 수많은 인명을 앗아갔다. 생활환경의 열악 및 과학과 의학의 미발달로 전염병의 원인과 예방법 및 치료법을 확실히 알지 못하였기 때문에 전염병의 만연에는 뾰족한 수가 없이 속수무책이었다.

13세기까지 만연하였던 한센병은 그 어떠한 질병보다도 인류를 공포의 도가니로 몰아넣었다. 모든 질병의 무서움을 더한 것보다 한센병은 더욱 충격적이었다.

14세기와 15세기에는 흑사병이 유행하여 유럽을 전율시켰다. 몽고제국의 출현으로 육로를 통한 대상무역이 발전하면서 유럽 세계에서는 유스티니아누스 황제 이후 사라졌던 흑사병이 다시 유행하였다. 흑사병은 전유럽을 휩쓸면서 유럽 전체 인구의 1/3을 감소시켰고, 이로 인해 유럽 사회는 큰 변화를 겪게 된다. 또한 동아시아 지역에서도 흑사병으로 인해 각국의 흥망이 전개되었다. 특히 1347년~1351년에 걸쳐 흑사병이 유럽을 휩쓸었다. 인류 역사상 전염병의 피해 중 흑사병에 의한 인명의 피해가 가장 크지 않았나 싶다. 인류에게 흑사병만큼 깊이 각인돼 있는 질병도 없다. 또한 흑사병처럼 사회 · 경제적 변화에 영향을 미친 질병도 없었다. 즉, 흑사병은 중세 유럽의 사회 · 경제적 변화에 상당한 영향을 주었다.

15세기와 16세기에는 1492년 콜럼부스의 신대륙 발견 이후 나폴리를 통해 매독이 성행하였다. 전쟁과 사회적 풍조의 영향을 받아 매독은 전유럽으로 전파되었다.

17세기와 18세기에는 콜레라와 황열이 발생하여 수많은 사망자를 초래하였다. 산업혁명이 진행 중인 19세기에는 장티푸스, 이질, 결핵 등이 유행하였으며, 특히 노동자의 질병이라고 일컫는 결핵은 그 후 오랫동안 인류를 괴롭혔다.

이처럼 19세기까지의 가장 중요한 보건문제는 역질 또는 전염병(Epidemics)이었다. 당시의 정부는 단지 억압적인 존재(oppressor-type government)로서 국민들에게는 필요악적인 존재(necessary evil)로 남아 있었다. 따라서 전염병 예방과 치료를 위한 보건사업은 청결 위주의 보건사업이 주가 되었으며, 이러한 보건사업은 단지 구호적인 성격을 띠고 있었고, 예방이 아니라 사후적인 조치에 불과하였다. 그러나 검역제도와 교통차단, 격리와 같은 제도가 나타나 전염병의 전파 차단에 상당한 성과를 거두었다.

산업혁명과 결핵

산업혁명에 의해 공업사회가 도래함에 따라 노동자라는 새로운 계급이 발생하였다. 이들은 위생상태가 좋지 않고 공기와 물이 오염된 도시에서 생활하게 되고 하루 12-13시간의 고된 노동에 시달리게 되자 결핵이 전파될 수 있는 환경이 매우 잘 조성되었다. 산업혁명 당시의 가혹한 노동 조건과 열악한 환경은 결핵 만연의 주원인이었으며 1800년대에는 7명 중 1사람, 생산능력을 보유한 연령대에서 3분의 1 이상이 결핵으로 사망하였다. 1882년 독일 과학자 로버트 코흐가 결핵균을 발견하면서 전염병과 비전염병을 구분할 수 있는 능력을 인류는 가지게 되었으며, 공중보건에 대한 인식이 생기기 시작하였다(출처 : http://www.voakorea.com/).

2) 20세기 초반

19세기 후반과 20세기 초반에 인류는 무서운 속도로 과학과 기술을 진보시켰다. 또한 산업혁명의 완성으로 인류의 생활환경과 위생상태는 예전에 비해 상당히 개선되었다. 이러한 환경의 변화는 이제 전염병을 단지 공포의 대상으로 여기는 것이 아니라 적극적인 극복 대상으로 간주하게 되었다.

따라서 20세기 초반은 전염병 관리의 시대(control of communicable disease)라 할 수 있다. 이처럼 무서운 전염병을 극복의 대상으로 간주하게 되는데 직접적인 영향을 주었던 사람은 세균설(germ theory)의 확립에 공헌한 Pasteur와 Koch이다. 또한 보건학의 발전에 기여한 Pettenkofer, Grotjahn, Rosenau의 역할도 컸다.

이러한 상황 변화는 정부의 역할에도 변화를 초래하였다. 즉, 정치적 자유에서 경제적 평등의 시대로 복지국가의 등장을 가져왔으며, 억압자적 입장에서 해방자적 정부로 성격이 변화하였다. 또한 보건사업이 과학적으로 진행되어 예방과 환경위생의 중요성이 강조되기에 이르렀다.

3) 20세기 후반(1960년대 이후)

20세기 후반에 들어와 보건의료는 새로운 각도에서의 접근을 요구할 정도로 환경이 변하고 있다.

첫째, 당뇨병, 암, 고혈압, 공해 질환 등과 같은 비전염성 질환 즉, 인조병(Man-made Disease)이 만성 퇴행성을 띠면서 기존의 전염병과 급성 질환의 위치를 차지하고 있다. 문화병, 성인병이라고도 하는 이러한 질병은 이제는 개인적인 차원에서 벗어나 사회와 국가적 차원으로까지 문제의 심각성이 대두되고 있다.

미국의 경우 사망원인의 주류가 전염병에서 비전염성 질환으로 바뀌게 된 시기는 1940년경으로 추정되고 있으며, 일본은 1950년경, 한국은 고도의 경제성장으로 생활수준이 향상된 1970년경으로 조사되고 있다. 즉, 한국은 1960년대까지는 주요 사망원인이 개발도상국가의 특징인 폐렴, 결핵, 장염이었다. 그러나 1970년 이후에는 뇌졸중, 중풍 등과 같은 뇌혈관 질환과 악성 신생물 등의 비전염성 질환이 주요 사망원인이 됨으로써 한국도 전염병시대에서 비전염성 질환의 시대에 진입하게 되었다.[8] 심혈관계 질환은 생활양식의 서구화와 밀접한 관계가 있는 것으로 사료되며, 21세기에도 암과 함께 사망의 주요 원인이 될 것으로 전망된다.

8 예방의학과 공중보건 편집위원회, 앞의 책, pp.374~375.

둘째, 세균설(Germ Theory)이 자리를 잃고 복수병인론(Multiple Causation Theory)이 지배적인 병인론으로 등장하였다. 복수병인론의 등장은 섭생의학(Life Style Medicine)의 중요성이 재차 강조되는 분위기를 형성하였다.

셋째, 사망률이 감소한 반면 유병률이 증가하고, 평균수명의 증가로 인구의 노령화가 진행되어 의료의 수요급증을 초래하였다. 이는 국가 재정적 부담 능력의 한계를 벗어나 새로운 문제를 야기시키고 있는 실정이다.

넷째, 이제는 질병의 단순한 치료 뿐만 아니라 예방, 치료, 재활 등을 포함한 포괄적이고 통합적인 보건의료서비스(Comprehensive, Integrated Health Services)가 요구되고 있다. 즉, 국소적 치료에서 전인적 치료가 요구된다. 현대 의학에 있어서는 질병국소론적인 사고가 후퇴를 거듭하고 생체유기론적 그리고 정신과 육체의 상관론적 사고가 등장하여 주류를 형성하고 있다.[9]

의학은 이제 전인적인 심신의학이 지배적이다. 정신과 육체, 영혼은 상호 유기적으로 연계가 되어 있으며, 인체의 각 부분도 그렇다.

다섯째, 건강의 문제가 이제는 사회나 국가 전체의 문제가 됨으로써 국민 누구든지 건강하게 생활을 할 권리를 가지게 되었고(health is right), 국가는 이를 보장해야 할 의무를 가지게 되었다. 즉, 건강권이 등장하여 생존권적 기본권의 성격을 지니게 되었다.

4) 21세기

21세기는 세계화의 여파로 보건의료에 대한 새로운 위협요인이 등장할 가능성이 크다. 2015년 5월 중동의 풍토병인 줄 알았던 메르스가 우리나라에서 발생하여 186명의 환자와 38명의 사망자를 초래하였다. 2019년에 발생한 코로나19(COVID-19)에 1억 7,300만 명이 넘는 세계인이 감염됐고, 373만여 명이 사망했다(2021년 6월 8일 기준, 구글 통계). 세계 최대 희생국인 미국의 경우 2021년 6월 8일 기준 사망자가 60만여 명으로 미국이 참전한 1 · 2차 세계 대전과 베드남전, 한국전쟁의 전사자를 넘어선 수치이며, 20세기 최악의 감염병으로 기록된 스페인 독감 사망자수 약 67만 5000명을 넘어설 전망이다. 이는 전 세계 인구의 최대 3%를 죽음으로 몰아간 1918년 스페인 독감 이후 바이러스

9 민병일 · 김덕곤, 동양의학의 과학적 접근과 임상(서울 : 서원당, 1993), p.291.

로 인한 인류 최대의 피해라고 할 만하다.

코로나19 사태를 기점으로 BC(Before Corona)와 AC(After Corona)로 인류사를 나눌 수 있을 정도로 100년 만에 찾아온 세기적인 감염병에 세계는 공동 노력을 하기보다는 코로나를 극복하는 데 도움이 되지 못한 백신 민족주의에 각 나라가 독자생존의 길을 걷고 있는 것이 현실이다.[10] 또한 백신 패권주의가 득세할 가능성도 높다.

19세기는 산업혁명, 20세기는 정보혁명이라고 하면 21세기는 바이오 혁명이라 할 수 있으며 보건의료 기술은 정보기술(IT), 나노기술(NT)과 합쳐져서 더욱더 발전된 새로운 형태의 기술, 즉 융합기술로 발전할 전망이다. 이러한 기술혁명으로 인해 21세기는 개인의 유전정보를 통해 질병을 예방하고 조기 발견하며 개인별 맞춤 치료를 통해 효과를 극대화하는 꿈의 시대가 펼쳐질 가능성이 높다. 원격 진료와 재택 치료가 가능하고 정보기술과의 융합으로 어디서나 진단 및 치료가 가능한 모바일 의료, 유-헬스케어(U-Healthcare)의 시대가 도래할 것이다.[11] 21세기에는 국내외의 건강 불평등 해소를 위한 건강 형평성 제고 노력과 환경과 건강의 문제를 해결하기 위한 건강 친화적 환경구축을 위해 국제사회가 공동의 노력을 경주할 필요가 있다. 따라서 이제는 세계 모든 나라가 보건의료문제에 대해 포용적이고 지속 가능한 보건의료시스템을 구축해야 할 과제에 직면해 있다.

제3절 보건의료서비스의 사회·경제적 특성과 가치

1 보건의료서비스의 사회 · 경제적 특성

보건의료서비스는 사람들이 다른 사람을 위해 제공하는 서비스 중 가장 인간적인 형태의 서비스라 할 수 있다. 보건의료서비스는 인간중심(people-oriented)의 서비스이기 때문에 단지 질병이나 사고를 치료하는 것만이 아니라

10 프레시안(http://www.pressian.com, 2021년 5월 12일자)

11 https://www.donga.com/news/(2021년 6월 7일 검색)

건강과 관련된 전인적 서비스를 특징으로 한다. 보건의료서비스의 사회 · 경제적 특성 중 질병의 예측불가능성, 외부효과, 공공재적 성격, 정보의 비대칭성, 경쟁제한 등은 뒤에서 설명하기로 한다.

1) 생활필수품(Essential Need)

보건의료는 이제 의식주 다음의 제4의 생활필수품이라고 한다. 현대에 와서는 보건의료가 사회의 공동목표를 달성하는데 절대적 우선 순위를 차지하고 있다. 따라서 모든 사람은 보건의료서비스를 필요로 하며 지불능력을 가지고 있지 않다 할지라도 서비스를 받을 권리를 가지고 있다. 따라서 인간의 생명을 다루고 있는 보건의료 종사자에게는 고도의 의무가 부과되며, 미필적 고의나 부작위범에 대한 범죄가 발생할 가능성이 있다.

> **▶ 미필적 고의, 부작위범**
>
> 사람을 죽일 의도는 없었으나 죽을 수도 있다는 사실을 인지하고 있고 누군가 죽어도 할 수 없다고 고층 아파트에서 아래로 돌을 던진 경우 미필적 고의가 된다. 미필적 고의는 자기의 행위로 인하여 어떤 범죄결과의 발생가능성을 인식하였음에도 불구하고 그 결과의 발생을 인정하여 수용하는 심리상태를 말한다. 부작위범이란 법적인 작위의무를 지고 있는 자가 결과 발생을 쉽게 방지할 수 있었음에도 불구하고 이를 방관한 채 그 의무를 이행하지 아니한 경우를 말한다(출처 : https://ko.wikipedia.org/wiki/).

필수적 보건의료서비스의 수준을 어느 정도로 할 것인가가 문제이다. 최저수준으로 할 것인가 아니면 적정수준으로 제공할 것인가?

또한 자신의 생활비로 대부분의 수입이 지출되고 질병이 발생하였을 때 비용을 부담할 여유가 전혀없는 의료 빈곤자(the medically indigent)의 문제도 심각하다. 이러한 의료비 지불 곤란자의 기준을 어떻게 정할 것인가는 국가에 따라 다양하다. 사회와 담당기관의 사회철학과 장기적 견해에 좌우되기 보다는 예산의 규모에 좌우되는 경향이 더 강하다. 공적 비용으로 의료비를 부담해야 하는 빈곤자의 수는 실제 빈곤자의 수보다 훨씬 더 많다.

2) 비영리 동기(Nonprofit Motive)

보건과 의료산업의 대다수 부문을 영리적 동기로 행동을 설명하기에는 무리가 있다. 보건의료 분야는 영리추구에 우선순위를 두고 있지 않다.

의료인에게는 영업세가 부과되지 않으며, 비영리 의료기관은 과세대상에서 제외되는 경우가 많다. 비영리 조직으로서 영리추구는 금지되어 있다. 이윤은 조직의 유지 · 발전을 위한 최소한의 것이어야 한다. 그러나 보건의료서비스는 인술로서 비영리적 동기를 가지고 있지만 의료인이나 의료조직의 행태를 살펴보면 영리적, 경제적 목표를 추구하는 경우도 많다. 따라서 조직이 추구하는 목적에 상충성이 내포되어 있다고 볼 수 있다. 비영리적 동기 때문에 조직의 효율성에 문제를 초래할 수 있다. 최근에 영리를 추구하는 의료기관에 대한 논의가 진행 중이고 의료시장이 개방되면 의료기관의 비영리적 동기는 도전을 받을 수밖에 없다.

3) 소비적 요소와 투자적 요소의 혼합 (Mixture of Consumption and Investment Elements)

보건의료서비스의 대부분은 소비의 항목에 속한다고 생각하기 쉽다. 보건의료서비스는 생활필수품이면서 동시에 생활수준의 함수이기도 하다. 의료를 필요로 하는 생산연령의 직업인들에게 제공되는 의료는 노동불능과 생산력 상실을 예방하고 보호하는 것으로서 생산적 요소에 해당된다. 즉, 보건의료를 통해 노동자가 질병으로부터 벗어나 건강을 유지하게 됨으로써 노동의 질과 생산성이 증가하게 된다.

생산활동에 종사하고 있는 노동자의 질병이나 노동불능의 예방을 목적으로 하는 서비스는 노동연령을 지나 은퇴하는 고령자가 필요로 하는 보건의료서비스와 비교할 때 국민생산의 관점에서 보면 투자적 성향이 강하다. 인도적 이유로 의료를 제공하는 것은 빈약한 근거를 가지고 있다고 주장하는 경제학자도 있다. 그러나 소비와 투자적 성격의 문제는 경제학자의 검토 범위에서 벗어난 문제일 수도 있다.

4) 노동집약적(Labor Intensive)

인간에 대한 인적 서비스인 보건의료서비스는 노동집약적인 성격을 가지고 있기 때문에 자동화에는 한계가 있다. 즉, 대부분의 보건의료서비스는 인적 서비스이며 개인 서비스가 그 구성 요소를 점유하는 비율은 매우 크다. 일반 산업의 경우 노동력의 확대에 따라 생산성의 상승이 초래되지만 보건의료 부문의 경우 생산성 상승의 일정분을 인건비의 상승으로 충당하게 된다. 그 결과 보건의료 부문의 비용과 가격은 여타 재화나 서비스에 비해 상대적으로 높다.

인건비의 과다한 지출은 장래에 재정위기를 초래할 가능성이 크다. 따라서 의료조직은 좁은 공간에 집약적으로 근무하고 있고 인건비에 대한 취약한 구조적 특징을 가지고 있기 때문에 기업경영식의 경비절감 정책이 효과를 거두기 어렵고, 조직 내의 인사관리가 그 어떤 조직보다 어렵다.

▶ 의료기관 인건비

의료수익 대 인건비 비율은 상급종합병원이 43.0%, 종합병원이 46.3%, 병원이 50.8%로 하급 병원으로 갈수록 인건비 비중이 높았다(출처 : 한국보건산업진흥원. 2014 병원경영분석).

5) 치료의 불확실성(Uncertainty of Outcome)

보건의료서비스 제공에 대한 명확한 결과를 측정하기가 결코 쉽지 않다. 질병의 진행성과 증상 및 반응의 다양성은 치료의 불확실성을 높여주고 있다. 양질의 의료서비스를 요구하는 목소리는 치료의 불확실성에서 나온다. 규제나 통제 또는 경쟁을 통해 치료의 불확실에 대응해야 한다. 환자에 대한 설명 의무는 치료의 불확실성에 근거한다. 불확실한 결과를 확실한 것처럼 또는 확실한 것을 불확실한 것으로 오도해서는 안 된다. 충분한 설명과 몇 개의 승인된 치료 방법 중에서 하나를 선택하여 시행하였다면 치료의 불확실성에 대한 책임으로부터 면제가 된다. 불확실성으로 인해 의사의 재량권이 확대될수록 의사에게는 더 많은 의무가 부여된다.

▶ 의료계약

일반적인 의료계약은 과정을 중요시하는 수단채무의 위임계약에 해당하지만 치료결과가 비교적 확실한 성형치료와 교정치료는 결과를 중요시하는 결과채무인 도급계약으로 바뀌고 있다. 질병의 종류나 치료의 범위가 단순한 영역에 국한되었던 과거에는 의사와 환자 관계는 계약관계가 아니고 인간적 신뢰관계였다. 의료계약은 별도의 계약서를 작성하지 않으며 계약의 시작과 끝이 명료하지 않고 책임의 한계가 명확하지 않다. 과거에는 의료분쟁이 발생하면 의사의 신의성실이 판단 기준이 되어 수단채무를 근거로 채권자인 환자가 의사의 과실을 증명하여야 했지만 요즘은 민법에서 규정한 채무자 증명책임에 근거하여 의사가 자신의 무과실을 증명하는 것으로 변하고 있다(출처 : http://www.dentalnews.or.kr/news/).

6) 의료서비스, 연구와 교육의 결합생산물(Medical Services, Research, and Education as Joint Products)

보건의료서비스는 의학교육과 의학연구 등이 동시에 생산되는 경우가 많다. 의료의 질을 향상시키고 임상의사가 최고의 기술을 발휘할 수 있도록 의료와 교육이 서로 결합되어야만 한다. 보건의료서비스는 지식과 함께 제공되기 때문에 보건의료서비스에 대한 1차적 수요는 보건의료 지식과 정보에 대한 수요이다. 보건의료서비스와 교육 · 연구가 분리되지 않고 밀접하게 관련되어 함께 생산됨으로써 의료의 질이 향상되기도 한다.

그러나 반대의견도 존재한다. 즉, 의사와 환자의 이해 관계가 반드시 일치하지는 않는다. 의료의 전문지식과 기술의 진보가 구체적으로 국민들의 건강증진에 어떤 영향(기여)을 미쳤는지를 명확히 규명되지 못하고 있다.

2 가치

인간의 행동을 지배하는 것은 무엇인가?

인간은 가치 기준에 의존해 행동하며 타인을 평가하기도 한다. 따라서 가치는 바람직한 것에 대한 인간의 주관적이고 규범적인 판단기준이다.

행정 과정에서 가치는 몇 가지 기능을 가지고 있다.

첫째, 가치는 상징적 의미를 지니고 있으므로 보건의료조직이나 구성원의 존재 이유를 제시해 준다. 국민의 건강을 증진시킨다는 규범적 가치를 보건의료조직은 항상 견지해야 한다. 따라서 행정과정에서 가치는 이타적이며 파급효과를 가지고 있다.

둘째, 가치는 조직의 효율성과 구성원의 응집력, 동질감, 일체감을 제고시킨다. 따라서 가치는 조직과 구성원에게 목표지향적인 활동을 유도할 뿐만 아니라 행동지침의 기능을 함으로써 특정 상황 하에서 당위적 결정을 하는데 기여한다.

셋째, 가치는 조직의 방향과 조직인의 행동에 대한 적법 타당성을 제시한다. 가치는 감사와 통제 과정에서 가장 보편적인 평가기준이다. 정책결정에 내포된 가치판단에 의해 정책목표와 수단 속에서 내재된 가치들 중에서 여러 우선순위를 결정하게 된다.[12]

가치는 본질적 가치(intrinsic value)와 수단적 가치(instrumental or extrinsic value)로 구분될 수 있다. 본질적 가치는 행정과정을 통해 달성하고자 하는 궁극적 가치로 시대의 흐름과 무관한 불변의 가치인 인간의 존엄성, 자유, 평등,

12 정정길, 정책학원론(서울 : 대명출판사, 1997), p.39.

형평성 등이며, 수단적 가치는 본질적 가치를 달성하는 과정에서 필요한 도구적 가치로 합법성, 능률성, 민주성, 효과성 등이다.

본 절에서는 본질적 가치를 중심으로 설명하고자 한다.

1) 인간의 존엄성

모든 인간은 인간으로서의 존엄성을 가지고 있고, 생활해 나가는 데 있어서 인간으로서 대우받을 수 있는 권리를 가진다. 근본적으로 어떤 사람이든 누구에게나 인간의 존엄성을 지켜 나가면서 인간으로서 대우를 받아야 한다. 따라서 어떤 사람이든 어떠한 문제로 인하여 인간의 존엄성을 훼손당하거나 위협받는 경우가 존재해서는 안 된다. 보건의료는 질병으로부터 인간을 해방시켜 존엄성을 구현하는 데 궁극적인 목적이 있다.

인간의 존엄성은 상대적인 가치가 아니다. 인간의 존엄성은 인간 사회에서 절대적인 가치이자 최고의 목적적 이념이다. 현대사회에서는 사회적 약자들이 인간으로서의 존엄과 가치를 훼손당할 위험에 빠지지 않고 인간답게 살아 나갈 수 있도록 도와주어야 한다는 사상이 사회책임의 원리로 표현되기도 하며, 국가의 지상 목표로 나타나기도 한다.

인간의 존엄과 가치가 보건부문의 실제에서 구현될 때, 기본적으로 전제되는 가치들은 인류가 추구해 온, 자유, 민주, 평등, 사회적 형평 등이다. 이러한 가치들은 인간의 존엄성을 보장하는 데 근본적인 조건들이다. 이러한 가치가 보장되지 않는 사회에서는 인간의 존엄이라는 것이 한낱 허구에 불과해 진다.

인간존중사상은 헌법 제10조에서 "모든 국민은 인간으로서 존엄과 가치를 가지며 행복을 추구할 권리를 가진다. 국가는 개인이 가지는 불가침의 기본적 인권을 확인하고 이를 보장할 의무를 진다"라고 명시되어 있다. 많은 논란이 되고 있는 안락사, 존엄사, 연명치료와 같은 이슈는 품위있게 죽을 자기선택권과 행복추구권, 인간의 존엄성 등과 밀접한 관련이 있다. 2008년 11월 28일 서울서부지법 민사12

품위있는 죽음

2002년 네덜란드에서 세계 최초로 안락사를 인정한 이후 벨기에, 룩셈부르크, 스위스, 태국 등이 안락사를 합법화하였다. 안락사는 극심한 고통을 호소하는 불치병 환자 등에게 의사가 직접 약물 등을 주사해 죽음을 앞당기는 '적극적 안락사'와 생명 유지에 필요한 영양 공급이나 약물 투여 등을 중단하면서 죽음에 이르게 하는 '소극적 안락사'로 구분된다. 품위있는 죽음을 뜻하는 존엄사는 치료를 통한 회복이 불가능할 경우 인공호흡기 세거 등 무의미한 연명치료 중단을 통해 자연스럽게 죽음을 맞이하게 하는 것이다. 안락사가 인위적인 생명 단축을 의미한다면, 존엄사는 자연스럽게 죽음을 맞이하게 하는 것을 뜻한다(출처 : http://news.sbs.co.kr/news/).

부는 "헌법 제10조가 보장하는 개인의 인격권과 행복추구권에 따르면 생명 유지 치료가 육체적 · 정신적 고통을 강요하고 인간의 존엄과 인격적 가치를 해할 때는 환자가 의사의 치료를 거부할 수 있고, 병원은 이에 응할 의무가 있다"는 판결을 내린 바 있다.

2) 자유

자유란 스스로 결정할 수 있는 권리로 자율성에 기반을 둔다. 자유란 선택 행위에 있어서 다른 사람의 간섭을 받지 아니 하는 것을 의미하기 때문에 자유를 누리기 위해서는 자신의 생활을 선택할 수 있는 능력과 선택의 기회가 보장되어야 한다.

그러나 사회복지의 주요 대상이 되는 노인, 아동, 장애인들과 같은 사회적 약자들은 자유를 누릴 수 있는 선택의 능력이나 기회를 박탈당하기 쉽고, 따라서 이들의 존엄성은 훼손받기 쉬운 위치에 있다.

사회복지는 클라이언트들의 인격과 권리를 존중하는 것을 기본으로 삼고 있기 때문에 이들이 사회적 도움을 받을 권리를 인식시켜 주고, 자신의 생활을 스스로 결정할 수 있게끔 도와준다. 즉 사회복지의 목표는 사회적 약자인 클라이언트들에게 물질적 서비스만을 제공하는 데 그치는 것이 아니고, 그들 스스로의 삶을 결정할 수 있도록 선택 능력과 선택의 기회를 넓혀 주는 것이기도 하다.

따라서 인간의 존엄성과 가치를 보장해 주는 조건인 상위개념으로서의 자유는 사회복지의 실제 속에서 될 수 있는 한 개별적인 클라이언트의 의견을 존중하고, 스스로 결정할 수 있도록 도와주어야 한다는 하위개념으로서의 자기결정의 원리(principle of self-determination) 및 개별화의 원리(principle of individualization)로 구체화되어 나타난다.

3) 평등

평등에는 태어날 때부터 평등하다는 관념과 실제적으로 평등한 대우를 받아야 한다는 규범적인 측면이 포함되어 있다.

인간의 능력은 각각 다 다르지만 인간으로서의 가치나 존엄성은 모든 사람에게 절대적으로 평등하다. 따라서 어떠한 사람도 사람의 몸에서 태어난 이상 인간으로서 대우를 받을 수 있는 권리가 있다. 인간으로서 대우받는다는 것은 인간이 수단이 아니라 목적 그 자체로 대우받아야 한다는 것을 뜻한다.

인간의 자존에 대한 욕구가 보장되고, 인간으로서의 절대적 가치가 유지되기 위해서는 사회가 상대적 빈곤감이나, 가치 박탈감의 차원을 넘어선 불평등의 실제를 시정함으로써 실질적인 평등을 보장하여야 한다.

평등이라는 이념은 분배의 정의를 결정하는 가치로서 두 가지 뜻이 있다. 하나는 산술적 평등(numerical equality)으로서 모든 사람에게 동일하게 자원을 배분하는 것이고, 다른 하나는 비례적 평등(proportional equality)으로서 유사한 조건의 사람에게 동일하게 자원을 배분하는 것이다.

4) 사회적 형평성

1970년대 신행정론의 입장에서 제시된 사회적 형평성(social equity)은 소외계층을 위해 더 나은 서비스를 제공하고자 하는 이념으로 문제지향적(problem-oriented)이며, 변동지향적(change-oriented)이다. 사회적 형평성에 의하면 다수를 위한 소수의 희생은 허용되지 않으며, 모든 면에 있어서 공정하고, 특히 불리한 입장에 있는 계층에 대한 고려를 통해 진정한 공정을 이루어야 한다는 것이다. 사회적 형평은 적극적인 의미에 있어서의 분배의 평등관을 띠고 있다고 할 수 있다.

사회적 형평성은 수평적 형평성과 수직적 형평성으로 나눌 수 있다.

수평적 형평성이란 보건의료서비스를 제공하는 데 있어서 그 결정 기준이 되는 특성을 가진 모든 사람에게 같은 양의 서비스가 제공되는 것이다. 즉 동등한 사람들에게는 동등한 서비스를 제공하는 것이다. 그러나 실제로 한정된 자원과 개별화되는 대상자의 파악에 한계가 있는 까닭에 이러한 수평적 형평성은 달성하기가 쉽지 않다.

수직적 형평성은 성별, 나이, 지리적 위치, 건강, 소득 따위에 있어서 차이가 있는 대상자 간의 보건의료서비스 배분에는 서로 다른 기준이 적용되어야 한다는 것이다. 이러한 기준의 설정은 실질적으로 매우 어렵지만 개인이나 집단의 욕구, 납세 기준, 최저 생활 수준 따위를 들 수 있다. 욕구를 기준으로 하면 도서관, 공원 등 공공시설에 대한 욕구는 빈민지역의 사람들에게 더욱 크므로, 부유층 지역보다 빈민 지역에 설치하는 것이 수직적 형평성에 더 맞는다.[13,14]

사회적 형평성의 기본 논리는 경제적 · 사회적 약자에 대한 보호 책임은 근본적으로 국가에 있다는 것이다. 따라서 정책결정자는 사회적 형평성의 문제에 항상 직면할 가능성이 크다.

13 송근원, 복지행정 이론과 가치의 문제, 복지행정연구, 대신대학교 복지행정연구소, 제8집(1992년 12월), pp.3~34.

14 "2. 가치" 부문은 문재우 · 전대성, 사회복지개론(서울 : 계축문화사, 2013), pp.46-50을 전문 인용하여 수정 보완함.

제2장

국가의 역할과 기능

제1절 국가의 역할에 대한 사회사상사적 접근

1 개요

건강한 삶에 대한 인간의 염원은 인류의 역사만큼이나 그 뿌리가 깊다. 건강을 최고의 행복지표로 삼고 있는 것은 동서양을 떠나 언제나 진실이었다. 이처럼 건강의 중요성은 시와 공을 초월하여 강조되고 있었지만 개인의 문제일 뿐이었고 국가나 사회는 단지 방관자적인 입장이 오랫동안 지속되었다. 역사상 최초로 시민이 정치의 주체로 등장한 근대 민주주의 국가에서도 국민의 건강문제가 전염병처럼 심각하게 사회문제화 되지 않는 이상 국가는 별로 개입하지 않았다.

이처럼 오랫동안 질병이 개인의 문제로 국한되게 된 것은 질병의 관례화와 보편성에 기인하기도 하지만 당시의 시대적 사조에 뿌리가 있다. 즉 개인 책임의 원리가 지배적 사상일 경우 질병의 사회책임이나 국가책임의 원리는 설득력이 없다.

그러나 보건의료에 대한 국가의 개입은 사상적 뒷받침도 중요하지만 물적 토대가 우선적으로 중요하다고 본다. 산업혁명 이후 지속된 경제발전은 새로운 차원의 국가를 제시하였다. 눈부신 산업화의 결과는 많은 사회문제를 야기시켰으며, 이를 극복하려는 사회나 국가의 노력은 새로운 국가유형을 창출하였다.

보건의료에 국가가 개입한 역사는 상당히 길지만 개입의 배경과 정도는 다르다. 국가가 보건의료분야에서 예방의학이나 환경위생사업에 먼저 개입하게 된 것은 기득권과 쉽게 갈등을 일으키지 않는 분야이기 때문이기도 하다. 이처럼 국가개입은 많은 복잡한 이면을 내포하고 있다.

질병은 본인의 노동력 상실로 생산을 직접적으로 방해하며, 간접적으로는 가정, 사회, 국가의 부담을 증가시킨 것은 항상 사실이었다. 그러나 역사적으로 볼 때 보건의료부문 특히 건강보험에 대한 국가개입의 시작은 꼭 필요한 계층에서부터 출발한 것은 아니었다. 농민이나 가내공업 종사자 등에 대한 건강보험의 적용은 상당한 시간이 필요하였다. 이들 계층은 생활이 다른 계층에 비해 훨씬 더 궁핍하고 사회적 지위가 취약했음에도 불구하고 국가의 손길이 미치지 못하게 된 데는 정치적 · 경제적 이유 때문이었다.

이들 계층의 목소리가 정치적으로 크게 반영되지 못하였으며, 정기적인 보험료를 납부할 수 있는 경제적 여유를 갖지 못하였기 때문이었다. 따라서 건강보험에 대한 국가개입의 초창기에 혜택을 보는 계층은 사회적 취약계층이라기보다는 계속적인 소득활동을 하고 있는 근로자계층이라는 것이 역사적 사실이었다. 이러한 역사적 흐름도 시장경제에 대한 이념사조의 변화로 정부개입정책의 방향에는 변화가 있기 마련이다.

2 고대와 중세

고대는 공동생활체제로서 상부상조 정신이 깊은 뿌리를 내리고 있었다. 따라서 국가가 개입하기 이전에 이미 자선적 구제사상이 지배적이었다. 이는 도덕적 정의와 우애라는 실천적 가치를 전제로 한다. 즉 고대의 중심사상은 자선과 박애 및 인도주의 정신이었다.

고대 희랍은 독립된 개인들의 이해관계적 대립을 극복하고 국가라고 부르는 정치적 조직체제를 만들어낸 최초의 민족이었다. 따라서 국가가 모든 개인과 유기적 통일성을 이루기 위해 공공의 복시를 제시하는 보편적인 정치적 통합이 중요한 사회적 과제로 등장하였다.

즉 독립된 개인들의 이해관계적 대립을 극복하고 통일하여 사회적 조화를 실현한다는 것이 고대 희랍적 국가의 과제였다.[1]

1 이수윤, 정치사상사(서울 : 법문사, 1999), p.67.

로마가 기독교를 국교로 공인한 이후 국가개입부문의 상당부문을 교회에 위임하거나 방치하였다. 따라서 중세까지는 교회에 의한 빈자나 병자의 구호가 국가를 대신하였다.

중세의 질병관은 신벌설이 우세하였다. 따라서 질병은 근원은 신이 준 것이며 불변의 것으로 간주되었다. 따라서 질병은 경멸의 대상이 되었다. 이 시기에 유행한 다양한 질병은 종교관에 의한 해석이었고 질병치료 역시 국가보다는 교회에 의해 이루어졌다.

특히 중세 봉건주의 시대에는 무정부적 상태에 가까운 분권적 정치행태를 띠었기 때문에 국가개입의 정도는 거의 미미하였다. 중세의 국가는 국가 통치권이 소수 귀족계급에게 귀속되어 있어서 국가적 통일성이 없는 가장 국가답지 않은 국가라 할 수 있다. 중세에는 대지주 세력의 횡포와 오랜 전쟁, 끊임없는 전염병으로 인간의 삶은 비참하였다. 무산계층이 현저히 증가한 시대였다. 이러한 빈민계층과 병자에 대한 보호는 국가만의 문제가 아니라 부유한 유산 지배계층의 주요한 임무이기도 하였다.

중세는 르네상스의 인본주의, 자연과학, 종교개혁에 의해 변화의 물결을 타게 되었으며 특히 정치적으로는 절대군주제의 등장으로 중세적, 봉건적, 다원적 권력구조가 변화를 겪게 되었다. 즉 근대적인 통일적 질서와 중앙집권적 권력을 확립한 정치체제가 등장하여 국민생활을 전면적으로 간섭하기에 이르렀다. 교회권력의 쇠퇴와 더불어 증대된 국가권력의 영향으로 보건의료분야의 3가지 영역에 국가개입에 의한 규제가 실시되었는데 공식적인 의료에 대한 면허, 공중보건에 대한 명문화, 구빈법의 설치 등이다.[2]

보건의료부문에서도 의사경찰과 같은 형태로 경찰국가적 강제의 형식을 띠고 개입하게 되었다.

중상주의의 대두와 함께 국민의 노동력은 국부의 상징으로 나타났다. 이에 건강한 노동력은 유용한 가치가 충분하였다. 질병에 대한 대책은 환자를 위해서라기보다는 사회나 국가를 위해서 필요하였다. 중상주의의 인구증가에 대한 열망은 그 어느 시기보다 광신적인 경향을 띠었다. 가능한 모든 수단을 동

중상주의(mercantilism)

16~18세기 유럽 절대왕정의 핵심 경제정책으로 강력한 보호무역을 추구하여 국부의 최대화를 목표로 하였다. 중상주의는 적극적인 식민지 수탈을 통한 시장 확대와 자본축적을 통해 부국강병의 길을 추구함으로써 국가이익을 모든 가치의 상위에 두고 있다.

2 정병순, 복지와 의료보장의 사상사적 고찰, 서울대 석사학위논문, 1991, pp.18~23.

원하여 인구증가를 최대의 정책목표로 추구하였다.

중상주의 시대의 보건의료는 3가지로 요약할 수 있다. 첫째, 의학서적 출판의 증가, 임상의학교육의 실시로 의학분야에서 과학적인 연구가 획기적으로 증가하였으며, 둘째, 지방정부에 기초하는 국가의 규제 및 통제가 강화되었으며, 셋째, 중상주의의 정치적 이념실현을 위해 인구개념의 인식에 있어서 통계적 방법이 새롭게 도입되었다.[3]

따라서 중상주의 시대의 보건의료에 대한 국가개입은 오로지 수단적 성격으로 전개되었다. 17, 18세기 병자에 대한 국가의 적극적인 개입은 치료와 예방보다는 수용이었다. 억압적 개입이 주류를 이루었다.

자유주의와 산업화의 발전으로 18세기 중반 이후 중상주의는 급격히 쇠락의 길로 접어들었다. 노동자들의 사회적 권리가 확대되어 인간적인 생각들이 널리 퍼져나가기 시작하였다.

3 근대 이후

1) 산업혁명과 국가개입

자유, 평등, 자조의 개인주의적 원리가 핵심인 자유주의의 이상들이 서구의 사회정책을 주도한 시기에는 보건의료에 대한 국가개입은 개인을 위해서도 국가를 위해서도 별 도움이 안 되는 비생산적인 것이라는 인식이 강하였다.

산업화의 진전과 민주주의의 발전에 따라 자유주의의 유산인 최소 국가개입의 이념은 쇠퇴하기 시작하였다. 그러나 자유주의와 개인주의의 전통이 강하고 산업화의 과정에서 극심한 사회적 혼란이 없었던 영국과 미국에서는 국가개입의 정당성이 상당기간 동안 자리를 잡지 못하였다. 이는 자유주의적 이데올로기가 자본가 뿐만 아니라 근로자 계급간에도 광범위하게 수용되었던 사회적 분위기 때문이었다.

이러한 분위기가 반전되어 국가개입의 필요성이 등장하게 된 것은 몇 가지의 이유 때문이었다.

첫째, 산업화의 진행은 시민계급의 등장과 확대를 초래하였다.

3 N. Black, et al., Health and disease : Caring for health(Philadelphia : Open University Press, 1984), p.27.

건전한 사고방식을 지닌 시민계급의 등장은 보건의료에 대한 새로운 접근방법을 고려하게 하였다. 자신들의 의료보장 뿐만 아니라 사회일반계층 특히 소외계층에 대한 의료보장에 대해서도 국가가 관심을 갖도록 하는 분위기를 형성하였다.

둘째, 경제적 능력의 증가이다.

산업화의 과정에서 획득된 국가와 개인의 경제적 능력의 향상은 보건의료부문에 대한 투자의 재원을 확보하는데 결정적인 도움을 주었다. 이러한 재정적 뒷받침은 보건의료부문의 확충과 내실화에 기여하였다.

셋째, 눈부신 현대의학의 발전이다.

현대의학이 짧은 기간 동안에 달성한 성과는 인류의 전기간에 달성한 성과를 능가할 정도로 눈부신 것이었다. 특히 전염성질환의 예방과 퇴치에 대한 현대의학의 도움은 결정적이었다. 현대의학의 성과와 대중화는 투자에 대한 확실한 결과를 보여주었기 때문에 국가개입의 정당성이 충분히 인식되었다.

19세기 후반 즉 1870~1880년대 유럽에서는 국가개입에 의한 사회보험의 도입이 중점적으로 논의되기 시작하였다. 원인은 당시의 사회 · 경제적 변화과정에서 찾아볼 수 있다.

첫째, 심각한 경제침체현상의 만연이다.

경기침체는 시장의 자기조절능력에 대한 믿음의 후퇴를 초래하였다. 또한 개개인의 능력에 의한 질병, 빈곤, 재난 등과 같은 많은 문제의 극복에 회의를 가지게 되었다. 이러한 경제적 위기의 파급은 사회전체의 공공질서를 위태롭게 하기에 충분하였다.

둘째, 무산계급의 등장과 세력화 가능성이다.

경제적 위기에 따라 무산계급이 혁명세력화할 가능성이 높이지자 당시의 귀족계급과 시민계급은 동요하기 시작하였다. 사회혁명의 망령이 다시 나타난 것이다. 따라서 이들은 잠재적인 충돌사태를 국가개입에 의한 구체적인 사회개혁으로 문제를 해결하려는 의지를 가지게 된 것이다.[4]

4 Gerhard A. Ritter 지음, 전광석 옮김, 복지국가의 기원(서울 : 교육과학사, 1992), pp.17~18.

2) 국가개입의 방향

중세까지 국가는 국민의 건강에 대해 직접적인 개입을 하려고 하지를 않았다. 근대 이전에는 질병과 건강의 문제는 국가적 문제가 아니라 국지적이고 지역적인 문제에 불과하였다.

보건의료에 대한 국가의 관심이 본격적으로 제기된 것은 국민국가와 국민경제의 출현이었다. 근대국가의 출현에 기여한 것은 절대주의 국가의 중상주의 정책이라 할 수 있다. 즉 중상주의 정책은 국가 전체적 이익을 추구하면서 국민적 일체감을 강조하였기 때문에 국민국가 형성의 전초적 역할을 하였다고 볼 수 있다.

국가의 개입은 두 가지 방향에서 전개되었다.

첫째, 지배계층에 의한 수단적 의미의 개입이다. 가장 대표적인 예가 비스마르크의 질병보험의 도입이다. 물론 당시 산업노동자들의 압력이 거센 것은 사실이었지만 비스마르크가 사회보험을 도입하게 된 결정적인 계기는 체제를 수호하기 위한 정치질서의 이해관계에 있었다는 것이 더 설득력이 있다.

권위주의 국가나 전체주의 국가에서 기존의 권력층이 제시하는 국가의 이해관계는 특정집단의 이해관계보다 우선시되어 정책화의 길을 걷는 것이 상례이다.[5]

둘째, 아래로부터의 혁명적 요구에 대응한 국가개입이다. 민주적인 정부는 보다 권위적이고 전체주의적인 성격을 띤 정부보다 국가개입의 시기와 정도에서 처지는 경향이 있다. 왜냐하면 다양한 이익집단의 의사표시를 민주적인 방법에 의해 조직화하는 과정을 거치기 때문이다.[6]

5 Gaston V. Rimlinger, 한국사회복지학연구회 옮김, 사회복지의 사상과 역사(서울 : 한울아카데미, 1997), p.25.

6 "제1절" 부문은 문재우, 보건의료분야의 국가개입에 대한 사회사상적 고찰, 서남대학교 논문집, 2000. 12, 전문인용.

제2절 보건의료부문에 대한 국가개입의 정당성

보건의료는 다른 서비스에 비해 독특한 특성을 지니고 있다. 전국민은 보건의료서비스의 잠재적 수요자이다. 의료 공급자의 측면에서도 대체재가 거의 존재하지 않는 독점적 전문적 지위를 누리고 있다. 이러한 특징으로 자유방임적 시장기능에 보건의료를 맡길 수 없고 정부는 일정한 역할을 하지 않으면 안 된다.

일반적으로 보건의료에 대한 정부의 정치적, 경제적, 법률적 개입은 시장기능의 실패, 과도한 의료비의 지출, 비효율적 자원배분 등의 원인에 그 정당성이 있다.

1 시장실패(Market Failure)

시장은 결국 가격기구에 의해 결정된다. 경쟁적 가격기구에 의하여 시장경제가 형성되어도 어떤 재화는 그 재화가 갖는 특성 때문에 효율적인 자원배분이 달성되지 못한다. 이처럼 자유로운 가격(시장)기구가 자원의 효율적인 배분을 실현하지 못하는 현상을 시장실패라고 하며, 그 원인은 시장의 불안전성, 외부효과, 공공재의 존재, 정부의 개입, 불확실성과 정보의 차이 등에 있다. 보건의료서비스는 여러 특징으로 인해 시장기능이 실패하거나 불완전한 경우가 대부분이다. 따라서 시장의 원리가 지배하는 경쟁에 재화나 서비스의 생산, 소비, 분배를 맡길 수 없고 불가피하게 정부가 개입할 수 밖에 없다. 정부가 규제정책과 촉진정책을 실시하는 목적은 시장실패로 인한 문제점을 극복하기 위함이다.

하지만 시장에 대한 정부개입의 정당성 근거로 시장실패가 자주 거론되고 있으나 시장실패는 정부개입의 필요조건이지 충분조건은 결코 아니다. 왜냐하면 시장실패는 경쟁시장이 자원의 배분을 완전히 잘 못한다는 의미가 아니라 최선의 상태 즉 가장 효율적인 자원배분의 상태에 이르지 못한다는 것을 의미할 뿐이기 때문이다. 시장이 실패한다고 해서 정부가 개입하면 시장보다 더 나은 결과가 반드시 이루어진다는 보장은 없다. 정부개입도 얼마든지 실패할 수도 있고(정부실패, government failure) 오히려 시장보다 더 나쁜 결과를 초래할 수

도 있다.[7]

1) 질병의 비균질 및 예측 불가능성(Uneven and Unpredictable)

> **인공지능(AI)과 보건의료**
>
> 의사 대신 인공지능이 인간의 질병을 진단하는 시대가 올 것이라는 예측은 이제 현실로 다가오고 있다. IBM이 만든 닥터 왓슨(Watson)이 빅데이터를 이용해 전문의들과의 진단 일치율이 대장암 98%, 직장암 96%, 자궁경부암 100% 등이었다. 왓슨은 전 세계 300개 이상의 의학 학술지와 200개 이상의 의학 교과서를 포함해 무려 1천500만 페이지에 달하는 의료정보가 입력되었으며, 인간이 습득하려면 엄청난 시간과 노력을 투자해야 하는 정보를 왓슨은 이미 자가 학습능력 등을 통해 자기 것으로 만들어놓은 상태다. 인공지능은 방대한 데이터를 빠르게 습득하고 거기에 따른 결과를 불과 수십 초 만에 내놓기 때문에 질병 조기진단을 비롯해 최적의 치료법을 찾는 데 도움이 될 것으로 예상된다(출처: http://www.sciencetimes.co.kr/?news, http://www.yonhapnews.co.kr/bulletin).

질병은 모든 사람에게 균등하고 동일하게 발생하지 않는다. 90세가 되어도 건강하게 생활하는 반면, 어떤 사람은 병상에서 일어나지 못한 경우도 있다. 또한 정기적인 신체검사나 예방접종을 제외하고는 개인적 차원에서 질병과 부상의 현실적인 발생 가능성을 예측하는 것은 거의 불가능하다. 이처럼 개인의 경우 질병발생 예측이 어렵겠지만 과거의 실적을 기초로 전체 인구의 질병발생률을 예측하는 것은 어느 정도 가능하다. 즉, 집단적 차원에서는 통계학적 기법을 사용하여 수요를 예측할 수 있다.

질병 비용 부담은 예측이 가능하다면 충분히 저축하여 용이하게 대처할 수 있다. 질병은 가득 능력을 감소시키고 건강의 상실은 위험을 수반하게 된다. 개인의 경우는 질병의 발생 측정이 불가능하지만 집단의 경우는 경험적으로 예측이 가능하다.

이러한 개별적 수요의 불확실성과 불규칙성에 대한 집단적 대응이 보험이다. 하나의 사회제도인 건강보험을 통해 미래의 불확실한 큰 손실(loss)을 현재의 확실한 작은 손실(보험료)로 대처하여 질병발생의 예측 불가능성에 대비하고 있다.

2) 외부효과성(External Effect)

외부효과는 외부경제(external economy : 예방접종, 질병치료, 도로건설에 따른 주변 땅값 상승 등)와 외부불경제(external diseconomy : 공해, 폐수 등)로 나눈다. 어떤 경제주체의 소비 또는 생산활동의 결과가 다른 사람에게 편익(혜택)을 제공함에도 불구하고 이에 대한 대가를 가격기구를 통해 받지 못한 것

7 전상경, "Charles Wolf, Jr의 비시장실패이론", 오석홍 · 김영평, 정책학의 주요이론(서울 : 법문사, 2000), pp.28~29.

이 외부경제이고, 다른 사람에게 손해를 끼치고도 이에 대한 정당한 대가를 지불하지 않은 것이 외부불경제이다.

보건의료서비스는 외부경제효과를 가지고 있다. 외부경제는 확산효과(spillover effect)를 가지고 있다. 외부경제 행위는 자신이 하지 않아도 타인이 하게 되면 자신도 이익을 누리게 된다. 이러한 의미에서 Friedman은 외부효과를 이웃효과(neighborhood effect)라고 부르기도 하였다.[8]

> **확산효과, 파급효과(spillover effect)**
>
> 확산효과 또는 파급효과란 논에 물이 가득차면 넘쳐흘러 인근의 메마른 논에까지 혜택이 전해지듯이 보건의료부문의 경우 한 사람의 질병 예방이나 치료가 단지 본인 한 사람에게만 영향을 주는 것이 아니라 주변의 많은 사람들에게 영향을 주기도 한다.

외부효과가 큰 재화에 대해서는 정부가 개입하여 보통 3가지 정책을 실시하고 있다. 첫째, 경제적 유인(economic incentive)을 제공하는 방법이다. 공해배출업소에 대한 세금부과, 공해방지 시설시 세금 면제나 보조금 지급 등이 이에 속한다. 둘째, 정부가 직접 개입하여 규제하는 방법이다. 공해배출업소를 처벌하거나 의사나 병원의 과밀지역 개업(설립)규제를 실시하는 것이 대표적인 예이다. 셋째, 상품 자체를 정부가 직접 제공하는 방법이다. 무료 예방접종, 정관수술은 이에 속한다.

전염성 질환의 경우 개인의 예방적, 치료적 의료서비스는 개인의 질병예방과 치료 이상의 결과를 초래한다. 전염의 전파를 차단하는 경우 얻어지는 효과는 치료를 하는 자가 얻는 효과의 몇 배를 사회는 얻게 된다. 질병의 면역성을 획득함으로써 추가적인 비용 부담없이 타인의 감염 위험은 감소될 수 있다.

3) 공공재성(Public Goods)

공공재란 사유재(사용재)에 대립되는 것으로서 사유재와는 달리 그것에 대한 소비자들의 선호가 드러나지 않기 때문에 시장 메카니즘에 의한 공급은 불가능하고 투표를 통한 의사결정의 정치적 과정을 통해서만 공급될 수 있는 성질을 갖는 재화와 서비스를 말한다. 예를 들면 경찰, 국방, 소방, 공원, 도로, 교육 등은 공공재의 대표적인 것들이다.

공공재 공급에서 고려해야 할 점은 두 가지이다.

---

8 M. Friedman, Capitalism and freedom(Chicago : University of Chicago Press, 1962). 곽효문, 복지정책론(서울 : 제일법규, 1995), pp.610~611에서 재인용.

첫째, 얼마만큼의 공공재를 공급할 것인가로 공급될 공공재의 양을 결정하는 문제이다.

둘째, 공공재 공급에 필요한 비용은 어떻게 부담할 것인가 하는 문제로서, 이것은 공공재의 공급을 위해 각 개인이 부담해야 할 조세의 분담 비율을 의미한다.

공공재는 엄격한 의미에서 소비가 비경쟁적으로 모든 소비자에게 골고루 편익이 돌아가야 하는 재화나 서비스를 말한다. 이러한 공공재의 특징으로는 비배제성(non-excludability)과 모든 사람이 같은 양을 소비해야 하는 소비의 집단성(collective consumption)이 있다. 즉, 공공재는 ① 생산과 소비가 동시에 이루어져 축적되지 않은 성격을 가지고 있고, ② 누구도 소비로부터 배제될 수 없는 비배제성과 대가의 지불없이도 이용과 소비가 지장을 받지 않는 무임승차자 문제(free-rider problem)가 제기되며, ③ 타인의 소비로 자기의 소비가 지장을 받지 않는 비경합성(non-rivalry)을 가지는 속성이 있으므로 국가 개입의 정당성을 인정받고 있다.[9]

공공재는 그 특성상 정부가 개입하지 않고 시장경쟁의 상태를 그대로 유지하면 구매력을 가진 사람만이 이용하여 시장기능이 실패(market failure)하게 된다.

또한 공공재를 시장에 방치한 경우 비용회피와 과잉소비의 문제가 야기되어 고갈(공유지의 비극)될 위험성을 항상 내포하고 있다.

공유지의 비극(The Tragedy of the Commons)

지하자원, 초원, 공기, 호수에 있는 고기와 같이 공동체의 모두가 사용해야 할 자원은 사적이익을 주장하는 시장의 기능에 맡겨 두면 이를 남용하여 자원이 고갈되는 비극을 초래하게 된다. 결국 개인들의 지나친 이익 추구에 의해 전체의 이익이 파괴되어 공멸하게 된다. 공유지의 비극은 시장실패의 요인이 되며 이러한 자원에 대해서는 국가가 관여하거나, 이해당사자가 모여 일정한 합의를 통해 이용을 제한하는 제도를 구축해야 한다(출처 : https://ko.wikipedia.org/wiki/).

4) 정보의 비대칭성(Asymmetry of Information)

일반적으로 의료서비스는 내재적으로 복잡한 특성을 가지고 있으며 서비스 수혜자가 서비스의 질을 평가하기 위한 충분한 능력을 가지고 있지 못한 경우가 흔하다. 따라서 의료시장은 소비자와 공급자간에 정보가 불균등하게 분포되어 있다. 건강상태, 제공되는 보건의료서비스의 내용, 가격정보, 치료 결과 등에 대한 소비자의 지식결여(consumer ignorance)는 다른 시장에 비해 의료시

9 김규정, 행정학원론(서울 : 법문사, 1997), p.45.

장에 강하게 존재한다.

소비자나 공급자 모두 재화나 서비스의 품질과 가격에 대한 충분한 정보를 가지고 있어야 합리적인 선택이 가능하다. 그러나 어떤 재화가 다음과 같은 몇 가지 속성을 지닐 때는 불완전한 정보로 인해 시장기능에 장애가 발생하게 된다.[10]

첫째, 재화나 서비스에 대한 정보를 수집하거나 정보의 질을 향상시키는데 상당한 비용이 요구되는 경우이다. 정보에 소비자가 접근하기가 용이하지 않을 때 발생한다. 정보 접근과 획득 시의 고비용이 문제이다.

둘째, 정보를 이해하고 분석하여 합리적인 판단을 하기가 매우 어려운 경우이다. 보건의료서비스처럼 전문적이고 세부적이며 기술적인 정보는 대부분 이러한 속성을 내포하고 있다.

셋째, 재화나 서비스의 선택 시 잘못된 결정을 하였을 경우 물질적, 정신적 손해가 막대한 경우이다. 예컨대 잘못된 보건의료서비스를 선택하였을 경우 생명을 위협할 수도 있다.

넷째, 재화나 서비스에 대한 선택의 폭이 비교적 단순한 경우이다. 보건의료서비스는 매우 복잡한 기술적인 정보를 가지고 있어야만 올바른 선택을 할 수 있으나 소비자에게만 맡겨두면 잘못된 선택이 발생할 가능성이 크다.

보건의료 부문은 여기저기 돌아다니면서(shopping around) 정보를 얻을 수도 없으며, 폐쇄시장(closed market)이기 때문에 공급자 위주의 시장(supplier control market)일 수 밖에 없다 따라서 전문가 지배(professional dominance)가 존재하여 공급유인수요(supply induced demand)가 창출되기도 한다. 의료공급자가 의료수요자의 완전한 대리인(perfect agent) 역할을 하는 선의의 공급자(benevolent provider)가 되어 환자의 건강상태 및 경제상태 등을 모두 고려한 최적의 의료를 반드시 공급하지는 않는다. 또한 공급지기 수요자를 위해 최선을 다하도록 지휘 · 감독하는 것도 어렵고 행위를 정확히 관찰할 수도 없다. 따라서 의료수요자와 공급자와의 관계는 지극히 불리한 결과를 초래할 가능성이 처음부터 내재되어 있다. 그러므로 정보의 비대칭으로 인해 의료공급자의 성실과 능력과 책임의식이 중요하다.

오늘날에는 “환자에게 가장 유리한 의학적 결정을 할 수 있는 권리와 책임은 오로지 의료인에게 있다”라는 소위 의료부권주의(medical paternalism)가 “자

10 곽효문, 앞의 책, p.613.

신의 건강과 관계되는 모든 결정은 환자가 자의로 결정하고 그 책임도 환자가 스스로 지겠다"라는 소비자주권(consumer sovereignty)의 시대로 바뀌고 있다. 이제 소비자도 의료에 대한 상당한 지식과 정보에 근거한 판단의 영역을 넓혀가고 있다. 따라서 앞으로 소비자는 보다 정확하고 자세한 정보를 얻게 되고 자신의 질병치료 과정에서 중요한 목소리를 내게 될 것으로 예견된다.[11] 충분한 정보와 지식을 갖게 된 소비자는 점차적으로 더 정당한 요구사항과 욕구를 가지고 선택권을 극대화하게 된다.

5) 경쟁제한(Restriction on Competition)

▶ 의료광고의 금지(의료법 제56조)

의료인 등(의료기관 개설자, 의료기관의 장 또는 의료인)은 ① 평가를 받지 아니한 신의료기술에 관한 광고, ② 환자에 관한 치료경험담 등 소비자로 하여금 치료 효과를 오인하게 할 우려가 있는 내용의 광고, ③ 거짓된 내용을 표시하는 광고, ④ 다른 의료인 등의 기능 또는 진료 방법과 비교하는 내용의 광고, ⑤ 다른 의료인 등을 비방하는 내용의 광고, ⑥ 수술 장면 등 직접적인 시술행위를 노출하는 내용의 광고, ⑦ 의료인 등의 기능, 진료 방법과 관련하여 심각한 부작용 등 중요한 정보를 누락하는 광고, ⑧ 객관적인 사실을 과장하는 내용의 광고, ⑨ 법적 근거가 없는 자격이나 명칭을 표방하는 내용의 광고, ⑩ 신문, 방송, 잡지 등을 이용하여 기사(記事) 또는 전문가의 의견 형태로 표현되는 광고, ⑪ 심의를 받지 아니하거나 심의받은 내용과 다른 내용의 광고, ⑫ 외국인환자를 유치하기 위한 국내광고, ⑬ 소비자를 속이거나 소비자로 하여금 잘못 알게 할 우려가 있는 방법으로 비급여 진료비용을 할인하거나 면제하는 내용의 광고, ⑭ 각종 상장 · 감사장 등을 이용하는 광고 또는 인증 · 보증 · 추천을 받았다는 내용을 사용하거나 이와 유사한 내용을 표현하는 광고, ⑮ 의료광고의 방법 또는 내용이 국민의 보건과 건전한 의료경쟁의 질서를 해치거나 소비자에게 피해를 줄 우려가 있는 것으로서 대통령령으로 정하는 내용의 광고 등을 하지 못한다.

보건의료서비스는 다른 어떤 종류의 서비스보다 법적, 제도적으로 경쟁이 제한되어 독과점이 형성되고 있다. 경쟁제한의 예를 살펴보면 첫째, 생산권이 한정된 면허권자에게만 제한되어 있어 이들은 독점적 지위를 누리고 있다.

둘째, 공급시장에의 진입제한이다. 아무리 자유시장 경쟁체제라 하더라도 누구든지 의료시장에 진입할 수는 없다. 일정한 자격과 조건을 갖춘 자만이 시장에 진입할 수 있다.

셋째, 공급의 비탄력성에 의한 경쟁제한이다. 보건의료의 공급은 일반 공산품과 달리 상당한 공급기간이 요구된다. 전문적인 보건의료서비스를 제공하기 위해서는 10년 이상의 교육기간이 필요하다. 따라서 보건의료의 공급은 가격 인상에 매우 비탄력적이다.

넷째, 가격 경쟁이나 선전의 제한이다. 의료기관 간의 가격 경쟁이나 광고를 통한 경쟁이 금지되어 있다. 광고를 통한 경쟁을 제한하는 이유는 소비자가 광고에 현혹되기 쉽고, 불필요한 서비스를 구입

11 S. Levey & N. P. Loomba, Health care administration(Philadelphia : J. B. Lip-pincott Company, 1984), p.7.

하게 되고, 광고비를 결국 소비자가 부담하게 되어 서비스 가격이 상승하게 된다는데 있다.

그러나 보건의료서비스에 대한 광고는 소비자에게 공급자나 서비스에 대한 자세한 정보를 제공할 뿐만 아니라 소비자의 쇼핑비용(consumer's search cost)을 절감하는 효과를 가지고 있다.[12]

2 건강의 총체적 특성(Holistic Nature of Health)

삶에 있어서 무엇이 가장 중요하느냐는 질문에 대부분의 사람은 건강이라고 답을 할 것이다. 건강을 상실하면 모든 것을 잃는다는 말이 있듯이 건강은 모든 활동의 출발점이다. 따라서 보건의료의 잠재적 유효성은 크다. 잠재적 유효성이란 질병을 예방하고 치료하여 장기적으로 건강한 삶과 사회활동을 함으로써 개인이나 사회에 가져다주는 장기적인 효과를 말하는데 과학기술의 진보에 따라 그 유효성은 현저히 증가한다.

건강과 질병은 개인적인 인생역정(personal biographies)과 밀착되어 있으며 자신의 정체성과 직접 연관되어 있다.

3 요구의 다차원성(Multidimension of Needs)

건강문제는 다차원적이다. 정치적, 경제적, 사회적, 물리적, 문화적, 개인적 요인에 의해 영향을 받는다. 건강의 사회 · 경제적 결정론자들은 빈부격차 등의 사회적 요인이 계급간의 건강 불평등에도 직접적으로 영향을 미친다고 주장한다. 상실모형(Loss Model)에 의하면 개인의 취약성 수준이 건강수준에 영향을 미친다. 한 개인이 취약하다는 것은 상실의 상황에 직면해서 그 상황을 극복할 가용자원의 부족을 의미한다. 감수성, 취약성, 스트레스 유발인자, 대응자원 등에 초점을 두고 있는 상실모형은 건강의 유지와 보호, 질환의 회복 등에 필요한 사회적 지원의 역할에 중점을 두고 있다.

12 P. J. Feldstein, Health care economics, 2nd ed., A Wiley Medical Publication, 1983, pp.332~333.

4 건강권의 대두(Health as a Human Right)

인적 자원(human capital)으로서의 건강은 초기 경제개발 단계에서는 결코 최우선 순위가 주어지지 않았다. 왜냐하면, 건강에 대한 투자는 즉각적인 경제수익(immediate economic return)이 없는 소비라고 생각하고 있었기 때문이다. 결국 건강증진은 경제개발에 따른 하나의 부산물(trickle-down)일 뿐이다.[13]

20세기에 들어와 고도의 경제성장에 따른 부의 축적은 국민의 인간다운 삶에 대한 투자의 기반을 마련함으로써 세계 각국은 발전의 방향을 복지쪽으로 전환하였다. 즉, 그동안의 "인간다운 삶"이란 인간의 존엄성에 상응하는 생활을 의미한다. 즉, 건강하고 문화적인 최저한도의 생활에 대한 권리를 주장하기에 이르렀다. 따라서 인간다운 생활의 보장이란 소득보장과 의료보장을 의미한다.

경제개발에 따른 고용의 창출은 소득보장의 측면에서는 어느 정도 효과를 거두었음은 틀림이 없다. 그러나 경제성장과 의료보장은 상당기간 동안 접목되지 못하고 있었다. 더욱이 의료요구의 분출과 의료기술의 발달 등에 따른 의료비의 상승은 개인이 부담하기에는 너무나 과중한 것이다. 이제 더 이상 건강은 개인의 문제가 아니라 우리 모두의 문제가 된 것이다. 세계인권선언에서 "인간은 누구나 태어날 때부터 건강을 향유할 권리가 있으며 국가사회는 이러한 권리를 보장할 의무가 있다"고 천명한 이래 세계의 많은 나라에서는 헌법에 건강권 내지 보건에 대한 권리를 규정하게 되었다. 우리 헌법에도 "모든 국민은 보건에 관하여 국가의 보호를 받는다"(헌법 제36조 제3항)고 규정하여 국민의 건강권 보장을 선언하고 있다.

국가가 제공한 보건의료서비스도 수혜의 개념이 아니라 국민의 생존권적 기본권의 하나로 대두되어 국가에 대하여 건강한 생활을 침해하지 않도록 요구할 수 있을 뿐만 아니라(소극적인 권리), 건강을 유지하도록 국가에 대하여 적극적으로 요구할 수 있는 권리(적극적인 권리)로 자리를 잡게 된 것이다.

---

13 J. Midgley, Professional imperialism : Social work in the third world(London : Heinemann, 1981), p.53.

제3절 국가개입정책

시장실패를 극복하기 위해서 정부가 어느 정도까지 개입을 해야 할 것인가 하는 문제는 결코 정답이 없다. 지나친 정부개입은 민간 부문을 위축시키며, 소극적인 정부역할 역시 시장실패의 비효율성을 처리하지 못하여 둘다 자원배분의 효율을 극대화시킬 수 없을 것이다. 적정수준의 정부개입은 가용자원의 효율적 배분을 극대화하는 수준을 의미하며 이는 그 사회의 규범적 가치기준에 따라 영향을 받는다. 이 기준에는 통제정책을 지향하는 형평성과 시장경제정책을 지향하는 효율성 2가지가 있다. 국가개입정책에는 의료시설 부족과 불균형 분포를 해소하기 위한 공급확대정책과 의료시설의 과다 중복투자를 억제하기 위한 규제정책이 있다.[14]

공급확대정책은 사회발전기능과 촉진기능을 한다. 즉, 사회변동을 촉진하고 유도하는 기능을 수행한다. 반면에 규제정책은 사회안정기능을 한다. 사회안정기능은 전통적, 소극적 기능으로서 사회질서와 사회제도를 유지하고 안정시키는 기능을 수행한다.

보건의료 분야에서 정부의 개입정책은 크게 4가지 종류로 분류할 수 있다.[15]

첫째, 수요(소비)규제정책이다. 정부가 불필요한 의료이용이나 과잉이용을 규제하는 것이다. 진단과 검사, 처치를 하는데 있어서 효과적이지 않거나 상대적으로 비싼 의료장비 등의 사용을 억제하는 정책이나 진료비 중 본인에게 일부 부담시키는 정책이 이에 속한다. 정부가 규제정책을 실시하는 것은 보건의료 분야의 비효율성을 저해하는 것을 방지하기 위해서다.

둘째, 수요(소비)촉진정책이다. 정부가 적극적으로 국민의 삶의 질을 향상시키기 위해 최첨단의 의료장비를 광범위하게 사용하도록 권장하고 촉진하는 정책이다. CT, MRI와 같이 비싸지만 질병치료에 필수적인 고가의료장비를 전국민이 활용할 수 있도록 건강보험급여화정책을 실시하는 것은 좋은 예이다. 노인에 한해서 의치를 보험급여로 해주는 것도 수요촉진정책에 속한다.

14 김한중, 의료시설의 수급과 정부의 역할, 한국보건행정학회 학술세미나, 1991. 6, pp.2~3.

15 문옥륜, 의료장비의 수급과 정부의 역할, 보건행정학회 학술세미나, 1991. 6, pp.13~40.

수요촉진정책의 판단기준은 사회적 필요도의 크기에 달려 있다.

셋째, 공급규제정책이다. 의료공급자 또는 의료기기 생산자에 대해 규제를 하는 정책이다. 의료시설이나 장비의 과잉투자억제정책, 의료비심사정책이나 의료장비 생산 과정에 개입하는 정책은 이에 속한다.

넷째, 공급촉진정책이다. 소비자의 의료이용 접근도를 제고시키기 위해 공급영역에서 촉진정책을 통하여 개입한 것을 의미한다. 의료취약지역에 대한 의료시설의 확충, 취약지역에 의료기관 개설시 세금감면, 금융지원 등의 정책이 한 예이다.

우리나라의 경우 국가의 의료체계에 대한 개입과 통제가 한계를 지니고 있다. 그것은 일차적으로 대부분의 의료기관이 민간기관이기 때문에 사실상 민간기업과도 다름없는 의료기관들을 국가가 관료적으로 통제하는 데는 분명한 한계가 있을 수밖에 없다.[16] 따라서 민간의료기관을 통제할 수 있다는 전제 하에 보건정책을 수립한다면 그 정책은 예기된 집행의 효과를 거두지 못할 가능성이 크다.

제4절 국가의 역할

보건의료에 대해 국가는 다음과 같은 몇 가지 역할을 수행한다.

1 규제자

의료문제 전반에 대하여 보다 적극적으로 개입하는 경우이다. 능력과 전문성이 떨어지는 공급자에 의해 피해를 볼 수 있기 때문에 국가는 면허제도나 질관리 또는 병원표준화제도 등을 통해 시장진입의 장벽을 설치한다. 또한 낭비요소를 제거하기 위해 고가의료장비의 중복투자나 병상 과잉공급을 규제하기도 하고 진료비 심사를 통해 보건의료서비스 가격(수가)을 통제한다.

정부가 보건부문을 규제하는 이유 특히 가격을 규제하는 이유는 첫째, 의료의

16 조병희, 의료문제의 사회학(대구 : 태일사, 2000), p.85.

전문성으로 인해 제공자와 이용자간에 지식과 정보의 차이가 커서 시장에서의 활발한 경쟁에 의한 가격결정이 어렵기 때문이다. 둘째, 비용증가의 압박이 항상 존재하여 보험재정이 불안하며 이는 결국 국민부담으로 이어진다. 셋째, 형평성의 논리이다. 정부에 의한 가격규제로 재정적 장벽이 낮아져 가난한 사람들이 해당 재화를 구매하거나 서비스를 이용할 수가 있다. 의료서비스의 경우 가격규제의 경제적 효과와는 무관하게 정치적 호소력을 가지고 있는 것은 형평성의 논리 때문이다.[17]

2 정보 제공자

소비자는 의료에 대한 전문적인 지식과 정보가 없어 의료공급자를 합리적으로 평가하지 못한다. 따라서 정부는 보건의료에 대한 지식과 정보를 소비자에게 제공함으로써 소비자의 지식부족을 보완할 수 있어야 한다. 각 병원에서 제공한 서비스의 양과 질에 대한 평가 결과를 공개하는 것도 소비자에게는 중요한 정보이다.

보건의료서비스에 대한 정보와 지식은 매우 복잡하고 전문적이기 때문에 시장기구에만 의존하면 소비자들은 합리적인 선택을 하지 못한다. 보건의료서비스의 공급자와 소비자간에는 정보의 차이가 존재하기 때문에 정보를 독점하고 있는 공급자에 의해 서비스의 형태, 가격 등이 결정될 가능성이 높다. 따라서 공급자는 그들의 이익을 추구하기 위하여 소비자의 이익을 극대화할 수 있는 서비스를 제공하지 않을 가능성을 전혀 배제하지는 못한다. 따라서 보건의료서비스에 대한 정보를 비교적 많이 가지고 있는 제3자 즉, 정부가 주도적으로 개입하여 이러한 보건의료서비스의 공급자와 소비자 사이의 불균형적 정보에서 야기되는 문제를 해결해야 한다.[18]

미국의 경우 매년 병원의 등급을 매겨 공개하고 있기도 한다. 따라서 소비자가 현명한 판단을 할 수 있도록 정부는 정보를 계속해서 제공하여야 한다.

17 권순만, 의료산업과 가격규제, 한국정책학회보, 1999, 8(2), pp.257~258.

18 곽효문, 앞의 책, pp.614~615.

3 보건의료서비스 제공자

보건의료서비스의 직접적인 제공자의 역할을 한다. 정부는 경찰병원, 보훈병원, 공무원 전용병원 등의 건립을 통해 대상자나 가족에 대해 보건의료서비스를 무료 또는 저렴한 가격에 제공하기도 한다. 또한 의료취약지역에 공공병원을 직접 건립하거나 보건기관을 확충하여 지역주민들의 건강문제를 해결하는 방법을 제공한다.

4 재정원

정부는 국민건강을 위해 막대한 재정을 투자하고 있다. 의료취약지역에 병원 건립을 위해 금융이나 세제상의 지원정책을 사용하기도 한다. 정부의 직접, 간접적인 재정정책은 보건의료서비스의 생산단가를 낮추어 가격을 하락시킴으로써 의료이용도를 제고시키기도 한다. 미국에서는 Medicare나 Medicaid제도에 의해 정부가 직접 서비스를 구매하는 형태가 되어 있고, 우리나라의 경우에도 국민의 약 2~3% 정도가 의료급여 대상자로 되어 있다.

5 보건의료자원 제공자

무의촌에 공중보건의를 파견하거나, 병원을 건립하거나, 고가의료장비를 정부가 구입하여 한 지역사회에서 여러 의료기관이 공동으로 사용하도록 하는 등 정부는 의료자원 전반에 공급자의 역할을 하고 있다. 정부는 민간 부문이 취급하지 않거나 취급하기가 불가능한 부분을 담당하지 않으면 안 된다.

6 보험자

접근도의 제고를 통해 보건의료서비스의 원활한 배분을 위하여 정부는 건강보험제도를 주관하는 보험자의 역할을 수행하기도 한다.

위험(질병 등)이 발생할 가능성이 높은 사람들이 보험에 가입하거나 보험자 측에서는 위험 발생도가 낮은 사람만 선택적으로 보험에 가입시키는 역선택

(adverse selection)이 발생하면 보험은 성립하지 못한다. 보험가입집단의 크기가 클수록 역선택의 문제는 자연적으로 해결된다. 결국 국가가 전국민을 상대로 강제적 보험을 실시하게 되면 역선택의 문제는 가장 효율적으로 대처할 수 있다. 1977년부터 시작된 건강보험은 의료공급자, 의료통제자로서의 종래 역할에다가 의료구매자의 역할을 추가함으로써 정부의 역할을 획기적으로 증가시켰다.[19]

19 김창엽, 보건의료정책과정에서의 의사들의 참여, 대한의학협회 제17차 종합학술대회, 1993, p.1.

제3장

사회보장

제1절 사회보장의 개념과 역할 및 종류

1 사회보장제도의 대두

어느 시대 어느 국가나 국민의 인간다운 삶에 관심을 갖지 않은 경우는 없다. 고통과 재난에 대한 구조행위는 인류 역사에서 어느 시대에서나 존재하였다. 가족이나 친지, 이웃의 고통은 곧 자신의 고통이라 생각하고 관대와 자선의 정신으로 이들을 도와주었다. 부족하지만 함께 하는 정신은 일반화되었다.

전통사회의 상호관계는 하층계급의 복종 및 노동의 의무와 상층계급의 보호 및 지도의무로 구성된다. 이러한 체제 내에서는 사회적 보호의 문제에 대한 사회적 갈등은 거의 존재하지 않는데 이는 궁핍이 일반적이며 습관적이고 또한 하층계급은 그들의 종속적 지위를 그대로 수용하고 있기 때문이다.

중세의 길드조직은 구성원의 복지에 대해 관심을 기울였다. 고용주책임(employer's liability)은 장인과 도제의 관계(craftsman-apprentice relationship) 또는 고용주의 준가부장적 권위(employer's quasi-paternal authority)에서 유래된 것이다.

사회가 복잡해지면서 고통받은 사람에 대한 원조책임은 개인의 손을 떠나 지배계층으로 옮겨갔다. 중세 수세기 동안 교회는 빈민에 대하여 자선과 친절로 그들의 고통을 구제하는데 책임을 졌다. 조건 없는 증여와 대부를 행하였으며 노숙자에게는 잠자리를 제공하였고, 죽은 자를 묻어주며 사회적으로 버림받는 한센병환자를 보살펴주기도 하였다. 그러나 산업혁명 이전까지 빈민구제의 실질적인 부담은 친족과 촌락공동체가 책임을 짊어지고 있었다.

국민의 복지에 대해 국가가 최초로 책임을 인정한 것은 1601년 영국의 구빈법(Elizabethan Poor Law)이다. 그러나 이 내용은 빈민의 구제에 국한된 것이었다. 빈곤의 책임은 개인에게 있다고 보았기 때문에 빈자에 대한 국가의 태도는 매우 엄격하였다. 따라서 국가의 구호는 주로 노동능력이 없는 빈민이나 요부양아동에 그쳤고 노동력이 있는 빈민에 대해서는 노역장에서 강제노역에 종사하도록 하였다. 그러므로 복지에 대한 국가의 책임은 매우 인색하였다. 또한 구빈법은 빈곤을 제거하고자 한 것이 아니고 궁핍을 감소시키고자 했다.

▶ **구빈법**

세계 최초로 빈민구제를 국가책임으로 인식하고 공공부조에 의해 빈민의 문제를 해결하고자 제정된 법이다. 구빈법은 근대적 빈곤정책의 효시라 할 수 있으며, 빈민을 노동능력의 소유 여부에 따라 노동능력이 있는 빈민, 노동능력이 없는 빈민, 요보호아동으로 분류하였다. 구빈법은 빈민의 진정한 구제라기보다는 노동력을 활용하여 생산력을 제고하고 사회질서를 위해 빈민을 관리하려는 지배계급의 자기보호적 발상에서 나온 것이라 볼 수 있다. 그리고 빈민의 관리를 국가의 책임으로 하되 빈곤의 책임을 개인에게 돌리고, 더 나아가 빈곤 그 자체를 죄악시하였기 때문에 빈민의 권리는 아직 수용되지 않았다(출처 : http://m.blog.daum.net/skdia0501/ 16935943).

사회보장은 상호부조, 자선사업, 박애사업 등과 같은 원초적 형태에서 발전되었다. 사회보장은 민족주의(Nationalism)의 발전과 더불어 구체화되었다. 제도적 사회보장의 출발지인 영국과 독일은 전통적으로 봉건영주국가였는데 사회를 통합하기 위한 한 방법으로 사회보장제도가 국가적 차원에서 싹트기에 이르렀다. 특히 산업혁명의 시작으로 사회적 일탈행위, 사회적 해체, 사회적 불평등의 문제는 이제 사회구성원 모두가 안고 있는 공통적 문제가 되었다.

산업혁명은 인구의 대이동을 초래하였다. 농촌인구의 대규모 도시집중은 노동자의 빈곤문제를 더욱 심각하게 하였다. 급속하고 지속적인 공업화를 촉진하기 위해서는 대규모의 자본축적과 노동자의 희생을 수반하였다. 노동자가 정치적으로 의미 있는 투표권을 행사하거나 강력한 노동조합을 통해 유효한 저항을 하기 이전까지 공업화추구는 빈곤의 확산을 가져왔으며 노동자의 생활수준을 희생할 수밖에 없었다.

19세기 후반에 이르러 대량실업이 발생하자 빈민의 구제는 새롭고도 충격적인 문제로 대두되었다. 흉작이나 불가피한 천재지변 또는 고질적인 자원부족으로 발생한 고난의 시대와는 달리 사회적 고통은 제도적 장치에 기인한 바가 컸으며, 억압된 저임금으로서는 상승하는 기대를 충족시킬 수가 없게 되었다.

이러한 시대적 상황에서도 자본가들은 실업자를 게으르고 무능한 존재로 생각하고 실업과 빈곤의 문제를 가볍게 보아 넘겼다. 빈민은 준비성이 없고 헤프며 진취적이지 못하므로 빈곤은 나태와 무능의 결과로 간주되었다. 따라서 빈민에 대해 공공의 원조가 제공되어야 한다는데 일반적인 합의가 완전히 도출되지는 못하였다. 원조는 불충분한 것이었으며 수혜자에게는 매우 치욕적인 것으로 받아들여졌다.

영국에 비해 산업혁명과 공업화가 늦게 시작된 독일은 영국보다 더 격심한 사회적 불안을 겪게 되자 이에 대한 대처도 더 빨리 진행되었다. 독일에 있어서는 개인주의와 자유주의의 역사가 그렇게 길지 않기 때문에 사회적 보호의 기회는 상대적으로 양호하였으며, 프러시아의 가부장적 전통과 산업화의 반봉건적 개입주의의 배경은 독일이 사회보험분야에서 선구자적 역할을 하는 것을 촉진하였다.

독일은 1885년에 이미 전국민에게 적용되는 강제적 사회보장제도를 도입하여 마르크스 사회주의 운동에 대항하는 수단으로 이용하였다.

즉 좌익인 사회민주당의 세력을 저지하고 그 기반을 근절하려는 의도에서 사회보장제도를 도입한 Bismarck는 국가의 임무는 다만 기존 이익을 보호하는 데에만 있는 것이 아니고 동시에 적절한 제도와 수단을 동원하여 모든 국가구성원 특히 약자와 빈자의 복지를 증진하는 데에도 있는 것이라고 주장하였다. 이러한 Bismarck의 주장을 효시로 하는 사회보장제도는 1930년대에 발전시대를 맞는데 미국의 사회보장법(1935년), 뉴질랜드의 사회보장법(1938년), 프랑스의 사회보험법(1932년) 등이 제정되었다.

> **Bismarck(1815~1898)**
>
> 독일역사에서 최초로 통일하여 독일 제국을 건설한 프로이센의 외교관이자 정치인으로 수상취임 후 첫 연설에서 군비확장을 주장한 "철혈정책" 연설로 큰 반향을 일으켰다. 1878년 "사회주의자 진압법"을 제정하여 사회주의를 억압하고, 사회주의자들이 노동자 세상을 만들기 전에 복지를 노동자들에게 제공함으로써 사회주의 운동을 회유하고자 세계 최초로 의료보험, 산재보험 등을 실행하여 사회보장제도의 기틀을 마련하였다. 당시 유럽에서 유행하던 사회주의의 세력을 견제하기 위한 선제적 조치라는 평가가 있다(출처 : https://ko.wikipedia.org/wiki/).

서구제국에서 미국은 1930년대 중반까지도 유일하게 종합적인 사회보장제도를 갖추지 않은 국가였다. 미국은 거대한 자원과 부, 개인주의, 다민족국가, 프론티어정신, 자유의 숭상, 지방분권적 정부형태 등으로 인해 기본적인 사회개혁이 지연되었다. 그러나 1930년대의 대공황을 맞이하여 풍요 속에서도 수백만의 대량실업과 대중빈곤의 문제에 직면하게 되자 사회적 불안을 해소하기 위한 사회보장제도를 도입하지 않을 수 없게 되었다.

1930년대 중반 이후에 제정된 사회보장입법은 경제공황의 대책 중 일부로 등장하였기 때문에 대상계층이 공황으로 일자리와 생계를 동시에 상실한 전국민이었고 급여수준은 최저생계의 유지였다. 이러한 기조는 계속해서 각국의 사회보장제도에 영향을 주었다.

독일의 사회보장입법은 노동자의 문제와 같은 사회문제의 해결을 위해 등장한 반면 미국의 사회보장입법은 이러한 기능은 물론이고 유효수요 창출, 즉 구매력 향상이라는 경제적 효과를 추구하여 실업보험을 우선적으로 실시하였다.

1935년에 F. D. Roosevelt 대통령이 사회보장법(The Social Security Act)을 제정하여 사회보장의 용어를 최초로 사용한 이후, 1941년 M. Stack의 사회보장의 의미(The Meaning of Social Security), 1942년 W. Beveridge에 의해 제출된 사회보험과 관련서비스(Social Insurance and Allied Services), 국제노동기구(ILO)의 1942년 사회보장에의 길(Approaches to Social Security) 등이 발표되면서 사회보장의 용어는 더욱 일반화되고 친숙하게 다가왔다.

이와 같이 미국에서는 제2차 세계대전 이전에 이미 사회보장의 정책개념이 받아들여지고 있었다. 그러나 당시의 사회보장은 일부의 노동자를 대상으로 한 노동자보험과 빈곤계층을 대상으로 한 구제시책을 중심으로 한 것이고 사회보장이 각국에서 실시되게 된 것은 제2차 세계대전 이후이다.

영국에서는 1942년에 발표된 Beveridge 보고서가 사회보장의 방향을 제시함에 따라 제2차 세계대전 이후 소위 "요람에서 무덤까지"라고 부르는 포괄적인 사회보장제도가 도입되었다. 1948년에는 국영의료제도인 국민보건서비스(National Health Service)라고 하는 무료의료 진료체계가 전국민을 상대로 도입되었다. 이러한 영국의 사회보장제도는 다른 선진국에도 영향을 미쳐 1950년대에 접어들면서 대부분의 선진국가에서도 보편적인 포괄적 사회보장제도를 도입하기에 이르렀다.

> **Beveridge Report**
>
> 영국의 처칠정부 시절 저임금과 대량실업 등의 사회문제를 해결하기 위해 설립된 위원회에서 1942년 제출된 보고서로 영국 사회보장의 기틀을 마련하였으며 현대 복지국가 건설에 지대한 영향을 주었다. 보고서는 사회문제를 유발하는 5개의 사회악으로 결핍, 질병, 무지, 불결, 나태 등을 제시하였으며, 사회보장의 3대 전제조건으로 가족수당(family allowances), 포괄적인 보건서비스(comprehensive health service), 완전고용(full employment)을 들고 있다.

따라서 사회보장이라는 용어는 1930년대 이후 구미제국에서 보편적으로 사용되었고 1940년경에 개념이 확립되었으며 1940년대와 1950년대에 뿌리를 내렸다.

1960년과 1970년대에는 높은 경제성장으로 사회보장이 현저한 발전을 하여 제도적 측면이나 양적 측면에서 전성기를 맞이하였다.

1950년대 이후 1970년대 중반까지 서구의 사회보장이 대도약을 하게 된 가장 큰 원인은 고도의 경제성장이었다. 매년 5% 이상의 경제성장은 사회보장을 뒷받침해주는 힘이었다. 또한 높은 경제성장과 함께 Dupeyroux은 인구구조의 대변화, 의학과 의료기술의 발달, 심리상태의 변화[1]를 지적하였다.

산업화는 필연적으로 모든 사회구조의 변화를 수반하게 되는데 이처럼 급변하는 사회를 지속적으로 통합시키기 위한 대응책으로 사회보장제도가 발전한 것이다. 또한 지속적인 경제성장의 결실을 균점화해야 할 필요성도 대두되었다.

그러나 Rimlinger에 의하면 개발도상국가의 경우 사회보장의 권리를 쟁취하기 위한 투쟁이나 당위성의 주장 없이 사회보장이 수립되었다.[2] 즉 사회보장의 확립이 국민의 투쟁과 관심의 소산이라기보다는 지도자의 일방적인 시혜의 결과이다.

사회보장이라는 단어가 우리나라에 널리 보급되기 시작한 계기가 된 것은 1977년 건강보험의 도입이라 할 수 있다. 건강보험의 도입은 국가 정책적 차원이나 국민의 여론적 차원에서 사회보장에 대한 논의를 활발히 전개하게 하였다.

2 사회보장의 개념

어느 시대 어느 국가나 국민의 복지에 지대한 관심을 가졌으며, 국민의 복지를 보장해 주는 사회보장의 궁극적인 목적은 인간다운 생활의 보장에 있다. 인간다운 생활이란 건강한 생활의 보장과 적어도 최저생활수준을 영위할 수 있는 경제생활의 보장을 의미한다. 건강한 생활의 유지와 일정한 소득의 보장은 개인의 사회적 위험이나 요보호 상태로부터 보호한다는 소극적인 의미뿐만 아니라 인격의 자유로운 개발이라고 하는 적극적인 의미를 지니고 있다. 따라서 건강한 생활을 보장하는 의료보장과 적어도 최저생활수준을 영위할 수 있도록 경제생활을 보장하는 소득보장이 사회보장의 큰 테두리이다.

---

1 전쟁을 거치면서 형성된 국민들간의 연대성 확산, 의료비의 급증과 화폐가치의 하락으로 인한 중산층의 의식변화 등

2 G. V. Rimlinger, Welfare policy and Industrialization in Europe, America, and Russia(New York : John Wiley, 1971), p.334.

사회보장은 모든 국민이 인간다운 생활을 할 수 있도록 최저생활을 보장하고 국민 개개인이 생활수준을 향상시킬 수 있도록 제도와 여건을 조성하여, 그 시행에 있어 형평과 효율의 조화를 기함으로써 복지사회를 실현하는 것을 기본이념으로 한다. 사회보장은 사회정책의 일환으로서 국민의 생활에 대한 불의의 위험이나 소득중단이 발생할 때에 정상적인 생활을 유지할 수 있도록 국가가 책임지고 보장하는 국가정책이다.

1935년 미국의 사회보장법에서 최초로 사용된 용어인 사회보장이란 질병, 실업 혹은 노령이나 사망으로 말미암아 일어나는 경제적 어려움으로부터 대중을 보호하고 이들이 의료를 받도록 해주며, 어린이들을 양육하는 가족을 보조해 주기 위한 총괄적이고 성공적인 방안들에 의해 성취되는 결과를 의미하기도 한다.

사회보장이란 사고 · 질병 · 노령 · 불구 등 여러 위험으로부터 국민들을 보호하는 본질적인 기능을 수행할 뿐만 아니라 경제성장의 성과가 분배되는 과정에서 발생되는 불합리성과 문제점을 시정하는 역할을 가지고 있기도 한다. 사회보장 대상자의 범위나 실시 방법에 대해서는 각 국가마다 상당한 차이는 있으나 사회보장제도의 목적 즉, "질병 · 부상 · 분만 · 사망 · 실업 · 빈곤 등에 대해 일정한 급여를 제공함으로써 국민 생활을 보장하는 것"의 실현을 위해 거의 대부분의 국가가 제도적 장치를 마련하고 있고 노력 중에 있다.

사회보장이란 사회적 연대를 통하여 국민 모두가 인간다운 생활을 할 수 있도록 제도적 장치를 마련함으로써 사회적 불만을 경감시키거나 방지하는 목적을 지니고 있다. 인간의 기본적 욕구충족과 사회적 안정을 목적으로 하고 있는 사회보장은 다양하고 복잡한 기능을 가지고 있다.

개인이 가지고 있는 능력과 재능의 개발이 경제적 이유로 좌절되지 않도록 기회를 제공하는 적극적 기능을 가지고 있을 뿐만 아니라 소득재분배 기능, 소득보장을 통해 구매력을 향상시킴으로써 경기회복 기능을 수행하기도 한다. 또한 생활안정을 도모하여 계층간의 위화감이 경감됨으로써 정치적 안정을 초래하는 기능도 있다.

사회보장의 급여로서는 1952년의 ILO(국제노동기구)의 제35회 총회로 채택된 102호 조약(사회보장의 최저기준에 관한 조약)에 나타나고 있는 의료급여(현물급여), 상병급여(현금급여), 실업급여, 노령급여, 산재급여, 가족급여, 출산급여, 장해급여, 유족급여의 9개 항목이 대표적인 것으로 그 실시방식은 공적서비스, 강제적 사회보험, 임의적 사회보험, 공공부조 중의 하나이거나 혼합 방식을 취하고 있다.

1) Beveridge의 정의

Beveridge에 의하면 사회에는 5가지의 해악(Five Giants)[3]이 있는데 이는 빈곤(want), 질병(disease), 무지(ignorance), 불결(squalor), 나태(idleness) 등으로 개인의 적이 아니고 인류 공동의 적이기 때문에 국가가 적극적으로 개입해야 한다.[4]

사회보장의 아버지로 불려지는 Beveridge는 1942년 영국정부에 『사회보험과 관련서비스(Social Insurance and Allied Services)』라는 보고서를 제출하여 요람에서 무덤(from the cradle to the grave)까지라는 영국 사회보장제도의 기초를 다졌다. Beveridge 보고서에 의하면 사회보장이란 ① 실업이나 질병 또는 부상으로 인하여 소득이 중단되었을 때를 대처하고, ② 노령으로 인한 퇴직이나 타인의 사망으로 인한 부양상실에 대비하며, ③ 출생, 사망, 결혼 등과 관련된 특별한 지출을 감당하기 위한 소득보장(income security)을 의미한다.

Beveridge는 사회보장계획의 핵심으로 사회보험을 주장하였는데 이처럼 사회보험을 중시한 이유는 첫째, 영국 국민들이 자산조사에 대해 혐오감을 가지고 있었으며, 둘째, 당시에 근로자의 저임금문제가 어느 정도 해소가 되었고, 셋째, 당시 근로자의 대다수가 피고용인이라는 사실 때문이었다. 위의 둘째와 셋째는 보편주의에 입각한 사회보험을 정착시킬 수 있는 전제조건이다.

이러한 Beveridge의 주장은 사회보장의 개념을 협의로 보고 있으며 빈곤에 대한 소득보장에 너무 치우치는 경향이 있다.

2) 국제노동기구(ILO)의 정의

광의의 사회보장개념을 제시하고 있는 ILO에 의하면 1942년 『사회보장에의

3 흔히 사회적 문제로 3D는 궁핍(destitution), 범죄 · 비행(delinquency), 질병(disease)을 의미하며, 4D는 여기에 의존(dependency)이 추가된다.

4 Beveridge는 이러한 5대악의 퇴치를 위해 사회보장(소득보장), 의료보장, 교육보장, 주택보장, 고용보장을 주장하였다. 영국에서 사회보장은 보통 소득보장을 의미한다.

접근』이란 보고서를 통해 사회보장이란 사회구성원들이 직면한 위험에 대해서 사회가 적절한 조직기관을 통해 제공하는 총체적 보장조치를 말한다. 즉 소득의 일시적 중단이나 영구적 상실 또는 비상지출에 대비한 소득보장과 예방과 치료의 포괄적 의료서비스를 제공한 의료보장, 완전고용보장 등을 의미한다.

ILO의 사회보장개념에는 ① 전국민대상, ② 국민의 최저생활 보장, ③ 모든 위험과 사고로부터 보호, ④ 공공기관을 통한 보장 등의 요소가 포함된다. 또한 사회보장계획에는 ① 고용촉진과 고수준 유지, ② 국민소득 증대와 균등한 배분, ③ 영양과 주택의 개선, ④ 의료시설의 완비, ⑤ 일반교육 및 직업교육의 기회확대 등을 포함한다.

3) 우리나라의 사회보장

우리나라 사회보장기본법 제3조에 의하면 사회보장이란 "출산, 양육, 실업, 노령, 장애, 질병, 빈곤 및 사망 등의 사회적 위험으로부터 모든 국민을 보호하고 국민 삶의 질을 향상시키는 데 필요한 소득 · 서비스를 보장하는 사회보험, 공공부조, 사회서비스"를 말한다. 사회보장의 기본 이념은 사회보장기본법 제2조에 의하면 "모든 국민이 다양한 사회적 위험으로부터 벗어나 행복하고 인간다운 생활을 향유할 수 있도록 자립을 지원하며, 사회참여 · 자아실현에 필요한 제도와 여건을 조성하여 사회통합과 행복한 복지사회를 실현하는 것"이다.

(1) 사회보험

사회보험이란 "국민에게 발생하는 사회적 위험을 보험의 방식으로 대처함으로써 국민의 건강과 소득을 보장하는 제도"를 말한다(사회보장기본법 제3조). 사회보험은 사회적 연대성과 강제성을 전제로 하며 보험료 방식에 의해 재원이 조달되기 때문에 보험료 납부와 급여 사이에 인과성이 존재한다. 우리나라에서 현재 실시 중에 있는 건강보험, 연금보험, 산업재해보상보험, 고용보험, 노인장기요양보험 등은 사회보험에 속한다.

(2) 공공부조

공공부조란 "국가와 지방자치단체의 책임 하에 생활 유지 능력이 없거나 생활이 어려운 국민의 최저생활을 보장하고 자립을 지원하는 제도"를 말한다(사회보장기본법 제3조). 공공부조의 대상자는 자신의 노력으로 최저생활을 유지하기 어려운 자이기 때문에 갹출이나 자기부담을 부과하지 않고 국가가 비용을 전액 부담한다. 우리나라의 국민기초생활보장제도나 의료급여 등은 공공부조에 속한다.

(3) 사회서비스와 사회복지서비스

사회서비스란 "국가 · 지방자치단체 및 민간부문의 도움이 필요한 모든 국민에게 복지, 보건의료, 교육, 고용, 주거, 문화, 환경 등의 분야에서 인간다운 생활을 보장하고 상담, 재활, 돌봄, 정보의 제공, 관련 시설의 이용, 역량 개발, 사회참여 지원 등을 통하여 국민의 삶의 질이 향상되도록 지원하는 제도"를 말한다(사회보장기본법 제3조).

사회복지서비스란 "국가 · 지방자치단체 및 민간부문의 도움을 필요로 하는 모든 국민에게 사회보장기본법 제3조에 따른 사회서비스 중 사회복지사업을 통한 서비스를 제공하여 삶의 질이 향상되도록 제도적으로 지원하는 것"을 말한다(사회복지사업법 제2조).

또한 사회서비스 이용 및 이용권 관리에 관한 법률 제2조에 의하면 사회서비스란 "사회복지사업법 제2조제4호에 따른 사회복지서비스, 보건의료기본법 제3조제2호에 따른 보건의료서비스, 그 밖에 이에 준하는 서비스로서 대통령령으로 정하는 서비스", 사회적기업 육성법 제2조에 의하면 사히서비스란 "교육, 보건, 사회복지, 환경 및 문화 분야의 서비스, 그 밖에 이에 준하는 서비스로서 대통령령으로 정하는 분야의 서비스"로 규정하고 있다.

법률적인 측면에서 두 개념을 비교해 보면 사회서비스가 사회복지서비스 보다 넓은 개념으로 받아들여지고 있다.

(4) 평생사회안전망

평생사회안전망이란 "생애주기에 걸쳐 보편적으로 충족되어야 하는 기본욕구와 특정한 사회위험에 의하여 발생하는 특수욕구를 동시에 고려하여 소득 · 서비스를 보장하는 맞춤형 사회보장제도"를 말한다(사회보장기본법 제3조). 평생사회안전망은 영유아기, 아동청소년기, 청년기, 중장년기, 노년기 등 생애주기에 따라 탄생의 순간부터 평생 동안 출산, 양육, 질병, 노후생활 안정 등에 필요한 각종 서비스를 제공하는 생애주기별 맞춤형 복지국가를 지향하는 측면에서 도입된 개념이다.

3 사회보장의 필요성

현대적 의미의 사회보장은 국가가 구빈적 차원의 소극적 개입을 넘어 사회경제적 평등의 실현과 인간으로서의 존엄성과 생존권 보장기능까지를 포함하고 있다. 사회보장은 인간의 시장노출성(exposition to market) 또는 시장의존성(dependence on market)의 정도를 최소화함으로써 노동력의 상품화를 최대한 줄이고자 하는 목적을 지니고 있다.

> **노동력의 상품화**
>
> "자본주의사회에서 노동자는 시장에서 노동력을 파는 대가로 임금을 받고, 이 임금을 가지고 인간의 기본적인 복지수요(의, 식, 주 및 교육, 의료 등)를 해결할 수 밖에 없는 현상이 인간 노동력의 상품화이다. 탈상품화(decommodification)는 이에 대응하는 개념으로 노동자가 시장의 임금에 의존하지 않고도 사회적 급부를 통해 인간다운 생활을 유지하는 것을 의미한다. 기본적으로 인간은 시장에서 상품화가 가능하며, 나아가 누구나 상품화가 이미 되어 있다는 것을 전제로 한다. 복지국가의 역할은 상품화되어 있는 인간을 다시 탈상품화하여 시장에 구속되지 않고도 인간다운 삶을 영위하게 하는 것이다."(출처 : http://www.kapa21.or.kr/epadic/전문인용)

1) 경제적 측면

사회보장의 필요성이 본격적으로 대두하게 된 계기가 된 것은 1929년의 세계공황이다. 이러한 대공황(The Great Depression)은 1929년 10월 미국의 증권시장의 붕괴로 시작되어 이후 10년간 세계경제를 휩쓸었다.

1930년 12월 11일 뉴욕 유나이티드 스테이트 은행이 파산하면서 50만 명이 예금을 찾을 수 없게 되었으며, 1931년 한 해 동안 은행 약 2,300개가 문을 닫았다. 재고 과잉 상태에 빠진 제조업체들은 공장 문을 닫기 시작하여 1934년까지 실업률은 25%에 달했고, GNP는 30%나 떨어졌다. 미국의 불황은 전세계에 영향을 미쳐 독일은 600만명, 영국은 300만명의 실업자가 생겨났다.

대공황은 불황의 심각성, 장기성 및 세계적 보편성에 있어서 이전의 어느 불황과도 비교가 될 수 없을 정도로 인류에게 어두운 그림자를 드리웠다. 이전의 불황이 자유방임적 상태에서도 스스로 조정되고 극복될 수 있었음에 비해 대공황은 시장의 자동조절기능에 의존하여 극복될 수 있는 성질의 것이 아니었으며 심지어 자본주의 기반마저 무너뜨릴 기세였다.

1933년 대공황이 최악의 상태에 빠지고 있을 때 미국대통령에 취임한 F. D.

Roosevelt는 실업자를 구제하고 유효수요를 창출하기 위한 정책으로 실업구제정책, 노동자의 경제적 지위개선을 위한 보험제도, 조직노동자의 지위강화정책을 적극적으로 수립하여 전개하였다.

실업수당과 연금 등과 같은 소득보장은 구매력의 증진을 초래하여 경기회복에 기여하며, 노사문제의 해소에도 기여하여 산업생산성을 향상시킨다. 결국 사회보장은 이러한 기능을 통해 국민경제의 조절능력을 향상시킨다. 사회보장의 경제적 효과는 자본주의 경제의 자동안정화와 자본축적에 있다.

호황기에는 보험료를 더 징수하여 경기과열을 방지하고 불황기에는 적립된 자금을 방출하여 유효수요 창출을 통해 경기회복에 기여하는 등 사회보장은 경제안정의 효과(Built-In Stabilizer)를 발휘하기도 한다.

연금보험이나 건강보험의 재원을 일정한 기간 동안에 걸쳐 갹출한 수입을 적립방식에 의존할 경우 갹출과 급여사이에 시간적 격차가 생기는데 준비금과 기금을 자본시장에 환원시키는 경우 국민경제에 지대한 영향을 미치게 된다. 자본시장에 대한 투자로 경제성장을 촉진시키는 역할을 하기도 한다.

사회보장 특히 사회보험에 의한 재정투융자는 오늘날 제2의 예산이라고 말할 정도의 규모와 중요성을 가지고 국민경제의 원활한 운행과 그 기반강화에 이바지하고 있다. 이것을 사회보장의 자본축적기능이라고 부른다. 그러나 이와 같은 자본축적기능도 역할은 크다고 할지라도 사회보장의 본래기능이라 하기는 어렵다.

2) 사회적 측면

현대 산업사회는 사회구조적 측면에서도 많은 변화를 초래하고 있다. 사회구조의 변화과정에서 사회보장의 필요성이 현실적으로 대두하게 된 원인은 첫째, 인구구조의 변화에 의한 노령화이다. 65세 이상의 노인인구가 전체인구의 4~5% 이내일 때에는 크게 사회문제가 되지 않는다. 그러나 7% 이상인 고령화국가(the aged nation)가 되면 노인문제는 새로운 국면으로 접어들게 된다. 노인인구의 절대적 수의 증가와 노인부양

▶ 65세 이상 인구

총인구 중 65세 이상의 인구 비중이 7%인 경우를 고령화사회(Aging Society), 14%인 경우는 고령사회(Aged Society), 20% 이상인 경우는 초고령사회(후기고령사회, Post-Aged Society)라고 하며, 우리나라의 경우 2000년 고령화사회에 진입하였으며, 2018년에는 고령사회, 2025년에는 20.3%로 초고령사회가 될 전망이다.

의식의 변화 등으로 노인에 대한 사회적 책임의식이 본격적으로 대두하게 된다. 생활의 곤궁이나 고독과 불안으로부터 삶의 보람을 상실한 노인을 대상으로 국가는 일련의 조직화된 서비스를 제공하지 않으면 안 된다.

둘째, 산업구조의 변화와 경제발전으로 근로자가 증대하였다. 대부분의 국민이 근로자의 범주에 속하게 됨으로써 사회보장의 확대를 초래하였다.

셋째, 도시화와 산업화는 대가족제도와 전통적인 상부상조제도의 붕괴와 퇴보를 가져왔다. 핵가족화와 가족규모의 축소로 친족부양의 전통이 상실되어 사적 생활보장기능을 이제는 국가와 사회가 대신하게 되었다.

넷째, 소득과 임금의 격차가 심화됨에 따라 사회적 통합의 필요성이 대두하게 되었다. 즉 소득과 임금격차의 악화는 상대적 박탈감으로 이어져 체제부정의 결과를 야기할 수 있기 때문에 사회보장을 통해 사회불안을 사전에 예방하거나 경감시킬 필요가 있다.

사회보장을 통한 소득재분배의 과정은 규모가 크고 지속적이다. 능력에 따른 부담과 욕구에 따른 수혜는 사회정의의 실현에 기여하고 있다.

사회보장에서 가장 중요한 특징 중의 하나는 소득재분배구조이다. 이를 다른 측면에서 보면 사회보장이 사회연대관계를 기초로 하고 있음이 분명해진다. 즉 일정한 생활위기에 직면한 자에 대하여 사회가 연대하여 상대적으로 생활의 여유가 있는 사람의 자금에 의하여 구제하는 방식을 취하고 있는 것이다. 이러한 소득재분배적 기능은 민간보험과 같은 가입자 간의 구제수단에는 일반적으로 찾아볼 수가 없다. 민간보험에서는 갹출과 급여간에 엄격한 대응관계가 지켜지기 때문이다. 소득재분배적 기능은 사회보장의 단순한 특징이라기보다는 본질적인 것으로 볼 수 있다.

3) 생활적 측면

위험하고, 단조롭고, 더러운 작업환경(3D-dangerous, dull, dirty : 3H-hot, heavy, hazardous)에서의 육체노동을 컴퓨터나 로봇이 대신해주고 있는 현대사회는 간단치 않은 많은 사회문제를 안고 있다. 실업 등과 같은 구조적인 문제들 외에도 환경오염과 생태계의 파괴문제, 자원부족 · 고갈의 문제, 과밀도시의 생활환경문제, 즉 쓰레기, 주택난, 교통난 문제 등은 이제 누구의 문제가 아닌 우리 모두의 문제로 된지 오래되었다.

사회보장의 가장 보편적인 개념은 경제적 보장을 의미한다. 경제적 불안정은 사회보장의 존재의미이다. Rejda는 경제적 불안정을 가져오는 4가지 본질과 8가지 원인을 제시한 바 있다. 즉 4가지 본질은 ① 소득의 상실, ② 부가지출, ③ 불충분한 소득, ④ 소득의 불확실성이며, 8가지 원인으로는 ① 가구주의 갑작스런 사망, ② 노령, ③ 건강하지 못한 신체, ④ 실업, ⑤ 기준 이하의 소득, ⑥ 물가상승, ⑦ 자연재해, ⑧ 부정적인 개별요소(이혼, 약물중독, 도박 등) 등이 있다.[5]

사회보장을 통해 기본적인 보건의료와 최저소득을 보장함으로써 인간의 존엄성을 유지케 하고 있다. 의식주와 보건의료에 대한 최소한의 보장을 통해 개인이 가지고 있는 능력과 재능의 계발이 경제적 이유로 좌절되지 않도록 하는 적극적인 기능을 지니고 있다. 또한 사회보장은 일반생활수준의 규정적 기능을 하고 있다. 즉 사회보장이 일반국민의 생활수준에 영향을 미친다.

사회보장 급여수준이 높아지면 그 수급자의 생활수준도 그만큼 상승하게 되고, 수급자의 수가 많은 경우에는 국민의 평균적 생활수준 전체의 향상에 적지 않게 기여하게 된다.

4) 정치적 측면

사회보장은 취약계층의 빈곤문제해소와 국민의 기본수요를 충족시킨다. 이는 중산층의 형성에 기여하여 극단주의를 배제하는 데 커다란 기여를 하고 있다. 점진적 개혁을 추구하고 국민계층간의 위화감을 제거하여 정치적 안정감을 가져온다. 사회보장은 결국 자본주의체제를 유지하는 기능을 한다는 주장은 설득력이 있다.

George와 Wilding에 의하면 사회보장은 첫째, 사회분열을 초래할 사회문제를 완화시킴으로써 정치적 안정에 기여한다.

둘째, 사회보장정책을 통해 개인, 가족, 집단에 나타나는 사회문제를 규정하

5 G. E. Rejda, Social insurance and economic security(Englewood Cliffs : Prentice-Hall, 1994), pp.3~12, 이인재 등, 사회보장론(서울 : 나남출판, 1999), pp.19~20에서 재인용.

거나 강화함으로써 현재의 정치질서에 대한 도전을 최소화시켜 정치안정에 기여한다.

셋째, 사회보장정책은 특정 가치 및 행위 유형을 격려, 보상, 처벌함으로써 안정을 유지시킬 수 있다.

넷째, 현재의 사회적 권위와 위계를 사회적 서비스가 지지함으로써 안정에 기여한다.

다섯째, 계급갈등을 집단갈등으로 대체시킴으로써 집단갈등을 제도화하여 정치적 안정에 기여할 수 있다.[6]

4 사회보장의 부정적 측면

사회보장은 산업화의 결과이다. 즉 산업화에 따른 제반 문제는 사회보장의 필요성을 대두시켰으며, 경제적 풍요와 같은 물적 토대는 사회보장의 확장에 기여하였다.

사회보장이 현대 국가의 최대목표가 되고 있지만 그 이면에는 많은 부정적 측면을 내포하고 있다.

첫째, 사회보장을 통해 개인은 소득이 보장되고 생활이 안정됨에 따라 개인주의 경향을 만연시키고 있다. 이는 전통적 대가족제도의 와해를 국가가 재정적으로 뒷받침 해주고 있는 것이다.

둘째, 사회보장의 과용과 남용의 문제이다. 과도한 사회보장은 근로의욕을 감퇴시키거나 무위도식을 하게 되어 소위 『사회보장의 기생충』이라고 혹평하기도 한다.

셋째, 사용자의 사회보장비 부담이 과도할 경우 이를 벗어나기 위해 임시직, 시간제 근무 등 노동시장이 왜곡되거나 암시장이 형성되어 건전한 국민경세발전에 장애요인으로 작용하기 쉽다.

> **부정수급**
>
> 부정수급을 예방하거나 찾아내기 위해서는 행정적 비용이 증가할 가능성이 높다. 영국의 경우 부정수급과 행정적 오류를 합해 전체 제출의 2~5% 정도이며 다른 나라 사례에서도 5%를 넘는 경우는 거의 없었다(출처 : 김성근. 복지급여 부정수급과 사각지대의 이해. Issue Paper. 2014-11).

불황기에 필요한 재원을 조달하기 위하여 실업보험이나 건강보험 등의 사회

6 V. N. George and P. Wilding, The Impact of social policy(London : Routledge & Kegan Paul, 1984), 이인재 외, 사회보장론(서울 : 나남출판, 1999), p.103에서 재인용.

보험료를 인상시킬 경우 불황을 더욱 심화시키는 결과를 가져오기도 하여 사회보험은 부정적인 경제효과를 초래하기도 한다.

사회보장은 긍정적, 부정적 기능(효과)을 동시에 지니고 있다. 따라서 긍정적, 부정적 기능만 따로 분리하여 논의하는 것은 의미가 없다. 긍정적, 부정적 효과를 상호 비교하여 검토할 필요가 있다. 역사적 또는 실증적으로 사회보장의 긍정적 효과가 부정적 효과보다 훨씬 더 크다는 것은 이미 사실로 받아들여진지 오래다.

5 사회보장의 종류

1) 사회보장 개요

인간은 누구나 원래의 지위(original position)를 가지고 있으며 과도한 경쟁으로 인하여 손상된 원래의 지위를 회복시키기 위해 사회보장이 필요하다.

예컨대 병원에서 한 아이가 출생했다고 하자. 그 아이는 부모가 누구인지 모르는 상태에서는 다른 아이들과 같은 대우를 받지만 부모가 누구인지 알려지면 그 순간부터 대우가 달라질 수 있다.

출생과 동시에 아무 것도 알려져 있지 않은 상태의 지위를 원래의 지위라고 설명할 수 있다. 원래의 지위는 과도한 경쟁 혹은 사회구조의 모순에 의해서 파괴될 가능성이 있다. 자본주의 사회에 존재하는 빈곤층이 바로 원래의 지위에 심각한 손상을 입은 사람으로 분류할 수 있고, 사회보장은 원래의 지위에 손상을 입은 사회구성원에게 지위 회복의 기회를 제공하는 하나의 정책적 틀이라고 말할 수 있다.

각국의 사회보장제도는 공통점이 상당히 있지만 각 국가마다 그 역사나 정치 · 경제체제가 상이하여 제도의 내용과 운영에 있어서는 차이가 있을 수밖에 없다. 대부분의 선진국가에서는 1950년대 후반부터 1970년대 초까지에 이루어진 미증유의 경제성장으로 사회보장을 실시하고 내용을 충실히 하는데 대한 경제적 기반을 마련하였다. 그러나 그 이후 오일쇼크로 인한 국민경제의 침체, 국가재정의 악화, 실업의 증가, 인구의 고령화 등으로 사회보장에 어두운 그림자가 드리우게 되고 사회보장제도 자체에 대한 재검토가 이루어지게 되었다.

사회보장제도의 영역은 세 가지로 분류할 수 있다. 즉 사회보험, 공공부조 그리고 사회복지서비스이다. 사회보장을 제도적으로 확립하는데도 정책 우선순위가 있어야 한다. 어떤 제도를 먼저 개발하고 나중에 개발하느냐 하는 문제는 정책의 효율성을 좌우할 수 있다. 따라서 정책 우선순위를 결정함에 있어서는 일정한 기준이 정립되어 있어야 한다.

사회보장 대상으로서의 인구계층은 빈곤층만이 아니다. 빈곤층은 보호받아야 할 대상 중 한 그룹에 속할 뿐이다. 사회보장은 전체인구를 대상으로 한다.

2) 사회보험

(1) 사회보험의 개념

사회보험은 사회정책을 위한 보험으로서 국가가 사회정책을 수행하기 위해서 보험의 원리와 방식을 도입하여 만든 사회경제제도이다. 우리나라 사회보장기본법에서는『사회보험이라 함은 국민에게 발생하는 사회적 위험을 보험방식에 의하여 대처함으로써 국민의 건강과 소득을 보장하는 제도를 의미한다』라고 정의하고 있다. 사회보험이란 미래에 발생할 사회적 사고와 사고로 인한 소득중단 사태에 대비하기 위한 사회복지 영역 중의 하나이다. 여기에서 말하는 사회적 사고란 노령이나 장애, 실업이나 산업재해를 의미한다.

구체적으로 살펴보면 사회보험은 국민을 대상으로 질병 · 사망 · 노령 · 실업 기타 신체장애 등으로 인하여 활동능력의 상실과 소득의 감소가 발생하였을 때에 보험방식에 의하여 그것을 보장하는 제도라고 할 수 있다. 이와 같이 사회보험은 운영과 방법론에서 보험기술과 보험원리를 따르고 있다는 점에서 공공부조와 상이하다.

따라서 사회보험이란 보험의 기술과 방법을 활용하여 질병 · 상해 · 사망 · 노령 등으로 인하여 노동능력을 상실한 경우나 또는 실업으로 인하여 노동의 기회를 상실한 경우에 경제적 위협으로부터 국민들을 보호하기 위하여 국가가 법에 의해 보험가입을 의무화하고 기여금을 부과하는 사회적 장치를 의미한다.

사회보험은 일반적으로 생활능력이 있는 임금근로자를 대상으로 하여 개인이 취업상태에 있을 때 근로자, 정부, 사용자가 일정액을 불입하였다가 실업 · 노령 · 질병 · 재해 등이 발생하였을 때 위험에 대처하는 방법이다. 사회보험은 근로자, 사용자 및 정부에 의한 기여금에 기초하기 때문에 노동력이 있는 사람을 대상으로 능력주의에 근거를 두고 있다. 보험료의 불입은 수혜자격 요건이다.

사회보험은 공공부조와 민간보험의 중간적 존재라 할 수 있다. 사회보험이 공공부조와 다른 점은 자산조사가 아닌 갹출금을 지불함으로써 권리를 획득하게 된다는 점이며, 사회보험의 대상이 되는 사회적 위험은 사회구성원들이 공통적으로 가지고 있는 위험인 반면 공공부조의 보장대상은 일정수준의 빈곤선 이하의 국민으로 무차별적이라는 점이다.

일반적으로 사회보험이 확대되어 가면 공공부조의 필요성은 점차 감소한다. 이러한 사회보험은 1882년 Bismarck에 의해 실시된 질병보험이 그 효시이다. 당시 독일은 통일국가를 달성하고 농업국가에서 공업국가로 전환하는 과정에 있었다. 산업화의 과정에서 다수의 빈곤한 근로자가 무산계급으로 변하여 사회주의 사상의 보급과 더불어 정치적으로 커다란 세력을 형성하게 되었다. 사회주의자와 노동자를 억압하기 위해서 사회주의 진압법이 제정되었으나 이는 역효과를 초래하게 되었다. 따라서 비스마르크는 차선책으로 사회보험제도를 채택할 수밖에 없었다.

(2) 사회보험의 특성

① 사회성

사회보험은 사회평등, 사회정의, 사회평화 등의 사회성을 띤다. 사회보험의 역사와 이념을 살펴보면 사회보험은 개인이나 어떤 집단의 개별적 이익을 추구하기보다는 사회전체의 공익을 추구하는 사회적 제도이다.

사회보험은 국민의 공통적 위험을 제거하거나 경감시킴으로써 사회적 효용의 극대화를 목표로 하며, 결국 사회정의를 구현하는데 큰 뜻이 있다. 따라서 사회보험은 국민들의 계층간 조화와 사회평화를 목적으로 하는 사회 정책적 보험이다.

② 보험성

보험이란 위험의 발생에 야기되는 결과를 보증하는 것을 의미한다. 사회적 형태로서 보험제도란 사회구성원의 우발적 사고에 기인하여 발생하는 경제적 불안에 대비하기 위한 경제준비의 사회적 한 형태이다. 사회보험 역시 보험의 원리에 근거를 두고 있다. 즉 공통된 위험에 대한 공동부담을 원칙으로 한다.

사회보험 역시 보험사고(질병발생 등)의 발생확률에 근거하여 보험료를 갹출하고 사고의 결과를 보증하기 위한 보험급여를 실시하게 된다.

표 3-1 사회보험과 민간보험의 차이점

구 분	사회보험	민간보험
가입방법	강제가입	임의가입
보험료	소득수준에 따라 차등부과	위험정도, 급여수준에 따른 부과
보험급여	필요에 따른 균등급여	보험료 수준에 따른 차등급여
보험료징수	법률에 따른 강제징수	사적 계약에 의한 징수
권리	법적 권리	계약적 권리
독점 · 경쟁	정부 및 공공기관 독점	자유경쟁
원리	사회적 적합성의 원리에 입각	개인적 공평성의 원리에 입각
참여	강제적 · 비선택적	임의적 · 선택적 · 자발적
보험료 부담방식	주로 정률제	주로 정액제
성격	집단보험	개별보험
보험사고대상	인보험	인, 물보험
보호수준	최저수준	요구와 능력에 의해 결정
인플레이션	물가상승에 적절히 대응	물가상승에 대응하기 어려움
강조점	복지요소로써 사회적 적합성 · 보장성 강조	보험요소로써 개인적 적합성 · 효율성 강조

③ 강제성

불균형적인 생활격차의 완화를 위해 국가가 적극적으로 개입하여 분배의 공정성을 추구하고 있다. 사회보험은 국민의 기본욕구 충족을 목적으로 하기 때문에 보험수혜의 보편성 원칙을 살리기 위해 당연적용이라는 강제성을 지니고 있다. 민간보험은 임의가입 및 임의탈퇴의 원칙이 적용되는 데 비해 사회보험은 보험가입과 탈퇴가 법에 의해 강제되고 있다.

④ 부양성

사회보험의 재원은 가입자가 능력에 따라 부담한 보험료로 조달되는 것이 원칙이다. 그러나 보편적 보험적용의 원칙을 지켜나가기 위해서 사회보험 재원의 상당부분은 보조금의 형식으로 국가나 지방자치단체가 부담하게 된다. 이를 사회보험의 부양성 원칙이라고 한다. 이러한 원칙은 사회보험이 국민의 최저생활보장과 기본적 욕구의 충족을 목적으로 하고 있는데 근거를 하고 있다.

(3) 우리나라 사회보험

우리나라는 5대 사회보험인 국민연금, 건강보험, 노인장기요양보험, 산업재해보상보험, 고용보험을 도입하여 운영하고 있다. 국민연금은 폐질 · 사망 · 노

표 3-2 우리나라 4대 사회보험제도의 주요 특성

구분	국민연금	건강보험	고용보험	산재보험
시행년도	1988년	1977년 (노인장기요양보험 2008.7.1 실시)	1995년	1964년
기본성격	소득보장 장기보험	의료보장 단기보험	실업고용 중기보험	산재보상 단기보험
급여방식	현금급여 소득비례	현물 · 현금급여 균등급여	현금급여 소득비례	현물–균등급여 현금–소득비례
재정 및 관리	수정적립방식 전체일괄관리	부과방식, 이원화 (직장, 지역) 관리	수정적립방식	순부과방식
관리단위	개인별 관리	사업장 · 세대별 관리	사업장	사업장
보험료관장	보건복지부장관	보건복지부장관	고용노동부장관	고용노동부장관
자격관리 방식	직장 · 지역 통합관리	직장 · 지역 통합관리	사업별 관리 가입자 관리	사업별 관리 가입자 관리
보험료 부과단위	사업장, 지역(개인별)	사업장, 지역(세대별)	사업장	사업장
집행기구	국민연금공단	국민건강보험공단	근로복지공단	고용노동부
보장내용	소득보장	의료보장 건강증진	소득보장	의료보장 소득보장

주 : 2011년부터 국민건강보험공단이 사회보험료를 통합 징수
자료 : http://www.4insure.or.kr/(2021년 8월 5일 검색).

령에 의한 장기적 소득상실을 보전하기 위한 제도이며, 건강보험이란 국민의 질병 · 부상에 대한 예방 · 진단 · 치료 · 재활과 출산 · 사망 및 건강증진에 대하여 보험급여를 실시함으로써 국민보건을 향상시키고 사회보장을 증진함을 목적으로 도입한 제도이다. 노인성 질병 등의 사유로 일상생활을 혼자서 수행하기 어려운 노인 등에게 제공하는 신체활동 또는 가사활동 지원 등의 장기요양급여를 위해 노인장기요양보험이 도입되었으며, 고용보험은 실업의 예방, 고용의 촉진 및 근로자의 직업능력의 개발과 향상을 꾀하고, 국가의 직업지도와 직업소개 기능을 강화하며, 근로자가 실업한 경우에 생활에 필요한 급여를 실시하여 근로자의 생활안정과 구직활동을 촉진함으로써 경제 · 사회 발전에 이바지하는 것을 목적으로 실시되었다. 또한 산업재해보상보험은 근로자의 업무상의 재해를 신속하고 공정하게 보상하며, 재해근로자의 재활 및 사회 복귀를 촉진하기 위하여 도입되었다.[7]

3) 공공부조

공공부조는 나라마다 상이하게 표현되고 있다. 우리나라와 일본, 미국에서는 법률상 공공부조 또는 공적부조(Public Assistance)로 표현하고, 영국에서는 국가부조(National Assistance), 프랑스에서는 사회부조(Social Assistance)라고도 한다. 우리나라의 경우 종래에는 공적부조라는 용어를 사용하였으나, 1995년 12월 30일 제정된 사회보장기본법에서 공공부조라는 용어로 변경하였다.

사회보장기본법의 규정에 의하면 『공공부조란 국가 및 지방자치단체의 책임 하에 생활유지능력이 없거나 생활이 어려운 국민의 최저생활을 보장하고 자립을 지원하는 제도를 말한다』라고 정의하고 있다.

공공부조는 국민의 생존권을 보장하기 위하여 국고에서 국가가 주체가 되어 빈곤한 국민들의 최저생활을 보장하는 것이다. 즉 국가 책임 하에 도움이 필요로 하는 사람들에게 무기여 급부를 제공하는 제도이다. 사회보험과 더불어 사회보장제도의 2대 지주이며 공적인 구빈사업이다.

공공부조에 대한 또 다른 협의의 개념은 자본주의 사회의 모순이 심화됨에 따라 그 구조적 산물로서 빈곤이 발생됐다는 역사적 인과관계를 인정하여 국가

7 5대 사회보험법 각 제1조(목적)

의 책임 하에 일정한 법령에 따라 공공비용으로 경제적 보호를 요구하는 자들에게 개인별 보호필요에 따라 주게 되는 최저한도의 생활보장을 일컫는데 이 역시 사회보장의 일환으로 이해되고 있다.

이와 같은 공공부조는 빈자의 생활보호 기능에서 그 의의를 찾아볼 수 있는데 생활보호는 최저한의 수준에 그쳐야 하며 이를 국가최저(national minimum) 또는 사회최저(social minimum)원칙이라 부른다. 그러나 빈곤 및 최저생활에 대한 개념정의는 이러한 개념이 갖는 가치관련성 때문에 필연적으로 다양할 수밖에 없다. 따라서 최저생활을 위한 정책의 형성은 정치적 의지에 종속된 경우가 많다.

공공부조제도는 사회보험계획을 추진하는 과정에서 대상자 적용에 문제가 발생하는 경우에는 이를 보완하기 위하여 사용할 수 있고 따라서 공공부조가 지니는 제한점에도 불구하고 빈곤퇴치대책의 일환으로 이를 적용하게 된다.

사회보장정책과 제도의 영역에서 가장 비중 있게 다루어야 할 영역이 공공부조이다. 공공부조는 국가의 도움이 없으면 생활이 어려운 경제적 빈곤층과 의료 빈곤층을 위한 복지정책이다. 우리나라에서는 공공부조의 일환으로 1982년 생활보호법이 전면 개정된 이후 생활보호제도가 시행되어 왔다. 그러나 1961년 제정된 "생활보호법"은 빈곤의 책임을 개인과 가족에게 돌리는 잔여적, 시혜적 차원에 머물고 있었다. 그 결과 대상의 포괄성, 급여의 충분성, 대상자간의 형평성, 제도의 효율성과 생산성이라는 측면에서 많은 문제점을 내포하고 있었다.

이러한 문제점과 한계에 따라 근로능력에 관계없이 최저생계비 이하의 저소득층의 기초생활을 국가가 보장할 필요성이 대두되어 "국민기초생활보장법"을 1999년에 제정하게 되었다. 국민기초생활보장 수급자로 선정된 자에 대해서는 생계급여, 주거급여, 의료급여, 교육급여, 해산급여, 장제급여 및 자활급여를 지급한다. 수급자의 최저생활을 보장하기 위하여 급여수준은 가구의 소득인정액을 포함하여 최저생계비 이상이 되도록 설계되어 있다.

4) 사회서비스

"사회복지서비스"란 국가 · 지방자치단체 및 민간부문의 도움이 필요한 모든 국민에게 상담, 재활, 직업의 소개 및 지도, 사회복지시설의 이용 등을 제공하여 정상적인 사회생활이 가능하도록 지원하는 제도를 말한다. 이러한 사회복지서비스가 가장 필요한 계층은 일반적으로 저소득계층, 아동, 노인, 장애인 등 취약계층이다. 취약계층의 삶의 질 향상, 경제활동 참여 촉진 및 빈곤층으로의 전락을 예방하기 위한 공적 지원은 필수적이라 할 수 있다.

그러나 이러한 공공부조만으로는 빈곤탈출의 계기 제공이 어렵고 근로동기를 약화시켜 노동생산성을 저해할 우려가 있어 기존의 소극적 소득보장에서 진일보한 적극적인 복지정책으로 사회서비스가 필요하게 되었다. 저출산, 고령화 등 인구 구조의 변화, 핵가족화 등 가족 구조의 변화, 여성의 경제활동 참여 증가로 수요가 지속적으로 증가해 오고 있는 사회서비스란 국가 · 지방자치단체 및 민간부문의 도움이 필요한 모든 국민에게 복지, 보건의료, 교육, 고용, 주거, 문화, 환경 등의 분야에서 인간다운 생활을 보장하고 상담, 재활, 돌봄, 정보의 제공, 관련 시설의 이용, 역량 개발, 사회참여 지원 등을 통하여 국민의 삶의 질이 향상되도록 지원하는 제도를 말한다.

따라서 사회서비스는 모든 국민이 인간다운 생활을 보장하고 삶의 질 향상을 지원하는 제도로 종전의 '사회복지서비스'가 대상별, 기능별로 확대된 개념이라 할 수 있다. 사회서비스는 저숙련 노동력에 대한 수요 확대로 일자리 창출을 통한 자립기회를 제공하고, 생애과정 단계별로 필요로 할 수 있는 다양한 서비스를 제공하여 취약계층에 대한 사회적 보호수준을 제고한다는 측면에서 복지정책의 새로운 패러다임으로 대두되고 있다.

사회서비스의 특징을 살펴보면,

첫째, 경제영역에서의 국가서비스는 주로 생산부문에 대한 지원인 반면 사회서비스는 노동의 재생산 즉, 국민들의 일상생활과 관련된 재정지출이다. 사회서비스란 중소기업진흥기금과 같이 기업에 대한 직접적인 지원이나 도로와 항만처럼 경제활동을 직접적으로 지원하는 경제서비스가 아닌 가족과 공동체를 위한 생활서비스이다.

둘째, 재화와 구분될 수 있는 용역 즉, 무형의 서비스에 초점이 맞춰진다. 따라서 국민들의 일상생활을 지원한다는 측면에서 공통점이 있지만 사회서비스는 도로포장, 보도블럭, 가로수, 신호 등과 같은 유형적인 재화와는 구분되는 개인 특정적인 서비스이다.

셋째, 사회서비스는 국가가 직접 개입하는 공공서비스이면서도 공공재의 순수성을 가지기 힘들다는 특징이 있다. 사회서비스는 개인서비스로서의 서비스 제공자와 수혜자가 개별적으로 매칭된다. 즉, 사회서비스는 재화의 생산이나 분배가 아닌 대인적 서비스로서 개인의 신체적, 지적, 심리적 욕구 또는 개인의 사회적 역할과 관련된 욕구를 충족하는 영역에서 제공된다. 이러한 욕구해결에 있어 개인적 해결이나 비공식적 해결이 아니라 사회의 집합적 노력을 통해 해결하는 특징을 지닌다.

초기에는 특수한 요보호 대상자의 욕구에 초점을 맞추었으나 점차 보편적인 시민의 욕구로 그 대상을 확장해 가고 있으며 공공재적 성격을 지니고 있어 서비스 공급에 대한 공공의 다양한 형태의 개입과 사회규범을 통한 규제와 관리가 작용하고 있다.

또한 사회서비스는 높은 노동집약성과 서비스가 이루어지는 지역적인 공간적 근접성과 서비스 제공자(provider)와 이용자(user) 간의 밀접한 관계적 친밀성을 특징으로 하고 있다.[8]

제2절 의료보장

1 의료보장의 개념

1) 의료보장의 필요성과 기능

의료욕구를 해결하기 위해서는 제도적 접근이 필연적이다. 산업화 이후 국민에 대한 의료보장 추세는 거의 보편화되었다. 제도적 차원에서 의료보장이 필요하게 된 배경을 살펴보면,

첫째, 의료욕구의 원인인 질병이나 사고가 개인의 과실이나 태만과 같이 개인적일 수도 있지만 오히려 개인이 통제할 수 없는 또는 아직도 규명되지 않은 원인에 기인하는 경우도 많다. 이러한 경우 질병과 사고에 대한 책임을 개인에

8 보건복지부, 2011 보건복지백서, 2012, pp.128~131 전문 인용함.

게 지우기보다는 사회전체가 집단적으로 해결하는 것이 훨씬 더 효과적이다.

둘째, 현대 의료서비스의 비용은 개인이 부담하기에는 너무 과도하다. 고도로 발달된 현대의 과학적 의료는 많은 질병과 고통으로부터 인류를 구해냈지만 한편으로는 의료비의 폭발적 상승이라는 부정적 측면을 가져다주었다. 예전과 달리 돈이 없어서 최신의료기술의 혜택을 받지 못한다면 이는 순수한 의료의 문제를 떠나서 인간성의 문제나 사회정의의 문제로 발전하게 된다. 따라서 의료보장 문제는 기존의 시장기전에만 의존할 수는 없다. 의료비가 개인의 소득과 능력밖에 있어서 개인들이 각자 해결하지 못한다면 사회전체가 공동으로 해결하는 길밖에 없다.

셋째, 건강은 인간의 가장 기본적인 요소이다. 따라서 의료욕구는 다른 종류의 사회적 욕구를 유발시킨다. 건강을 잃으면 모든 것을 잃은 것과 같다는 말이 있듯이 건강의 상실이 초래하는 파급효과는 실로 막대하다. 건강의 상실로 직장을 잃게 되고 가산을 탕진하며 심지어 가족까지 해체될 수 있는 경우가 발생한다. 건강상실과 질병으로 인한 사회경제적 손실은 엄청나다. 따라서 의료보장에 의한 의료욕구의 해결은 결코 소비가 아니고 생산과 투자이다.

의료보장의 필연성과 당위성은 이제 누구도 부정하지 않는다. 의료보장을 통해 의료서비스가 국민들에게 제공되면 4가지의 기능을 가진다.

첫째, 국민들의 노동 생산성 향상과 이동성의 증대를 통해 경제성장을 증진시키는 기능을 한다.

둘째, 각종 위험이나 재해를 예방하거나 보호하는 기능을 한다.

셋째, 국민화합에 이바지한다. 돈이 없어서 치료를 하지 않거나 포기하는 사람이 많을수록 사회는 해체되기 쉽다. 소외감소는 국민화합과 사회통합에 기여한다.

넷째, 경제제도로부터 야기되는 소득의 불평등을 교정하는 기능도 한다. 소득의 격차 그 자체가 반드시 문제가 된다고 보기는 어렵다. 문제는 특정의 경제제도 하에서 파생되는 소득의 불평등이 그 경제제도의 존재자체를 위협할 수 있나는네 있다. 의료보장제도를 적절하게 운용을 한다면 소득재부배를 통해 사회적 충격을 상당히 경감시킬 수도 있다.

2) 의료보장의 개념과 목표

사회보장제도 중에서 가장 핵심적인 것은 국민에게 건강을 보장해주는 의료보장과 노후생활을 보장해주는 소득보장(연금제도)이다. 즉 사회보장의 핵심은 소득보장과 의료보장이다.

의료보장은 국민의 건강권을 보장하기 위하여 요구되는 필요한 보건의료서비스를 국가나 사회가 제도적으로 제공하는 것을 의미한다.

의료의 보장이라는 정책목표대상이 질병인가 아니면 건강증진인가? 의료보장의 개념에 대해서는 두 가지의 견해 즉, 의료비의 보장이라는 견해와 의료 그 자체 및 건강의 보장이라는 견해가 있다. 이미 질병에 이환되어 있는 환자를 대상으로 할 것인가, 아니면 질병에 걸리지 않도록 하는데 정책의 역점을 둘 것인가에 따라 상당한 차이가 있다.

의료보장제도는 필요로 하는 모든 사람에게 의료가 제공되고 그것은 수요자의 현재 또는 장래의 필요를 충족시키는데 충분한 것이어야 한다는 원칙에 근거를 두고 있다. 따라서 의료보장의 구체적 목표는 의료를 필요로 하는 국민은 누구나 큰 경제적 부담 없이 적정한 의료를 쉽게 받을 수 있도록 보장하는데 있다.

Karen Davis는 의료보장의 주요 목표와 부차적 목표로 각각 3가지를 지적한 바 있다. 즉 주요 목표로는,

① 국민이 의료혜택을 쉽게 받을 수 있도록 한다.
② 국민이 의료혜택을 받는데 있어서 비용상의 문제를 제거한다.
③ 의료비의 상승을 억제한다.

부차적 목표로는,

① 국민은 보험급여에 있어서 평등한 혜택을 받는다.
② 각종 행정을 안배하여 의료공급자와 수익자가 모두 만족할 수 있도록 한다.
③ 의료의 질 통제를 통하여 국민에게 공정하고 균등하며 질 좋은 보건의료서비스를 제공한다.

결국 의료보장의 목표는 다음과 같이 4가지로 요약할 수 있다.

① 예기치 못한 의료비의 부담으로부터 국민을 경제적으로 보장한다(의료비로 인한 가정 경제의 파탄방지).
② 국민간의 보건의료서비스를 균등분배한다(의료혜택의 균등분배).

표 3-3 보건의료체계 유형

학자	유형	비고
M. Roemer (1972년)	자유기업형, 복지국가형, 저개발 국가형, 개발도상국형, 사회주의 국가형	경제수준과 행정조직에 따라 구분
M. Roemer (1991년)	• 자유기업형(타이, 미국, 필리핀 등) • 복지지향형(프랑스, 독일, 일본, 브라질, 인도) • 보편 또는 포괄형(영국, 뉴질랜드, 노르웨이) • 사회주의형(체코, 쿠바, 북한, 구소련, 중국 등)	시장개입 정도에 따라 구분
Terris (1980년)	공적부조형(아시아, 아프리카, 남미의 저개발국가)	보건의료서비스 재원이 조세에 의존하지만 이것이 부족하여 1차 보건의료 중심으로 운영됨. Roemer의 저개발국가형과 유사
	의료보험형(독일, 프랑스, 캐나다, 브라질, 일본, 한국 등)	전 국민 의료보험실시 국가들. 건강보험을 통해 재원조달
	국민보건서비스형(영국)	건강권이 보편화된 국가로 1948년에 시작된 영국의 국민보건 서비스가 대표적임. 보건의료서비스는 무료로 수혜자는 전체 국민이며 재원은 조세에서 조달됨. 보건의료자원의 국유화
Gordon (1988)	전통적 질병보험(프랑스, 네덜란드, 독일)	민간보험시장에 의존하나 일부 국가 보조 존재
	국가건강보험(캐나다, 노르웨이, 스웨덴)	국가 단위의 건강보험제도 실시
	국가보건서비스(영국, 이탈리아, 뉴질랜드)	국가가 보건의료서비스 제공
	혼합제도(호주, 일본, 스위스, 미국)	전통적 질병보험과 국가건강보험이 양립
OECD	사회보험형 의료제도(네덜란드, 독일, 일본, 프랑스, 한국)	비스마르크형 의료제도
	조세형 의료제도[영국, 뉴질랜드, 이탈리아, 스페인(중앙정부), 캐나다, 스웨덴, 덴마크(지방정부)]	국영의료제도, 베버리지형 의료제도
	소비자 주권형 의료제도(미국)	고급의료서비스/낮은 의료보장

<table>
<tr><th>학자</th><th>유형</th><th>비고</th></tr>
<tr><td rowspan="3">이윤태 등(2012)</td><td>국가보건서비스
(National Health Service: NHS)</td><td>• 모든 국민에게 포괄적 의료서비스를 무료로 제공
• 영연방국가, 이탈리아, 스페인, 덴마크, 아일랜드, 핀란드 등
• 특징: 전국적으로 통일된 조직, 조세수입에 의한 국가예산으로 관리, 지역보건협의회 구성하여 영향력 행사
• 장점: 의료비 상승을 억제하면서도 투자비용에 비해 국민건강 수준을 높일 수 있음, 질병예방에 대한 의사의 동기부여 가능
• 단점: 오랜 대기시간, 진료서비스 향상이 어려움</td></tr>
<tr><td>국민건강보험
(National Health Insurance: NHI)</td><td>• 국민건강보험방식
• 의료비에 대한 국민의 자기 책임의식을 견지하되 이를 사회화하여 정부기관이 아닌 보험자가 보험료 재원을 마련하여 의료를 보장하는 방식으로 비스마르크방식이라고도 함
• 독일, 프랑스, 벨기에, 네덜란드, 오스트리아, 스위스, 대만, 일본, 한국
• 보험자, 피보험자, 의료기관의 관계에 따라 현금배상형, 직접서비스형, 변이형
<table>
<tr><th>사회보험유형</th><th>내용</th></tr>
<tr><td>현금배상형</td><td>의료기관 자유선택, 진료비 영수증 제출하여 일정 비율 상환, 의료기관 선택권을 최대한 보장, 영향력 거의 전무, 저소득층 불리
예) 프랑스, 벨기에, 룩셈부르크</td></tr>
<tr><td>직접서비스형</td><td>본인부담금방식, 환자가 일부부담, 병의원은 보험자에게 나머지 청구, 의료서비스 영향력 행사 가능, 저소득층 유리
예) 독일, 한국, 일본</td></tr>
<tr><td>변이형</td><td>보험자가 직접 의료기관 소유 또는 계약하여 포괄적인 의료서비스 제공, 문제점 : 의료인–보험자 갈등, 피보험자 선택권 박탈, 의료서비스 제공량 최소화
예) 주로 남미국가, 미국의 HMO</td></tr>
</table></td></tr>
<tr><td>의료보호</td><td>• 전 국민을 대상으로 의료보험을 실시하지 못하는 나라에서 보험료 부담능력이 없는 사람들에 대해서 공적부조방식으로 의료를 보장하는 것
• 미국 사례: 메디케어(65세 이상 노인), 메디케이드(저소득대상)
• 우리나라 사례: 저소득층 의료급여 제공</td></tr>
</table>

자료 : 이윤태 · 조경미 · 김은영 · 박재산(2012). 주요국의 의료서비스산업 정책 연구. 한국보건산업진흥원. pp.7–8. S. Folland et al. The economics of health & health care[박윤형 · 정우진 옮김(2010). 보건의료경제학. 의료 정책연구소. 2010. p.630].

③ 보건의료사업의 극대화를 추구한다(국민의료의 효과성과 능률성 제고).
④ 보건의료비의 적정수준을 유지한다(국민의료비의 증가억제).

2 의료보장제도의 유형

의료보장이란 의료분야에 있어서의 사회보장으로 국민들의 의료서비스 접근을 국가가 보장하는 제도이다. 의료보장은 개인의 기여를 전제로 하는 사회보험방식과 개인의 기여와 무관하게 국가재정으로 운용되는 조세방식으로 대별된다.

의료보장제도는 각국의 고유한 문화와 전통을 배경으로 하는 역사적 산물로서 이를 단순히 분류하기는 매우 어렵다. 일반적으로 3가지, 즉 공적 의료보장제도로 국민건강보험방식(NHI : National Health Insurance, 독일 · 프랑스 · 일본 · 대만 · 한국 등)과 국민보건서비스방식(NHS : National Health Services, 영국 · 스웨덴 · 이탈리아 등)이 있으며, 민간보험방식(Consumer Sovereignty Model) 등으로 분류할 수 있다.

의료보장을 실시하는 국가 중 70% 가량이 국민건강보험방식(한국, 독일, 프랑스, 일본 등)을 채택하고 있으며 20% 정도는 일반 조세방식에 의한 국민보건서비스제도(영국, 이탈리아, 스웨덴, 뉴질랜드 등)를 운영하고 있다. 국민건강보험방식은 국민들의 기여금이 주된 재원이며 국민보건서비스방식은 일반 조세에서 부담한다.

국민건강보험방식은 재원의 안정적 확보가 용이하며, 양질의 의료서비스가 제공될 수 있다. 국민보건서비스방식은 철저한 의료보장이 구현되며 의료비의 통제가 용이하다.

국민보건서비스방식(NHS)을 채택하든 국민건강보험방식(NHI)을 채택하든 의료보장을 위한 사회적 부담은 이제 한계에 달한 것 같다. NHS를 채택하고 있는 국가의 경우 국가재정의 압박이 심하여 복지국가 해체론까지 등장하고 있으며, NHI를 채택하고 있는 국가에서도 보험료 인상을 계속해서 할 수 없는 상황에 놓여 있다.

의료수요의 증대, 기대수준의 상승, 불안한 재정, 경기침체, 인구의 노령화 등 상황변화에 대한 대응은 세계 공통의 과제가 되고 있다.

1) 공적 의료보장제도

(1) 국민보건서비스(NHS : National Health Services)

국민보건서비스방식에서는 재원의 대부분이 국세 및 지방세로 조달되고 의료공급체계도 국가의 책임 하에 조직화되어 있어, 전국민이 동등하게 이 제도의 혜택을 받고 있다. 영국은 Beveridge 보고서에 근거하여 1948년 제정된 국민보건서비스법에 의해 대부분의 병원을 국유화하였고 이를 통해 의료의 사회화를 이룩하였다. 스웨덴에서는 2차 세계대전 후 의료공영제를 실시하여 공비(특히, 주부담)를 중심으로 한 재원을 마련하였고 이를 통해 전국민을 일률적으로 적용시키는 국민보건서비스제도를 창설하여 오늘날에 이르고 있다.

국민보건서비스방식의 경우 국가에 의해 의료자원 및 재원의 배분이 관리되며 전국민 수준에서 효율적인 의료공급을 한다. 따라서 의료비가 국민소득에서 차지하는 비중은 낮다. 반면에 의료의 경직화 현상이 나타나며, 치료를 위해 장시간 대기하여야 하며 의료의 질이 비교적 떨어지는 문제를 안고 있다. 의사들은 공무원 또는 이에 준하는 신분으로 보수는 봉급제가 주종을 이루고 있다.

(2) 국민건강보험(NHI : National Health Insurance)

역사적으로 보면 공적 의료보장의 첫걸음은 사회보험방식에서 비롯되었다. 오늘날에도 대부분의 국가에서 보험방식을 통해 의료를 보장하고 있다.

이 방식은 사회적으로 어떤 동질성을 갖는 국민이 보험집단을 형성하여 보험료를 갹출함으로써 질병으로 인한 경제적 손실을 방지하고자 한 것이다. 처음에는 노동자를 중심으로 보험집단이 형성되었으나 제도가 성숙되면서 점차 그 적용이 국민전체로 확대되어 오늘에 이르고 있다.

독일은 수공업, 광산, 공장의 노동자를 대상으로 사회보험방식의 공제제도가 19세기 후반에 성립되었고, 2차 세계대전 후에는 노동자를 비롯한 국민 각계각층을 대상으로 한 사회보장제도의 일환으로서 의료보장제도가 정비되어 오늘날에 이르고 있다.

프랑스에서는 19세기부터 직업별 상호공제제도가 있었고 2차 세계대전 후 피용자를 대상으로 한 사회보험방식의 일반제도가 창설되었고 자영자, 농업자는 별도의 제도를 구성하여 1960년대부터 전국민이 건강보험의 혜택을 보게 된 것이다.

2010년 소위 오바마케어(Obama Care)라고 불린 PPACA(Patient Protection and Affordable Care Act)가 승인되면서 미국 역시 전국민건강보험을 도입하기에 이르렀다. 따라서 미국시민이나 합법적 거주자는 건강보험에 의무적으로 가입해야 하며 저소득층은 정부가 보조금으로 보험료를 지원하여 가입을 도와주고 있다.

미국의 공적 의료보장제도로는 65세 이상의 노인과 장애인, 말기 신장병 환자 등을 대상으로 하는 Medicare와 부조방식으로서 정부의 예산으로 운영되는 빈곤자를 대상으로 한 Medicaid & CHIP[9] 제도 등이 있다.

국민건강보험에서는 각 보험집단별로 보험료를 갹출하여 재원을 마련하고 이에 따라 피보험자에게 직접 또는 계약을 체결하는 의료기관을 통해 보험급여를 실시하고 있다. 이 경우에 국가는 보험제도의 전반적인 체계를 결정하지만 실제운영은 각 집단의 자율에 맡기고 있다. 국민건강보험방식은 자유의료제도를 전제로 하며 사회적 동질성을 가진 국민이 보험집단을 형성한다.

보험료를 징수하여 이에 알맞은 급여가 피보험자에게 직접 제공하거나 계약된 의료기관을 통해 제공된다. 건강보험의 경우 국가는 보험제도의 기본 틀을 결정하지만 실제 운영은 직접 관여하기보다는 각 보험집단에 위임하고 있으며 약간의 국고보조를 제공한다.

국민건강보험방식을 채택하고 있는 국가들이 공통적으로 겪고 있는 문제는 의료비의 폭발적인 상승이다. 의료비의 증가는 보험료율의 인상 혹은 환자부담의 증가를 수반하지 않을 수 없다.

(3) NHI와 NHS의 비교

NHI와 NHS는 국민의 의료를 보장하는 방법인 점에서는 동일하나 재원조달 방법, 의료의 소유형태(사유화 · 공유화)에 따른 의료공급의 방법 등에서 차이가 있다.

NHI는 보험원리에 의해 1차적으로 국민의 보혐료에 의해 재원을 조달하고, 국가는 2차적 지원과 후견적 지도기능을 수행 · 관리하는 방식으로 민간자율기구(조합 또는 금고) 중심의 자치적 운영을 근간으로 하며, 의료의 사유화를 전제로

9 Medicaid 대상자가 아닌 차상위 계층의 아동을 대상으로 하는 아동건강보험을 말한다.

의료공급자가 국민과 보험자간에서 보험급여를 대행한다. 국민의 1차적 부담의무가 전제되므로 비용 의식적 제도이며 국민의 정부 의존을 최소화할 수 있다.

표 3-4 사회보장 방식 국가의 공공병원[1] 현황(2018년 기준)

구분	한국	미국[2]	일본	독일[2]	프랑스
전체 의료기관 중 공공병원 비율(%)	5.7	23.0	18.3	25.5	44.7
전체 병상수 중 공공병상 비율(%)	10.0	21.5	27.2	40.7	61.5
인구 백만명당 공공기관수	4.3	4.4	12.1	9.5	20.3
인구 천명당 공공병상수	1.24	0.62	3.53	3.26	3.63

주 : 1) 2017년 기준
2) 병원급 이상 의료기관 대상
자료 : OECD. 2020 OECD Health Data(2020년 9월 23일 자료추출)
김정희 · 이정면 · 이용갑. 공공의료 확충의 필요성과 전략. ISSUE REPORT. 2020(11). p.11에서 재인용

표 3-5 NHI와 NHS의 비교

구 분		NHI	NHS
적용대상 관리		• 국민을 임금소득자, 공무원, 자영자 등으로 구분 관리(의료급여대상자 제외)	• 전국민을 일괄 적용(집단 구분 없음)
재원조달		• 보험료, 일부 국고지원	• 정부 일반조세
의료기관		• 일반 의료기관 중심 • 의료의 사유화 전제	• 공공의료기관 중심 • 의료의 사회화 전제(의료비 : 공무원)
급여내용		• 치료 중심적	• 예방 중심적
의료보수 산정방법		• 의료기관과의 계약에 의한 행위별 수가제	• 일반 개원의는 인두제 • 병원급은 봉급제
관리기구		• 보험자(조합 또는 금고)	• 정부기관(사회보험청 등)
대표국가		• 독일, 프랑스, 네덜란드, 일본 등	• 영국, 스웨덴, 이탈리아, 캐나다 등
장단점	기본 철학	• 의료비에 대한 국민의 1차적 자기 책임의식 견지(국민의 정부의존 최소화)	• 국민의료비에 대한 국가 책임견지, 전국민 보편 적용(국민의 정부의존 심화)
	국민 의료비	• 의료비 억제기능 취약	• 의료비 통제효과 강함

장단점	보험료 형평성	• 보험자간 보험료 부과의 형평성 부족, 보험자간 재정 불균형 파생	• 조세에 의한 재원조달로 소득재분배 효과(선진국) • 조세체계가 선진화 되지 않은 경우 소득역진 초래
	의료 서비스	• 상대적으로 양질 의료 제공 • 첨단 의료기술 발전에 긍정적 영향	• 의료의 질 저하, 입원 대기환자 급증(대기시간 장기화, 개원의의 입원의뢰 남발 가능성) • 민간 민간보험 가입경향 증가로 국민의 2중 부담 초래
	관리 운영	• 조합 중심 자율 운영, 상대적으로 관리운영비 많이 소요(보험료 징수 등)	• 정부기관 직접관리(가입자의 운영참여 배제) • 관리운영비 절감(보험료 징수인력 불필요)

자료 : http://www.nhic.or.kr/index1.html(의료보장제도의 유형).

NHS는 국가의 일반조세에 의해 재원을 조달하며, 국가가 직접 관리운영을 전담(주로 사회보장청 또는 사회보험청 등)한다. 의료의 사회화를 전제로 국립의료기관에서 직접 보험급여를 제공하며 부분적으로 사유화(개원의 중심)를 인정, 병행하는 예도 많으나 이 경우에도 병원급 이상은 대부분 공공화된 것이 일반적이다. 정부의 일반재정에서 의료비를 부담하므로 국가의 막대한 재원이 소요된다.

2) 민간 건강보험제도

구미제국의 의료보장에서 민간건강보험이 차지하는 역할은 매우 크다. 특히 미국의 경우 공적 건강보험이 노인 등의 특정집단에게만 한정되어 있어서 대부분의 의료보장은 민간건강보험에 의존하고 있다. 공적 건강보험이 발달되어 온 유럽에 있어서도 민간건강보험이 차지하는 비중은 무시할 수 없다.

미국의 민간건강보험은 생명보험회사나 손해보험회사 등 영리보험회사와 지역주민의 의료보장을 목적으로 하는 Blue Cross, Blue Shield 등 비영리단체, 그리고 HMO, PPO 등의 새로운 체제도 있다.

유럽에서도 민간건강보험의 역할은 국가에 따라 그 비중이 약간씩 다르다. 독일은 총인구의 약 7%가 민간보험에 가입하고 있는데 이들의 대부분은 고액

소득자이다. 공적 건강보험이 일정 이상의 소득이 있는 자를 임의로 가입시키고 있기 때문에 이들 고소득자 등을 대상으로 하여 포괄적인 건강보험상품이 개발되고 있다.

프랑스에서는 국민의 거의 100%가 공적 건강보험에 가입하고 있으나 공적제도의 급여율이 낮기 때문에 환자본인부담분을 대상으로 하는 민간보험이 성행하고 있다. 이처럼 민간건강보험은 공적보험의 보완적 역할을 담당하고 있기 때문에, 민간보험의 급여는 공적보험의 급여가 실시된 후에야 비로소 제공되어야 하는 것과 민간보험의 급여는 공적제도에 있어 환자부담의 존재의의가 상실되지 않도록 환자부담 전액을 급여하는 것을 법으로 금지하고 있다.

영국에서는 BUPA로 대표되는 비영리단체에 의해 민간보험제도가 운영되고 있으며 국민의 약 12%가 가입하고 있다. 보험대상은 순수한 사적보장과 NHS 병원의 유료병상(pay bed)이다. NHS제도 하에서는 의료서비스의 질 저하가 문제되고 있으며, 특히 입원에 있어 장기간 대기해야 하는 문제 등으로 민간보험을 이용하고 있다는 것이 그 존재이유가 되고 있다.

그러나 민간건강보험이 국민의 건강을 보장하는 비중은 그리 높지 않으며 단지 보완적 급여를 보장하는데 그치고 있다. 공적 건강보험이 제공하지 못하는 보다 높은 의료서비스를 보장하기 위한 민간건강보험의 도입은 검토해 볼만하지만 민간건강보험은 공적 건강보험제도의 기능과 목적을 손상하지 않는 범위 내에서 그 역할을 하여야 한다.[10]

우리나라의 건강보험제도는 접근성과 형평성 제고 측면에서 큰 성과를 거두었지만 지속적인 노력에도 불구하고 보장성은 한계로 지적되고 있다. 충분치 못한 보장성으로 인해 민간건강보험 시장은 팽창하여 이제 실손의료보험은 국민 10명 가운데 7명 정도가 가입하여 제2의 건강보험으로 자리를 잡고 있다 해도 틀린 말은 아니다. 민간건강보험을 통해 의료에 대한 국민의 접근성을 개선하였다는 긍정적인 측면이 있는 반면, 국민건강보험이 보장하지 못하는 영역에 대한 보충이라는 본래 도입 목적을 넘어 가입자와 의료 공급자의 도덕적 해이로 인해 오히려 불필요한 의료이용을 초래함으로써 건강보험의 재정 부담을 증가시키고 있는 것은 아쉬운 점이다.[11]

---

10 "2. 의료보장제도의 유형" 부문은 국민건강보험공단 조사 연구 자료를 전문 발췌 인용하여 필자가 요약정리함[http://www.nhic.or.kr/index1.html(의료보장제도의 유형, 2000년 3월 31일 검색)].

11 신현웅 · 임재우, OECD 국가들의 민간보험 관리 동향, HIRA, 12(6), 2018, pp.13~23.

표 3-6 공적 건강보험과 민간건강보험의 비교

구 분		공적 건강보험	민간건강보험
운영 주체	제도의 목적	기본적 보장	개인적 필요에 따른 보장
	운영주체	국가 · 공공기관	민간보험회사
	국가부양성	있음	없음
운영 목표	단기	재정균형 유지	이윤추구
	장기	사회적 편익 확대	상업적 이윤 확대
운영 원리	수급권	법적 수급권	계약적 수급권
	보험가입대상	• 강제가입 • 가입대상자 비선택 • 위험배제 없음	• 임의가입 • 가입대상자 선택 • 위험배제 있음
	급여	균등급여	차등급여(계약된 급여내용 제공)
	보험료 산정원리	• 집단적 등가성 원리 • 능력비례 • 상호위험 보험	• 개인적 등가성 원리 • 위험률 비례 • 개인별 위험보험

자료 : 김창보. 보험업계와 민간건강보험. 2001.

제3절 우리나라 의료보장제도

1 국민건강보험

1) 건강보험 개념

건강보험이란 언제 어느 때 닥칠지 모르는 질병이나 부상에 대비하여 서로가 평소에 조금씩 보험료를 조합에 내어 공동으로 모아 두었다가 자신이나 이웃 또는 가족들이 병이 났을 때 사용함으로써 건강을 유지하고, 질병 · 부상 등으로 통상의 가계지출 이외에 일시에 많은 지출을 하게 되어 가정이 파탄되거나 어려움을 겪는 것을 방지하여 가정생활의 안정을 도모하는 유익한 제도이다.

즉, 건강보험이란 질병이나 부상 등으로 인하여 일시에 고액의 진료비가 소요되어 가계가 파탄되는 경우를 방지하기 위하여 보험원리에 의거 국민들이 평소에 보험료를 내어 기금화 하였다가 보험사고가 발생할 경우 보험급여를 해줌으로써 국민 상호간 위험분담을 통하여 국민의 보건의료서비스를 보장해 주는 제도이다.

건강보험이란 질병에 수반되는 의료비의 부담과 소득상실 등의 위험을 공동부담하는 사회제도이다. 건강보험은 ① 일정한 우연적 사고(질병)의 발생, ② 경제적 불안에 대한 대비, ③ 다수 경제주체의 결합, ④ 확률계산에 의한 갹출, ⑤ 경제적 제도 등과 같은 요소로 구성되어 있다.

표 3-7 의료보장 적용 현황 (2020.12.31 기준, 단위 : 만 명, %)

구 분		적용인구	구성비
계		5,287	100.0
건강보험	소 계	5,135	97.1(100)
	직 장	3,715	(72.3)
	지 역	1,420	(27.7)
의료급여	소 계	152	2.9

자료 : 보건복지부. 2020 보건복지백서. 2021. p.712.

따라서 건강보험이란『예측이 불가능하고 우발적인 질병 및 사고로 인한 경제적 위험에 대비하기 위하여 재정적 준비를 필요로 하는 다수인이 자원을 결합해서 확률계산에 의해 의료수요를 상호 분담 · 충족하는 경제 준비의 사회적 형태』라고 정의내릴 수 있다. 건강보험이 필요한 이유는 질병발생이 불균등하여 예상할 수가 없기 때문이다. 의료비 부담의 분포를 개인이나 가족에게 균등화하는 것이다. 저렴한 비용으로 불시에 생활수준의 저하를 예방할 수 있다. 또한 건강보험은 의료공급자의 입장에서도 요금의 보증을 의미한다.

건강보험은 질병과 상해를 보험사고로 하는 사회보험의 하나로서 예측이 불가능하고 우발적인 일시적 질병 및 상해로 인한 경제적 위험에 대비하기 위하여 재정적인 준비를 필요로 하는 다수인이 자원을 결합하여 확률계산의 기술적 기초 하에 의료수요를 상호 분담 · 충족하는 경제적 준비의 사회적 형태이다.[12]

12 유승흠. 건강보험과 의료이용. 인간과학. 1977(9). 1(7). pp.3~4.

건강보험의 본질적 특징을 살펴보면

첫째, 건강보험에서의 보험사고는 일반적으로 일시적 사고이다. 질병 · 상해 · 출산 등은 일시적 사고이며, 불구 · 폐질 · 노령 등은 영속적 사고이고, 사망은 영구적 사고라 할 수 있다. 모든 일시적 사고가 건강보험사고에 속하는 것은 아니다. 일시적 사고라 할지라도 고의나 예측할 수 있는 사고 또는 교통사고 등과 같이 가해자를 알 수 있는 사고는 제외된다.

둘째, 건강보험은 경제적 부담의 경감을 목표로 한다. 건강보험은 모든 의료비의 완전한 해결을 목표로 하기보다는 갑작스런 의료비 부담을 가볍게 하는 것이 주요한 역할이다. 건강보험은 위험을 분산하고 부담하는데 의의가 있다. 즉 정기적으로 일정액의 보험료를 부담하여 평소 건강할 때는 다른 환자를 도와주고 자신이 아플 때에는 다른 사람을 통해 부담을 경감시킨다.

손해보험에서는 위험률에 따라 보험료가 부과되지만 건강보험료는 위험률과 상관없이 책정된다.

셋째, 건강보험은 다수가 가입해야 한다. 보험이란 다수원칙(Law of the large number)에 의해 개인의 위험도를 위험분산(Risk-Pooling)으로 감소시키는 것이다.

개개인의 질병발생률을 예측하는 것은 불가능하다. 언제, 어떤 이유로, 어느 정도 아플 것인지 전혀 알 수 없으며 의료비가 어느 정도 필요하는지도 알 수 없다. 그러나 충분히 많은 인구집단에서는 확률에 의해 질병발생 및 의료비의 예측이 가능하다. 인구집단이 클수록 정확히 추정할 수 있다.

다수가입은 역선택의 문제를 해결할 수 있다. 선택적으로 가입이 가능하다면 가입자 측에서는 건강하지 못한 사람만 가입하려고 할 것이고, 보험자 측에서는 건강한 사람만 가입시키려고 할 것이다. 이러한 역선택이 발생하면 건강보험은 성립할 수 없으며 운영하는 데에도 어려움이 수반된다.

넷째, 보험사고는 예측이 불가능해야 한다. 예측이 가능하면 개인은 사전에 경제적 대비를 할 것이다. 그러나 질병의 경우 발생을 사전에 예측하여 미리 준비하기란 불가능하다.

다섯째, 건강보험의 보험료는 개인, 국가, 사용자가 일부 부담하는 것이 보통이다. 노동력의 감소나 상실은 개인뿐만 아니라 사회나 국가적 측면에서도 많은 문제를 야기한다. 인적 자원의 확보는 모두에게 이익인 것이다. 국가가 보험료의 일부 또는 전부를 부담하기도 하고 국가와 고용주가 개인과 함께 부담하기도 한다.

2) 건강보험제도의 특성

의료제도의 한 부분(sub-system)으로서 건강보험제도는 그 나라의 사회경제적 특징을 반영하여 사회제도의 하나로 발전되고 있다. 현재 통용되고 있는 몇 가지 특성과 원칙을 살펴보면 다음과 같다.

(1) 강제성

건강보험은 교육보험이나 생명보험과 같은 일반 민간보험과는 달리 정부가 법에 의하여 국민복지를 증진시키고자 실시하는 제도이기 때문에 법률이 정하는 일정한 요건에 해당하는 사람은 누구나 의무적으로 가입하여야 한다.

생명보험이나 교육보험 등 일반 민간보험처럼 만일 가입과 탈퇴를 마음대로 하게 한다면 아플 때만 가입하였다가 혜택을 보고 나면 탈퇴해 버릴 것이므로 진료비 지출이 많아져 건강보험 사업을 운영할 수 없게 된다.

또한 탈퇴를 해버린 사람의 치료비를 소수의 가입자가 부담해야 하므로 건강보험의 상부상조 원리와 앞으로 일어날지도 모르는 질병 또는 부상에 대비한다는 건강보험 취지에 이긋닌다고 힐 깃이다.

대상자의 임의적용은 병이 걸릴 확률이 큰 사람이 건강보험에 가입하거나 보험을 파는 사람이 건강한 사람에게만 보험을 파는 역선택(adverse selection)이 발생하여 보험재정의 압박을 초래하기 쉽고 계층간의 소득이전이 잘 되지 않는 등 많은 문제를 인고 있다.

따라서 강제가입은 역선택에 의하여 보험재정의 파탄을 막아 건강보험제도의 원활한 운영을 도모하고 상호위험분산을 통하여 균등한 의료서비스를 제공하고자 하는 정책목표를 달성하기 위해서 요구된다.

강제성은 절대적인 의미의 사회정의 및 인본주의의 구현을 목표로 한 사회정책적 통제로 보아야 하며 단순한 의미의 사유권 제약으로는 볼 수 없다. 즉 건강보험사업의 손익환원성을 고려할 때 그것은 외적, 방법론적 제약 내지 권유이지 결코 실질적인 사유권 제약으로는 볼 수 없다.

이러한 강제성은 소득편재를 지양하고 자원을 배분하여 수급상 가격체제 확립을 유도하는 간접적 의미도 포함되어 있다.

가입이 강제적이라는 점에서 건강보험제도의 실효성을 확보하기 위하여 피보험자에게는 보험료 납부의 의무가 주어지며, 보험자에게는 보험료 징수의 강제성이 주어진다.

(2) 형평성

법적으로 기회평등의 의미는 동일하게 주어진 기회를 가지고 개인의 자질과 노력에 따라 그 성취의 차등이 인정되는 것을 의미하지만 건강보험에서는 그 자격이나 부담의 차등에 관계없이 급여는 획일적으로 적용되고 있다.

즉 건강보험 급여는 그 대상자의 성, 연령, 직업, 거주지 등 개인적 여건에 관계없이 그 수요에 따라 급여가 제공되는 것을 원칙으로 하고 있다.

(3) 예산의 균형성

일반적으로 보험의 경우 위험발생 빈도에 따라 총소요재원을 산정하고 손익분기점을 설정하여 그 이하의 지출을 유도함으로써 기업이윤을 도모하는 것이 원칙이며, 공공경제의 경우도 양입제출 즉, 수입에 따른 사업지출을 계상하여 집행하는 것이 원칙이라 할 수 있다. 그러나 건강보험은 단기보험으로서 지출을 예상하고 그에 합당한 재원을 갹출, 조달하여 서비스를 수행하는 것을 원칙으로 하는 양출제입방식을 통한 균형예산제도가 적용된다. 따라서 사회보험의 다른 영역인 연금제도와 같이 장기 재정정책적인 의미는 없다.

즉 건강보험은 연금보험과는 달리 단기보험이기 때문에 1회계 년도를 기준으로 수입과 지출을 예정하여 보험료를 계산하며 지급조건과 지급액도 보험료 납입기간과는 상관이 없고 지급기산이 단기이다.

> **보험료**
>
> 국민건강보험공단은 건강보험사업에 드는 비용에 충당하기 위하여 보험료의 납부의무자로부터 보험료를 징수한다(국민건강보험법 제69조). 직장가입자의 보수월액보험료는 직장가입자와 사업주가 각각 보험료액의 100분의 50씩 부담한다. 다만, 직장가입자가 교직원으로서 사립학교에 근무하는 교원이면 보험료액은 그 직장가입자가 100분의 50을, 사용자가 100분의 30을, 국가가 100분의 20을 각각 부담한다. 지역가입자의 보험료는 그 가입자가 속한 세대의 지역가입자 전원이 연대하여 부담한다(국민건강보험법 제76조).

(4) 수익자 부담원칙

사회보험기본법이라 할 수 있는 사회보장에 관한 법률에 의하면 사회보장

수행방법은 사회보험과 공공부조로 대별하고 있는데 통념적인 보험에서와 같이 자격의 취득을 전제로 하고 있으며, 이러한 자격은 보험료 납부와 직결되고 있다.

이를 국가 일반회계에서 부담하고 있는 공공부조와 상대적 의미에서 비교할 때 건강보험은 전술한 강제성의 원칙에서도 약술한 바대로 소요재원은 이해당사자인 수익자 부담을 원칙으로 한다고 볼 수 있다. 이러한 이해당사자 즉, 수익자의 범위에서는 간접적 당사자(사용자)인 국가도 포함되고 있다.

따라서 건강보험의 경우도 그 비용은 수익자가 부담하고 이익도 수익자에게 환원되는 수익자 부담원칙에 입각하여 설립된 것이며, 그 대상자에게 손익이 환원되는 특성을 가지고 있다.

(5) 부담의 재산 · 소득비례 원칙

건강보험의 목표는 적정급여의 적시 시행에 있다. 이러한 급여를 위한 재원조달은 전술한 수익자 부담원칙에 의거하여 재산 · 소득에 따른 정률제를 택하고 있다. 즉, 재산이나 소유자본이나 근로소득에서 그 재원이 조달되는 것이다.

> **구상권**
>
> 국민건강보험공단은 제3자의 행위로 보험급여사유가 생겨 가입자 또는 피부양자에게 보험급여를 한 경우에는 그 급여에 들어간 비용 한도에서 그 제3자에게 손해배상을 청구할 권리를 얻는다. 보험급여를 받은 사람이 제3자로부터 이미 손해배상을 받은 경우에는 국민건강보험공단은 그 배상액 한도에서 보험급여를 하지 아니한다(국민건강보험법 제58조).

(6) 급여우선의 원칙

건강보험급여는 인간의 생명과 고통에 직결되므로 그 발생과정이나 요인이 어떠하든 간에 급여시행을 우선적으로 하여야 한다. 즉 중대한 자기 귀책사유가 있다 하여도 의료의 필연, 필수성에 따라 적시에 적정급여를 시행하고 사후에 그 책임을 분명히 규명한다.

(7) 적정급여의 원칙

사회보장은 개인생활의 최저보장을 의미한다고 볼 때 건강보험에서의 급여도 최저필수급여를 의미한다고 할 수 있다. 그러나 의료는 인체의 생명과 직결되므로 가장 필요하고 적정한 급여가 제공되고 있다.

또한 자본주의에서 발전한 건강보험은 개인의 존엄성을 긍정적으로 유지, 발전시켜야 하는 원칙과 건강보험 재원 측면에서 손익이 대상자에게로 환원된다는 것을 고려하여야 하므로 최적의 급여가 강조되고 있다.

(8) 사후치료의 원칙

건강보험은 적극적 의미의 건강관리 즉, 질병예방이 아닌 사후 치료적 영역에 속한다.

따라서 건강보험 제도상의 급여영역은 "의료의 범위"로 한정되어 있다고 보아야 타당하며, 현재 시행되고 있는 건강증진을 위한 예방활동은 어디까지나 부수적인 급여범위로 보아야 하겠다. 그러나 오늘날에는 건강보험에 있어서 질병예방 측면이 강조되고 있다.

(9) 3자 지불의 원칙

대부분의 보험제도에서도 그러하지만 건강보험의 경우 3자 지불방법을 택하고 있다. 현행 건강보험제도 하에서도 급여시행자, 급여수령자, 비용지급자가 상이한데 이러한 3자 관계의 성립에 따라 급여비용 심사제도가 나타나게 되었고, 나아가서 급여비용 즉, 의료비의 사회화가 점차 이루어져가고 있다.

(10) 발생주의 원칙

건강보험대상자의 자격 취득과 상실은 발생주의에 입각하고 있다는 점이다. 다시 말하면 건강보험 급여의 수급권은 고용계약이나 지역적 선정에 의해 형성되는 전속권이며, 그 확인행위 이전에도 유자격자로 간주된다.

> **자격의 취득 시기**
>
> 국민건강보험 가입자는 국내에 거주하게 된 날에 직장가입자 또는 지역가입자의 자격을 얻는다(국민건강보험법 제8조).

현실적으로 사후 확인에 의해 그 권리행사가 가능하지만 근본적으로 확인행위 이전에 자격을 취득하였다고 보아야 하며 이러한 측면에서 피보험자 및 피부양자의 자격관리가 일차적으로 사용자 또는 지역 및 직장 대표자에 의해 수행되고 있다고 보아야 한다.

3) 건강보험이 갖추어야 할 기본 요건

사회보험원리에 기반을 두고 있는 우리나라 건강보험이 건전하게 뿌리를 내리기 위해서는 다음과 같은 기본 요건을 갖추어야 한다.

첫째, 접근성(access)의 보장이다. 건강보험 급여를 개인의 지불능력과 상관없이 언제 어디서나 필요에 따라 제공받을 수 있는 기회가 모든 국민에게 보장되어야 한다.

둘째, 효율성(efficiency)의 확보이다. 효율성이란 투입(input) 대비 결과(output)인 능률성과 목표달성도인 효과성을 포함한 의미로 건강보험의 주어진 성과목표를 달성하기 위해 한정된 자원(재원, 인력, 장비, 물품, 시설 등)을 적절히 활용해야 한다. 최소한의 비용으로 최대의 산출을 추구하는 비용 효율성(cost efficiency)과 건강보험제도가 궁극적 목표를 달성할 수 있도록 자원이 최적 배분되는 배분적 효율(allocative efficiency)을 충분히 고려해야 한다.

셋째, 형평성(equity)의 확보이다. 보험료 부담 및 급여 혜택에 있어서 건강보험 가입자간 소득수준 등 부담능력에 따라 공평하게(fair) 분담되고 필요에 따른 의료이용이 보장되어야 한다.

넷째, 지속가능성(sustainability)의 확보이다. 보험 수지 상등의 원칙에 입각하여 건강보험의 재정수입 대비 지출이 적정 수준을 유지함으로써 제도가 지속적으로 유지되어야 한다. 지속가능성을 위해 건강보험 재원은 양적으로 일정수준 확보되어 안정적인 동시에 미래의 수요변화에도 충분히 대응할 수 있어야 한다.[13]

4) 우리나라 건강보험의 역사

경제가 발전하고 소득수준이 향상됨에 따라 인간다운 삶에 대한 국민의 새로운 인식과 사회적 욕구는 계속 증대되기 마련이다. 우리나라는 1960~1970년대의 고도 경제성장 과정에서 야기된 소득분배의 악화와 국민생활에 대한 기본수요충족의 미흡은 국민상호간의 상대적 빈곤감을 더욱 고조시켰으며 결국 지속적인 경제사회발전을 저해하는 요인으로 대두되기에 이르렀다.

우리나라 건강보험제도의 역사는 1963년에 제정된 의료보험법과 함께 시작되었다. 의료보험법은 의료공제제도의 전통이나 제정 당시 국민들의 요청이나 어떤 계층의 압력에 의해 제정되었던 것은 아니다. 몇몇 엘리트에 의해 주창되

13 국민건강보험공단쇄신위원회 활동보고서, 실천적 건강복지 플랜, 2012, p.9.

고 초안이 마련되어 1963년 12월 16일 국가재건최고회의 마지막 날에 의료보험법이 제정되었다.

1989년 7월 1일부터 전 국민의료보험이 실시되어 거의 대부분의 국민이 건강보험과 의료급여에 의하여 의료보장을 받고 있다. 건강보험의 가입자는 직장가입자 및 지역가입자로 구분하며, 모든 사업장의 근로자 및 사용자와 공무원 및 교직원은 직장가입자가 되며, 직장가입자 및 그 피부양자를 제외한 농어촌 주민, 도시자영업자 등은 지역가입자가 된다.

우리나라 건강보험제도의 연혁을 요약해 보면 아래와 같다.

- ○ 1963년 12월　의료보험법 제정
  - 임의 보험제도의 채택
  - 300인 이상 상시근로자의 사업장별 적용
  - 보험료의 노사 쌍방부담
  - 당사자주의에 의한 건강보험조합 결성
  - 요양, 장제, 분만 등의 보험급여
  - 사무비 전액 및 보험급여비 일부의 국고보조
- ○ 1964년 6월　의료보험법 시행령 제정
- ○ 1965년　직장 임의조합 출발(건강보험조합의 효시)
- ○ 1970년 8월　의료보험법 개정(1차 : 미실시)
  - 조합 강제설립주의(피용자, 군인, 공무원, 일반자영자 대상)
- ○ 1976년 12월　의료보험법 개정(2차)
  - 500인 이상 사업장 당연적용(공무원, 교직원, 군인제외)
- ○ 1977년 1월　전국의료보험협의회 설립
- ○ 1977년 6월　의료보험수가 및 약가 제정고시
- ○ 1977년 7월　500인 이상 사업장근로자를 당연적용대상으로 직장건강보험 사업실시(486개 조합)
- ○ 1977년 11월　전국의료보험협의회 사단법인 인가
- ○ 1977년 12월　공무원 및 사립학교 교직원 의료보험법 제정
- ○ 1978년 8월　공무원 및 사립학교 교직원 의료보험관리공단 설립

○ 1979년 1월 공무원 및 사립학교 교직원 의료보험 적용

○ 1979년 4월 의료보험법 개정(3차) 요양기관 강제지정

○ 1979년 7월 300인 이상 사업장 의료보험 실시(26개 지구 공동조합 신설)
  - 진료비 심사지급업무 전국의료보험협의회에 일괄위탁

○ 1981년 1월 100인 이상 사업장 의료보험 실시

○ 1981년 4월 의료보험법 제4차 개정(직종, 지역조합 설립근거)

○ 1981년 7월 지역의료보험 1차 시범사업 실시(홍천, 옥구, 군위)

○ 1981년 12월 직종조합 발족(문화예술인, 이 · 미용)

○ 1981년 12월 의료보험법 개정(5차)
  - 의료보험조합연합회에 의료보험심사위원회 설치운영
  - 의료보험조합연합회에 조합간 공동사업 시행근거

○ 1982년 7월 지역의료보험 2차 시범사업 실시(강화, 보은, 목포)

○ 1982년 12월 16인 이상 사업장 당연적용 및 5인 이상 사업장 임의적용

○ 1983년 4월 16인 이상 사업장근로자 당연 적용

○ 1984년 5월 의약분업 시범사업 실시(목포)

○ 1984년 12월 한방의료보험 시범사업 실시(청주시, 청원군)

○ 1984년 12월 의료보험법 개정(6차)
  - 피부양자 인정범위 확대(장인 · 장모)
  - 동일상병 180일 급여기간을 연간 180일로 변경
  - 1종, 2종 의료보험을 직장, 지역, 직종의료보험으로 변경

○ 1985년 12월 표준보수월액 등급조정(53등급), 의원급 이하 외래진료비 본인부담정액제

○ 1987년 2월 한방의료보험 실시

○ 1987년 12월 의료보험법 개정(7차)
  - 피부양자 인정범위 확대(형제 · 자매, 직계비속의 배우자)
  - 임의계속피보험자제도 도입
  - 의료보험조합연합회를 의료보험연합회로 명칭변경
  - 보험재정안정기금 설치 의무화
  - 요양급여기간 제한에 대한 보완

○ 1988년 1월 농 · 어촌지역 의료보험실시

- ○ 1988년 7월　5인 이상 사업장근로자 당연적용
- ○ 1989년 7월　도시지역 자영자 의료보험 확대적용(전국민건강보험 실시)
- ○ 1989년 10월　약국의료보험 실시
- ○ 1991년 1월　보험제도간 재정조정 공동부담사업의 실시
- ○ 1994년 1월　의료보험법 개정(8차)
  - 직장의료보험 보험료율 변경(3~8% → 2~8%)
  - 65세 이상 요양급여기간 연장(연간 180일 → 210일)
  - 분만급여대상 모든 피부양자까지 확대
- ○ 1994년 8월
  - 직장피보험자 자격상실후 계속요양급여기간 연장(3개월 → 6개월)
  - 처방전에 의하지 않은 약국이용 본인부담률 인하(60% → 40%)
  - 고액보험급여비용 공동부담사업 부담금 상향조정(총보험료수입의 10% → 20%)
- ○ 1994년 12월　의료보험법 개정(9차)
- ○ 1995년 8월　의료보험법 개정(10차)
  - 1995년부터 요양급여기간 연장(연간 180일 → 210일)
  - 65세 이상, 등록장애인, 국가유공자 등에 대한 요양급여기간 제한 폐지
- ○ 1995년 12월
  - 본인부담금보상금 개정(같은 달이 아니더라도 30일 이내 본인부담금이 50만원 초과 시에도 지급)
  - 1996년부터 요양급여기간 연장(연간 210일 → 240일)
- ○ 1996년 1월　의료보험 급여범위 확대
  - 전산화단층촬영(CT) 급여실시
  - 1997년부터 요양급여기간 연장(연간 240일 → 270일)
- ○ 1997년 1월　장애인 보장구 의료보험적용(지체, 시각, 청각, 언어장애)
- ○ 1997년 12월　의료보험법 개정(11차)
  - 청문에 관한 조항 삭제
- ○ 1997년 12월　의료보험법 개정(12차)
  - 국민의료보험법 제정에 따른 조문정리

• 요양급여기간 연장(연간 270일 → 300일)

○ 1997년 12월 국민의료보험법 제정

○ 1998년 6월 의료보험법 개정(13차)

• 임의계속피보험자 적용기간 확대

○ 1998년 10월 국민건강보험관리공단 출범(지역조합과 공교공단의 1차 통합)

○ 1999년 2월 국민건강보험법 제정

○ 2000년 7월 국민건강보험 조직통합(2차 통합), 의약분업실시

○ 2003년 7월 국민건강보험 재정통합(3차 통합)

○ 2008년 7월 노인장기요양보험 실시

○ 2011년 1월 사회보험징수 통합 실시

○ 2019년 7월 외국인 및 재외국인 건강보험 지역가입 당연적용 실시

○ 2021년 3월 외국인 유학생 건강보험 당연적용 실시

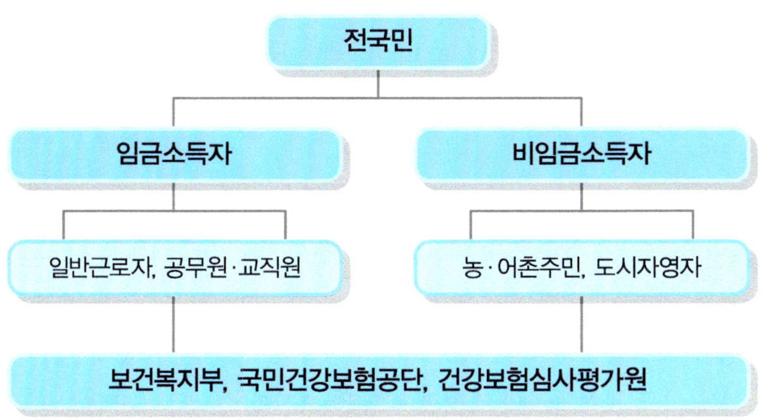

그림 3-1 국민건강보험 관리 · 운영 체계도

5) 건강보험 급여

보험사고는 보험급여의 원인이 되며 이 보험사고에 대하여 급여를 제공하는 것을 보험급여라 한다. 보험사고의 종류로는 질병, 부상, 폐질, 노령, 사망, 실

업 등 여러 가지가 있을 수 있으나 건강보험에 있어서는 질병, 부상, 분만, 사망 등 4종류의 사고에 대하여 보험급여를 하는 것이 일반적이다.

건강보험에 있어서 급여란 질병 · 부상 · 폐질 · 사망 · 출산 등의 사회적 위험으로 피보험자나 피부양자가 보건의료서비스 또는 수당의 지급을 필요로 하는 경우에 직면했을 때 공급되는 것을 말하며, 보험급여의 종류와 범위는 그 나라의 사회적 · 경제적 · 정치적 · 문화적 조건에 따라 다르다.

그 나라의 경제적 여건이 허락한다면 급여의 종류와 범위와 수준이 커질수록 좋을 것이다. 또한 국민도 최고의 의료서비스를 받고자 한다. 그러나 국가재정이 한정되어 있을 뿐만 아니라 의료분야의 가용자원도 제한적이기 때문에 급여에는 한계가 있을 수밖에 없다.

Bryant는 보건의료서비스 제공의 우선 순위로 첫째, 모든 사람에게 최소한의 보건의료서비스가 제공되어야 하며, 둘째, 그 이상의 자원은 욕구에 따라 분배되어야 하며, 마지막으로 보건의료자원이 분할 불가능하거나 필연적으로 불균등한 경우에는 최소수혜자에게 이익이 되는 분배가 이루어져야 한다고 하였다.[14]

생명의 문제를 다루고 있는 보건의료서비스에 있어서 급여의 최저수준(basic minimum care)이나 최고수준(maximum care)을 논한다는 것은 결코 바람직하지 못하다. 급여는 필요한 최적의료(optimum medical care)가 기준이 되어야 할 것이다.

보험급여는 정적이 아니다. 보험급여는 내외적 변화에 따라 계속해서 조정되어야 하는 역동적 가치이다. 보험급여가 역동성을 상실할 때에는 본래적 기능을 상실하게 된다. 보험급여의 역동성은 국민들의 주관적 조건의 변화에 대한 정확한 평가 능력을 요구하며 사회보험의 내외적 조건의 변화에 대한 꾸준한 관찰과 이에 따른 보험급여의 적정한 변동을 추진할 수 있는 능력이 요구된다.

(1) 급여의 성격

민간보험이든 사회보험이든 보험에 있어서 급여는 보험사업의 성패를 결정하는 중요한 요소이다. 급여는 보험재정과 직접적으로 연계가 되어 있고 보험 가입자 역시 급여에 대해 매우 민감한 반응을 보이기 때문이다.

사회보장제도는 소득보장과 의료보장이라는 2가지 축으로 구성되어 있다. 따

14 J. H. Bryant, Principles of justice as basis for conceptualizing a health care system, IJHS, 7(4), 1977, p.711.

라서 소득보장이 제도적으로 갖추어져 있고 충실히 시행되고 있다면 건강보험제도는 의료보장을 중심으로 전개하면 된다. 의료급여 즉 현물급여만 제공하면 된다. 그러나 소득보장제도가 충분히 발달되어 있지 못하면 장제비나 상병수당과 같은 제한적 성격을 지닌 소득보장도 고려하지 않으면 안 된다.

건강보험제도의 보험급여내용은 의료서비스를 중심으로 하는 요양급여 및 분만급여와 장제비, 상병수당 등과 같은 소득보장급여의 2가지로 구성되어 있다.

모든 사회보장제도와 마찬가지로 건강보험 역시 급여수준이 높을수록 또한 급여종류가 다양할수록 좋다. 그러나 급여수준이 높고 종류가 다양할수록 보험료부담은 가중되며 보험재정은 취약할 수밖에 없다. 급여수준을 향상시키기 위해서는 보험료를 인상하거나 국고부담률을 높여야 한다.

또한 보험재정을 생각하여 건강보험급여를 최저수준에 머물게 할 수도 없다. 의료는 그 특성상 상병의 증상 및 경중에 따라 적정수준의 개념이 도입되어야 한다. 따라서 건강보험급여는 다른 사회보장제도에서 흔히 사용되고 있는 최저보장제도와는 다른 특성을 지니고 있다.

급여수준이 적정하지 못하고 보험료부담이 사회적으로 가중되면 건강보험제도의 존립자체에 문제가 생긴다. 결국 건강보험급여는 많은 딜레마 속에서 사회적 공감대를 형성하는 범위 내에서 결정될 수밖에 없다. 건강보험이 사회보험이라 해서 수지상등의 원칙에서 완전히 벗어날 수는 없다.

(2) 급여의 범위와 한계

건강보험제도의 형태나 내용은 그 나라의 이념적, 사회경제적 상황에 따라 각기 상이하다. 건강보험의 급여란 피보험자와 그 부양가족이 질병, 부상, 분만, 사망과 같은 위험에 직면하였을 때 그들을 보호하고 건강으로의 회복을 위하여 보험자가 지급하는 각종 형태의 급여를 말한다.

급여의 수준이나 범위는 최대급여가 행해지는 것이 바람직하지만 급여의 기준은 그 나라의 사회적 특성에 따라 다르다. 즉 급여수준은 국가의 재정상태나 국민의 소득수준에 따른 보험료 부담능력과 상호 함수관계에 있다.

보험급여의 최대, 최적, 최저의 개념은 나라에 따라 상이할 수 있다. 국민최저(national minimum)의 개념은 자유주의와 보완적 복지모델에서, 국민최적(national optimum)의 개념은 민주사회주의와 제도적 복지모델에서, 국민최대(national maximum)의 개념은 마르크스주의와 규범적 복지모델에서 적용되고 있다.

우리나라의 지배적 이데올로기가 자유주의이고 사회정책의 성격이 보완적 모델의 범주에 있다면 건강보험 급여 역시 최저개념이 적용된다. 그러나 다양한 기준을 적용하는 것이 바람직하다. 현재는 최적, 최저의 급여기준이 혼합되어 있다고 본다. 의료비의 본인부담이 높을수록 건강보험의 이념적 성격과 급여기준은 자유방임적인 최소의 개념을 적용하는 것이 된다.

건강보험에서 급여의 범위와 수준은 보험재정에 결정적인 영향을 끼치기 때문에 매우 중요하다. 건강보험의 기본개념 및 철학, 국민 또는 국가의 의료에 대한 인식 및 국민의료비의 지불능력 및 의지 등을 고려하여 급여의 적정수준과 범위를 결정하여야 한다.

(3) 적정급여의 범위와 수준

일반적으로 보험가입자의 최대 관심은 보험료와 급여수준이다. 급여수준이 기대에 미치지 못하면 보험에 가입하지 않거나 탈퇴하게 된다. 민간보험은 본인이 받고자 원하는 급여수준에 따라 보험을 가입할 수 있으나 건강보험은 사회보험이기 때문에 강제적용을 받는다면 급여의 수준과 범위는 가입자의 선택밖에 있다.

가입자는 적은 부담으로 많은 혜택을 받고 싶어하고 보험자는 보험재정수지에 관심을 가지고 되도록 낮은 수준의 급여를 제공하려고 할 것이다. 급여를 더 많이 받기 위해서는 보험료가 상향조정되어야 하며 보험료를 더 많이 부담하지 않으려면 급여수준을 축소할 수밖에 없다.

인간의 생명과 직결되는 서비스이기 때문에 환자는 누구나 최고의 진료(Maximum Care)를 받고자 한다. 의료서비스의 경우 Basic Minimum Care나 Maximum Care란 있을 수 없다. 왜냐하면 의료보장이란 다른 사회보장제도와는 달리 보장의 효과를 정확히 계량화할 수 없을 뿐만 아니라 모든 질병을 치료하고 건강을 회복하는 것이 주목적이므로 필요한 최적의료(Optimum Medical Care)를 제공해야 하기 때문이다.

따라서 건강보험은 재원이 사회보험방식으로 조달되고 있고 사회적 균형을 유지하고 언제나 모든 국민에게 의료를 보장하기 위해서는 어느 정도의 한계를 두는 것은 필연적이다.

건강보험의 급여수준은 기본진료(basic minimum care)가 원칙으로 환자의 기능을 회복하는데 주안점을 두고 있다. 즉 건강보험의 급여는 통상적이며 합리적인 수준에서의 진료비(usual, customary, reasonable charge)를 벗어나서는 안 된다.

건강보험의 급여수준과 범위를 결정할 때 몇 가지 고려해야 할 사항은 다음과 같다.

첫째, 급여수준과 범위는 보험료 부담 수준과 능력을 일차적으로 고려해야 한다. 급여는 그 나라의 경제, 사회, 문화 등의 여러 여건에 의해 좌우된다. 보험료 부담 수준과 소득수준이 급여수준을 충분히 뒷받침해주지 못한다면 건강보험의 존립자체는 위협을 받을 수밖에 없다.

둘째, 의료전달체계를 합리적으로 활성화시키는 역할을 수행할 수 있도록 전개되어야 한다. 우리나라의 경우 의료전달체계가 존재하지만 유명무실한지 오래 되었다. 각각의 의료기관 수준에 맞는 진료가 이루어지도록 건강보험의 급여방법을 개선할 필요가 있다. 대형종합병원이나 대학병원으로 환자가 몰려 그 나름대로의 고유기능이 제대로 수행되지 못하고 있고 중소병원이나 동네의원은 존폐의 위기에 놓여있는 것이 현실이다.

셋째, 장기 재난적 성격을 띤 장기진료 또는 고액진료에 대해서는 정부가 별도의 방안을 마련해야 할 필요가 있다.

넷째, 가계지출적 성격을 지닌 의료비를 국민이 스스로 부담하게 한다. 이러한 의료비를 가계에서 부담하면 건강보험의 청구업무나 기타 건강보험의 관리상 업무의 복잡성을 줄이고 재정적으로 절감이 된다.

다섯째, 건강보험의 혜택을 받고 있다 할지라도 일부 국민은 보다 높은 수준의 의료서비스를 원한다. 국민계층간의 위화감을 조성한다는 비난이 있을 수 있겠지만 이들의 욕구를 충족시키기 위해서는 민간보험의 도입 등 보완적 제도가 필요하다.

급여범위는 비용과 효과의 문제를 고려하면서 건강을 유지 · 증진하는데 필요한 수준과 종류의 의료서비스여야 한다. 급여범위를 결정할 때 고려해야 할 사항으로 ① 재정자원의 이용가능성, ② 기존의 하부구조와 서비스의 질, ③ 보건의료서비스의 우선 순위 평가, ④ 급여대상자의 보건의료 이용률, ⑤ 비용분담의 형태와 수준, ⑥ 보건의료서비스의 비용, ⑦ 국민의 질병과 상해양상과 건강보험 가입자의 의료요구의 보장여부, ⑧ 보건의료급여 제공방법 등이다.[15]

(4) 급여의 종류

의료보장의 대상자에게 제공되는 제반의 혜택을 급여라고 할 수 있다. 급여에는 현물급여(benefits in kind)와 현금급여(benefits in cash)[16]의 형태로 구분할 수 있으며, 시행근거별로는 법정급여와 부가급여(임의급여) 등이 있다. 우리나라는 현물급여를 원칙으로 하되 현금급여를 병행하고 있다. 가입자 및 피부양자의 질병, 부상, 출산에 대한 요양급여와 건강검진은 현물급여이고, 요양비, 장애인 보장구 급여비 등은 현금급여에 속한다.

① 현물급여

민간보험이나 다른 사회보험의 급여는 현금급여(cash benefit)가 원칙이지만 건강보험의 경우는 현물급여(benefit in kind)가 주를 이루고 있다. 현물급여란 피보험자나 피부양자의 질병, 부상 또는 분만의 경우에 받는 보건의료서비스를 말한다.

건강보험에서 현물급여의 정당성과 타당성은 의료의 특성에 기인한다. 즉 보험사고인 질병과 상병의 종류, 정도, 치료, 소요기간, 치료비, 치료결과 등의 불확실성 때문이다. 현물급여를 함으로써 의료수준의 상승과 더불어 급여수준도 상승한다.

그러나 현물급여는 보험재정에 부정적인 영향을 준다. 필요 이상의 진료를 하지 못하도록 현물급여에 대한 규제를 하지 않는다면 보험재정은 적자에서 벗어나지 못할 것이다.

현물급여의 옹호자는 집합주의적 가치관을 가지고 있는 사람들이다. 이들은 현물급여는 현금급여보다 비용면에서 더욱 유리하다고 주장한다. 즉 서비스 생산에 있어서 규모의 경제, 서비스의 표준화, 대량생산, 정부에 의한 집중적인 분배 등이 가능하므로 현대 경쟁적 시장경제의 낭비적인 속성을 제거할 수

15 C. Normand and A. Weber, Social health insurance, 서울대학교 의과대학 의료관리학교실 옮김, 의료보장의 기초이론(서울 : 한울, 1996), pp.83~93.

16 N. Gilbert & H. Specht, Dimensions of social welfare policy(Englewood Cliffs : Prentice-Hall Inc., 1986), pp.82~87.

있다는 주장이다. 따라서 제도적으로 사회통제가 용이한 반면에 개인에게 선택의 여지가 없어서 서비스가 공적으로 통제되는 경직화의 경향을 띠고 있다.

또한 현물급여가 보다 효과적이라고 한다. 만약 수혜자들의 소득이 존재하지 않을 경우 현물급여는 중대한 문제에 봉착하게 될 것으로 생각된다. 따라서 현물급여의 전제는 수혜자의 소득이 어느 정도 존재해야 한다는 것이다.

그러나 현물급여의 반대자들은 현물급여는 개인에게 선택의 기회를 주지 못하고 또한 복지정책의 대상인 고객들은 표준화될 수 없으며, 시장의 속성인 경쟁을 더욱 조장함으로써 혁신을 유발시켜 비용을 감소할 수 있다고 강조하고 있다. 또한 급여의 종류가 현금급여일 때보다 현물급여의 경우 소비자의 선택권을 박탈하기 때문에 사회적 낙인감의 문제가 대두된다.

의료보장에서 현금급여보다 현물급여의 타당성이 인정되고 있는 것은 첫째, 보험사고의 특수성에 있다. 즉 보험사고인 질병과 상해의 예측불가능성이다. 우리는 질병과 상해의 종류, 정도, 치료, 기간, 의료비 등에 대해서 예측을 한다는 것은 불가능하다. 이러한 예측불가능성으로 인해 사전에 비용을 확정하여 두는 것은 불가능할 뿐만 아니라 실익이 없다고 본다.

둘째는 의료의 미발달과 보건의료 통계의 미비, 셋째는 현물급여에 의하면 의료수준이 상승함에 따라 급여의 수준도 같이 향상된다는 장점이 있기 때문이다. 마지막으로 피보험자가 현물급여방식이 더 편리하다고 생각하고 선호하고 있기 때문이다.[17]

② 현금급여

현금급여란 장제비, 분만비, 상병수당, 고액 진료비 보상금 등으로 지급되는 현금의 급여를 말한다. 현금급여를 주장하는 사람들은 개인주의적 가치관에 근거하고 있으며 현금주의는 개인의 선택의 자유와 소비자주권(consumer sovereignty)을 극대화시킬 수 있다고 주장한다. 일반적으로 소비자주권이 실현되기 위해서는 4가지의 조건이 존재하여야 한다.

첫째, 소비자의 수요가 재화와 서비스의 생산과 공급을 결정해야 한다.

둘째, 소비자는 제품과 서비스의 질, 효용, 안전도를 평가하는데 필요한 정보를 가지고 있어야 한다.

---

17 신수식, 사회보장론(서울 : 박영사, 1992), pp.157~158.

셋째, 소비자는 최소의 비용으로 최대의 효용을 가져다주는 제품과 서비스를 선택해야만 한다.

넷째, 소비자와 공급자는 시장에 자유롭게 접근할 수 있어야 한다.[18] 이러한 조건은 보건의료부문에 있어서는 상당한 제약이 뒤따르고 현실적으로 불가능한 것도 있으므로 보건의료부문에서 소비자주권은 다른 부문에 비해 제약점이 많다.

또한 현금급여를 선호하고 있는 자유주의 경제학자들은 현물보다는 현금에 의해 만족과 행복의 최고점, 즉 복지의 극대화(welfare maximization)를 이룰 수 있다고 한다.

현금지급의 전제조건은 첫째, 소비자는 합리적이며 또한 무엇이 자기에게 가장 이익이 되는가를 정확히 판단할 수 있다는 것이고,

둘째, 소비자가 자신의 행복을 극대화하기 위해 선택한 것은 공동의 복지를 증진시키는 것이며, 이러한 관점에서 개인의 만족이 그 개인이 속해 있는 집단의 복지를 손상시키는 것이 아니라는 것이다. 따라서 국가복지정책은 집단의 선호에 따르기보다는 개인 수혜자를 우선적으로 위해서 수립되어야 한다.

셋째, 소비자는 받은 현금을 선의의 의지에 기초하여 합리적으로 소비한다는 것이다.

현금급여의 최대의 약점은 타목적에로의 남용의 제한, 즉 사회적 통제(social control)가 어렵다는 점이다.

현물급여와 현금급여의 문제는 개인적인 권리와 사회적 통제간의 잠재적 갈등이라기 보다는 정부의 책임체제를 지지하는 통합된 부분으로서 개인의 선택 기회를 극대화하는데 있다. 따라서 현물 · 현금급여의 균형을 달성하기 위해서는 소비자주권과 사회통제간의 상호보완을 고려해야 한다.[19]

(5) 우리나라의 건강보험급여

보험급여의 수준은 피보험자의 보험료 부담능력, 보험재정 상태 등을 감안하여 보험료 부담수준과 균형을 이루는 수준에서 결정되어야 할 것이다. 건강보험의 급여형태는 의료비의 상환제도인 현금급여와 의료 그 자체를 보장하는 현

18 P. A. Hamilton, Health care consumerism(St. Louis : The C.V. Mosby Company, 1982), pp.15~22.

19 N. Gilbert & H. Specht, op. cit., pp.81~102.

물급여 두가지 형태가 있으며, 우리나라는 현물급여를 원칙으로 하고 있다.

보험급여의 종류는 가입자 및 피부양자의 질병, 부상 등의 보험사고에 대하여 급여하는 요양급여, 요양비, 분만급여, 분만비, 장제비, 본인부담액보상금, 장애인보장구 구입비 보상금 등이 있다.

가입자 또는 피부양자가 요양급여나 분만급여를 받는 때에는 그 진료비용의 일부를 본인이 부담하여야 하며, 입원의 경우 진료비총액의 20%를 외래의 경우 요양기관 종별에 따라 30~60%를 차등 적용한다.

본인일부부담금 산정특례에 따라 암, 심장 · 뇌혈관질환자 및 중증화상 · 외상환자의 경우 입원 및 외래 5%, 희귀난치성질환자의 경우 입원 및 외래 10%를 부담하고 있다.

① 요양급여

가입자 및 피부양자의 질병 · 부상 · 출산 등에 대하여 실시하는 요양급여에는 진찰 · 검사, 약제 · 치료재료의 지급, 처치 · 수술 및 그 밖의 치료, 예방 · 재활, 입원, 간호, 이송 등이 있다.

② 분만급여

분만급여는 가입자나 피부양자가 요양기관에서 분만을 한 때에 행하는 현물급여를 말한다. 즉 가입자 또는 피부양자가 요양기관에서 출산하게 되면 요양급여와 동일한 방법으로 분만급여를 받게 된다. 분만은 정상분만뿐만 아니라 난산과 유산, 제왕절개수술 등과 같은 이상분만, 사산의 경우도 급여대상이 된다.

③ 요양비

공단은 가입자 또는 피부양자가 보건복지부령이 정하는 긴급 기타 부득이한 사유로 인하여 요양기관과 유사한 기능을 수행하는 기관으로서 보건복지부령이 정하는 기관에서 질병 · 부상 · 출산 등에 대하여 요양을 받거나 요양기관 외의 장소에서 출산을 한 때에는 그 요양급여에 상당하는 금액을 보건복지부령이 정하는 바에 의하여 그 가입자 또는 피부양자에게 요양비로 지급한다.

가입자나 피부양자는 보험자가 지정한 요양취급기관에서 치료를 받는 것이

원칙이다. 그러나 요양취급기관으로 지정되지 않은 의료기관에서 치료를 받을 수밖에 없는 경우가 생길 수도 있는데 이럴 경우 수진자는 금전적 손해를 입게 된다.

현물급여원칙인 요양의 급여를 행하지 못한 경우 이를 보상하여 주는 방법으로 현금급여인 요양비를 지급하는 것이다. 따라서 요양비의 지급은 요양급여의 보완적 역할을 하는 것으로서 가입자나 피부양자에게 현물급여와 현금급여와의 선택의 자유를 주는 것이 아니고 긴급하거나 부득이한 사유로 요양취급기관 이외의 요양기관이나 약국에서 치료나 약제의 투여를 받았을 때 보험자가 그 필요성을 인정할 때에 한하여 지급하게 되는 후불제이다.

④ 출산비

요양취급기관 이외의 장소에서 분만하였을 경우 일정액을 출산비로 지급하고 있다. 즉 분만의 사실이 있으면 어디서 분만을 하였던 간에 분만급여를 받지 못하였을 경우에는 출산비를 지급한다.

일반적으로 분만은 임신 4개월 이상의 경우를 말한다. 따라서 임신 4개월 이상의 경우에는 사산을 하였다 하더라도 요양취급기관에서 사산에 대한 요양급여를 받지 못하였으면 그 사실을 증명할 수 있는 서류를 첨부하면 출산비를 지급받을 수 있다.

⑤ 건강검진

공단은 가입자 및 피부양자에 대하여 질병의 조기발견과 그에 따른 요양급여를 하기 위하여 건강검진을 실시한다. 건강진단이 질병의 조기발견에만 있는 것이 아니고 조기치료에도 그 목적이 있는 만큼 유병환자에 대한 치료여부, 병의 진전 상황 등을 추적하여 적절한 조치를 취할 수 있도록 개인별 병력관리를 해야 한다.

질병의 조기발견과 그에 따른 보험급여를 하기 위하여 2년마다 1회 이상 실시하되, 사무직에 종사하지 않는 직장가입자에 대해서는 1년에 1회 건강검진을 실시하고 있다. 일반건강검진 대상자는 직장가입자, 세대주인 지역가입자, 20세 이상인 지역가입자 및 20세 이상인 피부양자이다(국민건강보험법 시행령 제25조).

⑥ 본인부담상한제

보험이 적용되는 진료비 중 1년간 본인이 내는 부담금(비급여 제외)이 본인부담상한액 기준을 초과한 경우 초과금액을 가입자에게 환급해 주는 제도가 본인부담상한제이다. 본인부담상한제는 과중한 진료비 부담을 덜어줌으로써 가계파탄을 미리 방지하고 건강보험의 보장성을 강화하기 위해 2004년에 도입되었다. 2016년부터는 통계청에서 발표한 전국소비자물가지수변동률을 적용하여 경제환경 변화에 따라 상한액이 연동되고 있다.

> **재난적 의료비**
>
> 재난적 의료비(catastrophic health expenditure)는 빈곤의 원인으로 작용하고 있다. 가구의 총소득(가처분소득) 중 10% 이상을 보건의료비로 지출할 경우 빈곤으로 전락할 확률은 18.8%로 재난적 의료비가 발생하지 않는 가구 5.7% 보다 3배 이상이 높다[출처: 신영전, 미충족 의료서비스 현황과 정책과제, 의료정책포럼, 2014, 12(4), p.75].

본인부담액(비급여 제외)이 연간 상한액을 초과하는 경우 초과 비용을 국민건강보험공단이 부담하는데 2019년 기준 상한액이 작년도 보험료 부과 수준에 따라 7단계(81만 원/101만 원/122만 원/280만 원/350만 원/430만 원/580만 원)로 구분하여 지급되고 있다.

⑦ 비급여

비급여는 합목적적이지는 않지만 현실에 비추어 급여를 하지 아니한 것이다. 즉 사회 심리적 측면을 고려하지 않고 신체적 측면만 고려하여 일상생활에 지장이 없거나 미용을 목적으로 하는 의료와 안경 · 보장구에 대헤 급여를 하지 아니한 것을 의미한다.

불급여는 사회보장의 최소한의 보장정신에 비추어 급여가 제공되어서는 곤란한 특실료, 특진료 등에 대해 급여를 하지 아니한 것을 말한다.

비급여 대상 중 일부는 급여대상이 될 수도 있다. 예컨대 안면의 기다린 흉터와 같이 수치감이나 공포감으로 인하여 대인관계에 현저한 장애를 초래한다면 이는 보험급여 대상이 되어야 한다. 건강의 개념은 단지 신체적 측면을 고려할 것이 아니라 사회 심리적 측변까지도 고려해야 하기 때문이다.

그러나 불급여 대상을 급여대상화할 경우 특별제도를 지향하게 되어 자원배분이 비효율적으로 되고 사회적 이중구조가 형성될 가능성이 높기 때문에 계속 불급여 대상으로 존재해야 한다.

요양급여를 함에 있어 질병 · 부상의 치료목적이 아니거나, 업무 또는 일상

생활에 지장이 없는 질환, 기타 요양급여의 원리에 부합되지 아니한 것들은 보험급여대상에서 제외하고 있다.

⑧ 급여의 제한

보험료에 대한 반대급부로서 보험사고에 대해 급여를 받는 것은 피보험자의 당연한 권리이다. 그러나 보험질서를 문란하게 하거나 고의적으로 보험사고를 발생하게 하는 경우는 사회적으로 용납되지 못한다. 보험의 기본전제를 흔들리게 한 경우에는 보험의 정상적인 운영과 보험자의 이익을 위하여 급여를 전부 또는 일부를 제한한다.

피보험자의 비난 가능한 행위는 일반적으로 3가지가 있다.

첫째, 피보험자가 최소한의 기본적 의무인 보험료 납부의무를 이행하지 않는 경우이다.

둘째, 보험자 혹은 건강보험급여 전달기관, 즉 요양취급기관의 치료행위가 효율성을 가질 수 있기 위해서 필요한 지시에 따를 피보험자의 협조의무를 성실히 이행하지 않는 경우이다.

셋째, 피보험자가 사회적 위험을 스스로 방지할 의무를 게을리 하거나, 혹은 더 나아가서 스스로 사회적 위험을 야기하는 경우이다. 즉 질병의 발생에 피보험자의 자기책임이 인정되는 경우이다.

보험급여를 받을 자가 자신의 범죄행위에 기인하거나 또는 고의로 사고를 발생시킨 것일 때에는 건강보험급여를 하지 아니한다. 즉 질병 또는 부상이 보험급여를 받을 자의 범죄행위에 기인하거나, 혹은 보험급여를 받을 자가 고의로 사고를 발생시켜, 그것을 원인으로 하여 질병 또는 부상이 발생했을 때에는 보험급여를 지급하지 않는다. 결국 질병이 수급권자 자신에게 책임있는 사유로 발생한 때에는 건강보험급여를 제공하지 않는 것이 원칙이다.

국민건강보험공단은 보험급여를 받을 수 있는 자가 다음에 해당하는 때에는 보험급여를 하지 않고 있다(국민건강보험법 제53조).

- 고의 또는 중대한 과실로 인한 범죄행위에 그 원인이 있거나 고의로 사고를 일으킨 경우
- 고의 또는 중대한 과실로 공단이나 요양기관의 요양에 관한 지시에 따르지 아니한 경우

- 고의 또는 중대한 과실로 문서와 그 밖의 물건의 제출을 거부하거나 질문 또는 진단을 기피한 경우
- 업무 또는 공무로 생긴 질병 · 부상 · 재해로 다른 법령에 따른 보험급여나 보상(報償) 또는 보상(補償)을 받게 되는 경우
- 보험급여를 받을 수 있는 사람이 다른 법령에 따라 국가 또는 지방자치단체로부터 보험급여에 상당하는 급여를 받거나 보험급여에 상당하는 비용을 지급 받게 되는 때에는 그 한도 내에서 보험급여를 실시하지 아니한다.
- 가입자가 1개월 이상 보험료를 체납한 경우 그 체납한 보험료를 완납할 때까지 그 가입자 및 피부양자에 대하여 보험급여를 실시하지 아니할 수 있다.

> **▶ 음주운전과 보험급여**
>
> A씨는 음주운전으로 교통사고를 낸 후 4,800여만원의 건강보험급여를 받았으나 국민건강보험공단은 음주운전을 이유로 A씨가 받은 돈을 모두 부당이득으로 환수하였다. 2017년 1월 28일 울산지법 제1행정부는 국민건강보험법에 고의 또는 중대한 과실로 인한 범죄행위에 그 원인이 있거나 고의로 사고를 일으킨 경우 보험급여를 제한토록 규정하고 있는 바, "범죄행위에는 음주운전도 포함되므로 보험급여 환수는 적법하다"고 설명하고 A씨가 제기한 '부당이득금 환수고지 처분 취소 청구'의 소송을 기각하였다.

⑨ 급여의 정지

보험급여를 받을 수 있는 사람이 ① 국외 체류하는 경우, ② 현역병, 전환복무된 사람 및 군간부후보생, ③ 교도소, 그 밖에 이에 준하는 시설에 수용되어 있는 경우에는 그 기간에는 보험급여를 하지 아니한다(국민건강보험법 제54조).

국외에 체류하여 외국 의료기관을 이용할 수밖에 없는데 이 때에는 외국 의료기관의 비용 산정에 국내의 기준을 적용하기가 곤란하여 급여를 정지하고 있으나 해외여행과 근무가 이제는 보편화되어 있고 세계화시대에 이에 대한 대비책이 마련되어야 한다.

⑩ 부당이득의 징수

국민건강보험법에 의하면 국민건강보험공단은 속임수나 그 밖의 부당한 방법으로 보험급여를 받은 사람 · 준요양기관 및 보조기기 판매업자나 보험급여 비용을 받은 요양기관에 대하여 그 보험급여나 보험급여 비용에 상당하는 금액의 전부 또는 일부를 징수한다. 또한 속임수나 그 밖의 부당한 방법으로 보험급여 비용을 받은 요양기관의 경우에는 해당 요양기관을 개설한 자에게 그

요양기관과 연대하여 징수금을 납부하게 할 수 있다.

사용자나 가입자의 거짓 보고나 거짓 증명(건강보험증이나 신분증명서를 양도 · 대여하여 다른 사람이 보험급여를 받게 하는 것을 포함), 요양기관의 거짓 진단 또는 준요양기관이나 보조기기를 판매한 자의 속임수 및 그 밖의 부당한 방법으로 보험급여가 실시된 경우, 속임수나 그 밖의 부당한 방법으로 보험급여를 받은 사람과 같은 세대에 속한 가입자(속임수나 그 밖의 부당한 방법으로 보험급여를 받은 사람이 피부양자인 경우에는 그 직장가입자)에게 속임수나 그 밖의 부당한 방법으로 보험급여를 받은 사람과 연대하여 징수금을 내게 할 수 있다(국민건강보험법 제57조).

⑪ 보험급여비용의 구상권

보험이론에는 보험대위의 원리라는 것이 있다. 대위의 원리(principle of subrogation)란 구상권과 같은 개념으로 피보험자가 제3자의 원인 행위에 의해 손해를 입은 경우 보험자가 손실을 보상해준 다음 피보험자가 갖고 있던 제3자에 대한 손해배상청구권을 말한다.

대위원리의 목적은 첫째, 피보험자가 동일한 손실에 대해 보험자와 제3자 양자로부터 이중으로 보상받는 것을 방지하는데 있다. 보험에서는 이중으로 보상을 받는 것은 원칙에 벗어난다.

둘째, 손실에 대한 원인 행위를 제공한 제3자에게 손실에 대한 책임을 묻는다.

셋째, 대위권을 행사함으로써 보험료가 인하될 수 있다.

보험자는 제3자(피해자인 수급권자에게 불법행위 등으로 인한 손해배상책임을 지는 자)의 행위에 의하여 상해를 입고 보험급여를 받았을 경우에는 그 급여에 소요된 비용의 한도 내에서 당해 보험급여를 받은 자의 제3자에 대한 구상권을 취득한다. 이는 보험자가 부담하지 않아도 될 비용을 제3자 행위에 의하여 부담하게 된 것이므로 보험사고의 원인책임자인 제3자로부터 그 부담분을 사후적으로 보전하려는 취지이다.

⑫ 포괄간호서비스

가족이 병원에 입원하게 되면 우리나라의 경우 병간호는 대부분 가족이나 간병인이 하게 된다. 이처럼 가족이 직접 간병을 하거나 간병인을 고용할 경우 일상이나 직장생활이 곤란하게 되며 경제적 부담 역시 무시할 수 없다. 노인인구와 만성질환자의 증가, 핵가족화는 간병서비스를 개인적인 문제로 국한하기에는 문제가 많다. 이에 정부는 2013년에 보호자 없는 병원인 "포괄간호서비스병원"시범사업을 실시하였으며, 2015년부터 건강보험이 적용되었으며 포괄간호서비스가 "간호 · 간병통합서비스"로 명칭이 변경되었다.

2020년 말 기준으로 총 573개 기관, 57,321개 병상으로 간호 · 간병 통합서비스가 확대되어 운영되고 있다.

포괄간호서비스제도에서 간호사는 입원 병상의 전문 간호서비스를 24시간 전담하고 간호조무사는 간호사와 함께 보조 역할을 수행해야 하기 때문에 간호인력이 충분히 확보되어야 하며, 포괄간호 원가분석에 근거한 수가책정이 이루어질 때 양질의 서비스가 담보될 수 있다.

배보다 배꼽이 큰 간병비

"뇌졸중 환자 장모(82 · 서울 동작구)씨는 재활병원을 옮겨 다니며 치료를 받아왔다. 가족이 간병하기 힘들어 간병인을 썼다. 일요일은 가족이 맡았다. 하루 간병비는 7만5000원. 마비가 심하고 몸집이 크다는 이유로 한 달에 5만원을 더 냈다. 지난 1년간 간병비로 2600만원이 나갔다. 진료비(약 2000만원)보다 많다. … 중증 환자는 간병인 구하기도 쉽지 않다. 폐암 환자 이모(62 · 서울 강서구)씨는 간병인 파견업체 세 곳을 수소문했지만 간병인을 못 구해 한동안 애를 태웠다. 말기환자라서 손이 많이 간다는 이유에서다. 어렵게 간병인을 구했지만 비용(월 200만원)이 만만찮다. 진료비(100만원)의 두 배다."(출처 : 중앙일보, 2013년 3월 20일자 전문인용)

2 의료급여

오늘날처럼 발달된 의료제도에서 의료의 혜택을 적절하게 받지 못하는 사람은 그 이유가 의료자원의 부족에 있는 것이 아니라 소득수준이 낮아서 의료비를 부담할 능력이 없기 때문이다. 이처럼 보험료 부담 능력이 없는 자에게 국가는 의료비를 공적으로 부담할 수밖에 없다.

우리나라 의료급여의 효시는 1961년에 제정된 생활보호법을 근거로 저소득자, 무능력자 및 무의 · 무탁자 등과 같은 취약계층에 대해 무료진료 형태의 진료사업을 실시한 것으로 볼 수 있는데, 그 수혜대상이 무능력자로 한정되었고 진료 제공기관도 보건소 및 국 · 공립의료기관 등 일부 진료기관에 국한되는 등 의료사업적 성격을 지니고 태동되었다.

이와 같은 상태를 거쳐오다가 실질적인 사회보장제도의 하나로 발전하게 된 계기는 1970년대 중반에 들어 그간의 경제성장위주의 정책으로 빈부의 격차가 심화되고 계층간 의료수혜의 불평등이 사회적 갈등으로 표출됨에 따라 저소득층에 대한 의료보장 문제가 사회적 쟁점으로 부각됨에 따른 것이라 할 수 있다.

이러한 의료급여제도는 건강보험과 함께 의료보장의 2대 지주로서 주로 생활무능력자 및 일정수준 이하에 있는 저소득층을 대상으로 하여 그들이 스스로 의료문제를 해결할 수 없는 경우에 국가재정으로 의료를 제공하는 공적부조제도의 한 방법이다. 취약인구계층에 대해 1961년에 제정된 생활보호법에 따라 1976년까지 무료진료 형태의 의료사업을 실시해 오다 1977년 1월부터 의료급여사업이 본격적으로 실시되어 오늘에 이르고 있다. 의료급여제도는 헌법 및 사회보장기본법상 생활유지능력이 없거나 생활이 어려운 국민의 최저생활을 보장하고 자립을 보장하는 제도인 공공부조제도를 의료보장분야에서 구체적으로 실현한 것으로, 주요 연혁을 살펴보면 다음과 같다.

- 1961년 12월 생활보호법 제정
- 1969년 11월 생활보호법시행령 제정
- 1977년 1월 의료보호 확대방안 제시(의료보호에 관한 규칙 제정)
- 1977년 12월 의료보호에 관한 독자법 제정(의료보호법)
- 1979년 1월 의료보호법에 의한 의료보호 실시
- 1984년 1월 3종 의료보호를 2종으로 통합
- 1986년 1월 의료부조 실시
- 1994년 1월 의료부조 폐지 2종에 통합, 2종 외래본인금 적용
- 1996년 컴퓨터단층촬영, 백납, 체외충격술을 급여에 포함
- 1997년 1월 진료기관의 종별가산율 적용(의원 3%, 병원 5%, 종합 7%, 3차 10%)
  타진료지역 진료승인제 폐지, 등록장애인의 보장구 급여(지팡이, 저시력보조기, 보청기 등) 실시, 사립정신병원 수가 신설
- 1998년 장애인보장구 급여범위 확대 및 절차 간소화(지팡이, 목발, 흰지팡이)
  분만시 입원기간제한 철폐 및 분만비 지급기준 건강보험과 통일
  종별가산율 확대(의원 5%, 병원 7%, 종합 11%, 3차 15%)

○ 1998년 9월 진료지구 폐지
○ 1999년 7월 진료기관 지정제 폐지 및 지정취소처분 → 업무정지처분으로 완화
○ 2000년 12월 종별가산율 확대(의원 11%, 병원 15%, 종합 18%, 3차 22%)
○ 2001년 5월 의료보호법 → 의료급여법으로 제명 변경 등 전면개정(2001. 10. 1 시행)
○ 2001년 10월 진료비 지급업무를 시 · 군 · 구에서 건강보험공단으로 위탁
○ 2002년 1월 급여일수를 365일로 정하되, 정신질환 등 11개 질환군에 대해 30일 추가
○ 2002년 3월 1종 수급권자 식비 중 일부를 본인부담

의료급여수급권자 중 국민기초생활보장법에 의한 수급자는 1종 및 2종 수급권자로 구분한다. 그 중 1종 수급권자는 국민기초생활보장법에 의한 수급자 중 근로능력이 없는 자로만 구성된 세대의 구성원이며, 국민기초생활보장법 이외

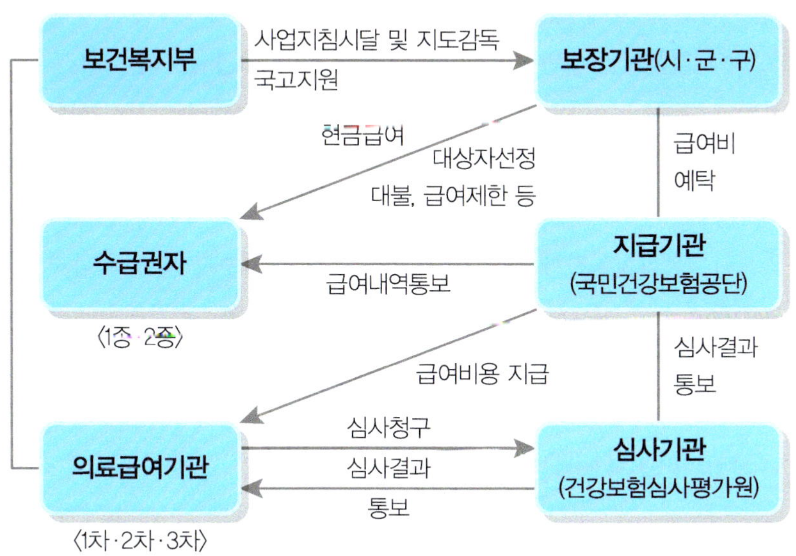

그림 3-2 의료급여제도의 기본구조

자료 : 보건복지부, 2015 보건복지백서, 2016, p.92.

의 타 법에 의한 수급권자로는 ① 이재민, ② 의상자 및 의사자의 유족, ③ 국내 입양된 18세 미만 아동, ④ 국가유공자 및 그 유족 · 가족, ⑤ 국가무형문화재 보유자 및 그 가족, ⑥ 새터민(북한이탈주민)과 그 가족, ⑦ 5 · 18 민주화운동 관련자 및 그 유족 · 가족, ⑧ 노숙인 등, ⑨ 행려환자 등이다. 2종은 국민기초생활보장법에 의한 수급자 중 근로능력이 있는 자를 포함한 세대의 구성원이다. 의료급여 수급권자는 제1차 의료급여기관 → 제2차 의료급여기관 → 제3차 의료급여기관에서 단계적으로 진료를 받을 수 있다.

의료급여 업무의 운영체계는 의료급여 사업기관인 보건복지부(의료급여 주요 정책 개발 · 결정 및 의료급여사업의 총괄적인 조정과 지도 감독)와 지방자치단체(의료급여기금 관리 · 운영 및 보장기관에 대한 지도 감독, 수급권자의 자격 선정과 관리), 건강보험공단(진료비 지급업무, 수급권자 자격 및 개인별 급여내역의 전산 관리), 건강보험심사평가원(진료비 심사 및 급여 적정성 평가)으로 구성되어 있다.

의료급여수급권자 중 국가유공자는 국가보훈처장, 중요무형문화재는 문화재청장의 신청에 대해 시장 · 군수 · 구청장이 소득 등을 조사하여 보건복지부장관이 정한 기준에 적합한 자에 대하여 1종 수급권자로 매년 책정한다.[20]

의료급여제도 운영에 있어서 문제점은 대상자 선정 및 범위의 객관성 미확보, 만성적 체불의 상존, 만성적 재정불안, 수급자 및 공급자의 도덕적 해이 등이 지적된다. 의료급여사업은 국가재정으로 시행하는 사업이므로, 현행 의료급여 수가기준은 건강보험수가와는 별도로 고시하여 적용하고 있다.

1990년부터는 의료급여수가를 건강보험의 행위별수가체계와 동일하게 운영하고 있으나, 정신질환자에 대한 진료수가, 혈액투석수가 및 사회복지법인 운영 의료기관에 대한 수가는 정액수가로 별도 운영하고, 건강보험에서 비급여 항목인 식대와 영안실 안치료를 별도로 지급하고 있다.

3 산업재해보상보험

산업재해를 개인주의적인 책임이론에 근거한 과실책임주의와 과실상계주의가 팽배한 1880년 이전에는 근로자들이 제대로 보상과 치료를 받지 못하였다. 그러

20 보건복지부, 2019 보건복지백서, 2020, pp. 29~32.

나 그 후 많은 나라가 무과실책임주의를 채택함으로써 근로자의 보호는 내실을 기하게 되었다.

산재보험의 업무상 재해에 관한 보험급여는 그 재해가 근로 관계에서 발생되는 것을 전제로 한다. 즉, 업무수행성과 업무기인성의 요인이 요구된다. 산재보험에 의한 요양급여는 업무상의 상병을 치료하여 직장에 복귀시키는 이른바 원상회복을 목적으로 한다.

장기요양이나 상병치료 후에 장애가 남아 있어 노동능력이 저하된 경우에 해고 또는 불이익을 받아서는 안 된다. 또한 산재보험에 의한 의료보장은 요양에 필요한 비용 및 치료행위, 재활이 모두 보상되어야 한다.

> **업무상의 재해**
>
> 산업재해보상보험법(제5조)에 의하면 업무상의 재해를 "업무상의 사유에 따른 근로자의 부상 · 질병 · 장해 또는 사망"으로 규정함으로써 업무수행성과 업무기인성을 명문화하고 있다. 산업재해보상보험법 시행령(제27조)에 의하면 근로계약에 따른 업무수행 행위, 업무수행 과정에서 하는 용변 등 생리적 필요 행위, 업무를 준비하거나 마무리하는 행위, 그 밖에 업무에 따르는 필요적 부수행위, 천재지변 · 화재 등 사업장 내에 발생한 돌발적인 사고에 따른 긴급피난 · 구조행위 등 사회통념상 예견되는 행위 등을 하던 중에 발생한 사고는 업무상 사고로 본다. 또한 근로자가 사업주의 지시를 받아 사업장 밖에서 업무를 수행하던 중에 발생한 사고는 업무상 사고로 보지만 사업주의 구체적인 지시를 위반한 행위, 근로자의 사적(私的) 행위 또는 정상적인 출장 경로를 벗어났을 때 발생한 사고는 업무상 사고로 보지 않는다. 업무의 성질상 업무수행 장소가 정해져 있지 않은 근로자가 최초로 업무수행 장소에 도착하여 업무를 시작한 때부터 최후로 업무를 완수한 후 퇴근하기 전까지 업무와 관련하여 발생한 사고는 업무상 사고로 본다.

4 기타 보건의료서비스

의료보장의 일환으로 현재 사회적 취약계층이나 특정 질환에 대한 보건의료서비스가 다양하게 제공되고 있다. 모자보건, 노인보건, 학교보건 등이나 성병, 결핵, 전염병, 정신병 등에 대한 보건의료서비스는 국가적 차원에서 이루어지고 있다.

제4절 보건의료 전달체계

1 전달체계의 개념

소비자와 공급자간에는 서비스의 수수가 행하여지는 장소와 그러한 수요와 공급이 대응하는 일정한 지리적 범위에 대해서 물리적 시장이 존재한다.

이러한 시장에서 소비자가 보건의료서비스를 이용하는 데는 물론 경제적인 장벽이 가장 큰 요인으로 작용하고 있지만 이에 못지않게 중요한 것은 시간적 · 거리적 · 조직적 장벽을 효율적으로 제거하는 것이다. 후자의 장벽을 제거하기 위해서는 합리적인 전달체계가 전제되어야 한다.

전달체계란 가용자원을 최대한 활용하여 양질의 급여를 건강보험 대상자들에게 민주적이면서도 효율적으로 전달해주는 통로를 의미한다. 즉 보건의료서비스 제공자간 또는 제공자와 소비자간의 조직적이고 공간적인 배열을 의미한다.

이러한 의료전달체계에는 두 가지의 의미가 함축되어 있다고 볼 수 있다.

첫째는 의료가 필요로 하는 모든 사람에게 의료가 제공되어야 한다는 필연성과 당위성이고,

둘째는 한 국가나 사회의 의료자원은 한정되어 있으므로 의료를 필요로 하는 모든 사람에게 이를 제공하기 위해서는 조직적이고 체계적인 접근을 통하여 최소한의 투자로 최대한의 효과를 기대하는 효율성의 경제원칙이다.[21]

따라서 의료전달체계의 합의된 목적은 모든 국민에게 동등한 수준의 의료를 동등한 접근도를 유지하면서 제공하는 것이며, 이를 달성하기 위한 목표로는 ① 의료이용의 편의 제공과 의료자원의 효율성 도모, ② 지역간 의료기관간의 균형적인 발전, ③ 국민의료비 억제 및 의료보장의 재정안정 도모에 있다.

건강보험정책이 추구하는 가치나 목표의 성취가 전달체계에 따라 달라질 수 있다. 정책의 내용이 바람직하다 하더라도 전달체계가 적절하지 못하다면 그 정책이 추구하는 목표는 달성되기 어렵다.

2 전달체계의 필요성

의료전달체계란 국민 모두에게 동등한 수준의 의료를 동등한 접근도를 유지하면서 의료를 체계적으로 의료 수요자에게 제공하기 위하여 병원과 의원의 배치, 기능과 상호관계 등의 의료제공체계를 말한다.

따라서 의료전달체계는 병원과 의원의 배치, 기능과 그들간의 상호관계를 중심으로 한 의료의 공급체계로서 제한된 의료자원을 가장 효율적으로 모든 국민에게 활용하여 국민의 건강증진을 도모하는 데 의의가 있다. 즉 의료전달체계는 의료자원의 효율적인 이용과 지역 및 의료기관의 균형적 발전을 도모하고 종합병원에 대한 환자 집중현상을 방지함으로써 국민의료비 증가 억제와 보험

21 양재모, 공중보건학강의(서울 : 수문사, 1988), pp.402~403.

재정 안정화를 목적으로 한다. 의료전달체계의 효과적 운영은 의료자원의 효율적 이용뿐만 아니라 최근 급등하고 있는 의료비의 증가 억제, 의료이용의 편의성, 의료의 균형적 발전 등 여러 가지 효과를 기대할 수 있다.

의료기관이 기능과 역할을 효과적, 효율적으로 수행하기 위해서는 의료기관의 수준에 알맞은 인력, 시설, 장비 등에 대한 적정한 투자가 선행되어야 한다. 필요 이상으로 투자되면 국가적으로 낭비이며 의료비 상승을 부채질하는 중요한 요인으로 작용한다.

의료기관별로 투자규모도 다르고 진료능력도 다르다. 또 진료되는 환자의 구성(Case Mix)도 다르며 관리능력이나 자본구성에도 차이가 있을 수밖에 없다.

따라서 결국 의료기관은 나름대로 진료수준과 기능 · 역할을 설정하고 이에 적절한 인적 · 물적 투자를 해야 하며 국가의 보건의료정책도 이러한 방향으로 나아가야 한다.

의료전달체계는 ① 지역주민의 보건의료문제 해결 수준, ② 배분자원의 주민 충족 수준, ③ 의료서비스의 효율성 등에 의해 평가된다.

의료전달체계의 목적은 가용자원을 최대한 활용하여 양질의 의료서비스를 제공하는데 있다.

3 전달체계의 구성 요소

의료전달체계가 제대로 기능하기 위해서는 몇 가지 조건이 충족되어야 한다.

1) 적절성

보건의료서비스는 과도하거나 과소하게 제공되어서는 안 되며 언제나 적절한 시기에 적절한 정도로 제공되어야 한다. 질병을 치료하는데 적절한 양과 질의 보장은 의료체계의 신뢰성 확보에 매우 중요한 조건이다.

2) 접근성

보건의료서비스를 이용하고자 하는 사람은 자신이 편리한 시간에 편리한 곳에서 간편한 절차를 통해 서비스를 제공받아야 한다. 접근성은 지리적 장벽, 경제적 장벽, 심리적 장벽, 구조적 장벽 등의 제거에 의해 확보될 수 있다.

3) 책임성

현대 복지국가는 국민의 건강에 대해 책임을 지고 있다. 따라서 보건의료에 대한 욕구를 지닌 국민에게 양질의 보건의료서비스를 제공해야 한다.

4) 전문성

전국민이 동일한 수준의 보건의료서비스를 제공받기 위해서는 보건의료 제공자가 의료소비자의 욕구 파악과 진단, 치료 등에 대한 전문적 능력을 보유해야 한다.

5) 통합성

보건의료 소비자는 매우 복잡하고 다양한 욕구를 지니고 있다. 따라서 단편적인 접근을 통해서는 건강문제를 근본적으로 해결하기는 어렵다. 질병을 치료하고 건강한 삶을 누리기 위해서는 다양한 서비스들이 상호 연계되어야 한다. 의원과 병원은 경쟁관계가 아니라 보완적 상생관계로 변화되어야 1차의료기관은 진정한 "문지기 역할"을 수행할 수 있다. 의료전달체계의 통합성은 자원의 낭비를 극복할 수 있는 원칙이라 할 수 있다.

4 전달체계의 유형

모든 국가나 사회가 받아들일 수 있는 바람직한 유일한 의료전달체계란 존재하지 않는다. 의료전달체계는 나라마다 그들의 역사와 문화, 정치이념, 경제와 부, 교육, 지리, 자원 등 다양한 여건에 따라 제각기 특유한 형태로 발전되어 오고 있다.

일반적으로 의료전달체계의 유형은 자유방임형, 사회보장형, 사회주의형으

로 구분하는 Fry의 분류방법이 가장 널리 인용되고 있다.[22]

1) 자유방임형(Laissez-Faire or Free Enterprise System)

자신의 지불능력이나, 관습, 지리적 조건 등을 소비자 자신이 스스로 판단하여 거의 무제한적으로 의료기관을 이용할 수 있는 체계이므로 무제도의 제도(system of non-system)라고 할 수 있다. 개인의 능력과 창의력을 존중하고 개인의 자유를 최고의 가치개념으로 추구하고 있는 사회 국가적 전통을 가지고 있는 미국을 중심으로 독일, 프랑스, 일본 등이 이 유형에 속한다. 미국과 일본의 영향을 많이 받아온 우리나라의 경우도 이 유형에 속한다.

정부의 간섭과 통제가 최소화하는 것을 원칙으로 하고 있는 자유방임형 체계는 ① 의사와 의료기관에 대한 국민의 자유선택권 보장, ② 공급자 측의 경쟁에 따른 보건의료서비스 수준의 향상, ③ 의학의 발달, ④ 자유경쟁에 따른 의료기관의 효율적 운영 등의 장점을 가지고 있다.

반면에 단점 또는 문제점으로는 ① 의료수준과 자원의 불균형분포에 따른 의료이용의 차별, ② 의료자원의 비효율적인 활용과 중복에 따른 자원의 낭비, ③ 개인과 국가의 의료비 부담 가중, ④ 정부간섭과 통제의 한계 등을 지적할 수 있다.

세계 모든 국가가 의료혜택의 불균형과 치솟는 국민의료비 등의 문제로 골머리를 앓고 있는 상황에서 자유방임형을 채택하고 있는 국가라 할지라도 의료전달체계에 대해 정부가 개입을 하지 않을 수 없게 되어가고 있다. 그러나 의료전달체계를 비롯한 제반 사회체계가 자유방임주의에 물들어 있기 때문에 근본적인 문제해결에는 한계가 있다.

2) 사회보장형(Social Security System)

건강에 대한 직접적인 관리주체로서 국가가 등장하는 점에 있어서는 사회주의형에 가깝다고 보겠지만 자유방임형과 사회주의형의 중간상태의 체계라고 보는 것이 타당하다. 즉 개인의 자유를 존중하지만 생활필수품인 보건의료를 국민전체에게 제공하여 국가가 국민의 건강을 책임지기 위해 의료전달체계를 정부

22 J. Fry, Medicine in three societies(N.Y. : American Elsevier Publishing Co. Inc., 1970) : M. L. Roemer, Health care system in world perspective (Michigan : Univ. of Michigan, Health Administration Press, 1975).

가 주관하는 체계이다. 영국과 그 연방, 스칸디나비아제국 등이 여기에 속한다.

이 유형의 장점으로는 ① 보건의료서비스의 균등한 이용(혜택) 보장, ② 자유경쟁에 기인한 자원낭비의 방지, ③ 예방 중시 경향, ④ 의료이용과 의료비의 통제가능, ⑤ 공공재로서의 보건의료개념의 구현 등이 있다. 반면에 단점으로는 ① 의료이용에 대한 자유선택권의 제한에 따른 불만 야기, ② 관료주의적 병폐발생(행정의 경직성과 복잡성), ③ 의료인의 인센티브 부족에 따른 의료수준의 저하 및 효율성 저하, ④ 국가재정부담의 가중과 정부예산의 팽창에 따른 문제, ⑤ 정부재정상태변동에 따른 불안정 등이 지적된다.

자유민주주의체제를 유지하면서 의료의 균점을 보장하고 있는 사회보장형은 사실 많은 나라의 관심의 대상이 되고 있고 하나의 모델로 제시되고 있다. 그러나 이 제도를 사전의 충분한 정지작업 없이 도입하는 것은 매우 위험하다고 생각된다. 왜냐하면 앞에서도 언급했듯이 의료체계는 사회체계의 한 하위체계이기 때문이다.

우리나라의 예를 들더라도 의료전달체계를 도입하는 데에는 많은 저항과 어려움이 뒤따랐다. 결국 기존의 기반 위에 세울 수밖에 없었다. 우리나라의 전달체계는 자유방임형에 가까운 사회보장형과의 절충형이라고 볼 수 있겠다.

3) 사회주의형(Socialistic System)

시장경제원리에 의한 접근방법을 부정함으로써 의료의 상품화를 배격하고 있는 이 유형은 사회주의국가가 채택하고 있는 형태로 의료를 매우 중요시하여 국가의 전체 프로그램의 하나로 보건의료를 다루고 있다. 사회주의형의 기본목표는 의료자원의 균등한 배분을 통한 보건의료서비스 이용의 균점을 보장하는데 있다.

이 유형의 장점으로는 ① 의료자원의 효율적인 할당, ② 보건의료서비스 이용의 차별배제, ③ 보건의료서비스 이용에 대한 경제적 장벽의 제거, ④ 질병예방 중시 정책, ⑤ 의료산업의 독점자본주의화 방지, ⑥ 의료체제에 대한 관리와 통제의 용이 등이 있으며, 단점으로는 ① 의료조직이 정부조직의 일부분이므로 이에 따른 경직성, ② 국민의 보건의료서비스 이용의 자유선택권 박탈, ③ 의료수준의 침체 및 저하 등을 지적할 수 있다.

위의 세 가지 유형 중에서 어느 체계가 적합하느냐는 한 나라의 역사와 사회 · 문화 · 경제 · 정치적 체제의 고려를 전제로 한다. 완벽한 제도는 존재하지 않는다. 앞으로 우리나라가 추구해 나가야 할 방향은 사회보장형이라고 생각된다. 국민의 자유선택권과 국민의료비의 문제를 동시에 해결할 수는 없다. 국민의 의료이용에 대한 선택권을 어느 정도 제한함으로써 앙등하고 있는 의료비 문제를 해결하는 길은 현재와 같은 자유방임형의 체계에서는 불가능한 일이 아닐까 한다.[23]

5 우리나라 의료전달체계의 현황 및 문제점

국민건강보험의 요양급여는 1단계와 2단계로 구분되며 의원과 같은 1단계 의료기관에서는 가벼운 질환을, 상급종합병원(종합전문요양기관)과 같은 기관에서는 1단계 의료기관에서 진료하기 어려운 질환이나 복합적인 중증 질환을 진료함을 원칙으로 하고 있다. 의료급여의 가입자 및 피부양자가 대형 종합병원(상급종합병원)을 이용할 때에는 1단계 의료기관에서 요양급여를 받은 후 병원급 이상 요양기관에서 2단계 요양급여를 받아야 하며, 1단계 진료를 담당한 의사의 진료의뢰서를 제출하여 보험급여 혜택을 받을 수 있다. 의료급여의 전달체계는 3단계로 구성되어 있다.

이러한 수급절차 예외는 ① 응급환자인 경우, ② 분만의 경우, ③ 치과에서 요양급여를 받는 경우, ④ 등록장애인 또는 작업치료 · 운동치료 등의 재활치료가 필요하다고 인정되는 자가 재활의학과에서 요양급여를 받는 경우, ⑤ 가정의학과에서 요양급여를 받는 경우, ⑥ 당해 요양기관에서 근무하는 가입자가 요양급여를 받는 경우, ⑦ 혈우병환자가 요양급여를 받는 경우 등이다.

> **병원**
>
> 병원은 30개 이상의 병상을 종합병원은 100개 이상의 병상을 갖추어야 한다. 종합병원 중에서 중증질환에 대하여 난이도가 높은 의료행위를 전문적으로 하는 종합병원을 상급종합병원으로 지정할 수 있다. 또한 병원급 의료기관 중에서 특정 진료과목이나 특정 질환 등에 대하여 난이도가 높은 의료행위를 하는 병원을 전문병원으로 지정할 수 있다(의료법 제3조).

우리나라는 이를 위해 1989년 이후 의료전달체계를 도입하였으나 현재 우리나라 의료기관은 종별에 따른 기능 분담이나 보완적 역할 수행이 아닌 무질서한 상호경쟁 상태에 있어서 의료자원의 효율적 사용이 이루어지지 않고 있다.

23 문재우, 우리나라 의료보장정책의 형평성 평가에 관한 연구, 서울대학교 박사학위논문, 1995, pp.152~160 전문 인용.

우리나라 의료전달체계의 문제점으로 ① 상급종합병원에서의 과다한 외래 환자 진료, ② 1차 진료단계(1차 및 2차 의료기관)를 거쳐 2차 진료단계(3차 의료기관)를 가도록 유도하기 위한 진료의뢰서의 형식적 운영, ③ 의료자원분포의 지역적 불균형, ④ 의료기관간의 기능 분담 결여, ⑤ 전문의(SP)와 일반의(GP)의 기능 미분담, ⑥ 공급의 부적정성 및 의료기관간 경쟁 심화, ⑦ 시설의 중복투자로 인한 의료자원의 낭비 초래 등이 지적된다.

제5절 건강보험 재원조달

1 재원조달방법

재정은 그 주체가 기능을 수행하기 위해 재화를 조달하고 지출하며 관리하는 계속적이고 질서적인 활동의 총체를 의미한다. 따라서 재정은 필요한 재원을 조달하고 확보한 재원을 어떻게 관리하며, 목적을 위해 어떻게 사용하는가 하는 수입, 지출, 관리의 전반적인 문제를 포괄하는 넓은 의미로 사용되고 있다.

의료보장의 재원은 가능한 한 공평한 방법에 의해서 조달되어야 하며, 피보험자의 부담은 그들의 지불 능력에 따라 적정수준에서 부과되어야 한다.

재원조달 방식과 재원의 흐름은 매우 복잡하나 재원과 관련된 두 가지의 근본적인 선택의 문제가 있다. 즉,

① **재원(sources of fund)** : 재원을 이용자부담금 형태로 수혜자로부터 직접 갹출하느냐, 또는 일반세입으로 하느냐, 자발적 기부금의 형태로 하느냐 또는 이들의 혼합형이냐의 쟁점이 있다.

② **전달제도(system of transfer)** : 재원으로부터 분배자까지의 돈의 흐름과 상이한 고려수준 그리고 전달에 부과되는 조건 방식의 조정이라는 문제가 있다.[24]

재원에 있어 보건의료서비스의 기금은 공적으로 또는 자발적으로 갹출될 수 있다. 여기서 자발적이란 말은 보건의료서비스를 제공하는 비영리조직이나 기관이 사적이고 자발적인 기부금에 의해 자금을 조달하는 것을 뜻한다. 근래 들

---

24 N. Gilbert & H. Specht, Dimensions of social welfare policy(Englewood Cliffs : Prentice-Hall Inc., 1986), p.141.

어 많은 나라에서 보건의료기금이 사적인 것에서 공적인 재정으로 그 비중이 옮겨감에 따라 보건의료정책 형성의 과정과 내용 모두가 커다란 변화를 가져왔다.

그것은 첫째, 사적 소비나 자발적인 자선의 문제가 아니라 정책의 선택에 정치적인 관여 정도가 증대하였으며, 둘째, 보건의료정책과 계획의 쟁점이 대규모 관료조직의 문제와 복잡하게 뒤얽히게 되었다는 것이다. 셋째, 보건의료비의 재원과 규모에 있어서의 변화와 증가로 인하여 보건의료서비스의 중요한 제공자로서 중앙정부가 대두하게 되었다.

즉, 보건의료정책의 형성이 단편적이고 미시적인 지역사회의 문제라기 보다는 거시적인 정부의 조정 차원의 관심사가 되었다는 것이다. 따라서 재원의 형태에 관계없이 사회와 소비자를 위하여 동일한 기능을 수행하게 되었다. 그러나 자발적 · 공적 보건의료 분야의 병행적인 발전은 보건의료제도를 변화와 쇄신의 측면에서 역동적으로 하여 관리와 통제를 어렵게 만들 수 있다.

의료보장의 재원조달은 이제 개인에서 사회의 집단적 책임으로 전환되고 있다. 세계적으로 국가에 따라 크게 전국민건강보험(National Health Insurance)과 국민보건서비스(National Health Service)의 두 가지 형태로 나눌 수 있는데, 전자는 사회보험의 원리에 충실한 제도로 대부분의 국가에서 채택하고 있고, 후자의 경우는 국가재정 즉, 조세로 운영되고 있다. 그러나 양자의 명확한 구별은 점차 희석되어가고 있는 추세로 상호 보완적 이미를 가지고 있다.

Gilbert와 Specht는 공 · 사적 재원조달 방법을 크게 세 가지로 나누고 있다.[25]

1) 보험료 및 요금(진찰료, 수진료) 부과 재원조달 방식

수혜자가 재원조달에 직접 참여하는 방법에는 법정 보험료나 제공되는 서비스에 대한 수진료를 지불하는 두 가지 방식이 있다. 즉, 사회보장제도의 기본원리인 수입이나 임금에의 공제를 통한 보험료의 형식과 이용자부담금의 기초에서 비영리적 또는 공적이나 자발적 조직이 제공하는 서비스를 받게 되는 부과제도의 두 가지 방식이 있는 것이다. 이는 각 개인들로 하여금 그들의 사회적

25 ibid., pp.144~158.

책임감을 증진시키는 심리적 · 행태적 효과를 갖고 있다고 믿어진다.

즉, 심리적 효과로 수혜자는 자신이 어느 정도의 돈을 부담함으로써 비록 자신이 기여한 것보다 훨씬 더 많은 혜택을 받는다 할지라도 수혜를 받을 때 낙인감이나 모욕감을 덜 느끼게 된다.

행태적 효과로 소비자들이 보험료에 대해서는 별 인식이 없다 할지라도 이용시 어느 정도의 자기부담을 함으로써 보건의료서비스의 남용을 억제하게 된다. 즉, 소비자들이 의사를 방문할 때 매우 작은 부담을 해야 할지라도 그 비용은 불필요하고 과도한 서비스의 이용을 예방할 수 있는 효과가 있다.

본인 부담금이 소비자의 서비스 이용억제를 어느 정도 예방할 수는 있다. 남용을 막는 것은 재정의 안정화를 위해서도 바람직스럽다. 그러나 일률적으로 본인 부담금을 지불하게 함으로써 상대적으로 빈곤한 계층의 필수적인 의료이용을 막을 수도 있다는데 문제가 있다. 즉, 질병의 조기발견을 지연시킬 뿐만 아니라 질병의 악화를 초래할 수도 있어서 결국 개인적 · 사회적 비용이 높아질 수 밖에 없다.

소비자의 입장에서 보면 1~2회의 의사 방문은 별로 큰 부담이 되지 않을지 모르지만 여러번 방문해야 한다면 결코 작은 부담이 아니다.

2) 자발적 재원조달 방식

자발적 재정은 다양한 조직과 활동을 통해 기금을 조달하는 방식이다. 자발적 재원조달은 흔히 생각한 것처럼 사적 또는 자선적이지 않다.

예컨대 납세자들이 건강 · 교육 · 복지 · 종교적 · 과학적 또는 문화적 활동에 참여하는 비영리조직들에게 돈을 제공하면 정부가 세금을 부과하지 않는 방식이다. 이 방식은 정부의 개입과 관련하여 비영리조직의 자율성과 책임성이 중요한 문제로 대두된다. 또한 조달 금액에는 한계가 있기 때문에 보건의료비 조달의 보완적 수단으로서만 이용할 수 있다고 본다.

3) 공적 재원조달 방식

공적 재원조달은 과세권을 가지고 있는 정부의 부서에 의해 운영된다. 비록 과세권의 기본 목적이 정부 비용을 지불하는 것이지만 세법의 적절한 적용을 통하여 소득의 재분배 효과를 가진 의료보장정책의 목적에 기여할 수 있다.[26]

그러나 의료보장에 대한 공적 부담금이 클수록 사회 · 국가적으로 과도한 부담이 된다. 따라서 어느 나라든 의료보장에 대한 공적 부담은 한정적일 수 밖에 없다.

공적 비용부담의 공준(公準)으로는 ① 욕구가 기초적인 것, ② 외부 효과가 큰 것, ③ 규모의 이익이 큰 것, ④ 본인의 부담 능력이 작은데(저소득) 필요 비용이 크기 때문에 「필요 비용/부담 능력」이 큰 것 등이 지적되고 있다.[27] 따라서 의료보장에 대한 공적 부담의 정도는 국가나 사회체제에 따라 달라지겠지만 예방과 공중위생의 비용, 수익자부담 부분의 일부분, 일정액 이상의 고액 의료비용을 부담하는 것이 타당하다.[28]

2 우리나라 건강보험제도의 재원조달

사회보험적 성격을 띠고 있는 현행 건강보험은 피보험자의 보험료를 주수입원으로 하고 있다. 물론 피보험자의 보험료만으로는 운영이 불가능한 지역건강보험의 경우도 종국적으로는 피보험자의 보험료가 재원조달의 주가 될 수밖에 없을 것이다.

1) 보험료

보험료란 보험자가 보험사고에 대비하여 미리 보험급여에 필요한 재원을 충당하기 위하여 피보험자와 사용자 등으로부터 징수하는 금액을 말한다.

사회보험의 성격을 띠고 있는 우리나라 건강보험의 재원은 기본적으로 피보험자의 보험료에 의해서 조달된다. 보험료율이나 보험료의 산정방식은 제도 간

26 ibid., pp.141~158.
Gilbert와 Specht의 이론에 대한 국역은 양희창, 사회복지정책모형에 의한 우리나라 의료보장정책의 분석 · 평가, 중앙대학교 석사학위논문, 1986, pp.18~30과 박차상, 한국의료복지정책에 관한 연구, 동아대학교 박사학위논문, 1990, pp.12~19를 재인용하여 참조하였음.

27 이순, 건강보험 확대와 의료수급, 건강보험, 1983(5월호), p.41.

28 문재우, 우리나라 의료보장정책의 형평성 평가에 관한 연구, 서울대학교 박사학위논문, 1995, pp.178~180 전문 인용.

에 각각 상이하다.

건강보험의 주재원이 되고 있는 보험료 결정에 소득비례제를 채택하고 있기 때문에 보험료산정의 기초가 되고 있는 보수의 책정이 매우 중요한 의미를 가지고 있는데 현재 우리나라의 임금제도는 임금의 개념과 범위에 대한 확고하고 일률적인 기준이 없어 제도간 제도 내의 산정방법이 달라 보험료 부담에 형평성을 기하고 있지 못하다는 지적이 나올 수밖에 없다.

우리나라의 경우를 중심으로 보험재정의 특성을 지적해 보면 다음과 같다.

첫째, 건강보험은 단기보험이다. 따라서 건강보험재정은 연금재정과는 달리 저축성을 띠고 있지 않다. 그러나 이처럼 비저축성인 건강보험재정도 일정 금액의 적립금을 준비금으로 저축하는 경우가 있으나 이는 기금의 장기적 증식이 목적이 아니고 장래의 급여비 지급을 대비한 자금의 확보일 뿐이다.

둘째, 수지상등의 원칙이다. 건강보험은 공공보험이며, 사회보험이기 때문에 이윤을 극대화하는 경제행동원리가 적용되지 않는다. 건강보험은 공동 욕망의 충족을 목적으로 하여 사회복지 내지 효용의 극대화를 추구하기 때문에 수지상등의 원리가 등장한다.

셋째, 양출제입의 원칙이다. 보험재정에서는 지출을 먼저 계산하고 수입을 제한하는 것이 기본이다.

넷째, 일반적으로 강제성이 수반된다. 사경제에서 적용되고 있는 합의 원칙에 의한 등가교환의 원리가 적용되지 않고 재원조달 과정에 있어서 일반적으로 강제성을 띤다.

2) 보험료 부담

보험료에 있어서 형평성을 갖기 위해서 동일한 사회계층에 있는 피보험자는 동일한 보험료를 부담해야 한다. 하지만 우리나라의 경우 직장건강보험은 임금만을 보험료 산정기준으로 하고 있는 반면, 지역건강보험의 경우는 재산과 소득 등을 산정기준으로 한 종합적인 방법을 채택하고 있다. 따라서 건강보험 종별간에 보험료 부과의 형평성을 유지한다고 하는 것은 극히 어려운 일임이 틀림이 없다. 하지만 보험료 부과의 형평성이 보장되지 않는 상태에서 건강보험의 형평성을 논한다는 것은 별 의미가 없다고 본다. 보험료 부담의 기본원칙은 첫째, 보험료 부담의 형평성 확보이다. 능력에 따라 보험료를 부담하고 필요에 따라 보험급여를 받는다는 사회보험의 원칙 하에서 가입자간 부담의 형평성이 확보되어야 한다.

둘째, 보험료 부과의 합리성이다. 객관적이고 타당성 있는 부과요소 자료의 확보와 함께 이의 실질적인 행정처리가 용이하여야 한다.

셋째, 국민의 수용성을 고려해야 한다. 현행 보험료 부과체계는 역사적 과정의 산물로 국민의 수용성을 제고하는 점진적 개선방안이 추구되어야 한다.

넷째, 보험재정의 안정적 확보가 중요하다. 보험료는 일반적으로 노사가 분담하고 있다. 일본과 우리나라의 경우 대체로 재원부담의 구조는 노사의 절반 부담을 원칙으로 하고 있다. 그러나 서구 각국은 일반적으로 사용자의 부담이 높다. 보험료의 부담 비율은 피보험자측의 집단적 역량 즉, 단체교섭력과 사용자의 부담 능력(의사)이다. 그러나 전자보다는 후자에 의해 일방적으로 결정되는 것이 현실이다.

송파 세 모녀

"2014년 세상을 떠난 '송파 세 모녀'는 실제 소득은 없었지만, 지하 단칸방의 보증금 500만원, 월세 50만원이 소득으로 평가돼 월 5만원 정도의 건강보험료가 부과되었다. 월급 등 소득에 건강보험료를 매기는 직장가입자와 달리 지역가입자는 현재 재산, 자동차 등을 토대로 소득을 평가해서 건강보험료를 부과하기 때문에 직장을 다니다 은퇴 후 직장가입자에서 지역가입자로 바뀐 경우에 보험료가 오르는 경우가 발생하기도 한다. 건강보험공단이 올해 초 은퇴자 약 15만명의 건강보험료 변동을 조사한 결과 퇴직 전보다 보험료가 오른 사람이 전체의 61%나 됐다. 이들은 평균 4만4천원이던 보험료가 은퇴 이후 12만9천원으로 3배 가까이 올랐다. 어떤 사람은 수십억 자산을 가져도 피부양자로 등록해 건강보험료를 한 푼도 내지 않는다."(출처 : 헤럴드경제, 2016년 12월 15일자, 연합뉴스, 2016년 12월 15일자 전문인용)

사용자의 보험료 부담이 늘어나면 경제적인 부작용이 발생할 가능성이 크다. 즉, 정규직 보다는 임시직을 더 많이 고용할 가능성이 있어 고용시장이 불안하며, 보험료 부담으로 물가가 상승하여 결국 국민의 부담이 가중된다.

사용자가 보험료의 일부분을 부담해야 하는 정당성의 근거로 첫째, 산업재해나 이로 인한 질병, 폐질, 사망, 실업에 대해 사용자가 일부분 책임이 있다는 것이다. 둘째, 사회보장은 노동의 질을 향상시키고 근로자의 이직률을 감소시키며 노동 관계를 증진시킨다. 셋째, 노동비용은 취업 인구와 비경제활동 인구의 노동을 유지하기 위한 모든 비용을 포함시켜야 한다.

3) 국민건강보험의 재원조달체계[29]

국민건강보험에 있어 가장 중요한 과제는 보험사업에 소요되는 재원을 어떻

29 보건복지부, 2015 보건복지백서, 2016, pp.655–656 전문 발췌 인용.

게 하면 가장 효율적으로 확보하느냐 하는 문제이다. 우리나라의 건강보험은 사회보험방식에 의하여 재원을 조달함을 원칙으로 하고 있다.

사회보험방식에 의하여 운영되고 있는 우리나라 건강보험은 가입자 및 사용자로부터 징수한 보험료와 국고 및 건강증진기금 등 정부지원을 그 재원으로 하고 있다.

보험료는 임금근로자가 대상인 직장가입자의 경우에는 소득비례정률제가 적용되고 있으며, 농·어민과 도시자영자 등 지역가입자의 경우에는 대상범위가 광범위할 뿐 아니라, 소득의 형태가 다양하고 정확한 소득파악에 어려움이 있어 소득비례정률제 대신 보험료 부과점수(소득, 재산, 생활수준 등의 등급별 점수의 합)에 점수당 단가를 곱하여 산정한 금액을 적용하고 있다.

즉, 직장가입자의 경우 근로자가 일정기간 동안 지급받은 보수를 기준으로 산정한 보수월액(2006년도까지는 등급별 표준보수월액)에 보험료율을 적용하여 산정한 금액을 가입자와 사용자가 각각 1/2씩 부담하고 있으며, 지역가입자의 경우에는 소득·재산, 생활수준 등 부과요소별 점수를 합산하여 산출한 보험료 부과점수에 점수당 단가를 곱하여 산정, 세대별로 부과하고 있다.

> **건강보험료 부과체계 개편**
>
> 2017년 1월 보건복지부는 지난 20여년 동안 지속된 건강보험료 부과체계를 2024년까지 단계적으로 개편(3년마다 3단계로 개선)하여 보험료를 현재의 절반 수준으로 낮추는 안을 발표하였다. 주요 골자는 평가소득 폐지와 무임승차 논란이 있는 직장가입자의 피부양자 가격요건 강화 등이다. 직장가입자에 비해 소득파악률이 낮은 지역가입자의 건강보험료는 재산, 소득, 자동차, 성, 연령을 기준으로 평가소득을 산출하여 부과하였는데 개편안은 이러한 평가소득을 폐지하고 있다.

자영업자 등 지역주민의 경우에는 1988년 지역의료보험을 처음 실시할 당시부터 보험료 부담을 경감시켜 주기 위하여 보험료의 일부와 보험사업 운영에 소요되는 관리운영비를 국고에서 지원하여 왔으며, 2002년부터는 「건강보험재정건전화특별법」('02.1 제정)에 의하여 지역가입자에 대한 보험급여비용과 지역가입자의 건강보험사업에 대한 운영비를 국고와 국민건강증진기금에서 지원하고 있다.

> **국민건강증진부담금**
>
> 보건복지부장관은 궐련은 20개비당 841원, 전자담배는 니코틴 용액 1밀리리터당 525원, 파이프담배는 1그램당 30.2원, 엽궐련(葉卷煙)은 1그램당 85.8원, 각련(刻煙)은 1그램당 30.2원, 씹는 담배는 1그램당 34.4원, 냄새 맡는 담배는 1그램당 21.4원, 물담배는 1그램당 1050.1원, 머금는 담배는 1그램당 534.5원을 부과·징수하고 있다(국민건강증진법 제23조).

그리고 2007년부터는 해당 연도 전체 보험료 예상수입액의 100분의 14는 국고에서, 해당 연도 보험료 예상수입액의 100분의 6(단, 담배부담금 예상수입액의 65% 이내)은 건강증진기금에서 지원하고 있다.

표 3-8 재원조달 체계 (2020.12.31 기준)

구분		직장 근로자	농 · 어민, 도시자영업자
재원조달	보험료	• 보수월액의 6.67%(21년 6.86%) • 사용자, 근로자가 각 50%씩 부담 • 사용자가 원천징수하여 공단에 납부 • 공무원은 본인, 정부가 각 50%씩 부담 • 사립학교 교원은 본인, 학교경영자, 정부가 각 50%, 30%, 20%씩 부담	• 소득 · 재산(자동차 포함) 등 등급별 적용점수를 합산한 보험료 부과점수에 점수당 단 가(195.8원, 2021년 201.5원)를 곱한 금액 • 세대의 지역가입자가 연대하여 납부
	국고	해당 연도 보험료 예상수입액의 14%	
	건강증진기금	해당 연도 보험료 예상수입액의 6% (단, 담배 부담금 예상수입액의 65% 이내)	

자료 : 보건복지부, 2020 보건복지백서, 2021, p.714.

제6절 보수지불방법

1 행위별수가제(Fee for Service)

한국, 일본, 미국 등에서 적용되고 있는 제도로 제공된 보건의료서비스의 단위당 가격에 서비스의 양을 곱한 만큼 보상하는 방식이다. 즉, 진료 보수가 진료행위의 내역 즉, 진료내용과 진료의 양에 의해 결정되는 방식이다.

이 제도의 장점으로는 첫째, 의사의 재량권과 자율성이 크므로 일반적으로 의사들이 선호한다. 일반의보다는 전문의 보수지불에 더욱 적합한 방식이다. 둘째, 의료인 상호간에 경쟁 관계가 성립하기 때문에 서비스의 양과 질을 최대화 하는 경향이 있어 의료의 발전에 기여한다. 셋째, 양질의 의료서비스를 제공할수록 의사의 수입이 증가하기 때문에 의사와 환자간의 관계가 돈독해진다.

그러나 이 제도는 상당한 문제점을 안고 있다. 첫째, 과잉진료와 의료남용의 소지가 있다. 둘째, 행정적으로 복잡하여 관리 운영비가 많이 들어간다. 셋째, 의료비 상승에 직접요인으로 작용한다. 넷째, 의료인과 보험자간에 마찰이 발생하여 소비자가 피해를 볼 수 있다. 다섯째, 유형적인 서비스가 무형적이거나 고도의 판단을 요구하는 서비스보다 더 큰 비중을 차지하게 되어 예방 서비스

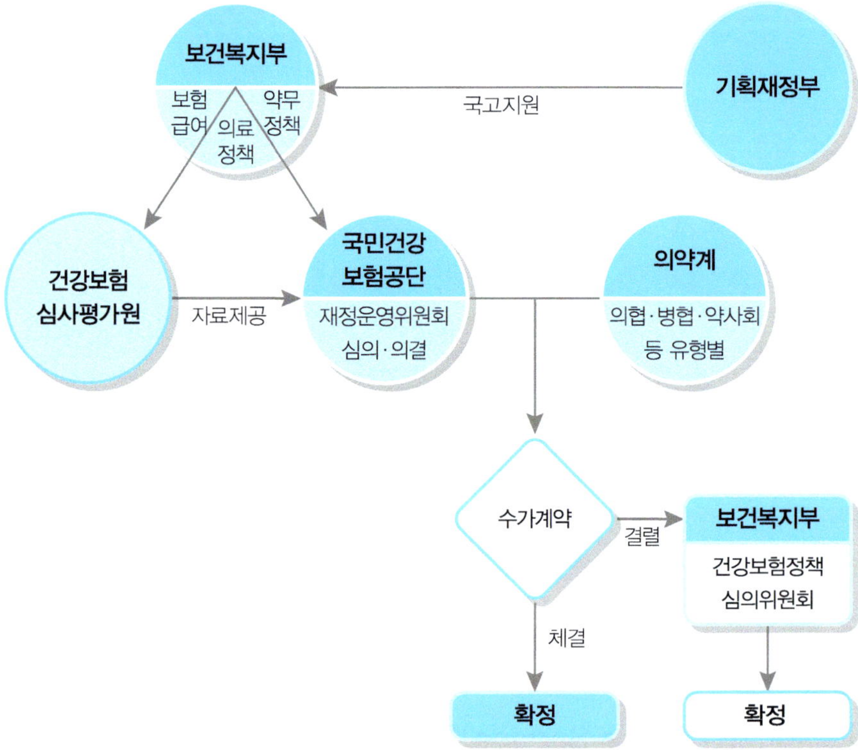

그림 3-3 수가계약의 절차와 이해당사자

자료 : 보건복지부, 2011 보건복지백서, 2012, p.424.

보다는 치료 서비스에 치중하게 된다.

우리나라의 경우 의료제공자에 대한 보수지불방식은 대부분이 행위별수가제(1997년부터 DRG 시범사업이 이루어짐)로 보험수가에 따라 국민건강보험공단이 지불한다. 2002년 전에는 보건복지부에서 수가를 결정했으나, 그 이후로는 국민건강보험공단과 제공자 등이 참여하는 위원회에서 협상을 통하여 결정하고 있다. 수가책정에서 자원에 근거한 상대가치점수(Resource-Based Relative Value Scale, RBRVS)를 고려하고 있으며, 점수는 해당의료 행위의 자원투입량(시간, 재료, 약제)을 반영한다. 상대가치의 중요 구성요소는 시간, 기술적 및 육체적 노력, 정신적 노력 및 판단력, 스트레스 등이다. 수가는 각각의 치료행위에 점수를 매기고, 이 점수에 해당하는 가치를 같이 곱하여 계산하고 있다.

2 인두제(Capitation)

영국에서 주로 사용되고 있는 제도로서 등록된 환자 또는 사람수에 따라 일정액을 보상받는 방식이다. 이 제도의 장점으로는 진료의 계속성이 보장되고 의료비가 상대적으로 저렴하다는 것이다. 또한 예방에 많은 관심을 기울이게 되고, 행정적 업무나 절차가 간단하여 관리 운영비도 적게 들어간다. 즉, 인두제는 계산 과정이 단순하므로 진료비 심사기구가 불필요하여 관리 운영비가 총 예산액의 약 3% 내외에 불과하다.

그러나 환자의 자유로운 선택권이 제한을 받게 되고 서비스의 양이 최소화하여 과소진료의 문제가 발생한다. 또한 환자를 바로 후송해 버리는 경향이 있어 2차 의료기관에서의 환자 대기가 증가하는 부작용을 가지고 있다.

3 봉급제(Salary)

사회주의나 공산주의 국가에서 일반적으로 채택되고 있으며, 자유경쟁체제의 2, 3차 의료기관(병원)에서도 의사에 대한 기본보수 지불방식으로 주로 이용되고 있다. 서비스의 양이나 환자수에 관계없이 일정기간에 따라 보상을 받는 방식이다.

봉급제가 도입되면 의사의 수입과 직장이 안정되어 불필요한 경쟁이 사라지게 된다. 또한 봉급제의 조직의료에서는 동료간에 서로의 지식과 기술의 숙련도를 평가하기 쉽고 동료들의 의료행위를 심사평가하여 감시하게 됨으로써 진료의 수준이 향상되는 장점도 가지고 있다.

그러나 의료인의 소득이 환자와 의료인 간의 관계와 별개이기 때문에 진료가 관료주의화 되어 형식적인 진료가 되기 쉽다. 상대적으로 소득이 감소하리라는 우려와 자유업이라는 의료업의 장점이 사라진다. 또한 봉급제는 정해진 시간에만 환자를 진료하기 때문에 진료나 치료의 계속성에 문제가 있다.

봉급제는 비교적 시간적 여유가 있고 기본급을 해결해 줌으로써 생활안정이 이루어지기 때문에 오늘날 젊은 세대들이 선호하고 이 방식의 비중이 커지고 있는 경향이 있다.

4 포괄수가제(Case Payment)

> **라인하르트 교수의 제안**
>
> 미국 프린스턴대학교 우베 라인하르트 교수가 한국의 건강보험제도가 나아갈 길로 '포괄수가제'와 '총액계약제' 등을 제시했다. 즉 보건의료 지출 절감방안으로 의료서비스 이용량 축소, 행위별수가제 수가인하, 포괄적인 지불제도 도입, 총액계약제 도입 등의 방안을 제시했다.
> 행위별수가제의 개혁안으로는 수가 인하와 포괄적인 지불제도로의 개혁 두가지 방향을 제시하였으며 단순한 수가 인하 방안은 제도의 자멸을 초래하고, 불필요한 진료를 유발할 수 있다는 한계를 지적하였다. 포괄수가제 도입에 대해서는 의료서비스 질 관리가 필수적이라고 단서를 달았다(출처 : 헬스코리아뉴스, 2014년 12월 19일자).

진료행위별로 합산해서 진료비를 계산하지 않고 진단별로 진료비가 결정된다. 미국의 DRG 방식이 가장 대표적인 예로서 환자 종류당(예컨대 환자 1인당, 요양일수 1일당, 수진건수 1건당) 총괄보수단가를 설정하여 보상하는 방식이다. 포괄수가제는 경제적인 진료를 행하게 되고 행정적으로도 간편하여 의료기관의 생산성이 증대될 수 있다. 즉, 의료비와 과잉진료를 억제할 수 있다. 그러나 보건의료서비스가 최소화되거나 규격화되는 경향이 있다.

포괄수가제는 진료비 방식이 매우 간편하지만 합병증이 발생하였거나, 새로운 약의 사용이나 새로운 의과학 기술의 적용에는 적합하지 못하다. 또한 진단이 불확실한 외래진료나 초진 환자의 경우에 적용하기에는 무리가 있다.

현행 우리나라 건강보험 수가제도의 근간인 행위별수가제는 급격한 진료량 증가와 이에 따른 의료비용의 상승이 가속화되는 요인이 되고 있으며, 그밖에도 의료서비스 공급형태의 왜곡, 수가관리의 어려움, 의료기관의 경영 효율화 유인장치 미비 등 많은 문제점들이 파생되어 왔다. 이에 보건복지부는 행위별수가제의 문제점을 개선하고 다양한 수가 지불제도를 운영하기 위한 방안으로 질병군별 포괄수가제도의 도입을 추진하게 되었다. 1997년 시범사업을 실시한 이후 2002년부터 8개 질병군에 대하여 요양기관에서 선택적으로 참여하는 방식으로 본 사업을 실시하였고 2003년 9월 이후에는 정상분만을 제외하여 7개 질병군(수정체수술, 편도선수술, 항문수술, 탈장수술, 맹장수술, 자궁수술, 제왕절개수술)을 선택 적용하고 있다.[30] 2020년 말 현재 98개 병원(공공 46, 민간 52)에서 567개 질병군을 대상으로 포괄수가제를 시범적으로 운영하고 있다.

행위별수가제의 한계점을 극복하기 위한 방법으로 1997년 도입한 7개 질병군 포괄수가제 지불모형은 비교적 단순한 질병을 대상으로 한 건당 포괄방식으로 지불방식에 있어 유연성이 낮아 진료내역의 편차가 큰 질병들을 적용하는데

30 보건복지부, 2011 보건복지백서, 2012, p.427.

한계를 지니고 있어서 2009년 기존의 포괄수가제에 행위별수가제적 성격을 가미한 신포괄수가제를 개발하여 복잡한 질환까지도 포함함으로써 보장성 강화에 기여하고 있다. 신포괄수가제는 입원료나 처치 등 환자가 받는 기본서비스는 포괄수가가 적용되고, 수술이나 시술 등의 의사 행위는 행위별 수가로 별도 보장하는 제도다.[31]

5 총액관리제(Global Budgeting)

의료비 지불자 측과 의료공급자 측간에 일정기간 동안 제공될 진료보수 총액에 대해 사전에 계약을 체결하는 방식으로 독일이 대표적인 경우이다. 독일의 경우 보험자와 의사회가 계약을 체결하고 계약에 따라 보험자가 의사회에 지불하면 의사회는 각 의사들에게 진료량에 비례하여 이를 배분한다.

총액관리제를 실시하게 되면 총의료비의 억제가 가능하며 과잉진료에 대해 의료인 단체에 의해 자율적인 억제가 가능하여 의료비의 효율화를 이룰 수 있다. 그러나 매년 계약을 해야 하고 계약체결시 합일점을 찾기가 매우 어렵다.

현재 시행 중인 행위별수가제의 대안으로 총액관리제(총액예산제, 총액계약제)의 도입을 주장하는 근거로는

"첫째, 행위별수가제는 의료서비스의 과잉공급, 비급여 의료서비스의 증가 등이 문제를 발생하고, 총진료비의 적절한 통제 기전이 없음으로 인해 건강보험 재정관리 및 의원자원의 합리적 사용에 있어 심각한 문제점을 야기한다.

둘째, 의료서비스의 가격만을 관리하고, 의료서비스의 양에 대해서는 관리가 이루어지지 않기 때문에 가격과 수량을 연동하여 일정한 지출 한도 내에서 진료비 지출총액을 관리하는 폐쇄형 시스템(close-end system)으로 전환이 필요하다.

셋째, 현재 시행되고 있는 7개 질병군의 포괄수가제와 시범사업으로 추진 중에 있는 신포괄수가제 방식은 그 효과가 미비하고, 신포괄수가제인 경우 행위별수가제의 기전을 가지고 있어, 의료비 총액에 대한 거시적 관리가 필요하다.

넷째, 의료비를 효과적으로 관리하기 위해서는 진료비 지불방식을 통한 공급자측 비용부담하는 방식이 효과적이며, 총액을 공급자에게 관리하게 함으로써 정해진 총액 내에서 합리적인 자원의 사용을 유도할 수 있다.

31 김정회 · 이정면 · 이용갑, 공공의료 확충의 필요성과 전략, ISSUE REPORT, 2020(11), p.34

다섯째, 재정 규모의 예측가능성이 높아져 건강보험 수입에 맞추어 의료비 지출을 결정하는 방식으로 전환되어 재정 운영의 효율성을 증대시킬 수 있다."[32]

6 의료저축제도(MSA : Medical Savings Accounts)

의료저축제도란 가입자가 부담하는 보험료 일부를 개인별 의료저축계좌에 적립하고, 별도로 정하는 진료비를 이 계좌에서 지급하는 제도로서 적립액이 일정액을 넘을 경우 개인이 타 용도로 사용할 수 있는 제도이다.

의료저축제도는 건강보험의 구조를 기초질병에 대한 개인별『의료저축계좌』와 고비용 질병에 대비하는『사회보험계좌』로 이원화함으로써 제도 본연의 보험기능 회복과 재정안정화를 동시에 달성할 수 있는 실효성 높은 개혁대안이라 할 수 있다.

소액 의료비는 소득의 일정비율을 매월 저축한 의료저축계좌에서 지불하는 대신, 드물게 발생하는 거액의 중질병에 대해서는 부과방식의 사회보험계좌를 활용함으로써 건강보험의 실질적인 소득재분배 기능을 높이자는 것이다.

즉, 의료저축계좌는 시점간 위험분산(intertemporal risk pooling)을 목적으로 하고 있는데 한사람(또는 가족)의 일생 동안에 이뤄지는 질병상의 위험을 대비하기 위하여 개인소유의 의료비 적립통장을 개설하여, 여기에 매월 일정액을 적립하게 된다. 따라서 의료저축계좌는 외래 및 입원 진료 중에서 소액의 발생확률이 높은 진료비에 대비하기 위한 목적을 가진다. 이러한 진료를 받았을 경우, 자신이 직접 진료비를 내든지, 아니면 의료저축계좌의 적립금으로 계산할 수 있다. 일반적으로 의료저축계좌는 개인소유이지만 의료비 지출 이외의 용도로 사용할 수 없다.

사회보험계좌는 단면적 위험분산(cross-section risk pooling)을 목적으로 하고 있다. 즉 동시대를 살고 있는 질병 위험이 있는 사람들과 질병 위험이 없는 사람들 간에 위험분산을 목적으로 한다. 흔히 사회보험과 동일하다.

---

32 정현진 · 이정면 · 문성웅 · 백승천 · 윤영덕, 주요국 진료비 총액관리제도 고찰 및 시사점, 국민건강보험정책연구원, 2011, pp.31~32.

표 3-9 진료보수제도의 장 · 단점 비교

진료보수제도	장 점	단 점
행위별 수가제	• 의료인과 환자간의 신뢰감이 높다. • 의사의 환자에 대한 책임감이 높다. • 의사의 자율성이 보장된다. • 전문적 진료에 적합하며, 의학 발전을 촉진시킨다. • 의료인의 근무시간이 길어 서비스를 받을 기회가 증가한다.	• 과잉진료로 의료비가 상승할 수 있다. • 유형적인 진료에 치중하게 된다. • 환자를 계속해서 치료하려고 한다. • 단가가 높은 고급의료 쪽에만 치중하려고 한다. • 인기 · 비인기 진료과목이 생긴다. • 의료의 자본주의화를 초래하기 쉽다. • 행정관리비가 많이 든다.
인두제	• 계산이 간단하여 행정관리비가 절감된다. • 의료인의 수입이 평준화될 수 있다. • 지출비용의 사전예측 가능 • 자기가 맡은 주민에 대한 예방의료, 공중보건, 개인위생 등에 노력 • 국민의료비 억제가능	• 과소진료의 소지가 있다. • 후송 환자가 많아 2차 진료기관에서 대기시간이 길어진다. • 고급의료, 최첨단 진료에 대한 경제적 유인책이 없어 신의료기술의 적용지연 • 중증질병환자의 등록기피 발생 우려
봉급제	• 동료감시(peer review)가 가능해 의료의 질이 향상된다. • 진료의 양이 크게 증가하지 않는다. • 시간과 수입의 안정으로 연구기회가 많아진다. • 조직화된 의료에 적합하고 젊은 의사가 선호하는 경향이 있다.	• 서비스가 관료적인 형태로 제공된다. • 자율성이 결여되어 있다. • 시간제 근무이므로 진료의 계속성 유지가 곤란하다. • 보수나 승진의 불만으로 의료인의 조직 이탈이 발생된다.
포괄 수가제	• 환자의 치료 속도가 빠르다. • 경영과 진료의 효율화 • 과잉진료, 의료서비스 오남용 억제 • 의료인과 심사기구나 보험자간의 마찰 개선 • 진료비 청구방법의 간편화 • 진료비 계산의 투명성 제고	• 합병증이 생기거나 신기술, 신의약품의 출현 시 적용이 곤란하다. • 치료의 난이도를 고려하지 않고 있다. • 서비스 제공을 최소화하여 의료의 질적 수준 저하와 환자와의 마찰 우려 • DRG코드조작으로 의료기관의 허위 · 부당청구 우려
총액 관리제	• 과잉진료 · 과잉청구의 시비가 줄어 들게 됨 • 진료비 심사 · 조정과 관련된 공급자 불만이 감소됨 • 의료비지출의 사전예측이 가능하여 보험재정의 안정적 운영 가능 • 의료공급자의 자율적 규제 가능	• 보험자 및 의사단체간 계약체결의 어려움 상존 • 의료공급자단체의 독점성 보장으로 인한 폐해 우려 • 전문과목별, 요양기관별로 진료비를 많이 배분받기 위한 갈등 유발 소지 • 신기술 개발 및 도입, 의료의 질 향상 동기가 저하되며, 의료의 질 관리가 어려움(과소진료의 가능성) • 운영을 위한 행정비용 발생

표 3-10 주요 국가간 지불제도의 비교

국가	지불제도-의원	지불제도-병원	비고
네덜란드	GP : ZFW환자대상 : 인두제 민간보험환자대상 : 행위별수가제	gloval budget + DBC 병원근무의사 : 병원의 봉급	• 2000년 이전까지는 병원에 대해 fixed Budgeting 적용, 이후부터 변동 총약계약제 적용 • 2004년부터 DRG와 유사한 DBC 지불체계 적용 • 질병금고간 경쟁유도
	의료비 추세 : 2001년 변동 총액계약제로 적용 이후 3년 간 급속 증가 후, DBC 적용 후 감소		
프랑스	개원의 : 행위별수가제	1. Global Budgeting(공공) 2. DRG(영리) 병원근무의사 : 병원의 봉급	-
	의료비 추세 : 급격한 변화 없이 안정적 추세 유지		
독일	학회와의 총액계약 후, 개별의사에게는 Fee-for-service	AR-DRG (호주형 DRG)	병원에 대하여 2004년 이전까지는 Per diem(일당진료비 제도) 적용, 2004년부터는 AR-DRG(호주형 DRG) 도입
	의료비 추세 : 2004년 마이너스 상승률 기록한 이후 안정적 추세 유지		
포르투갈	GP : Capitation	Case-mix Global Budget 병원근무의사 : 병원의 봉급	GP에 대한 지불체계는 1999년부터 도입하고 있으며 현재 보완 중
	의료비 추세 : 2000년 이후 안정적 추세 유지, 그러나 매년 증가율은 높은 편임		
스웨덴	county의 정부예산에서 지급(병원) 의사 : conuty로부터의 봉급 또는 인두제 치과의 : 행위별수가제		• 50% 정도의 의사에 대하여 1990년대 중반부터 Capitation Fee 지급 • 보건의료 체계는 주정부에 관할
	의료비 추세 : 2001년을 제외하고 안정적 추세 유지		
미국	RBRVS(행위별수가제)	DRG 병원근무의사 : RBRVS	• 의사에 대한 지불제도인 RBRVS는 1992년부터 적용 • 병원에 대한 지불제도인 DRG는 1983년부터 적용
	의료비 추세 : 급격한 변화 없이 안정적 추세 유지, 그러나 의료비가 너무 큰 규모임		
호주	개원의 : 행위별수가제	AR-DRG(호주형 DRG) 병원근무의사 : 병원의 봉급	AR-DRG는 1985년에 미국의 DRG 도입 이후 정착한 호주형 DRG 시스템
	의료비 추세 : 급격한 변화 없이 안정적 추세 유지		

국가	지불제도-의원	지불제도-병원	비고
일본	개원의 : 행위별수가제 의원고용의사 : 봉급	1. 대학병원 : DPC 2. 일반병원 : 행위별수가제 병원근무의사 : 병원의 봉급	DPC는 'Diagnosis Procedure Combination'의 약어로서 2003년에 대학병원들을 대상으로 도입
	의료비 추세 : 급격한 변화 없이 안정적 추세 유지		
영국	GP : 인두제 + Quality Points	Global Budget 병원근무의사 : 병원의 봉급	GP에 대한 지불체계는 2004년부터 Capitation과 Quality Points 혼합
	의료비 추세 : 안정적 추세 유지, 그러나 매년 증가율은 높은 편임		
한국	RBRVS(행위별수가제)	RBRVS 병원근무의사 : 병원의 봉급	RBRVS는 2001년부터 도입
	의료비 추세 : 급격한 증가를 보이고 있으며, 매년 증가율이 12% 이상임		

자료 : 김양균. 행위별수가제도의 문제점과 진료비지불제도의 대안모색. 건강보장정책. 2010. 제9권 제1호. p.18.

표 3-11 진료비 지불제도간 성과의 비교

	의료비용 억제	의료의 질	행정 효율성
행위별수가제	아주 나쁨	좋고 나쁨이 동시에 존재, 대체적 으로 좋음	매우 낮음
일당 진료비제도	보통	낮아질 동인이 존재	높음
건당 진료비 (포괄수가제)	좋음	유지하는 것으로 보고되지만 낮아질 동인이 존재	낮음
인두제	매우 좋음	유지	매우 높음
총액계약제	매우 좋음	유지	높음

자료 : 김양균. 앞의 논문. p.19

제7절 보건의료비

1 보건의료비의 개념

보건의료비란 건강상태의 변화로 초래되는 모든 자원비용(resource costs)의 총합을 의미하며, 직접비용(direct cost)과 간접비용(indirect cost)으로 구분할 수 있다. 보건의료비의 협의 개념인 직접비용은 서비스 이용에 직접적으로 지불되는 비용의 합을 의미하며, 광의의 포괄적 개념인 간접비용은 건강상태의 변화로 인한 생산적 노동력의 상실에 따른 비용 뿐만 아니라 치료 과정에 소요되는 제반 경비의 합을 말한다.

2 보건의료비의 증가 원인

의료비의 증가는 오늘날 각국이 겪는 공통적인 어려움이다. 보험수입은 정체되어 있고 보험지출은 지속적으로 증가하고 있다. 의료비의 증가는 여러 요인이 매우 복잡하게 서로 얽혀 있다. 일반적으로 의료비의 증가 원인은 학자들에 따라 많은 견해가 있으나 보건경제학자인 Abel-Smith는 의료비 상승 원인으로 다음의 7가지를 지적하고 있다.[33]

첫째, 건강보험 적용 인구의 확대와 보험급여 내용의 확대

둘째, 인구구조의 변화에 의한 노인인구 비중의 증가

셋째, 의료인의 상대적인 높은 수준의 보수

넷째, 고가의료장비 등을 사용하는 의료기술의 변화

다섯째, 의료인력의 과잉에 기인하는 서비스의 과다 제공

여섯째, 병상수의 증설이나 병원의 신규 건립에 따라 공급측면의 한계요인의 제거

일곱째, 환자당 더 많은 의료자원을 제공해도 좋을 재정적인 유인

---

33 B. Abel-Smith, Economic efficiency in health care delivery, International Social Security Review, No.2(1983), pp.165~179.

이처럼 의료비의 급격한 증가 원인은 다양하지만 첫째, 국민들의 의료이용률(utilization) 즉, 의료의 소비량(volume)이 증가하는 것이고, 둘째, 의료비를 구성하는 단가의 증가, 셋째, 의료비 지급방법에 있어서 병원, 의사 또는 환자들에게 의료비를 절감하려는 동기부여가 부족한데서 그 원인을 찾아볼 수 있다.

일반적으로 의료비 증가 원인은 다음과 같은 3가지로 요약할 수 있다.

1) 의료수요의 증가(Demand-pull Inflation)

(1) 소득의 증가

열등재(inferior goods)가 아니면 대부분의 재화와 서비스는 소득이 증가함에 따라 수요가 증가한다. 보건의료서비스 역시 마찬가지이다. 소득 증가에 따른 의료수요 증가는 보통 U자형을 그리면서 변화를 한다. 즉, 소득이 아주 낮은 수준에서는 의료수요가 상대적으로 높게 나타나다가 소득이 증가함에 따라 일정수준까지는 의료수요가 오히려 감소하고, 계속해서 소득이 증가하면 이에 따라 의료수요도 크게 증가한다는 것이다.

저소득층의 의료수요가 높은 이유는 건강상태가 상대적으로 열악하기 때문이다. 빈곤에 의한 악순환으로 빈곤과 질병의 사슬이 끊어지지 않고 있다. 일정수준 이상으로 소득이 증가하면 질병의 기회비용, 즉 질병으로 인한 소득 상실이 증가하므로 건강에 대한 관심이 더욱 높아져서 의료수요가 증가한다고 할 수 있다. 특히 소득수준의 지속적인 향상으로 소득 탄력적 의료수요는 증가될 것이다.

소득과 의료비

소득이 낮을수록 의료비 지출 비중이 높은 것으로 나타났다. 소득 증가 규모가 의료비 지출 규모 증가보다 더 커서 상대적으로 의료비 지출 비중이 작아지기 때문이다. 소득 하위 20% 가구는 가구소득의 12.5%를 본인 부담 의료비로 지출하지만, 상위 20%는 가구소득의 2.0%만 본인 부담 의료비로 지출하는 것으로 나타났다. 고소득층은 본인 부담액이 큰 의료서비스도 문제없이 이용하지만, 저소득층은 의료비를 감당할 수 있는 능력이 없으므로 국민건강보험의 급여 대상 의료서비스만을 중심으로 이용하는 경향이 있다(출처 : 문화일보, 2016년 12월 27일자).

(2) 건강보험의 확대에 따른 경제적 장벽의 제거

건강보험이란 예측이 불가능하고 우발적인 의료사고에 대한 경제적 준비의 사회적 제도이다. 즉, 동일한 위험에 대해 여러 사람이 경제적 자원을 결합해서 상호 분담함으로써 큰 부담없이 의료 접근의 문제를 해결하기 위한 사회적 형태이다. 따라서 건강보험은 잠재적 수요를 현시화할 뿐만 아니라 기존의 수요를 증가시키기도 한다.

건강보험의 확대로 경제적 장벽이 제거되면 의료이용은 자연히 증가하게 되며 심지어 의료이용을 남용하기까지 한다.

(3) 인구구조의 변화

의료비 증가를 가속화시키고 있는 인구학적 요인은 절대인구의 증가와 인구의 노령화를 지적할 수 있다. 절대인구수가 많아질수록 그리고 65세 이상의 노인인구 비율이 높아질수록 의료비 증가는 계속된다. 특히 노인인구의 증가는 만성퇴행성 질환 및 노인성 질환의 증가와 매우 밀접하게 관련되어 의료비 증가에 직접적인 영향을 주고 있다.

건강보험 재정지출도 타 연령층에 비해 의료수요가 큰 노인인구(특히 75세 이상)의 증가로 큰 폭으로 늘어날 것으로 예상된다. 2017년 건강보험에서 65세 이상 노인에게 지급되는 의료비는 약 35조 8,000억 원으로 전체 의료비(86조 1,100억원)의 41.6 %를 차지하고 있으며 매년 증가하고 있다.

노인인구의 건당 진료비나 평균재원일수, 고액진료비 등은 의료비 증가에 기여하는 요인들이다. 즉 인구고령화는 경제활동인구의 감소와 의료비의 급증을 초래하여, 향후 보험제도 운영에 있어서 수입감소와 지출증가 요인이 되기 때문에 건강보험의 재정부담이 가중될 것으로 전망된다. 인구고령화의 진전은 또한 의료소비행태에 질적인 변화를 초래하여 의료서비스의 구매형태가 단기, 치료중심에서 장기, 요양 및 재활중심으로 변화시키는 요인이 될 것이다.

> **일본의 2025년 문제**
>
> "일본의 65세 이상 인구는 전체 인구(1억2711만 명)의 26.7%다. 특히 2025년에는 75세 이상의 후기 고령자가 전체의 18%나 된다. 일본인 평균 수명은 남성 81세, 여성 87세다. 의료 · 요양 수요와 복지 예산이 한꺼번에 늘어날 수밖에 없다. 국민 의료비는 현재 연간 40조 엔(약 410조원)을 넘어 우리나라 예산과 비슷하다. 2025년엔 52조 엔으로 부풀어 오른다. 요양 예산은 10조 엔에서 21조 엔으로 두 배가 된다. 생산연령 인구는 감소하는데 복지 비용은 늘어나는 암울한 구조다."(출처: 중앙일보, 2016년 12월 27일자 전문인용)

(4) 사회간접시설의 확충에 의해 보건의료서비스 이용이 예전보다 훨씬 더 용이

교통과 통신의 발달은 소비자의 의료에 대한 접근을 용이하게 해주고 있다. 이는 의료이용에 필요한 시간비용(time cost)을 많이 절약하게 해주기 때문에 보건의료서비스를 더 많이 이용하게 되어 의료비를 증가시키는 한 요인으로 작용하고 있다.

2) 의료 생산비용의 증가(Cost-push Inflation)

보건의료서비스의 생산에 투입되는 생산 요소가격이 상승하면 당연히 의료의 가격이 상승하게 되고 나아가 의료비를 증가시키게 된다. 생산비의 증가를 해결하는 방법은 2가지가 있을 수 있는데 하나는 경영합리화를 통해 공급자가 부담하는 경우이고, 다른 하나는 생산비의 증가만큼 의료의 공급가격에 반영하여 소비자에게 떠넘기는 방법이 있다. 대부분 위 2가지 방법을 혼용하고 있지만, 경영자는 소비자에게 부담시키고 싶은 강한 유혹을 받게 된다. 특히 수요의 탄력성이 낮을수록 소비자의 부담분은 커지게 된다. 반면 의료가격에 대한 정부통제가 강할수록 그 정도는 작아지게 된다.

표 3-12 의료이용에 영향을 주는 요인

의료이용 감소 요인	의료이용 증가 요인
• 의료공급 자원 감소	• 의료공급 자원의 증가
• 공중위생의 진보	• 인구증가
• 질병 위험요인에 대한 예방활동	• 노령인구 증가
• 질병발생을 감소시키는 치료기술의 발달	• 새로운 의료기술 및 장비의 발달
• 의료이용을 감소시키는 문서 또는 지침	• 의료이용을 촉진하는 문서 또는 지침
• 의료이용을 감소시키는 치료장소의 변경	• 새로운 질병의 출현(HIV/AIDS)
• 지불자에 대한 압력	• 신약 개발
• 건강에 대한 신체적 변화	• 의료보장 범위의 확대
• 소비선호도의 변화	• 치료형태의 변화
	• 의료소비자의 욕구변화(성형수술, 고관절 치환, 치유약의 홍보)

자료 : Health Care in America Trends in Utilization, 2004(한국보건사회연구원, 의료이용 환자의 상병변화 및 특성 분석, 2004, p.79에서 재인용).

(1) 임금의 상승

보건의료서비스는 노동집약적 성격이 강하고 아무리 자동화가 된다 하더라도 근본적인 서비스는 인력에 의존할 수 밖에 없다. 따라서 의료산업에서 인건비가 차지하는 비중은 크다. 의료산업에서 인력의 생산성은 상대적으로 그리 높지 않으며, 임금은 생산성의 증가보다 높은 수준으로 증가하고 있다.

(2) 보건의료서비스 생산에 투입되는 요소가격의 상승

보건의료자원을 제공하는데 소요되는 재료비, 금융비용 등의 요소가격의 상승은 곧바로 의료비의 인상으로 연결된다. 특히 보건의료서비스는 가격탄력성이 비탄력이기 때문에 요소가격의 인상에 정부나 의료기관, 개인은 이를 감수할 수밖에 없다. 요소가격의 상승을 흡수하기 위한 방법으로는 의료기관의 경영합리화나 정부의 통제 방법이 있다.

3) 의학기술의 발전

질병의 복잡성으로 인해 치료 방법과 기술 역시 복잡하고 다양하며 고도의 기술발달을 요구한다. 의료는 인간의 생명과 직결되기 때문에 비용절약적인 성격을 거의 가지고 있지 않은 고도의 기술이나 고급의료장비 등이 많다. 투입되는 시설이나 장비, 재료비 등의 상승은 의료의 생산비용을 증가시키고 결국 의료가격의 인상을 초래한다. 의학기술의 발전으로 고가의료장비의 사용과 새로운 진단, 치료기술의 개발과 이용 등이 당연시되고 있고 의료의 특성상 이러한 장비와 기술을 사용하는데 소비자와 공급자는 쉽게 동의하는 경향이 있다.

의과학기술의 발전 및 의료시장 개방 등은 국민의 의료서비스에 대한 기대수준을 높여 양질의 다양한 의료수요를 확대시킬 것이다.

3 의료비 증가 대책

보건의료 부문에 사용되고 있는 돈의 가치에 대해 근본적인 재검토를 해야 할 시점이 도래하였다. 의료비 증가에 대한 재검토의 필요성은 크게 4가지 측면에서 거론될 수 있다.[34]

첫째, 의료비의 과다한 팽창은 국가경제자원의 배분을 왜곡시킬 수 있으며,

---

34 양봉민, 보건경제학(서울 : 나남출판, 1999), pp.9~10.

경제 전체의 효율성이 떨어지는 문제를 초래한다.

둘째, 전국민에게 의료의 접근도를 보장해 주는 건강보험제도는 형평성 추구에 입각한 보건의료 부문의 확대위주정책이기 때문에 비용억제적 측면이 취약하다. 이는 보건의료 부문에서 경제적 효율의 희생을 수반하게 된다.

셋째, 의료비가 가계의 소비지출에서 차지하는 비중이 커지면서 국민들의 관심이 집중되고 있다. 가계부담의 증가는 의료제도에 대한 저항으로 나타날 가능성이 크다.

넷째, 의료비 지출의 증가분이 국민건강의 증진에 투자만큼 기여하지 못하고 있어서 한계편익(marginal benefit)이 점차 감소하고 있다. 즉, 의료비 지출이 일정수준을 넘어 과잉투자될 때 국민의료비의 증가가 유발할 수 있는 국민건강의 증진 효과는 영(Zero)에 가까워질 수 있을 뿐만 아니라 더 나아가 오히려 이득보다는 위해를 줄 수도 있는 것으로 확대 해석할 수 있다.

따라서 대다수의 국가들은 적극적인 정부개입을 통해 의료비 지출을 억제하려고 시도하고 있다. 그러나 아직까지 의료비를 효율적으로 통제하는데 성공한 나라는 그리 많지 않다. 미국 프린스톤 대학의 보건경제학 교수인 Reinhardt는 의료비 억제를 위한 정책 대안으로 다음과 같은 7가지를 제시하고 있다.[35]

첫째, 보건의료서비스의 이용(the utilization of health services) 억제

① 환자의 수진행태와 의사의 진료행태에 대한 직접통제

② 재정적 자극에 대한 간접통제(예: 본인일부부담제, 보건의료 관련 상품의 자유경쟁 유통을 통한 비용 억제)

③ 의료인의 자격 제한에 의한 간접통제(예: 진료의 경제성 또는 진료판정 기준에 의한 비용 억제)

둘째, 보건의료서비스의 가격(the price of health services) 통제

① 가격에 대한 직접통제(예: 협정수가 또는 일당 입원시설료의 억제)

② 특정 의료인의 총소득에 대한 통제

③ 의료투입가격의 직접통제를 통한 의료생산가격의 간접통제(예: 보건의료 종사자의 보수, 약품, 의료용품, 의료장비 등의 가격통제)

④ 보건의료 생산조직에 대한 직접통제를 통한 의료생산가격의 간접통제(예:

35 M. Olson, A new approach to the economics of health care(Washington, D.C. : American Enterprise Institute, 1980), pp.151~171.

시설 대비 인력 배치의 통제 또는 자본 지출비 억제)

1) 소비자의 진료비부담정책－본인일부부담제도

(1) 본인일부부담제도의 도입 필요성과 한계

건강보험의 도입은 국민들의 의료 접근도를 제고시키고 의료이용자나 공급자의 행태변화를 초래하며 또한 국가 전체의 의료비 지출을 증가시키기도 한다. 건강보험의 도입으로 소비자는 자신들이 의료비의 전액을 직접 지불하지 않기 때문에 의료비 지불에 대한 부담감이 감소하여 의료이용이 증가하게 되고, 또한 공급자 측에서도 환자들의 지불 능력을 고려할 필요가 없거나 감소하기 때문에 같은 질병에 대해서도 예전에 비해 더 많은 의료자원을 투입하게 되는 과다 서비스를 제공하게 된다.[36]

특히 소비자는 전액 진료비를 지불하지 않고 일부분만 지불하기 때문에 비용에 대한 절감 의식이 약할 수밖에 없다. 이러한 도덕적 위해(moral hazard)에 의해 의료비가 상승하는 것을 막기 위해 소비자들로 하여금 진료비의 일부분을 부담하게 하는 정책이 도입되기도 한다. 소비자에게 진료비의 일부분을 부담하게 함으로써 불필요한 보건의료서비스 이용을 방지하고 의료비 상승을 억제시킬 수는 있지만 그러한 부담으로 인해 필요한 보건의료서비스를 받지 못한 계층이 발생한다는 점을 무시할 가능성이 크다.

즉, 본인일부부담제도는 의료수요의 증가에 대한 억제책으로서 의료의 과용 또는 남용을 방지함으로써 보험재정의 안정을 도모할 수 있는 자동조절 기능을 가지고 있다고 할 수 있으나, 반면에 일률적인 본인일부부담은 저소득층에게 상대적으로 과중한 부담을 주게 되어 질병의 예방을 위한 조기진단과 필수적 보건의료서비스를 억제하는 부정적인 효과를 야기하기도 한다.[37]

본인부담은 불필요한 의료서비스 이용을 감소시켜 의료자원 이용의 효율을 증가시킬 수 있으나, 이와 함께 의료서비스 이용에 부정적인 영향을 미치기도 한다. 본인부담의 부정적 영향을 살펴보면,

첫째, 위험이 큰 질병은 가격 비탄력적이므로 본인부담의 효과가 미흡할 것

36 H. J. Aron and W. B. Schwart, Hospital cost control : A bitter pill to sallow, Harvard Business Review, 1985(3), pp.160~167.

37 임양택, 우리나라 건강보험제도의 개선방향과 최적 건강보험정책, 한양대학교 경제연구소, 1985, p.61.

이며, 특히 저소득층에 대한 의료접근의 기회를 제약하게 된다.

둘째, 본인부담의 과잉수요 억제효과는 단기적인 것에 그칠 가능성이 크다. 또한 수요감소에 따른 의사 소득감소를 보전하기 위한 필요 이상의 과잉진료를 유발할 수도 있다.

셋째, 본인부담은 소득계층에 따라 부담이 역진적이므로 의료접근 기회의 형평성에 문제를 야기한다.

넷째, 질병의 조기진단 및 치료를 주저하게 되어 장기적으로 치료비를 증가시키고 국민건강증진에 부정적인 효과를 초래할 가능성이 크다. 본인부담은 필요한 서비스와 불필요한 서비스를 구분하지 않고 이용을 감소시키기 때문에 정교한 정책이라 보기 어렵다.

이러한 문제점을 보완하기 위해 첫째, 저소득층에게 본인일부부담금 중 일부를 상환해 주는 방법, 즉 의료이용자가 낸 본인일부부담금 중 일부를 일정기간별로 상환하거나 다음 보험료에서 탕감해 주는 방법을 고려해 볼 수 있다.

둘째, 저소득층에게 본인일부부담률을 차등 적용시키는 방법이다. 모든 소득계층에 일률적인 본인일부부담 정도를 소득에 따라 차등을 둠으로써 저소득층을 보호하여 본인일부부담제도의 한계를 극복하는 방법이다.

결론적으로 적정수준의 본인 부담금을 책정하는 것이 무엇보다도 중요하다. 본인부담이 과중할 경우 의료보장정책 자체에 대한 불신이 생겨날 수 있다. 본인 부담금의 인상과 의류비의 인상은 소비자이 소득이 불변인 경우 결과적으로 소비자의 후생을 감소시키는 역할을 한다.

(2) 본인일부부담제도의 유형

① 일정액공제제 또는 정액공제제(Deductible)

일정 한도액까지는 본인이 전액 부담하고 그 이상의 의료비만 급여의 대상으로 인정한다. 정액공제제의 경우 소액 의료비는 본인이 전액 부담하기 때문에 관리 운영비가 절감되며 의료이용도 상당히 감소한다. 특히 공제 금액(본인 부담액)이 건당 진료비보다 높게 책정되면 의료이용자는 의료이용을 다시 한 번 생각하게 되고 공급자들로 하여금 보다 저렴한 대체의료를 추구하도록 유도하는 기능을 가지고 있다.

공제 금액의 크기에 따라 성공 여부가 좌우된다. 즉, 소득에 관계없이 평면적인 적용은 고소득층보다 저소득층에게 더욱 부담을 주어 의료에 대한 공평한 접근 기회를 주지 못하게 된다. 공제액이 아무리 작다하더라도 필요한 의료서비스를 이용하는데 장애요인으로 작용할 가능성은 항상 존재한다.

② 정률제 또는 본인일부부담제(Coinsurance)

일정 비율로 보험자(또는 제3자 지불단체)와 의료이용자가 부담하는 것을 말한다. 즉, 소비자의 도덕적 위해를 방지하고 보험재정 안정을 도모하기 위해 보험자가 진료비의 일정 비율을 지불해 주고 소비자는 나머지 부분을 부담하게 하는 방식이다.

본인일부부담제는 의료의 가격을 감소시켜 의료이용자는 보다 값싼 의료제공자를 찾게 된다. 본인일부부담제는 의료이용자의 가격탄력성과 본인 부담 비율의 크기에 따라 성공여부가 달려 있다. 즉, 의료수요의 가격탄력성이 크다면 본인일부부담제는 소기의 목표를 달성할 수 있지만 가격탄력성이 매우 작은 필수품적인 의료에 대한 이용의 감소효과는 기대할 수 없을 것이다.

③ 상한제(Maximums) 또는 급여의 제한(Limits)

정해진 최고액을 초과하는 고액진료비에 대해서는 보건의료서비스 이용자가 부담을 하거나 보건의료서비스 중 일부 항목을 보험급여 항목에서 제외하거나 진료 일수를 제한함으로써 진료비를 억제하는 방법을 의미한다.

급부의 상한제 또는 제한제는 장기요양을 요하는 환자에게 부담이 단연 증가할 것으로 예상되지만 지금처럼 소수 중환자의 엄청난 진료비를 다수의 건강하거나 경증의 환자가 모두 부담하는 불공평의 정도가 경감되는 효과가 있다.

④ 정액부담제

의료이용의 내용이 어떠하든 간에 이용하는 의료서비스 건당 일정액만 소비자가 부담하고 나머지는 보험자가 지불하는 본인부담 방법을 말한다. 이러한 본인부담 방법은 불필요한 값싼 서비스의 이용을 억제하는 경제적인 효과를 가진다.

⑤ 정액수혜제

정액부담제와는 반대로 이용하는 의료서비스 건당 일정액만을 보험자가 부담하고 나머지는 환자가 지불하는 본인부담 방법으로써 의료이용자에게 상당한 부담이 된다.

정액수혜제의 기대효과는 환자로 하여금 값싼 의료제공자를 찾게 하는 경제적 동기를 부여하며, 추가적으로는 의료서비스의 가격과 질에서 공급자간의 경쟁을 유도하는 효과가 있다.

2) 공급자의 진료비 절감 유도정책

보건의료서비스의 특성상 의료공급자는 진료비 절감에 대해 민감하지 못하다. 그 원인으로는 첫째, 의료공급자는 의료의 양과 질을 확대시킬 수 있다. 둘째, 의료공급자는 일반적으로 더 전문화되고, 더 기술화되고, 더 비싼 의료를 추구하는 경향이 있다. 셋째, 의료공급자는 서비스 생산 단위를 군소의 독립된 단위로 분할시키려는 성향을 가지고 있다. 넷째, 의료시장은 공급자 주도(provider dominated market)의 특성을 지닌다. 따라서 의료제공자가 진료비를 절감할 수 있도록 제도적 장치를 마련하는 것이 필요하다.

(1) HMO(Health Maintenance Organization)

자발적인 가입, 포괄적인 보건의료서비스 제공 등을 특징으로 하는 제도로 주로 미국에서 운영되고 있다. HMO는 진료 시설과 인력을 보유한 조직에 지역주민이 일정 금액을 지불하고 자발적으로 가입하면 그 조직이 일정기간 가입자에게 포괄적인 보건의료서비스를 제공하고 가입자의 건강을 책임지는 제도이다.

(2) DRG(Diagnosis Related Group)

1965년도에 미국에서는 Medicare와 Medicaid를 도입하였는데 그 후 의료비가 급증하여 연방정부의 사회보장재정이 파산의 위기에 놓이자 의료비 지불 개선방안을 모색하게 되었다. 제시된 여러 가지 방안 중 DRG에 기초한 선불상환제도(Prospective Payment System : PPS)가 가장 적합하다고 판단하였다.

DRG는 예일대학에서 1970년대 후반에 개발, 발전되어 1983년부터 미국연방정부가 지급하는 보험진료비의 지불 방법으로 사용되고 있는 방법이다.

입원 환자의 종류를 질병의 종류 및 입원 기간 동안의 의료자원 사용에 있어서의 유사성을 중심으로 하여 DRG(진단명 기준 환자군)로 분류하고, 이들 각 DRG에 대한 포괄수가를 정하게 하여 그 병원이 진료한 연간 DRG의 종류 및 수량에 따라 보험진료비를 총량적으로 지급하게 하는 제도를 말한다.

(3) PSRO(Professional Standard Review Organization)

PSRO는 의료비의 문제를 인식하면서 양질의 의료보장(Quality Assurance)을 달성할 수 있도록 고안된 제도이다. 즉, PSRO는 전문적으로 체계화된 입원진료지침과 치료지침을 권장하고 필요없는 보건의료서비스를 지적함으로써 진료비의 문제와 양질의 의료보장을 동시에 해결하고자 한다. 의료비의 문제를 전문가인 공급자의 자율적인 통제기구에 맞김으로써 의료비에 대한 인식을 스스로 갖도록 한다. 계약한 의사가 중심이 되어 의료비의 질적 관리와 의료이용의 필요성 여부, 진료의 적정성, 과잉치료 여부와 진료비의 적정성 여부를 판단한다.

3) 국가의 제도적 통제정책

국가는 의료비의 상승에 대해 직접적인 규제를 행사할 수 있다. 즉, 보건의료서비스 양과 수가를 통제하거나 투입자원을 통제함으로써 의료비 증가를 억제한다.

(1) 진료과정에 대한 통제(Process Control)

① 서비스의 양 통제(control on quantity of service)
② 의료의 질관리(quality assurance)
③ 의료수가의 통제(price control)

(2) 투입자원 통제(Input Resource Control)

① 진료시설의 표준화(standardization of health facility)

② 의료인력의 통제(health manpower control)
③ 예산통제(budget control)
④ 의료장비 구입의 통제(CON : certificate of need)

제8절 우리나라 건강보험제도 및 의료체제의 문제점

사회보험원리에 기반을 두고 있는 우리나라 건강보험이 건전하게 뿌리를 내리기 위해서는 다음과 같은 기본 요건을 갖추어야 한다.

첫째, 접근성(access)의 보장이다. 건강보험 급여를 개인의 지불능력과 상관없이 언제 어디서나 필요에 따라 제공받을 수 있는 기회가 모든 국민에게 보장되어야 한다.

둘째, 효율성(efficiency)의 확보이다. 효율성이란 투입(input) 대비 결과(output)인 능률성과 목표달성도인 효과성을 포함한 의미로 건강보험의 주어진 성과목표를 달성하기 위해 한정된 자원(재원, 인력, 장비, 물품, 시설 등)을 적절히 활용해야 한다. 최소한의 비용으로 최대의 산출을 추구하는 비용 효율성(cost efficiency)과 건강보험제도가 궁극적 목표를 달성할 수 있도록 자원이 최적 배분되는 배분적 효율(allocative efficiency)을 충분히 고려해야 한다.

셋째, 형평성(equity)의 확보이다. 보험료 부담 및 급여 혜택에 있어서 건강보험 가입자간 소득수준 등 부담능력에 따라 공평하게(fair) 분담되고 필요에 따른 의료이용이 보장되어야 한다.

넷째, 지속가능성(sustainability)의 확보이다. 보험 수지 상등의 원칙에 입각하여 건강보험의 재정수입 대비 지출이 적정 수준을 유지함으로써 제도가 지속적으로 유지되어야 한다. 지속가능성을 위해 건강보험 재원은 양적으로 일정수준 확보되어 안정적인 동시에, 미래의 수요변화에도 충분히 대응할 수 있어야 한다.[38]

획일적인 공적 건강보험체제를 유지하고 있는 현행 건강보험제도는 공적 보

38 국민건강보험공단쇄신위원회 활동보고서, 실천적 건강복지 플랜, 2012, p.9

험재정의 취약과 국가재정부담의 지속적인 증가, 의료수급자의 도덕적 해이로 인한 의료소비의 증가, 의료보험기능과 의료보장기능의 혼재, 보험료 부담의 형평성 부재와 비능률의 만연, 위험분산기능의 비적절성과 과중한 본인 의료비 부담, 관리운영의 비효율성 등이 문제점으로 지적되고 있다.[39]

1 국민의료비의 지속적인 증가

1989년 전국민건강보험이 실시된 이래 보건의료부문에서 최대의 문제는 의료비의 지속적인 증가이다.

> **▶ 비행기삯 뽑고도 남죠!**
>
> "재미교포 1세인 송모(62 · 여)씨는 한국에 들어올 때마다 세 살 아래 여동생의 건강보험증을 빌려 치과진료를 받는다. 건강보험 혜택이 가능한 스케일링, 잇몸치료 등 다양한 치료를 받고 100만원 정도 낸다. 그러나 미국에서는 치과보험에 들지 않아 비행기삯을 제하고도 '남는 장사'라는 게 송씨의 설명이다. 그는 "처음엔 들킬까봐 조마조마했지만 건강보험증 확인도 하지 않고 이름하고 주민등록번호만 말하면 되는 시스템이라 문제는 없다."고 당당하게 말했다."
> (출처 : 서울신문, 2009년 9월 28일자 전문인용)

의료비가 증가하는 데에는 많은 원인이 있을 수 있는데 가장 중요한 원인은 건강보험의 도입에 의한 수요의 증가이다. 즉 건강보험의 기본목적이 의료서비스에 대한 경제적 장벽의 제거로 필요한 의료서비스에 대한 접근의 용이성 제고이기 때문에 건강보험제도의 도입은 필연적으로 의료수요의 증가를 가져오게 되며 이는 다시 의료비 증가로 이어진다.

또한 의료비의 증가는 현행 지불방식에 기인하기도 한다. 현행 건강보험제도는 정부가 의료수가를 강력히 통제하면서 동시에 의료공급자에 대한 지불방식은 후불방식(retrospective payment)인 행위별수가제(fee-for-service)를 채택하고 있어서 의료공급자에 의한 수요창출 행위가 나타나게 되며 이로 인하여 불필요한 의료비 증가가 발생하게 된다.

전국민건강보험의 실시로 이제는 거의 모든 국민의 건강보험의 대상이 되어 신규 보험가입자의 증가가 현저하게 줄어든 상태에서의 의료비 증가는 단순히 의료서비스에 대한 욕구(need)의 증가에 원인이 있다기보다는 의료공급자에 의한 과잉진료 및 수요창출(supply induced demand) 행위에서 그 원인을 찾아볼 수 있다.

의료비 증가에 있어서 문제시되는 또 한 가지 원인은 비효율적인 소비행태(inefficient consumption behaviors)이다.

39 연하청, 국민경제운용과 건강보험 재정의 정상화, 시장경제연구원, 2002, pp.8~9.

문제는 국민의료비의 증가 그 자체에 있다기보다는 우리나라 의료체제가 지속적인 의료비의 증가를 억제하고 통제할 수 있는 기전을 가지고 있지 않는『무정부적 낭비구조』위에 서 있다는 데 있다.

2 낮은 보장성(본인부담의 과중)

현행 건강보험보장률[{건강보험급여비/(건강보험급여비+법정본인부담금+비급여본인부담금)}×100]은 2019년의 경우 64.2%(가계 부담이 큰 4대 중증질환 보장률은 2017년 81.7%)로 암과 같은 중증질환자의 본인부담률이 5%로 인하되는 등 국민건강보험의 보장성이 확대되고 있지만 주요 선진국의 85~90%선에 비해 낮은 편이다(2017년 OECD 평균 73.5%).

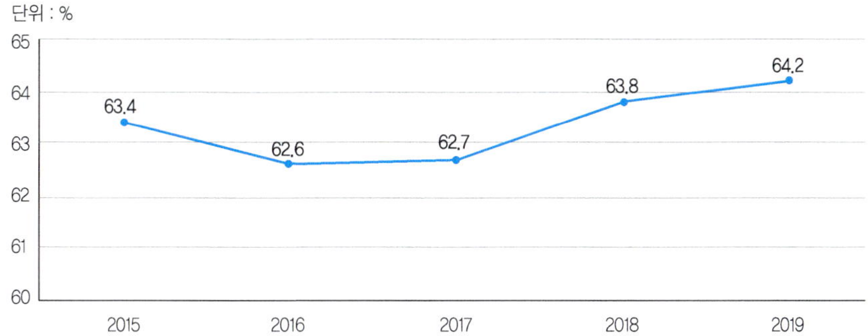

그림 3-4 건강보험보장률 추이

자료 : e-나라지표, 2021년 7월 1일 검색

건강보험은 경제적 부담으로부터 해방이 일차적 목표이다. 따라서 건강보험을 통해 개인이나 가계는 질병에 의한 경제적 고통을 크게 받아서는 안 된다.

그러나 현행 건강보험제도 하에서도 가계가 직접 부담해야 하는 의료비 부담이 지나치게 높다는 데 큰 문제가 있다. 우리나라 건강보험제도에서 개인이 부담하는 의료비는 대략 50~70%를 차지하는 것으로 추계되고 있다. 즉 건강보험에 의해 진료를 받을 경우 입원진료비의 20%, 외래진료비의 10~60%만 환자 본인이 부담토록 하고 있으나, 비급여 항목으로 인해 만성·중증질환자가 실제로 지불하는 본인부담비율이 상당히 높은 수준에 이르고 있다. 가계가 직접 부담하는 의료비가 이렇게 높다면 건강보험제도가 제기능을 하지 못하고 있다는 것을 증명하고 있다. 이에 만성 · 중증질환자의 고액진료비 부담을 덜어주고, 건강보험의 보장성을 강화하고자 2013년 10월부터 4대 중증질환자(암, 심혈관, 뇌혈관, 희귀난치성질환)의 의료비 부담을 경감하는 정책을 꾸준히 추진하고 있다.

급여수준의 향상은 보험료의 인상을 초래한다. 그러나 급여수준의 향상을 위한 추가재원을 전적으로 보험료 인상에만 의존해서는 안 된다.

현재 보다 급여수준을 높이기 위해서는 보험료 수준 또한 높이지 않을 수 없다는 것은 당연하다. 그러나 급여수준 향상에 따르는 추가부담은 고소득층보다 저소득층에 더 영향을 줄 것이다.

비급여 의료서비스가 급여 대상에 포함되면 소비자의 비용부담은 감소한 반면 보험자의 비용부담은 늘어나게 된다. 비용이 환자에게서 보험자에게로 이동한다. 장기적으로 보면 보험자의 부담은 결국 소비자에게 대부분 이전되고 일부는 정부가 안게 된다. 이러한 비용이동과 재이동은 형평성의 견지에서 보면 바람직한 것이다. 의료비용에 대한 본인부담은 역진적인 반면 건강보험료는 누진적이거나 소득 비례적이기 때문이다.[40]

3 공공부문의 취약

우리나라의 의료기관의 80% 이상은 민간부문이 소유하고 있고, 공공부문의 비중은 매우 미약하다. 민간부분의 우위 현상은 자본주의의 왕국이라는 미국보다 오히려 더 심하다.

이처럼 민간부문이 절대적 우위를 점하고 있는 원인으로는 첫째, 국민소득의 증가, 연령구조의 변화, 건강보험의 확대, 높은 교육수준, 건강에 대한 인식의 변화 등과 같은 수요적 측면에 의한 수요급증을 민간부문에서 성공적으로 흡수할 수 있었다.

둘째, 공급적 측면에서 그 동안 의료부문은 높은 이윤획득 가능성과 투자회수의 확실성으로 인해 민간투자가 유인되었다.

40 양봉민, 보건경제학(서울 : 나남출판, 1999), pp.88~89.

셋째, 시장중심의 경제정책이 큰 성공을 거둠에 따라 의료부문에서도 민간부문이 상당한 역할을 하도록 방치하였다.[41]

의료는 생활필수품적인 서비스로 기본적인 의료서비스는 국민 모두가 누려야 할 권리로 인정되고 있기 때문에 민간부문에의 과도한 의존은 의료의 공익성에 심각한 손상을 초래한다. 국민이 필요로 하는 서비스보다는 수입이 되는 서비스를 주로 제공하게 되어 공익보다는 의료기관의 경제적 이익을 우선하게 한다.

민간부문이 의료시장을 주도하게 되면 문제점으로는 첫째, 의료자원의 분배가 시장원리에 의해 결정되기 때문에 국민의 욕구가 경시되기 쉽다.

둘째, 국가의 보건의료정책이 민간부문의 이익과 다를 경우에는 국가정책을 거부하거나 호응하지 않을 가능성이 높다. 민간부문의 비중이 클수록 국가는 이들의 눈치를 볼 수밖에 없다.

셋째, 민간부문과 공공부문이 서로 협조가 잘 되지 않으면 자원이 낭비되어 비효율성이 증가하게 된다.[42]

민간부문의 압도적 우세와 국가의 책임회피가 초래한 이러한 현상은 우리나라 보건의료가 영리추구에서 결코 자유로울 수 없다는 것을 나타낸다.

세계 최하수준인 공공의료를 확충하지 않으면 그 폐해가 대다수 국민들에게 돌아갈 것이다. 공공의료가 민간의료를 주도할 수 있을 정도로 확충돼야 과잉진료 · 투약 등 의료서비스의 무분별한 상업화 현상을 제어할 수 있다는 것이다.

WHO의 2000년 세계건강보고서(World Health Report 2000)에 의하면 공공의료의 적극적인 책임과 역할로 첫째, 의료정책총괄과 전체의료제도의 비전과 방향 제시, 둘째, 의료체제의 조절, 셋째, 전체보건의료에 대한 정보수집과 적용 등을 제시하였다.

의료부문은 공공성이라는 특수성 때문에 민간에만 맡겨서는 곤란하며 공공부문과 민간부문의 균형적인 발전이 필요하다.

「공공보건의료에 관한 법률」 전부개정('13.2.2 시행)을 통해 공공보건의료를 국 · 공립의료기관 '소유' 중심에서 필수공익의료서비스를 위한 '기능' 중심으로 정의하고, 의료 취약지해소, 의료취약 계층의 보호 및 필수보건의료의 공급이 원활하지 못한 분야의 해소를 주요영역으로 개편할 예정이다. 그리고 공공보건의

41 위의 책, pp.80~81.

42 위의 책, p.65.

료 수행기관을 두어 기존의 국공립병원 이외에, 민간의료기관도 공공의료사업에 참여하도록 공공보건의료 수행주체를 다양화하고 있다. 즉 공공보건의료기관, 공공전문진료센터로 지정된 병원, 취약지거점의료기관으로 지정된 병원, 기타 공공보건의료사업 협약을 체결한 병원으로 공공의료수행기관을 다양화하여 수요자중심 공공의료체계 구축을 통한 사각지대 해소방안을 마련하고 있다.[43]

표 3-13 공공보건의료기관 현황(2020.12월) (단위 : 개소, 병상, 명)

구분	공공보건기관[1] (A)	공공의료기관 (B)	공공보건 의료기관[2] (C=A+B)	민간의료기관 (D)	전체[3] (E=C+D)	공공/전체 (C/E)
기관수	3,571	230	3,801	69,713	73,514	5.2%
병상수	458	63,417	63,875	653,049	716,924	8.9%
의사인력	3,772	12,912	16,684	140,605	157,289	10.6%

1) 공공보건기관 : 보건소(보건의료원 포함) · 보건지소 · 보건진료소 · 건강생활지원센터 포함
2) 공공보건의료기관 : 공공보건의료에 관한 법률 제2조 및 같은법 시행령 제2조에 따른 기관
3) 전체 : 의료법제3조에 따른 의료기관(조산원 제외) 및 보건소(보건의료원 포함) · 보건지소 · 보건진료소 포함
※ 출처 : 건강보험심사평가원 요양기관 현황자료, 건강정책과(공공보건기관), 공공의료과 내부자료(공공의료기관)
자료 : 보건복지부. 2020 보건복지백서. 2021. p.536에서 재인용.

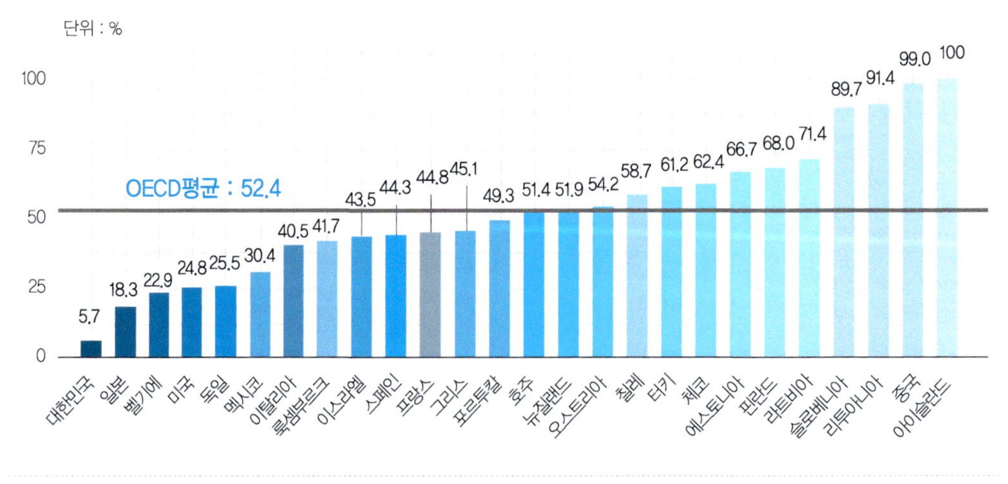

그림 3-5 '18년 OECD 비교 국가 대비 공공의료기관 수 비중

자료 : 2019 공공보건의료통계집, 보건복지부, p.16

43 보건복지부, 2011 보건복지백서, 2012, p.50.

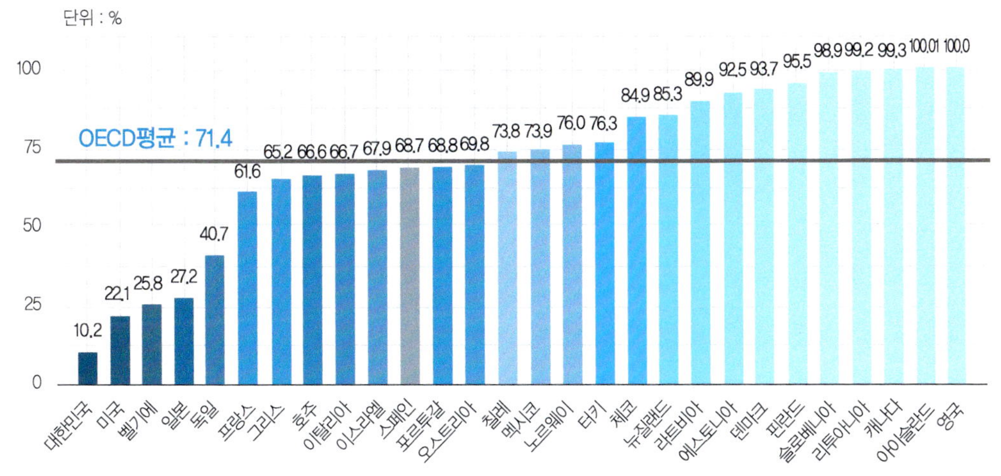

그림 3-6 '18년 OECD 비교 국가 대비 공공의료기관 병상 수 비중

자료 : 2019 공공보건의료통계집, 보건복지부, p.18

4 의료기관 및 인력의 지역간 불균등 분포 심각

병원과 의료인력의 도시 집중 현상이 개선되지 않고 있다. 도시에 의료기관의 80% 이상이 집중되어 있으며, 의사, 한의사, 치과의사, 간호사도 도시 집중 현상이 매우 심하다. 이는 농촌지역 주민의 의료이용에 심각한 장애를 주고 불필요한 경제적 부담을 지우게 된다.

> **의료인력의 지역 불균형**
>
> 2014년 기준 인구 10만 명당 의사 수는 전국 평균은 172명이다. 서울은 267명에 달하는 반면 경북과 울산은 각각 116명, 123명 등에 불과해 지역간 격차가 2배 이상 났다. 의료진의 서울 · 수도권 집중 현상이 뚜렷한 셈이다. 특히 산부인과의 경우 수도권과 광역시 · 시 지역에 집중되어 있어서 분만 산부인과가 없는 분만 취약지는 2015년 37곳으로 군 지역 주민은 시 지역 주민보다 5배나 더 이동해야 출산이 가능한 실정이다(출처: 아시아투데이 2016년 8월 15일자).
> 국세청이 발표한 국세통계를 보면 2013년 기준으로 병원 사업자의 48%는 서울, 경기 등 수도권에 집중됐고 모든 업종의 병원이 가장 많은 곳은 서울 강남구로 조사됐다. 특히, 성형외과는 전체 1300여 개 가운데 36%가 강남구에 몰려 있는 것으로 나타났다(출처: 쿠키뉴스, 2015년 3월 19일자).

5 1차 의료의 미비

1차 의료는 의료제도의 기본이다. 그러나 우리나라 의료체제의 가장 큰 문제점 중의 하나가 1차 의료의 미비이다.

1차 의료는 환자가 최초로 보건의료 전문인을 접촉하고, 의료필요의 기본적인 부분을 충족시켜 주는 단계이다. 1차 의료 단

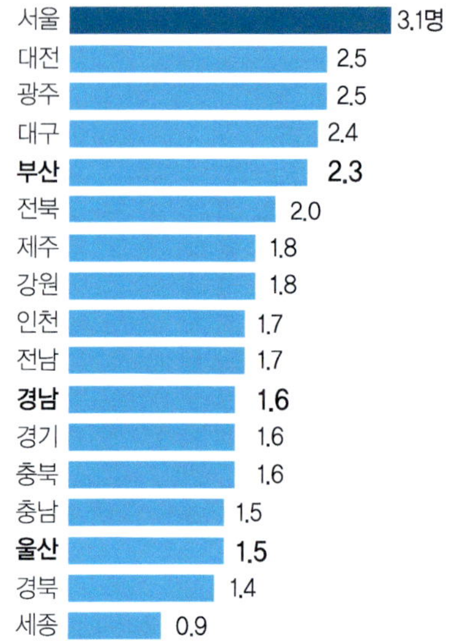

그림 3-7 인구 1,000명당 지역별 의사 수(2019년 기준)

자료 : 국제신문 2021년 6월 5일자(http://db.kookje.co.kr/news2000/photo/)

계에서는 단순한 치료서비스 뿐만이 아니라 건강증진, 상담, 교육, 예방, 치료, 재활 등 포괄적 의료가 제공되어야 한다. 이러한 1차 의료는 접근성, 지속성, 상호작용, 포괄성, 조정성(통합성) 등의 속성을 지니고 있다. 최근 국민의료비의 증가로 문지기(gate-keeping) 역할이 강조되고, 고혈압, 당뇨병 등 만성질환의 효과적인 관리를 위해서는 지속적인 의사-환자 관계를 통한 질병관리가 중요하다는 점 등에서 1차 의료의 중요성이 날로 커지고 있다. 이 같은 일차의료의 중요성에도 불구하고, 우리나라 의료체계의 구조적 문제가 일차의료 활성화를 가로막고 있는 이유는 첫째, 동네의원과 병원의 기능 정립 부재이다. 동네의원은 외래진료, 병원은 입원진료가 중심이 되어야 함에도 불구하고 동네의원과 병원이 모두 병상을 보유하고 외래진료와 입원진료를 병행하고 있다. 둘째, 우리나라 동네의원은 대부분 의사 1명과 수 명의 보조인력으로 구성되어 있는 독립채산의 단독 개업 방식이다. 이러한 구조는 건강증진, 진단, 치료, 질병관리 등의 포괄적 의료서비스를 제공하는 것을 어렵게 만들고 있다.[44]

44 http://www.snu-dhpm.ac.kr/pds/files/(이진석, 보건의료의 제공 및 관리, 2021년 6월 7일 검색)

대부분의 의사들은 전문의가 되는 것을 당연히 생각하고 있고 현실적으로 전체의사 중에서 전문의가 차지하고 있는 비중이 매우 높다. 따라서 1차 의료를 담당할 일반의와 가정의는 부족한 실정이다. 전문의가 1차 의료를 지배하고 있는 기형적 진료체계를 유지하고 있다.

1차 의료의 위축과 대형병원 및 전문의료 위주의 의료정책은 국민의 의료행태를 심각하게 왜곡시키고 있다. 믿고 찾을 수 있는 주치의가 없어서 간단한 질환으로도 종합병원을 찾게 되고, 이 의사 저 의사를 전전하는『의사 고르기(doctor shopping)』현상이 성행하고 있다.

표 3-14 우리나라 의료체계의 3가지 특성

1. **민간부문이 서비스 제공에서 주도적인 역할 담당** : 민간주도로 병원, 의원, 약국이 설립되고, 의료기관 설립시 기관의 위치, 진료활동 등에 제약이 없음. 정부는 질병예방과 건강증진사업에 중점을 둘 뿐, 치료 서비스 제공에서는 매우 제한적인 역할만을 담당
2. **제약 없이 환자가 의료제공자를 선택** : 일차진료에서 환자가 일반의와 전문의를 선택하는 과정에서 문지기 역할(gate-keeping)이 이루어지고 있지 않고 있음
3. **의료제공자간의 기능 미분화** : 병원과 의원의 기능이 미분화되어 있음. 의원에 입원병상이 있고, 병원에 대규모의 외래 파트가 있음. 의약분업 전에는 의사와 약사로부터 약을 처방받을 수 있었음

악순환은 계속되어 이러한 추세는 국민들의 잘못된 의료행태에 영향을 받은 것으로 생각된다. 가벼운 질병을 치료하기 위해서 종합병원이나 전문의를 찾아가는 의료이용관행이 지속된다면 사회적 비용은 직접 드러나지는 않지만 엄청날 것으로 추측된다. 따라서 적정수준의 1차 진료를 위한 인력확보와 제도적 개선이 이루어져야 한다.

6 포괄적인 의료서비스의 부재

민간의료기관이 대부분을 차지함으로써 포괄적인 의료서비스의 제공이 되지 않고 병원중심의 치료위주의 서비스가 제공되게 된다. 수익성이 낮은 서비스보다는 수익성이 높은 의료서비스에 치중함으로써 정신건강서비스, 재활치료서비스, 가정진료서비스, 산업보건서비스 등은 무시되거나 과소평가되고 있다.

예방접종, 산전진찰, 보건교육 등의 예방보건서비스도 마찬가지이다.

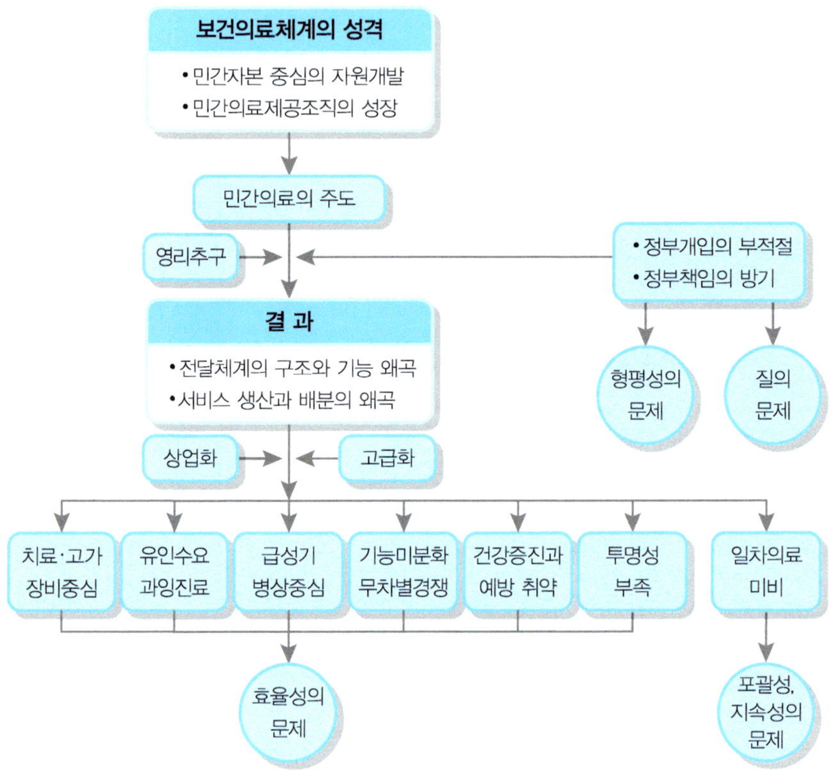

그림 3-8 우리나라 보건의료 문제의 발생 개념도

자료 : 김용익, 보건의료시장개방에 대비한 보건의료체계 공공성 강화방안 연구, 2002, 권근용, 보건의료 공급구조의 문제, Topic review(2008. 4. 22.) p.4에서 재인용.

결국 예방서비스부터 치료서비스, 재활서비스 등이 포괄적으로 제공되지 못하고 치료서비스 그 중에서도 고가 의료장비를 사용하는 서비스가 주로 제공되어 의료서비스의 고급화, 상업화 등 자원활용의 왜곡현상이 심각하게 나타나고 있다.

국민은 많은 의료비를 스스로 부담하면서도 예방, 치료, 재활 등 포괄적인 서비스를 제공받지 못하고 부분적이고 단절된 의료서비스만을 제공받고 있다.

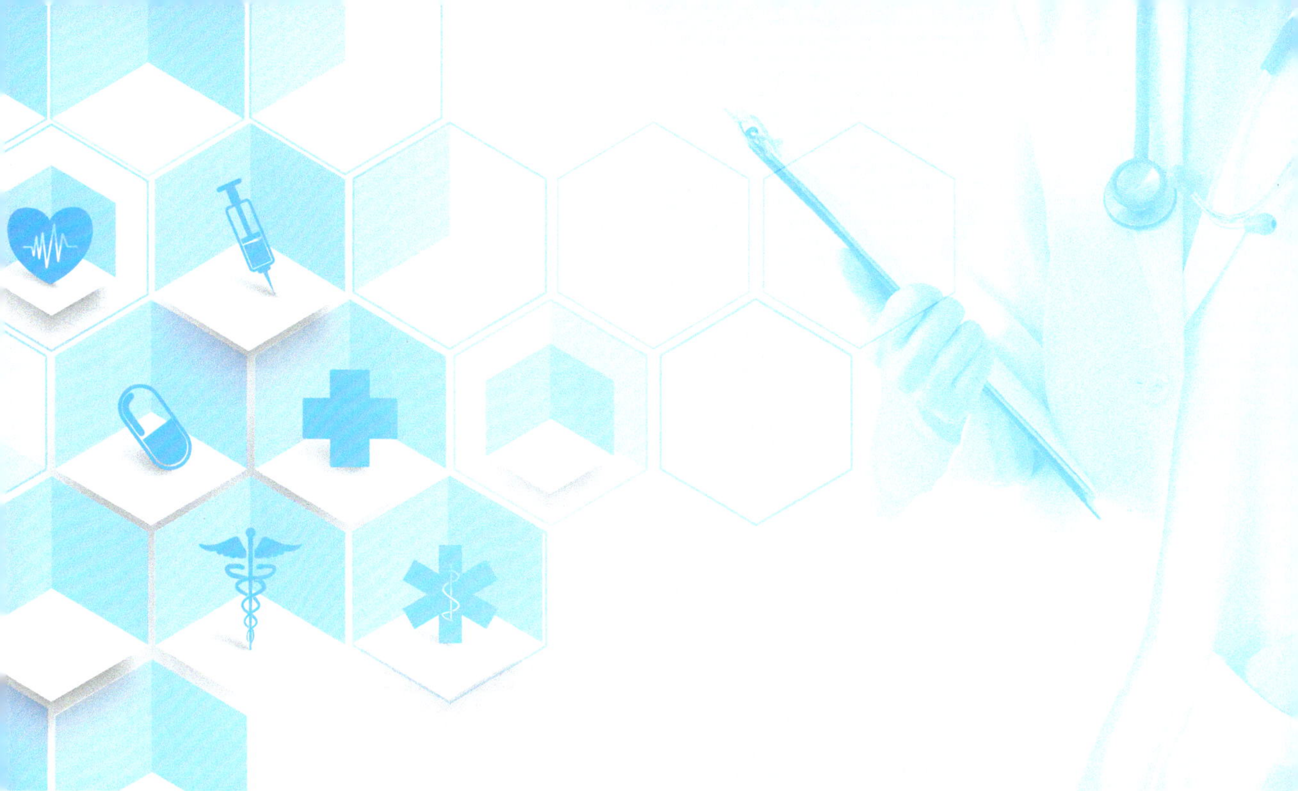

보건행정의 실제

제2편

2

제1장 보건행정의 개념

제2장 보건정책론

제3장 보건조직론

제4장 보건관리론

제5장 보건인적자원관리론

제6장 보건재무관리론

제7장 건강증진과 보건사업관리

제1장

보건행정의 개념

제1절 보건행정의 개념

넓은 의미에서의 행정은 많은 현대 조직과 집단에서 발견된다. 행정이란 용어가 단지 정부의 공공조직에서만 사용되고 있는 것이 아니라 요즈음에는 학교, 병원, 군대, 종교단체, 기업체 등에 이르기까지 널리 사용되고 있다. 이러한 경우 행정은 관리나 경영의 의미와 별다른 차이가 없으며, 행정, 경영, 관리 모두 인적 · 물적 자원을 다루고 조직의 효율성을 증진하는데 중점을 두고 있다.[1]

행정과 경영의 관계에 대한 논의는 19세기 후반 이후 계속되고 있다. 그러나 1990년 이후에는 새로운 시각이 대두되고 있다. 공산주의체제가 붕괴됨에 따라 동서 양진영의 이데올로기 논쟁이 이제 관심의 초점이 되지 못하고, 세계는 무력전쟁이 아니라 국경없는 무한 경제전쟁의 시대로 접어들어가고 있다.

기업이나 정부 역시 경쟁력 강화를 위해 생산성의 향상에 노력하고 있기 때문에 현대는 "행정의 경영화" 현상이 대두되고 있다. 행정 과정에서 협동작업과 관료제적 요소가 존재하고 인적 · 물적 자원의 효율적인 관리가 주된 관심의 대상이 된다면 행정과 경영은 동질적이거나 별 차이가 없다고 본다. 그러나 행정을 법과 공권력을 전제로 공익을 추구하는 것이 강조된다면 행정과 경영은 차이가 있으며, 행정에 경영이론을 적용하는 데에는 한계가 있다.[2]

---

1 김영종, 행정철학(서울 : 법문사, 1995), p.35.

2 위의 책, pp.42~43.

보건행정의 가장 오래된 정의로 W. G. Smillie의 정의를 들 수 있는데 그는 "미국 보건행정"이라는 저서에서 "보건행정이란 공공기관 또는 사적기관이 사회복지를 위하여 공중보건의 원리와 기법을 응용하는 것"이라고 하였다.[3] Smillie는 보건행정의 주체로 공공기관 뿐만 아니라 사적기관인 민간단체까지도 포함하는 넓은 의미로 사용하고 있으며, 행정적인 측면보다는 공중보건의 기술적인 측면을 강조하고 있는 경향이 있다.

龜山孝一은 "보건행정이란 공중의 보건에 관한 행정, 즉 일반 공중의 건강을 유지 증진시키기 위하여 행하는 행정"이라고 하였으며, 橋本道夫는 "보건행정이란 공중보건의 기술을 행정조직을 통하여 주민의 생활 속에 도입하는 사회적 과정"이라고 정의한 바 있다.[4]

허[5]는 보건행정의 개념을 3가지로 구분하여 설명하였다. 즉, 행정법적 보건행정, 행정학적 보건행정, 보건학적 보건행정으로 각각 나누고 보건행정의 개념 역시 "보건, 의무, 약무업무의 기술적 내용을 가지는 관계법규를 집행하는 것으로서 국가와 개인간의 통치관계를 파악하여 객관적으로 타당한 법원리에 의거하여 수행하는 것"(행정법적 보건행정 개념), "공공행정의 일부분이며 보건 분야에 대한 일반행정원리를 적용시키는 과정"(행정학적 보건행정 개념), "전문화되고 통일된 공중보건학의 모든 지식과 사업의 개별적인 지식을 체계적이며 단계적으로 사업화 하는 과정"(보건학적 보건행정 개념)으로 정의하였다.

박[6]의 정의에 의하면 "보건행정이란 공적인 책임하에서 공중보건을 향상시킬 수 있는 여러가지 조건을 정비하기 위하여 행정적인 원리와 기법을 적용하는 전략적인 정책결정 과정과 전술적인 집행방향설정과 실무기법을 아울러 포함하고 있는 분야"라고 하였다. 허와 박의 개념 정의는 보건행정을 정부에서 행하는 공공행정에만 국한하는 너무 좁은 의미에서 해석하고 있는 경향이 있다.

역시 좁은 의미로 파악하고 있는 권[7]의 정의에 의하면 "보건행정이란 공중보건의 학리와 기술을 행정조직을 통하여 일반대중의 생활속으로 도입하는 사회적 과정"이라고 하였다. 구[8]의 정의 역시 공공행정적인 측면을 강조하여 "보건행정

---

3 W. G. Smillie, Public health administration in the United States(Macmillian, 1936).
4 박남영, 보건행정학(서울 : 고문사, 1993), p.46에서 재인용.
5 허정, 최신보건행정학(서울 : 신광출판사, 1989), pp.2~5.
6 박남영, 앞의 책, p.47.
7 권이혁, 최신보건학(서울 : 신광출판사, 1985), p.55.
8 구성회 외, 공중보건학(서울 : 고문사, 1997), p.209.

이란 국민의 수명연장, 질병예방 및 육체적, 정신적 효율의 증진 등 공중보건의 목적을 달성하기 위하여 공공의 책임하에 수행하는 행정 활동"이라고 하였다.

현대적 의미의 보건행정은 좁은 의미로 해석할 것이 아니라 보다 넓은 의미로 확대 해석할 필요가 있다. 양[9]에 의하면 "보건행정이란 인구집단의 건강유지와 향상이라는 공동의 목표를 달성하기 위하여 합리적으로 행동하는 과정"이라고 하였고, 유 등[10]에 의하면 "보건행정이란 공중보건의 목적을 달성하기 위하여 공중보건의 원리를 적용하여 행정조직을 통하여 행하는 일련의 과정"이라고 정의하였다.

이처럼 보건행정이란 무엇인가에 대한 뚜렷한 개념과 영역이 아직까지 확립되어 있지 않다. 개념 정의의 난이성은 보건행정이란 용어 자체에서 풍기는 혼란성에 기인한다고 생각한다. 즉, 보건과 행정이라는 두 가지의 상이한 개념이 혼합되어 하나의 개념을 지향하고 있기 때문이다. 보건행정이란 "보건의료의 기술적인 측면과 일반행정적 측면의 조화와 협조를 통해 국민건강증진이라는 목표를 달성해 가는 제과정"이라고 정의할 수 있다.

제2절 보건행정의 범위(내용)

보건행정의 개념 정의와 마찬가지로 보건행정의 범위 역시 일치점을 찾지 못하고 있다. 역사적 배경과 정치 · 경제적 특성에 따라 보건행정의 범위는 차이가 날 수밖에 없다.

보건행정의 영역(범위)을 살펴보면 WHO, 미국보건협회, Emerson, Hanlon 등이 규정한 보건행정의 영역은 공중보건학의 영역과 크게 다르지 않은 것처럼 보인다. 즉, 보건행정의 범위를 규정할 때 공중보건의 측면을 너무 강조한 경향이 있다.

보건행정의 개념에서 행정 또는 관리적 측면을 강조하게 되면 보건행정과 보건관리의 개념 차이가 모호해질 가능성이 있다.[11] 즉, 보건행정(Public Health

9 양재모, 공중보건학 강의(서울 : 수문사, 1988), p.347.

10 유승흠 외, 보건행정학 강의(서울 : 수문사, 1998), p.33.

11 그러나 보건행정과 보건관리는 구분된다. 보건관리는 국민의 건강유지와 증진이라는 목표를 설정하고 이

Administration)과 보건관리(Health Services Administration, Health Care Management)[12]가 엄격하게 구분되지 않는다. 이는 마치 행정과 경영이 서로 차이점이 있으면서도 오늘날에는 엄격히 구분하여 사용하지 않고 혼용하기도 하는 경향이 있는 것과 맥을 같이 한다.

행정과정론의 입장에서 보건행정의 내용을 살펴보면 다음과 같다.

(1) 투입(input)

① 인력(manpower)
② 시설(facility)
③ 재정(capital)
④ 기술(technology)
⑤ 물자(materials) : 의료기기, 약품, 재료 등

(2) 전환(conversion process)

① 보건의료조직(health care organization) 내의 각종 활동
② 관리(management) : 각종 활동이 의료조직의 목적에 맞도록 조정하고 통제, 관리하는 기능

(3) 산출(output)

① 중간 산출물(intermediate output) : 보건의료서비스 전달
② 최종 산출물(ultimata output) : 건강의 증진

를 달성하기 위하여 보건의료 인력, 자원, 시간을 합리적으로 체계화하는 조정, 통제적 과정을 의미한다. 따라서 보건관리는 본질적으로 권력성 보다는 기술성 또는 수단성을 더 내포하고 있다.

12 보건관리란 "건강의 유지, 증진이라는 이미 설정된 목표를 달성하기 위하여 인적, 물적 자원을 능률적으로 활용함으로써 보건조직 내에서 행하여지는 과학적(기술적), 사회적 상호작용의 집합이며, 공공기관이나 민간기관이 공동의 목표를 달성하기 위하여 합리적으로 협동하는 과정"이다(박남영, 앞의 책, p.57 : 양재모, 앞의 책, p.348).
또한 보건관리란 "보건의료 분야에서 국민들의 건강을 회복, 유지, 증진, 향상시키기 위해서 의료인력과 시설, 장비 등의 의료자원을 총동원하여 공식적인 조직 내에서 행해지는 사회적 · 기술적 과정"이기도 하다(예방의학과 공중보건 편집위원회, 예방의학과 공중보건, 계축문화사, 1986, p.527). 보건행정은 좁은 의미로 사용되는 경향이 있는 반면, 보건관리는 보다 넓은 의미로 사용되고 있다. 즉, 보건관리는 보건행정, 의료행정, 의료관리, 병원행정, 병원경영, 병원관리 등의 개념을 포함한다.

(4) 환류(통제 및 조정 : feedback, control mechanism)

① 정부(government)

② 공급자단체(health provider organization)

③ 소비자단체(consumers and related organization)

(5) 환경(environment)

① 정부시책

② 보건의료체계

③ 경제동향

④ 사회의 기대

⑤ 기술 및 생산요소의 발달

제3절 보건행정의 특성

1 공공성 및 사회성

보건행정의 궁극적인 목표는 사회구성원의 건강보장과 증진이다. 따라서 보건행정은 본질적으로 공공성을 가질 수밖에 없다. 공공성과 사회성으로 인해 특별한 합리적인 이유없이 특정개인이나 집단에게 보건행정 서비스를 유리하게 제공하거나 서비스 제공의 부당한 거부 및 회피는 허용되지 않는다.

2 봉사성

19세기 이전까지의 보건행정은 규제행정이 주류를 이루었다. 즉 전염병의 만연에 대한 대책으로 규제와 격리 행정이 보통이었다. 그러나 20세기에 들어와서 소극적인 질서행정의 테두리에서 벗어나 사회정의에 입각한 봉사행정이 대두되었다. 따라서 보건행정은 공공행정으로서 국민의 복지와 행복을 위한 봉사행정의 속성을 지니고 있다. 보건행정은 본질적으로 행정의 산출물인 서비스

행정(급부행정)이라 할 수 있다. 이러한 봉사성으로 인해 보건행정은 국민의 보건의료 욕구, 즉 행정수요를 적절히 충족시켜주어야 한다.

3 조장성 및 교육성

보건행정의 원활한 수행은 국민들의 자발적인 참여를 전제로 한다. 조장성과 교육성은 보건행정의 자율성과 지방분권성을 강조하는 말이다. 보건행정의 일방적인 서비스 제공은 소기의 목표를 달성하기 어렵다. 보건행정은 국민 스스로 질병예방과 건강증진을 위해 노력하도록 조장하는 조장행정이라 할 수 있다. 이러한 조장성과 교육성으로 인해 보건행정은 비권력적 행정작용이라고 말할 수도 있다.

4 과학성 및 기술성

보건행정은 질병예방과 건강증진을 목표로 하고 있기 때문에 본질적으로 과학성과 기술성을 지니고 있다. 보건행정은 건강을 위한 실천적이고 실제적인 기술을 필요로 하고 있다. 따라서 과학행정인 동시에 기술행정인 보건행정은 국가의 발전정도에 따라 상당한 차이가 있다. 보건행정요원은 전문적인 훈련과 기술이 요구된다.

제4절 보건행정의 역사적 배경

공중보건과 보건행정의 역사는 오래되었지만 18세기 후반 산업혁명 이후 본격적으로 발전되었다. 이러한 발전의 배경은 산업혁명과 시민혁명, 현대의학의 발전이었다. 산업혁명으로 노동자들의 질병과 비위생적인 생활이 커다란 사회문제로 등장하게 되었다. 이러한 사회문제를 해결하기 위한 노력이 국가적 차원에서 이루어지지 않으면 안 되는 상황에 이르게 되었고 시민혁명으로 인한 사상적 배경도 이에 한 몫을 하였다. 또한 현대의학의 대두와 발달로 국가개입의 결과가 확실한 결실을 맺을 수 있게 되었다.

1 고대기

B.C. 5000~1000년의 크레타인들은 변소나 배수 시설을 갖추고 있었으며, B.C. 1000년경의 이집트 인들은 개인의 청결개념과 약물처방법, 그리고 변소 시설을 갖추고 있었다. B.C. 1500년경에는 레위기에 의한 위생법전(Hygienic Code)이 저술되었다.

바빌론 앗시리아 시대의 도시계획이나 상하수도 시설의 유적, 그리스와 이집트 시대의 도시보건을 위한 흔적들이 아직 남아 있으며, 로마시대에는 대규모 상하수도 공사가 이루어졌고 당시의 공중목욕탕 시설은 아직까지도 보존되어 있다. 로마시대에는 어느 정도 공공의료제도가 확립되었다.

> **레위기 11장~15장**
>
> "인류 역사상 질병을 예방하기 위한 환경 위생과 보건을 강조하는 최초의 체계적이고 대규모적인 저서는 성경의 '레위기'이다. 모세의 저작으로 알려진 이 책은 집단생활을 하는 이스라엘 백성들이 위생적으로 살 수 있도록 자세하게 방법이 기술되어 있다. 상한 음식을 먹지 않도록 상하기 쉬운 돼지고기나 오징어 등의 연체류, 죽은 동물 등의 섭취를 금하고 물로 씻을 것을 강조하고 있다. 또한 전염병이 우려될 때는 집단과 격리할 것을 명령하고 있다. 먹고 마시고 배설물을 처리하고, 물로 씻는 등의 위생처리에 대한 성경의 체계적인 기록은 영적인 것과 육체적인 것이 나누어진 것이 아니라는 것을 잘 나타내고 있다."(출처 : http://www.creation.or. kr/library/이은일의 글을 전문인용)

의성이라 불리우는 히포크라테스는 의술을 신화적 · 미신적 굴레에서 벗어나 과학적인 영역으로 발전시킨 인물이다. B.C. 3세기경에 편찬된 "히포크라테스 전집(Corpus Hippocraticum)"에는 보건과 위생에 대한 많은 내용이 수록되어 있고, 특히 4액체설(혈액, 점액, 황담즙, 흑담즙)은 질병론(Humoral Pathology)으로 유명하다.

2 중세기

5세기 로마제국이 멸망한 때부터 15세기 르네상스까지의 1000여 년을 흔히 중세라고 한다. 일반적으로 중세는 암흑시대라고 불린다. 의학은 물론 다른 학문도 크게 발전하지 못하였다는 주장이 많다.

중세의 가장 심각한 보건문제는 전염병의 만연이었다. 즉 13세기 한센병(나병), 14세기 흑사병(페스트), 15 · 16세기 매독은 전유럽을 전율시키기에 충분하였다.

흑사병은 고대부터 서유럽에서도 이따금 발견되었지만 14세기 중엽에 다시 나타난 흑사병은 처절하고 괴멸적이었다. 1347년 흑사병은 인도와 러시아 남서부를 횡단해서 급속히 서쪽을 향해서 이동하고 있었다. 당시의 십자군 전쟁에서 살아남은 극소수의 병사가 이탈리아에 도착하여 만연의 원천이 되어 급속도로 유럽 전체에 유행하여 1년 이내에 유럽 인구의 1/4 이상이 흑사병으로 죽어갔다.

흑사병의 대책은 의학지식도 약의 힘도, 신의 힘도 아무런 효과를 거두지 못하였다. 십자군 전쟁은 유럽에 존재하지 않았던 각종 질병과 이슬람 의학이 도입되는 계기가 되었다. 십자군 전쟁을 계기로 동방에서 옮겨온 흑사병은 결국 중세의 몰락을 가져오게 하였으니 전쟁이 전해준 질병이 결국 세계사를 뒤바꾼 셈이다. 인류 역사상 전염병의 피해 중 흑사병에 의한 인명의 피해가 가장 크지 않았나 싶다. 인류에게 흑사병 만큼 깊이 각인되어 있는 질병도 아마 없을 것이다. 한센병과 흑사병의 만연은 병원균을 생각하지는 못하였지만 접촉전염설의 대두에 영향을 주었다.

15세기와 16세기에는 1492년 콜럼부스의 신대륙 발견 이후 나폴리를 통해 매독이 성행하였다. 전쟁과 교역의 증가, 사회적 풍조의 영향을 받아 매독은 전유럽으로 전파되었다.

스콜라 철학이 지배적인 시대에는 방역의사, 빈민구제의사, 경찰의, 감정의 등의 활동이 주목의 대상이 되었으며, 프리드리히 2세 때에는 불결물제거법, 급수, 식품경찰, 시가청소법, 건축위생법 등이 등장하였다.

또한 1383년 Marseilles에서 최초의 검역법이 통과되어 검역소가 설치되었다. 40일간의 교통차단과 검역은 페스트 대유행의 산물이라 할 수 있다.

중세기에 질병은 인간의 죄에 대한 신의 벌로서(천벌설) 악마에 의해 발생한다고 보았다. 따라서 질병에 대한 대책도 기도와 회개 뿐이었다. 중세는 수도원, 사원, 학교가 교회의 보호와 감독 아래 의료 및 보건위생의 중심으로 등장한 시기이다.

▶ 스콜라 철학

스콜라 철학은 교양과 지성의 조화, 즉 종교와 철학의 유기적인 조화를 통해 교회 교리를 체계적으로 정리하여 "신앙의 이해"와 "가장 완전한 신학"을 목적으로 중세 유럽에 성립한 학문 형태의 총체이다. 스콜라 철학은 기독교의 교의를 학문적으로 체계화하려는 과정에 발생된 철학적 가치이다.

3 여명기(1760년~1850년)

이 시기는 중세와 근대의 일부에 해당하는 시기로 요람기라 할 수 있다. 문예부흥으로 봉건사회가 붕괴되고 근대 과학기술이 태동한 이후 계몽사상과 유럽 제국의 시민혁명을 거쳐 이성과 경험에 기인한 과학정신이 강조된 시기이다.

이성과 경험의 확대는 산업혁명이라는 인류 최초의 대변혁을 초래하였으며 이러한 산업혁명의 영향으로 보건문제의 과학화가 시도되었다. 그러나 당시의 도시주변은 비위생적이었으며 오물, 오수, 불량주택 등이 만연하여 주변 환경이 매우 열악하였으며 질병과 빈곤으로부터 인류는 예전의 모습과 크게 다르지 않았다.

1764년 Hargreaves의 제니 방적기(Spining Jenny), 1785년 Watt의 증기기관(Steam Engine) 발명은 산업의 급진적 발전을 가져왔다. 당시 J. P. Frank는 "위생행정"이라는 저서에서 지역사회에 알맞은 규모의 의학과 조직관리의 필요성을 역설하였다. 그리고 Jenner는 1798년에 「우두의 원인과 효과에 관한 연구 An Inquiry into the Causes and Effects of the Variolae Vaccinae」라는 소책자에서 종두법을 개발하여 근대의학의 신기원을 이루었다.

산업혁명의 발상지인 영국은 빈부의 격차가 심해지고 노동자 계급은 빈곤과 질병 특히 열병으로 이중의 고통을 받게 되었다. 이에 E. Chadwick(1800~1875)은 열병을 조사하여 Fever Report 즉 "Report on the Sanitary Condition of the Laboring Population of Great Britain"를 작성하였다. 이 보고서는 위생개혁의 중요성과 중앙과 지방을 총괄하는 보건행정기구의 필요성을 역설하여 1848년에는 세계 최초로 공중보건법(Public Health Act)이 제정되었고, 이를 근거로 공중보건국과 지방보건국이 설치되어 많은 나라가 뒤를 따랐다. 여명기는 사회의학이 싹트기 시작한 시기로 산업보건의 시조인 Ramazzini와 보건통계의 시조인 Grant도 이 당시에 활약한 인물이다.

4 확립기(1850년~1900년)

E. Chadwick이 중심이 된 영국의 구빈법위원회가 1848년에 작성한 보고서 즉 "노동자 계급의 위생상태 보고"에 의해 공중보건법이 제정되었고 이 법을 근

거로 영국정부는 중앙보건국(General Board of Health)을 설립하여 보건행정의 기초를 다졌다.

> **역학의 선구자**
>
> 영국의 마취통증의학과 의사인 John Snow는 1854년 런던에서 유행한 콜레라가 오염된 물을 통해서 전파되었다는 사실을 규명하여 역학 발전에 지대한 영향을 주었다. 콜레라가 유행하자 콜레라의 전염 양상을 관찰하고 발병자 및 사망자가 발생한 장소를 지도에 표시해 보았는데 특정한 우물을 중심으로 콜레라가 돌고 있다는 규칙성이 발견되었다. 이를 통해 우물과 콜레라 유행 사이에 연관관계가 있음을 규명하였다.

영국의 J. Snow(1813~1858)의 콜레라에 대한 역학조사보고서(1855)는 장기설(Miasma Theory)의 허구성을 밝혀 전염병의 감염설을 입증하는 계기를 마련하였다. 또한 독일의 비스마르크는 세계 최초로 근로자를 위한 질병보호법을 제정하여 현대적 의미의 사회보장제도를 마련하는데 지대한 공헌을 하였다.

Max von Pettenkofer(1818~1901)는 뮌헨대학에 1866년 위생학교실을 창립하여 실험위생학의 기초를 마련하였다. 또한 현대의학의 창시자인 프랑스의 L. Pasteur(1823~1895 : 건열멸균법, 고압증기멸균법, 저온멸균법, 가금 콜레라, 탄저예방 및 광견병 백신), 독일의 R. Koch(1843~ 1920 : 승홍수 소독, 고온유통증기소독, 파상풍균, 결핵균, 탄저균 발견), 영국의 J. Lister(1827~1912 : 석탄산 살균법, 기계 · 기구 · 의복의 고온멸균) 등은 세균학과 면역학의 기초를 확립하여 그동안 지속된 장기설의 자취를 감추게 하였다.

19세기 중반 이후 세균학의 발전으로 인류를 오래동안 괴롭혀 왔던 여러 가지의 전염병의 본체가 규명되어 예방의학 발생의 기초를 마련하였다. 즉 확립기에는 세균학 및 면역학의 기초가 확립되어 세균학, 면역학, 예방의학의 발전을 가져왔고 생물학, 동물학, 화학 등 근대과학의 발전과 더불어 행정활동도 확고한 기반을 마련하기에 이르렀다.

5 발전기(20세기 초 이후)

1900년 이후 영국과 미국을 중심으로 현대의학이 발전하여 근대 공중보건의 급진적 발전을 가져왔다. 또한 공중보건학의 전문적 분화와 체계가 구축되었고 환경위생학 및 보건행정조직의 확립과 보건소가 보급되었다. 지역사회보건과 의료보호(의료급여)나 건강보험 등의 사회보장제도가 발전하여 질병에 대한 국가의 제도적 장치가 마련되기 시작하였고 이제 자리를 잡아가고 있다.

최근에는 환경보호대책으로 공해문제해결을 위한 노력을 거의 모든 나라가 경주하고 있으며 성인병 중 암 등의 악성 신생물을 극복하기 위한 노력에 모든 의학과 기술이 집중되고 있다. 그리고 20세기의 흑사병이라고 일컫는 AIDS 등과 같은 새로운 질병의 퇴치를 위한 범세계적인 공동노력을 경주하고 있다.

표 1-1 보건행정의 발전과정(고대기 → 중세기 → 여명기 → 확립기 → 발전기)

발전과정	특 징
고대기	Hippocrates의 4액체설, Galenus, 장기설(miasma)의 시작과 계승 · 발전
중세기(암흑기) 500~1500년	육체경시, 콜레라 · 페스트 등 전염병의 만연, 검역의 시초, 검역법 통과, 검역소의 설치 · 운영, 환자와의 접촉 · 이동 금지 법률제정
여명기(요람기) 1500~1850년	개인위생이 공중보건의 전환, 노동자의 보건문제, Jenner의 종두법개발, 스웨덴의 국세조사, Ramazzini의 직업병에 관한 저서, 의사경찰, 공중보건법 제정(1848년)
확립기 1850~1900년	공중보건학의 확립기초, 예방의학적 개념확립, 미생물학의 시대, 방문간호사업 시작, Bismarck의 사회보장제도, Pettenkofer의 위생학 교실, Snow의 역학 조사에 의한 장기설의 쇠퇴
발전기 20세기 이후	탈미생물학의 시대, 포괄의료 필요성 대두, 보건소 보급, 국제보건기구 창설, 알마아타선언, 리우환경선언

제5절 우리나라 보건행정의 역사

1 삼국시대

우리나라 역사상 최초의 보건의료기관이 무엇이며 언제 어디서 존재했는지는 확인되지 않는다. 삼국시대 이전의 경우는 자료가 워낙 부족하기 때문에 보건의료기관이 있었는지의 여부가 확인되지 않고, 삼국시대의 경우는 단편적인 사실만이 드러날 뿐이다. 다만, 고구려, 백제, 신라 모두에 의(醫)를 담당하는 관리가 있었으며, 이들이 소속되어 일했던 곳이 확인 가능한 최고(最古)의 보건의료기관임을 알 수 있을 뿐이다.

먼저, 고구려에는 왕과 왕족의 건강을 관리하는 전임의인 시의(侍醫)란 벼슬이 있었다. 고구려 국가기구 안에 보건관계기구가 있었는지는 아직 확실히 밝혀지지 않았으나, 고구려는 무술을 숭상하고 백성의 체력단련과 향상에 큰 관심을 기울였으며 수, 당 침략자를 비롯한 수많은 외래침략자들과 끊임없는 대규모 전쟁을 하였으므로 국가적인 보건기구가 있었을 것이라고 추측된다.

백제에는 약부(藥部)라는 전문보건기구가 있었는데, 여기서는 주로 왕을 비롯한 통치집단의 보건사업을 맡아보았을 것이라고 추정된다. 약부는 질병을 치료하고 약재 등의 조달을 담당하던 의료기관이었다. 약부에는 의박사(醫博士), 채약사(採藥師)가 각기 배치되어 있었다. 의박사와 채약사가 제각각 존재했다는 것은 이미 이시기에 의(醫)와 약(藥)이 분리되어 있었던 것을 의미한다. 그 외에도 주금사(呪禁師)라는 보건직제가 있어 경문을 외우고 기도를 드리는 방식으로 병의 치료와 예방을 맡아했다. 의박사는 의학에 통달한 사람을 뜻하며 한편으로는 의학교육을 담당하는 관명이었다.

신라에는 약전(藥典)이라는 의료기관이 있었고, 의관(醫官)으로 공봉의사(供奉醫師), 공봉복사(供奉卜師) 등이 속해 있었다. 그중 공봉의사는 시의(侍醫)를 말하는 것으로 생각되며, 공봉복사는 백제의 주금사와 같은 성격이었던 것 같다.

세 나라에는 모두 구료제도, 즉 자선의료사업을 위한 일정한 기구와 직제가 있었다. 비록 고정적인 기관 또는 직제라고 확정할 수는 없지만, 자선적인 구료사업을 맡은 해당관청이 있었고 또는 그런 일을 도맡은 직제의 인원이 있었던 것은 확실하다.

2 통일신라시대

신라의 보건의료기관은 통일신라로 이어진 것 같다. 통일신라의 대표적인 의료기관으로는 역시 약전을 들 수 있다. 약전은 한때 보명사(保命司)로 불리기도 했는데, 관리가 사지(舍知) 2명, 사(史) 6명, 종사지(從舍知) 2명 도합 10명 있었다. 이 약전이 보건사업 전반을 관할하는 기관이었다는 것은 그 이름이 한때 생명을 보호하는 기관이라는 뜻인 보명사로 불렸던 것과, 사지, 사, 종사지가 일반사무직제의 벼슬이름이었다는 것을 통하여 알 수 있다.

약전 외에 의료사업을 담당한 의사들의 관직명으로는 국의(國醫), 공봉의사(供奉醫師), 내공봉의사(內供奉醫師), 의관(醫官) 등이 있었다. 국의는 국가공직에 있는 의사관리의 명칭이면서 기술적 권위를 나타내는 명칭이었던 것 같다. 내봉공의사는 의술이 뛰어나 왕과 그 일족에게 복무하는 직책이었고, 공봉의사는 국가기관의 공직을 가졌으나 내봉공의사보다 기술등급이 낮았던 것 같다. 그리고 의관이란 벼슬을 하고 있는 의사라는 의미이다.

자선의료사업도 조직적으로 진행되었다. 전문적인 자선의료기관이 따로 조직되어 있지는 않았으나 지방별로 자선을 위한 일련의 물품 특히 식량보관시설물이 설치되어 있어서 특히 굶주림과 전염병이 겹친 경우 한편으로는 중앙에서 관리를 보내어 백성을 위로하고, 다른 한편으로는 식량을 풀어 구제하였다. 691년 효소왕 때 의학교육제도가 확립되었다.

3 고려시대

고려에 치료와 교육을 전담하는 기구가 설치된 시기는 태조때로 짐작된다. 그러다가 문종에 이르러 제도의 개혁이 이루어져 기구를 확장하여 중앙으로부터 지방에 이르기까지 정연한 의료체계가 수립되어 이전 시기에 비하여 현저히 체계화되고 정비되었다.

먼저, 상약국(尙藥局)에서는 궁중의 어약(御藥)을 관장하여 국왕을 비롯한 궁중의 질병을 치료하였으나, 그 외에도 고위 관리를 위한 일종의 국립의료기관의 역할도 하였다. 특히 동서대비원이 정비된 문종 이전과 혜민국이 설치된 1112년 이전에는 태의감, 제위보(濟危寶)와 함께 대중의 질병치료를 맡았을 것으로 추측된다. 상약국의 명칭은 이후 장의서(掌醫署), 봉의서(奉醫署), 상의국(尙醫局), 봉의국(奉醫局) 등으로 변천되다가 공양왕 3년인 1391년에 전의사(典醫寺)에 병합되었다.

태의감(太醫監)은 고려의 대표적인 중앙의료기관으로 의약과 치료의 일을 맡아 보았다. 태의감에서는 양반관료와 백성의 질병(주로 전염성 질병)에 대한 치료, 약품제조 및 의학교육과 의원에 대한 과거실시 등을 관장하였다.

수도 개성에는 일반인을 위한 의료기관으로 혜민국이 있었다. 1113년에 설치된 혜민국에는 4~5명의 관리와 몇 명의 의사가 배치되어 있었다. 혜민국에서는 특히 국내외의 약재와 백성이 필요로 하는 약을 조제하여 판매했던 것으로 보인다. 쉽게 의원과 약품을 접할 수 없던 당시에 혜민국의 신설은 매우 중요한 의미를 갖는 것이었다.

그밖에도 1109년 5월 경성에 역질이 유행하여 사망자가 많이 생기고, 심지어 시체를 거리에 버리는 등의 사태가 발생하자 구제도감(救濟都監)을 설치하였다. 구제도감은 특히 유행병의 치료를 목적으로 한 것이어서 상설기관은 아니었고 때때로 필요에 따라 설치되었다. 즉, 1348년 2월에는 같은 목적으로 진제도감(賑濟都監)이, 공민왕 3년인 1354년 6월에는 진제색(賑濟色)이 설치되었다.

지방의 경우에는 주, 부, 현의 행정말단단위에 약점(藥店)이 설치되어 있었는데, 오늘날의 보건소를 연상하게 한다.

고려의 대표적인 자선의료기관은 동서대비원(東西大悲院)이다. 동서대비원은 수도 개성의 동쪽지역과 서쪽지역에 각각 설치되었던 국립구료기관으로 수도 안에 있는 가난한 병자, 무의무탁한 노인과 고아들을 치료하고 보호양육한다는 사명을 띠고 있었으며, 서경에도 한곳이 설치되어 있었다.

제위보(濟危寶)라는 자선의료기관도 있었다. 이는 963년에 설치되었는데, 국가가 세운 일정한 기금에서 10대 1의 비율로 나오는 이자를 가지고 자선의료의 대상으로 되는 무의무탁한 환자 등을 치료하고 돌본다는 사명을 띠고 있었다.

4 조선시대

조선의 국가보건제도는 그 기본체제와 내용에서 고려의 것을 거의 그대로 이어받았다. 제생원(濟生院)은 지방에 조직된 의료기관들을 통일적으로 관할할 목적에서 조직된 중앙의료기관이었다. 또한 병자의 치료 뿐만 아니라 빈민, 행려, 폐질, 실업민과 기아, 고아 등을 치료 요양하는 기관이었다. 특히 지방에서 올려오는 약을 받아 백성을 치료하였으며 이밖에 향약에 기초한 의학연구와 의녀양성사업도 하였다. 그러다가 1461년에 혜민서에 통합되었다.

내약방(內藥房)을 확대하며 개칭한 내의원(內醫院)은 15세기 중엽 이후에는 조선에서 규모가 가장 크고 가장 급이 높은 의료기관이었다. 내의원은 궁

▶ 의녀

조선시대에는 성리학의 영향으로 남녀의 구별이 엄격해 양반 부녀자들이 남자 의원에게 진찰 받기를 꺼려하여 치료도 받아보지 못하고 죽는 경우가 종종 발생하였다. 이러한 문제를 해결하기 위해 1406년(태종 6년)에 평민이나 천민 중에서 선발한 여성들에게 기초 의학을 가르쳐 의료활동을 하는 의녀제도를 제생원에 설치하였다. 연산군은 의녀를 기녀(妓女)와 함께 주연에 참석시켰고, 이로 인해 의녀는 의업에만 종사하지 못하고 기녀와 같은 대우를 받게 되어, 의기(醫妓) 또는 약방기생(藥房妓生)으로 불리기도 하였다(출처 : https://ko.wikipedia.org/wiki/, http://www.hani.org/hb/).

중의 의약을 맡은 관청으로 갑오개혁 이후 유일하게 존속한 의료기관이었다.

전의감(典醫監)은 조선을 건국한 해인 1392년에 설치된 대표적인 중앙의료기관이었다. 전의감은 내용약재(內用藥材)의 조달과 왕실 및 조관(朝官)의 진료, 사여(賜與)의 약재, 약재의 재배와 채취, 외국약재의 구입 및 판매, 백성의 구료, 의서편찬, 의학교육 그리고 취재(取才) 등 국가의 의료사업을 모두 관장하였다.

혜민서(惠民署)는 혜민국을 1466년에 개칭한 것으로, 서울과 일부 지방 백성의 병치료를 담당하였다. 처음에는 환자치료사업을 직접 맡아하지 않고 약재만을 취급하였으나, 1461년에 제생원과 합치면서 환자까지 맡아 치료하였고, 기아, 고아의 양호와 의녀의 교육 등도 맡게 되었다. 내의원, 전의감, 혜민서를 가리켜 삼의사(三醫司)라고 하였으며 이중 내의원만을 내국, 전의감과 혜민서를 합쳐서 외국이라고도 불렀다. 이 삼의사가 조선의 대표적인 중앙의료기관이었다.

한편 가난하고 무의무탁한 환자들의 병치료와 보호를 위하는 자선의료기관으로는 활인서(活人署)가 있었다. 조선 건국 초기에는 대비원이라고 하다가 그 명칭이 불교식이라 하여 1415년에 활인원으로 고쳤다가 1466년에 다시 활인서로 개칭하였다. 활인서에서는 주로 전염병환자를 취급하였다.[13]

5 조선말기와 일제시대

조선말기에 이르러 서양의학이 도입되었으며, 이 때 비로소 근대적 의미의 보건행정기관이라 할 수 있는 위생국이 1895년 4월 17일에 공포된 내부분과규정에 의하여 내부에 설치되었다. 당시 위생국에서는 전염병의 예방 및 의약업무를 담당하였으며, 같은 해에 공포된 종두규칙업무, 검역 기타 일체의 공중위생에 관한 업무를 총괄하였다. 이 때부터 본격적인 보건행정 활동이 시작되었다.

1910년 구축된 일제의 보건의료제도는 일제하 35년간 거의 변화가 없었고, 다른 분야와 마찬가지로 보건의료도 식민지 지배수단의 하나로서 사용되었고, 감시와 단속 일변도의 강압적인 정책이 수행되었다. 일본은 1910년 경무총감부

13 "제5절 우리나라 보건행정의 역사" 부분은 http://www.helpmedi.com/info/menu 06/no06_14.asp(2003년 6월 2일 검색 : 한국병원사 전문인용).

를 설치하여 경찰업무를 총괄하였는데, 그 산하 경찰국에 위생과를 공중위생업무, 의사 등의 면허업무, 병원 및 의약품 등의 관리 업무를 수행토록 하였다. 1911년 대한제국 최고의 보건의료기구였던 내부 지방국 위생과를 폐지하고 업무를 경찰국 위생과로 이관하여 경찰에 의해 보건위생업무가 무단적으로 행하여졌다.

6 대한민국 정부수립 이후

- 1948년 보건후생부를 폐지하고 보건행정은 사회부로 예속[14]
- 1949년 사회부에서 보건부로 독립
- 1955년 보건부와 사회부가 보건사회부로 통합
- 1963년 노동국 폐지(노동청을 외청으로 독립)
- 1980년 환경관리실 폐지(환경청을 외청으로 독립, 1990년 환경처, 1994년 환경부)
- 1981년 노동청이 노동부로 승격
- 1991년 보건소법 전면개정
- 1994년 보건사회부를 보건복지부로 개편(사회부 · 보건부 · 보건사회부 · 보건복지부)
- 1995년 보건소법을 지역보건법으로 전면개정
- 2004년 2실 3국(기획관리실, 사회복지정책실, 보건정책국, 건강증진국, 연금보험국)
- 2005년 「실 · 국－과」체제에서 「실 · 본부－팀」체제로 전면개편 「2실 1본부 3국 11관 52과」에서 「1실 4본부 11관 2단 56팀」으로 개편
- 2008년 보건복지부를 보건복지가족부로 개편, 4실(기획조정실, 보건의료정책실, 사회복지정책실, 아동청소년정책실), 4국(건강정책국, 보건산업정책국, 저출산고령사회정책국, 장애인정책국)
- 2012년 보건복지가족부의 청소년 · 가족 기능을 여성부로 이관하고 보건복지정책 중심으로 사무를 관장하기 위해 2010년 3월 보건복지

14 해방과 더불어 조선총독부의 경찰행정이 종식되고 미군정하에서 위생국이 설치되고 이후 보건위생국으로 개칭되었다. 각도에 보건후생국이 설치되었고 이는 다시 보건후생부로 개칭되었다.

가족부를 보건복지부로 개편

○ 2020년 코로나19 발생으로 인해 공공보건의료 체계 강화가 중요해 지면서 복지와 보건 분야를 분리해 2차관제가 도입되어 제1차관은 기획 · 조정, 복지분야를 제2차관은 보건 · 의료를 담당, 2021년 6월 말 현재 제1차관 산하에 3실(기획조정실, 사회복지정책실, 인구정책실), 3국(장애인정책국, 연금정책국, 사회보장위원회사무국), 제2차관 산하에 1실(보건의료정책실), 3국(건강보험정책국, 건강정책국, 보건산업정책국)이 있음

제2장

보건정책론

제1절 보건정책의 기초이론

1 정책의 개념

정책의 개념에 대해서는 사람마다 제각기 다른 다양한 견해를 제시하고 있다. 특히 사회가 복잡화되고 다양화 될수록 정책의 개념은 광의적 성격을 띠고 있기 때문에 더욱 혼란스러워진다. 일반적으로 정책이란 정부 또는 공공기관이 공적 목표를 달성하기 위하여 준비한 행동지침이라고 정의할 수 있다. 따라서 정책은 목표와 수단의 결합이다.

정책이란 용어가 널리 사용되지만 실제 정책학의 연구대상으로 하는 것은 일반적 의미의 정책이라기보다는 공공정책(public policy)이다. 공공정책은 공공이익(public interest)과 공공사항(public affairs)을 내포한 개념이다. 공공정책은 활동의 주체가 정부 및 지방자치단체 등의 공공기관인 경우를 말한다.

그러나 공공정책의 가장 대표적인 주체는 정부이기는 하지만, 꼭 정부만이 공공정책을 형성 집행하는 것은 아니다. 공공이익의 실현과 공공사항의 관리에 관한 많은 공공정책은 민간부문의 여러 기관조직에 의해서도 형성 · 집행 · 평가되어질 수 있으며 또 오늘날에 와서 그 경향은 더 커진다고 할 수 있다.

또 정부정책이라고 하더라도 꼭 공익을 지향하는 것만은 아니다. 정치체계에 대한 다원주의적 시각은 정부정책이나 제도의 공익지향성을 암묵적으로 가정하고 있지만, 정치엘리트들의 사적 이해관계의 추구 결과라는 비판적 주장도 많다.

공공정책의 개념은 다음과 같은 요소를 포함하고 있다.

① 공공정책은 공공기관이 주체이기 때문에 정치권력성을 띤다.

② 정책은 목표지향적 활동이기 때문에 미래성과 방향성을 갖는다.

③ 정책은 목표와 함께 그 실현수단을 핵심으로 한다.

④ 공공정책은 비용과 편익의 배분을 통해 국민들의 이해관계에 영향을 미친다.

⑤ 정책은 의도적인 행위 뿐만 아니라 의식적인 부작위, 즉 무의사결정(non-decision making)도 포함한다.

⑥ 정책은 일련의 선택이므로 일회의 선택을 의미하는 의사결정(decision making)과 구별된다. 정책은 공익을 표방하는 공공기관의 활동이라는 점에서도 의사결정과 구별된다. 정책은 서로 관련된 많은 의사결정들간에 발생하는 상호작용의 결과인 경우가 많다.

무의사결정

"정책을 결정하는 지위에 있는 사람들이 자신의 이익이나 가치에 도전하는 것을 사전에 누르고 봉쇄하여 정책으로 채택하지 못하게 하는 것으로 주로 지배 엘리트가 자신의 이익을 옹호하기 위한 수단으로 이용된다. 1980년대 이전까지 경제성장과 국가안보를 강조하여 인권, 노동, 환경문제를 정책화하지 못한 것 역시 무의사결정이라 할 수 있다. 무의사결정 부분이 분석되면 의제의 장에 도달하지 못한 문제가 실제로는 매우 중요하고 이해관계가 첨예한 이슈일 수 있다는 점을 밝힐 수 있다. 또한 정책결정과정에서 각 집단이 그들의 입장을 반영시키기 위해 행사하는 권력작용의 이면에 존재하는 또 다른 차원의 영향력도 진단해 낼 수 있다."(출처 : http://www.kapa21.or.kr/epadic/, http://blog.daum.net/p5rk 96/전문인용)

일반적인 정의를 종합해 보면 정책은 「공공문제를 해결하거나 어떤 목표를 달성하기 위하여 정부가 결정한 행동방침」이라 할 수 있다. 정책에는 ① 정부가 주체, ② 권위있는 결정의 산물, ③ 행동방침, ④ 공공문제 해결이나 목표 달성과 관련, ④ 미래 지향성의 개념이 내포되어 있다.

2 보건정책의 개념과 방향

보건의료는 복잡한 조직구조를 갖는다. 따라서 넓은 의미의 보건정책은 인구집단의 건강상태를 증진 · 유지시키는 것을 목표로 하는 정부나 기타 단체들의 활동으로 정의할 수 있다. 이러한 정의에 근거하면 보건정책은 3가지로 구별할 수 있다.

첫째, 보건의료정책이다. 이는 진단, 치료, 간호, 진료를 관리하는 것을 말한다. 폭 넓게 말하면 이미 건강에 문제가 있는 사람들을 대상으로 하는 정책을 말한다.

둘째, 예방정책이다. 이미 진행 중에 있거나 나빠진 건강문제를 예방하기 위한 활동을 말한다. 이는 특정 질병의 예방을 위한 종합적인 활동(백신과 검진프로그램), 건강을 증진하기 위한 활동(보건정보와 교육), 안전을 향상시키기 위한 활동(식수, 음식에 대한 규제를 통한 건강보호) 등을 포함한다.

셋째, 직제간 보건정책(intersectional health policy)이다, 이는 공식적인 공중보건 업무의 범위를 벗어나지만 아직도 건강에 손상을 주는 것을 방지하는 건강관련정책이다. 교통안전정책, 건축규제, 고용정책, 농업정책 등이 여기에 포함된다.[1]

보건정책은 한 국가의 근본적이고 필수적인 정책이다. 국민들이 사회학적 및 경제학적으로 생산적인 활동을 하기 위해서는 국가는 국민보건향상을 위한 전략수립이 필요하다. 보건정책의 수립에 고려할 사항은 다음과 같다.

① 인구의 성장, 구성 및 동태
② 경제개발의 수준 및 단계
③ 지배적인 가치관
④ 보건의료제도
⑤ 국민의 건강상태
  ㉠ 전염성 질환과 영양상태
  ㉡ 만성퇴행성 질환
  ㉢ 사고
  ㉣ 환경오염
  ㉤ 스트레스
  ㉥ 정신 질환
  ㉦ 노인건강
⑥ 사회구조와 생활패턴

보건정책이 추구하는 이념으로는 첫째, 모든 국민은 양질의 의료서비스를 적시에 경제적으로 편리하게 제공받을 수 있어야 한다. 둘째, 의료인 및 의료기관은 진료와 연구 등 의료관련 행위를 보장받을 수 있어야 한다. 셋째, 국가는 보

1 J. H. van Bemmel, M. A. Musen, Handbook of medical informatics, 한국보건정보교육학회 역, 보건정보학개론(서울 : 현문사, 2000), p.381에서 재인용.

건의료자원의 효율적이고 효과적인 활용으로 생산성과 국가 경쟁력을 제고할 수 있어야 한다.

또한 이러한 보건정책의 분석에는

① 보건정책(제도)의 초점인 사회적 이슈의 성격, 범위 및 분포상황을 규명하고, 사회적 이슈의 역동성에 관한 인과관계의 고찰
② 정책의 목적, 가치전제, 이론적 입장, 정책대상 인구(Target Population) 및 정책의 실질적 효과 파악
③ 보건정책이 사회정책으로서 제반 사회구조에 미치는 영향 분석
④ 정책의 실시와 발전과 관련된 제반 사회세력과 상호작용 고찰
⑤ 정책의 평가 및 보완책과 대안책의 개발 등이 포함되어야 한다.

우리나라 뿐만 아니라 많은 나라에 있어 보건정책결정 과정이나 집행 과정을 보면 합리적인 것과는 거리가 먼 경우가 많다. 정책결정이 비공개적이고 비체계적이며, 충분한 검토 과정을 거치지 않은 가운데서 이루어진 경우가 흔하며, 정책결정자의 개인적인 가치가 상당히 개입되고 있다. 21세기에는 물질적 풍요의 추구보다는 인간다운 삶의 추구가 커다란 과제로 대두될 것이고, 인적 자원의 질 관리가 한 나라의 성장 잠재력을 크게 좌우할 것이다. 이런 관점에서 볼 때 보건정책의 중요성은 날로 증가하고 있다.

보건의료정책의 추구 이념을 살펴보면 다음과 같다.

① 국민은 양질의 의료서비스를 적시에 경제적으로 편리하게 제공받을 수 있어야 한다.
② 의료인 및 의료기관은 진료와 연구 등 의료관련 행위를 보장받을 수 있어야 한다.
③ 국가는 보건의료자원의 효율적이고 효과적인 활용으로 생산성과 국가 경쟁력을 제고할 수 있어야 한다.

이러한 이념을 달성하기 위해서는 노인인구 증가 등 인구구조의 변화, 보건의료수요의 변화, 보건의료재정, 정보화의 진전 등 보건의료환경의 급격한 변화 추세에 적극 대응하는 보건의료정책의 추진이 필요하다. 오늘날 건강은 인

간다운 삶을 영위하기 위한 필수적인 기본권으로 간주되고 있으며, 국민건강 보호는 국가의 의무로 당연시 되고 있기 때문에 근본적으로 보건의료정책의 목표는 의료의 질 향상을 통해 국민의 건강을 보호 · 증진하는 것이다.

지난 30년 동안 우리나라의 보건의료정책은 의료서비스의 접근도를 올리기 위해 의료인력의 충원, 시설의 확충, 전국민건강보험의 실시 등에 우선 순위가 주어져 왔으나 앞으로의 기본정책 방향은 의료의 질 향상과 의료비의 안정이 될 것이다. 지금까지 보건의료정책은 의료수요의 양적 확대 및 이의 충족에 중점이 있었으나 향후 다양화 · 고급화된 의료수요의 충족이 과제로 주어질 전망이다. 따라서 의료의 질적 수준 제고와 더불어 의료이용의 불편을 최소화하는 방향으로 정책이 구체화되어야 할 것이다.

3 보건정책의 성격

정책의 본질 및 특성에 대해 H. D. Lasswell은 계획성, 목표성, 가치함유성, 실제성을, Y. Dror는 공익지향성, 미래지향성, 하위결정에 대한 지침성을, Dunn은 진실성, 상호의존성, 동태성, 인공성, 인과성을 강조하였다. 일반적인 정책의 본질로 ① 목표지향성, ② 수단성, ③ 환경과의 상호관련성, ④ 행동지향성, ⑤ 공식성과 권위적 성격, ⑥ 가치배분성, ⑦ 기본방침의 설정, ⑧ 합리성과 정치성 등을 지적할 수 있다.

1) 목적지향성

정책은 개인 또는 단체가 의도하는 것을 실현시키기 위하여 선택한 행동의 지침이기 때문에 정책주체의 의지를 반영하고, 그 목적의지를 실현시키려는 성격을 지니고 있다. 오늘날 건강은 인간다운 삶을 영위하기 위한 필수적인 기본권으로 간주되고 있으며, 국민건강 보호는 국가의 의무이다. 따라서 보건정책의 목표는 의료의 질 향상을 통해 국민의 건강을 보호 · 증진하는 것이다. 지금까지의 우리나라 보건의료정책은 의료서비스의 접근도를 올리기 위해 의료인력의 충원, 시설의 확충, 전국민건강보험의 실시 등에 우선 순위가 주어져 왔으나 앞으로는 의료의 질 향상과 의료비의 안정이 주요 정책과제가 될 것이다.

2) 행동지향성

정책은 실천적 행동을 통하여 정책주체의 목적의지를 실현하려는 노력의 표현이다. 따라서 정책은 현실적으로 동원하고 이용할 수 있는 자원의 한계성 내에서 능률적인 행동을 합리적으로 기획하고 실현하는 방안을 모색해야 한다. 보건정책에는 국민건강을 실현할 구체적인 수단과 방법이 내포되어 있어야 한다. 지금까지 보건정책은 의료수요의 양적 확대 및 이의 충족에 중점을 두었다. 향후 다양화 · 고급화된 의료수요의 충족이 과제로 등장하게 될 것이다. 따라서 의료의 질적 수준 제고와 더불어 의료이용상의 불편을 최소화하는 정책수단이 강구되어야 한다.

현재 우리나라 의료비가 국민총생산에서 차지하는 비율이 선진 외국에 비해 아직 낮은 수준이지만 의료비의 증가추세가 국민총생산의 증가율을 상회하고 있으며 향후 노인인구의 증가 등 의료비의 상승에 영향을 미칠 수 있는 관련 요인들이 잠재하고 있기 때문에 국민의료비의 급격한 증가를 억제할 수 있는 방안이 모색되어야 한다. 또한 21세기 국민건강 욕구 충족을 통해 삶의 질을 향상시키기 위해서 보건의료 공급체계를 국민 수요에 부합하도록 개편하고 보건의료 행정의 중심을 공급자 위주에서 고객우선으로 전환되어야 한다. 결국 21세기는 국민 편의 중심의 효율적인 보건의료 공급체계 구축이 필수적으로 선행되어야 할 것이다.

3) 변동지향성

정책은 불만스럽고 바람직하지 않은 현실 또는 문제시되는 상황을 수정하고 소망스러운 것을 실현시키려는 의지의 표현이다. 정책이 초래하는 변화는 양적인 것만이 아니라 질적인 것을 물론 포함해야 한다. 소득 · 교육 · 의식수준 등의 향상으로 보건정책에 대한 국민들의 의식, 요구, 불만은 변하기 마련이다. 이러한 변화에 능동적으로 보건정책이 변화되어야 한다. 민간건강보험의 도입을 고려한 것도 보건정책이 가지고 있는 변동지향적 또는 변화대응적 성격을 반영한 것이다.

4) 미래지향성

정책은 소망하는 미래상을 실현시키는 의지의 표현이다. 정책이 지향하는 행동이 일어나는 시점은 현재이지만 정책이 의도하는 변화가 일어나는 시점은 항상 미래이다. 따라서 정책은 미래를 설계하고 구축하는 미래지향성을 지닌다.

5) 공익지향성

정책은 많은 사람들에게 이익과 손해를 주는 것이기 때문에 비록 정도의 차이는 있으나 모든 정책은 여러 사람의 이익을 실현시키려는 성향을 보인다. 정책을 국민들이 권위있는 것으로 생각하고 규범성과 당위성, 정당성, 강제성, 구속성을 지니게 된 것은 정책이 가지고 있는 공익지향성 때문이다.

6) 정치관련성

정책은 정치적 관련성 안에서 형성 · 집행 · 평가된다. 즉 정책은 항상 협상과 타협 또는 권력적 작용과 연관되어 있다. 특히 공공정책은 가치 또는 이익을 강제적으로 배분하는 성질, 즉 가치배분이 강제성을 지니기 때문에 정치적으로 대단히 민감하다. 또한 공공정책은 모든 사람들에게 이익과 손해를 균등하게 배분하는 것이 아니라 항상 편파적으로 불균등하게 배분하는 성질, 즉 부분이익이 선택성(policy selectivity)을 지니기 때문에 정치적으로 매우 복잡한 갈등을 일으킨다.

▶ 부분이익 선택성

"사회적 가치의 재분배는 정부의 정책을 통해 이루어진다. 공공정책은 정치권력을 배경으로 하여 사회적 가치 또는 이익을 강제로 배분하는 성질을 갖는다 그런데 공공정책은 편익과 비용을 모든 구성원들에게 평등하게 배분하는 것이 아니라 일정한 기준을 따라 불평등하게 배분하는 성질, 즉 부분이익 선택성(policy selectivity)을 갖고 있기 때문에 구성원의 사회경제적 지위에 큰 영향을 미친다. 사회를 구성하고 살아가는 인간 사회에서 분배 문제는 정치적 · 사회적 · 경제적 갈등의 가장 근본적인 원인으로 작용하고 있다."(출처 : nfile.eduspa.com/.../201109%5Cgosiplan 전문인용)

4 보건정책의 특징

보건정책이라 해서 다른 일반정책과 크게 다를 바 없다. 그러나 보건정책은 보건분야만이 가지고 있는 독특한 성격으로 인해 보건정책의 수립과 집행과정

에서 몇 가지 특징을 지니고 있다.[2]

1) 시장경제원리 적용의 한계

보건분야는 일반정책과는 달리 시장경제의 원리가 항상 적용되는 것은 아니다. 수요와 공급의 법칙에 의해 의료인력이 과다 공급되면 전체 국민의료비가 절감되어야 하나 현실은 그렇지 못하다. 또한 보건의료인력이 과다 공급된다 하더라도 타 분야로의 전용이 불가능하여 국가적인 낭비를 초래하며, 공급부족 시에도 단기간에 인력을 공급할 수 없는 태생적 한계를 가지고 있다.

2) 국가 경제력과의 밀접한 관련성

국가정책에서 보건정책의 우선순위는 대체로 국가 경제력과 비례한다. 경제개발단계에서 보건정책은 우선순위가 그다지 높지 않다. 보건정책은 경제정책의 부산물 정도로 간주하는 경향이 있다. 따라서 보건정책은 경제발전 후의 과제로 미루어진다. 인간의 삶의 질 향상이 경제발전의 궁극적 목표이고, 양질의 노동력이 경제발전의 근간이라는 사실에도 불구하고 경제자체의 발전이 국가목표로 인식되었다. 경제발전의 상당기간 동안 보건정책에 대한 관심은 뒤로 밀려나 있다.

3) 정책파급효과의 광범위

보건의료서비스는 외부효과를 가지고 있기 때문에 보건정책은 국민 모두에게 지대한 영향을 준다. 보건정책의 대상은 국민 모두를 포함하고 있다고 해도 과언은 아니다. 이처럼 보건정책은 효과의 범위가 광범위할 뿐만 아니라 그 파급기간도 장기에 걸치기 때문에 국가의 적극적인 개입과 간섭이 정당화되고 있다.

4) 형평성 강조

일반정책과는 달리 보건정책은 효율성에 제한을 받는다. 즉 보건정책은 인간

---

2 이동모, 보건정책의 결정과정, 대한의학협회 제27차 종합학술대회, 1993, pp.6~7.

생명을 다루어야 하는 위험의 절박성 때문에 효율성보다는 형평성이 강조된다. 보건정책의 수립 시에는 특유의 형평성 문제로 인해 정책수단의 활용에 제한을 받는다. 사회경제적 지위에 따라 의료이용률, 유병률, 사망률에 차이가 난다면 국가는 이러한 건강불평등을 완화하기 위한 보건정책을 수립해야 한다. 소득불평등에 따른 양극화 현상 못지않게 보건의료부문의 양극화 역시 적극적으로 해소되어야 한다.

▶ 부자들 병원 더 간다!

국민건강보험공단의 2013년 자료에 의하면 소득하위 20%는 전체인구의 14.7%를 차지하고 있는데 진료실 인원 14%, 진료비 14.8%, 급여비 15%를 차지한 반면, 전체 인구의 28.1%를 차지하고 있는 소득상위 20%의 경우는 진료실 인원 30%, 진료비 31.4%, 급여비 31.2%로 나타났다. 또한 저소득층의 경우 보장성이 높고 진단 및 치료가 반드시 필요할 때 찾는 진료과목을 중심으로 의료기관을 이용한 반면, 고소득층은 보장성과 무관하게 고비용 진료과목과 필수적인 진단 및 치료 보다는 삶의 질을 개선시키는 건강예방활동의 진료과목을 중심으로 의료기관을 이용하고 있음을 볼 때 의료이용에 있어서도 양극화가 심화되고 있다(출처 : http://www.docdocdoc.co.kr/161640).

5) 욕구폭발현상

소득과 의식수준의 향상으로 인해 보건의료서비스에 대한 국민들의 요구가 급속히 증가하고 있다. 또한 이러한 증가에 발 맞추어 서비스 수준에 대한 요구도 급속히 변화하고 있다. 이러한 요구에 대한 정책 대처능력이 절실히 필요하고 있다.

6) 구조적 다양성

보건의료부문은 구조적 연결고리가 다양하다. 보건의료부문은 학교교육, 건강보험, 참여주체의 다양성이나 정책 · 재원관계 등을 총체적으로 고려해 보면 우리나라 정책 또는 사회경제부문 중에서 구조적으로 가장 복잡하고 해결하기가 힘들게 서로 얽혀져 있다. 이러한 복잡성과 다양성으로 인해 가치정의가 어렵다. 따라서 보건의료부문에서 다른 논리를 일방적으로 제압할 수 있는 그런 정확한 논리가 개발되지 못하고 있다.[3]

5 정책의 분류

정책유형에 따라 참여자, 환경의 영향, 과정이 달라진다. 정책유형을 파악하

3 조재국, 의료정책의 형상과정과 의료개혁의 전망, 패널토론, 한림대학교 사회의학연구소 편, 건강보장연구, 2001, 통권 5호, pp.76~77.

는 것이 정책결정자에게는 필요한 전략의 기초가 된다.

1) 분배정책(Distributive Policy)

분배정책은 특정한 개인, 집단, 지역주민 등과 국민의 일부분에 이익과 서비스를 배분하여 주는 정책이다. 따라서 분배정책은 사회적 가치의 배분과 관련된다. 분배정책의 수혜집단은 특정대상인 반면 비용부담집단은 불특정 일반국민이다.

분배정책은 정부예산과 공공자원으로 충당하기 때문에 정책으로부터 이익을 받지 못하는 사람들도 직접적인 손해 또는 상실감을 갖지 않는다. 배분정책의 수혜자는 분명히 존재하지만 상실자는 특별히 존재하지 않고 또한 분배정책의 수혜집단은 다른 집단이 얼마만큼의 수혜를 받고 있는지에 대체로 무관심하기 때문에 상호간의 경쟁이 치열하지 않다.

이처럼 정면대결 가능성이 적고 갈라먹기식일 수도 있기 때문에 분배정책은 정치적 안정성이 높다. 의회, 관료, 이익단체간의 안정적인 철의 삼각관계(iron triangle)가 형성되어 분배정책은 급격한 변화가 힘들며 점진적인 변화가 대부분이다. 분배정책의 안정성과 철의 삼각관계로 인하여 분배원칙이 공정하고 합리적이지 못한 자의적 기준으로 인하여 많은 문제가 생길 수 있다. 분배정책에서는 정경유착이 심하게 나타날 가능성이 있다.

무의촌에 대한 보건진료, 의료취약지역의 의료기관에 대한 정부보조, 수출특혜금융, 농어업장려금, 지방자치단체에 대한 국가보조금 지급, 주택자금의 대출, 택지분양 등과 같이 특정한 개인, 기업체, 조직, 지역사회에 공공서비스와 편익을 배분하는 것은 분배정책의 예이다.

2) 규제정책(Regulatory Policy)

환경오염, 독과점, 공공요금, 기업활동 등에 대한 규제와 같이 특정한 개인이나 집단의 재산권 행사나 행동의 자유를 구속, 억제하여 반사적으로 다른 사람들을 보호하려는 정책을 규제정책이라 한다. 규제장치의 종류에는 ① 활동기준설정, ② 인가 · 허가, ③ 재정통제, ④ 검열 · 감사, ⑤ 가격 · 생산량 통제, ⑥

지시 · 명령, ⑦ 조직 · 인사에 관여 등이 있다.

규제정책은 개인과 집단의 자유와 재량을 제약 또는 침해하기 때문에 대상인 또는 집단은 명백한 상실자이다. 그러나 규제정책으로부터 반사적 이익을 받는 수혜자나 집단도 명백히 존재한다. 수혜집단은 규제정책을 적극적으로 주장 찬성하고, 상실집단은 적극적으로 거부 반대한다. 그러므로 규제정책에 있어서는 상실집단과 수혜집단 사이의 갈등이 분명하고 치열하게 된다.

규제정책에서의 비용부담은 특정개인이나 집단이지만 수혜집단은 국민전체이다. 비용부담집단의 적극적인 활동으로 정책의 안정성이 낮다. 따라서 성공적인 규제정책을 위해서는 공권력이 필요하며, 법적 근거가 요구되는 경우가 많다. 규제정책은 사적 부문의 활동에 정부가 제한을 가하는 정책이므로 규제의 범위와 분야, 방법, 효과 등이 고려되어야 한다.

규제정책에는 보호적 규제정책, 경쟁적 규제정책, 자율적 규제정책 등이 있다.

(1) 보호적 규제정책

보호적 규제정책(prospective regulatory policy)을 실시하는 의도는 정부가 관련된 일부의 사람들을 규제함으로써 반사적으로 다수의 일반 국민을 보호하는데 있다. 기업들의 독과점을 규제함으로써 다수의 일반 소비자들을 보호하는 정책은 이에 속한다. 보호적 규제정책으로는 보험수가에 의한 의료비 규제, 최저임금제, 항공 · 철도요금 등의 책정, 독과점규제를 위한 공정거래법, 직업 및 작업장의 안전규제, 식품 및 의약품 안전규제, 소비자보호 정책, 환경규제정책 등을 들 수 있다. 보호적 규제정책의 결정은 높은 가시성을 가지는 것이 특징이다. 왜냐하면 규제로 인한 비용의 부담자와 수혜자가 뚜렷이 구분되기 때문에 이들간의 이해관계가 첨예하게 대립될 수 있기 때문이다. 규제정책의 대부분은 보호적 규제정책이다.

(2) 경쟁적 규제정책

경쟁적 규제정책(competitive regulatory policy)은 분배정책과 보호적 규제정책의 혼합형이라 할 수 있다. 많은 이권이 걸려 있는 서비스나 용역을 특정한 개인이나 기업체, 단체에게 부여하면서 이들에게 특별한 규제장치를 부여하는 정책을 말한다. 이권을 부여받게 되는 당사자는 독과점적인 이익을 얻게 되기 때문에 관련인들은 서로 이 이권을 차지하기 위하여 경쟁한다. 이권을 부여하는 대신 정부는 이들 당사자들에게 적정 요금수준, 운항회수, 서비스의 질에 대한 기준의 설정 등에 의무를 부여하여 적절히 통제하게 된다. 항공기 산업, 텔레비전 주파수, 버스나 선박, 항공의 운항노선 할당, 이동통신 사업자 선정, 중화학 및 자동차 사업자 선정 등이 이에 속한다.

(3) 자율적 규제정책

자율적 규제정책(self-regulated policy)은 규제대상이 되는 당사자에게 그 소속의 활동에 대해 스스로 규제 기준을 설정하고 그 집행까지도 위임하는 경우를 말한다. 의사와 변호사 등과 같은 전문직업의 면허제도 등이 자율적 규제정책의 좋은 예이다. 이 유형의 정책은 명백한 상실집단이 존재하지 않으며 정책을 둘러싼 갈등도 심각하지 않다. 의료부문에서 시장진입을 특정 전문직에게만 허용하고 이들에게 광범위한 자율성을 제도적으로 보장하는 경우 의료서비스 시장이 의료인과 의료기관에게 유리하게 되는 방향으로 나아갈 가능성을 배제할 수 없다.[4]

3) 재분배정책(Redistributive Policy)

재분배정책은 소득, 재산, 권력 그리고 권리 등을 국민의 모든 계층에 가급적 널리 그리고 평등하게 재배분하기 위한 정책이다. 따라서 '가진 자'는 상실집단이 되고, '못 가진 자'는 수혜집단이 된다. 그러므로 재분배정책은 가진 자와 못 가진 자 사이의 대립과 갈등을 그 배경으로 한다. 재분배정책은 이 대립과 갈등을 해소 또는 조정하기 위하여 정부가 국민의 경제생활에 적극적으로 개입함으로써 형성되는 것이다.

재분배정책에 대하여 가진 자의 계층은 대단히 정치적, 조직적으로 강한 저항을 보이기 마련이다. 재분배정책은 특정 대상이 비용을 부담하고, 특정 대상이 수혜자이기 때문에 이념적인 문제와 관련이 깊다. 따라서 재분배정책은 국가별로 안정도에 차이가 있다. 계층간의 경제적 이해관계가 첨예하게 대립될

4 한달선, 의료부문의 규제와 경쟁조성, 한림대학교 사회의학연구소 편, 건강보장연구, 2000년 통권 4호, p.3.

수 있는 재분배정책의 성공을 위해서는 강력한 리더십이나 사회전체의 공감대 형성이 요구된다. 재분배정책은 소득의 불평등을 시정하는 것을 목적으로 하기 때문에 ① 사회적 형평성을 보장하기 위한 정책이라는 점, ② 기득권층 또는 '가진 자'(the haves)의 반발이 크다는 점, ③ '가진 자'의 사전 반발을 차단하기 위해 대통령이나 측근에 의하여 결정이 이루어지는 소수 중심의 결정 가능성이 높다는 점, ④ 정책의 내용이 불완전한 경우 사회적 혼란을 야기시킬 가능성이 높다는 점, ⑤ 일반적으로 대부분의 국민들은 이 분야의 정책에 대해서 비교적 호의적인 태도를 보인다는 점, ⑥ 정권 담당자는 이 정책을 체제 유지를 위한 정치적 지지의 확보 수단으로 사용한다는 점 등의 정치적 특성을 띠고 있다.

참된 의미의 재분배정책의 집행이 지극히 어렵다는 것은 논란의 여지가 없다. 재분배정책으로는 누진 소득세, 영세민 취로사업이나 임대주택의 건설, 세액공제나 감면 등이 있다.

4) 추출정책(Extractive Policy)

추출정책이란 공중보건의 제도, 강제저축, 방위성금, 조세정책, 징병제도, 물자수용, 강제적 토지수용, 노력동원 등과 같이 환경으로부터 인적 · 물적 자원을 거두어들이는 정책을 말한다. 추출정책에서는 거두어들이는 양과 방법, 누가 부담할 것인가가 중요한 문제이다.

5) 상징정책(Symbolic Policy)

상징정책이란 체제의 통합과 안정 등을 위해 상징을 조작하고 유출시키는 정책을 말한다. 경복궁 복원, 군대열병, 88 올림픽 경기, 대전 엑스포, 평창 동계올림픽 등과 같이 국민 전체의 자긍심을 높이고 민족공동체에 대한 국민들의 충성심을 유발하기 위한 각종의 의식이나 이념의 개발 등은 상징정책의 일부분이다. 상징정책을 통해 국민들 사이에 정치체제 및 정부의 정통성에 대한 인식을 좋게 하거나 정부정책에 대한 순응을 확보할 수 있다.[5] 상징정책의 성과는 국민들의 태도변화나 반응의 행태에 달려 있기 때문에 정책의 효과성을 측정하

5 노시평 등, 정책학(서울 : 학현사, 1999), p.12.

기란 매우 어렵다.[6]

6) 구성정책(Constitutional Policy)

구성정책이란 정부기관의 신설이나 변경, 선거구 조정 등과 관련된 정책을 말한다. 구성정책은 정책위의 정책(meta-policy)으로 국가별로 안정도에 차이가 있다. 서구 선진국처럼 안정된 국가에서는 구성정책이 관심을 끌지 못한다. 그러나 우리나라 처럼 정부의 기본구조에 대한 기본틀이 완전히 정착되지 못한 국가에서는 구성정책의 범위가 중요하고, 현상을 유지하려는 세력과 변경을 원하는 세력 간의 갈등이 심하게 나타나고 있다.[7]

제2절 보건정책환경

보건정책은 환경과의 지속적인 상호작용에 의해 수립되고 결정되며 집행된다. 정당, 이익집단, 대중매체와 같은 유형의 환경과 정치와 행정문화, 사회경제적 여건, 가치 등과 같은 무형의 환경이 있다.

보건정책에 영향을 주는 정책환경을 살펴보면

첫째, 자연적 환경이다. 국토의 면적, 지형, 기후, 토질 등과 같은 자연적 여건은 보건정책에 영향을 준다.

둘째, 인구학적 특징이다. 보건정책은 인구규모, 성별 · 연령별 · 지역별 분포, 식습관, 체질 등과 같은 인구학적 특징에 영향을 받는다. 특히 고령화와 저출산과 같은 인구구조의 변화에 영향을 주는 요인은 보건정책에 직접적인 영향을 준다. 인구구조의 변화는 생산가능인구의 감소, 저축률 감소, 경제의 잠재성장력 저하를 초래하게 되며, 국민연금과 건강보험, 요양보험 등과 같은 사회보험 비용 지출 증가를 초래하게 된다.[8]

6 채경석 등, 정책학원론(서울 : 대왕사, 2001), p.86.
7 남궁근, 정책의 유형분류, 고시계, 1997(3), p.150.
8 보건복지부, 2015 보건복지백서, 2016, p.8.

셋째, 정치적 환경이다. 선거제도, 정당, 이익집단, 정치체계 등과 같은 정치적 요인은 보건정책에 영향을 준다. 이외에도 행정체계, 법체계, 경제체계, 사회구조, 과학기술진보, 국제적 여건, 이데올로기적 환경 등 역시 중요한 정책환경이다.[9]

현재 우리나라 보건정책에 영향을 주고 있는 정책환경으로는 [그림 2-1]과 같이 저성장과 지식기반사회화, 사회통합 약화, 저출산과 고령화 심화를 지적할 수 있다. 인구고령화에 따른 노인의료비의 증가, 경제양극화와 의료 빈곤 문제, 흡연 · 음주 · 결핵 등 전통적 건강위협 요인 뿐 아니라 신종 감염병, 환경질환 등 새로운 건강위협 요인도 빠르게 증가하여 환경은 부정적으로 보건정책에 영향을 줄 가능성이 크다.[10]

도전요인	위기	➡	기회
코로나 19 충격	• 보건의료체계 위협 • 소득 · 일자리에 대한 충격 • 신체 · 정신건강 악영향		• 공공보건의료체계의 재도약 • 사회안전망 강화 및 바이오헬스 육성 • 미래지향적 보건복지 시스템구축
경제산업 구조 변화	• 성장잠재력 저하 • 일자리 창출 능력 저하 • 분배개선효과 약화		• 사회서비스 분야 일자리 창출 여력 충분 • HT 분야 우수인력 등 경쟁 우위 조건 • IT 기술력, 인프라 등
사회 통합 약화	• 중산층 감소 • 비정규직 문제 심화 • 가계부채 증가		• 삶의 질적 측면에 대한 관심 증가 • 공동체에 대한 긍정적 가치관 형성 • 공생발전 등 사회통합 강조
저출산 고령화	• 생산가능인구 감소 • 복지재정지출 증가 • 세대간 갈등 증폭		• 인구보너스(Demographic Bonus) 시대에서 인구오너스(Demographic Onus) 시대로의 전환 • 의료, 여가, 실버 등 신산업 발달

그림 2-1 보건정책환경의 위기와 기회

자료: 보건복지부, 2015 보건복지백서, 2016, p.2. 수정, 2020 보건복지백서, 2021, p.2.

9 이혜영 외, 간호와 보건의료정책(계축문화사, 2016), pp.67~76.

10 보건복지부, 2015 보건복지백서, 2016, p.444.

제3절 보건정책과정

1 정책과정의 의의

우리 사회에는 해결해야 할 무수한 문제가 존재한다. 해결해야 할 다양한 문제들을 사회문제라 한다. 그러나 모든 사회문제가 정부가 해결해야 할 정책대상으로 선택되지는 않는다. 정책과정은 정책환경 속에서 유발된 문제의식으로부터 정책의 형성, 집행, 평가 그리고 종결에 이르는 일련의 결정과 행동의 과정을 말한다.

사회문제 중 일부만이 정부가 정책적 해결을 위하여 신중한 검토를 하게 되는데 검토하기로 결정한 사회문제를 정책문제라 한다. 이렇게 일부를 정책문제로 선정하고 일부를 방치하기로 결정하는 과정을 정책의제 설정과정이라 한다.

어떤 사회문제가 정책문제로 거론되게 되면 이를 해결하여 달성해야 할 정책목표를 설정하고 이 목표를 달성하기 위한 여러 대안들을 고안하여 검토하게 되는데 이러한 일련의 과정을 정책결정과정이라 한다.

이 중에서도 각 대안들을 비교 · 분석 · 검토하는 것을 정책분석이라 한다. 즉 보다 바람직한 정책대안의 선택을 위한 지적 작업이 정책분석이다.

결정된 정책은 보다 구체화되어 현실적으로 집행되어야 하는데 이 정책의 실현활동을 정책집행이라 하며 정책집행상의 여러 문제들을 파악하고 집행된 결과가 원래 정책의 목표를 어느 정도나 달성했는가를 평가하는 것을 정책평가라 한다. 정책평가는 정책의 종결이나 수정을 위한 지식을 제공하여 새로운 정책결정에 기여하게 된다.

정책과정에 대한 단계구분은 어디까지나 분석적 필요와 설명의 편의를 위한 것일 뿐이다. 경험적 연구들은 실제의 정책과정에서 어떤 단계가 생략되거나 각 단계가 분리할 수 없을 만큼 유기적으로 관련되어 있음을 밝혀주고 있다. C. E. Lindblom은 정책과정이 반드시 순차적으로 진행되는 것은 아니며, 분절적(disjointed), 점증적(incremental), 비정형적으로 진행된다고 주장하였다. 정책과정의 각 단계는 상호 유기적인 연계관계에 있다. 정책형성이 집행에 영향을 미치는가 하면 정책집행이 역으로 형성에 영향을 미치기도 한다. 이렇게 볼 때 정책평가는 정책의 종결을 의미하는 것이 아니라 새로운 정책의 시작으로 볼 수도 있다. 이러한 특성을 Robert T. Nakamura와 Frank Smallwood는 정책과정의 순환원칙(principle of circularity)이라고 불렀다.

정책과정은 ① 다양성, ② 복잡성, ③ 동태성을 본질로 한다. 정책과정의 각 단계는 혼합적으로 진행된다. 정책과정에서는 단계의 반복과 생략, 순환현상이 나타나기도 한다. 정책과정은 어떤 이유로 인해 진행과정에서 바뀔 수도 있다. 정책과정은 본질적으로 사회과정의 일부이기 때문에 고도의 정치성을 띤다. 또 사회문제의 완전한 해결이 불가능한 것처럼 정책문제도 완전해결은 불가능한 것이다. 따라서 정책과정은 끊임없이 반복되는 영속성을 특징으로 한다.

우리나라 정책과정의 특징으로는 다음과 같은 것들이 지적되고 있다.

① 정책과정에서 공식적 권한을 부여받은 참여자의 역할이 지나치게 크다.

② 정책과정에서 의회의 기능이 제대로 발휘되지 못하고 있다.

③ 관료중심의 기술적 합리성에만 의존하는 결정들이 많다.

④ 사회적으로 중요한 문제에 대한 결정이 비공개로 이루어진다.

⑤ 정책과정에 있어 국민의 참여기회가 제한되어 있다.

2 정책과정의 특징

정책과정의 단계는 시계열적인 논리적 배열에 지나지 않는다. 실제에 있어서 정책과정은 반드시 이 배열에 따라서 전개되는 것이 아니다. 그것은 매우 복잡하고 동태적인 특징을 가진 것으로 나타난다.

1) 혼재성

먼저 정책과정의 특징은 그 단계가 명백히 구분되지 않는다는 것이다. 정책과정은 서로 혼재된 상태로 진행된다. 즉 정책과정의 모든 단계는 동태적인 활동이다. 그러나 정책과정이 혼재되어 있고 복잡하다고 해서 일관성이나 체계성이 없는 것은 결코 아니다. 혼재성을 띠면서도 일련의 체계적인 과정을 유지한다.

2) 반복성·생략성·순환성

정책과정이 혼재된 상태로 진행된다는 것은 반드시 시간적으로 일회적인 순서로만 진행되지는 않는다. 어떤 단계는 동일한 단계가 반복되고, 어떤 단계는 아예 생략되며, 또 어떤 단계에서는 그 이전 단계로 다시 돌아가 진행되기도 한다. 모든 정책과정은 환류과정을 통해서 정책변동을 이끌어내는 순환적 과정이다.

3) 가변성

한번 채택된 정책은 그것이 종결될 때까지 고정되어 있는 것이 아니다. 오히려 거의 모든 정책은 정책과정의 여러 단계를 거치면서 여러 가지 이유로 불가피하게 변화를 겪고 수정의 과정을 수반한다. 정책이 변화를 겪게 되는 이유로는 정책기관의 방침변경, 정책상황의 변화, 국민요구의 변화, 정책도구의 변화 등을 지적할 수 있다.

4) 정치성

정책과정은 오직 이성과 증거를 통하여 분석적으로만 진행되는 것은 아니다. 정책과정이 분석적 측면을 포함하지만 다른 한편으로 정치적 측면, 즉 협상과 타협 그리고 권력적 작용을 포함한다. 이러한 정책과정의 정치성으로 인해 본래의 의도대로 정책과정이 진행되지 못하는 경우가 많다.

5) 사회과정성

정책과정은 개인 또는 담당기관이 독자적으로 운영할 수 있는 단순한 의사결정과정이 아니다. 정책과정은 다수의 활동주체들이 복합적으로 개입하는 동태적인 참여과정이다. 따라서 정책과정은 항상 사회속에 놓여 있으면서 그 관련자와 관련집단이 매우 다양하고 그 관련성이 대단히 넓은 상황에서 전개되는 사회과정성을 특징으로 한다. 건강보험 통합과정을 살펴보면 다양한 사회집단들이 연대하여 통합과 분리를 각기 주장하였다.

6) 영속성

정책문제의 완전한 해결은 불가능하다. 하나의 정책문제 해결은 다른 정책문제를 발생시키고 해결과제를 남겨 놓는다. 이런 관점에서 본다면 정책문제의 해결은 정책문제의 대체에 불과하다. 정책과정은 영원히 끝나지 않는 과정이다. 정책종결은 영원히 끝나지 않는 정책과정을 어느 시점에서 인위적으로 종결짓는다는 뜻에 불과하다.

일몰법(sunset law)

정부정책이나 사업은 일단 결정되면 지속되는 경향이 있기 때문에 자원배분의 효율성 측면에서 보면 많은 문제를 지니고 있다. 따라서 정부정책이나 사업, 조직의 경우 일정한 기간이 지나면 자동적으로 폐기되는 일몰법이 필요하다. 한시적으로 적용되고 있는 카드 공제를 비롯한 세금감면 조항, 단말기 유통구조 개선법(단통법) 등은 대표적인 일몰법의 예라 할 수 있다.

3 정책과정의 단계

정책과정은 정부 또는 공공기관이 필요한 정책의제를 채택하고 합법적인 절차와 심의과정을 거쳐 최선의 대안을 선택하는 행위이다. 이러한 정책과정은 1차적으로 정책의제의 채택과정을 거쳐 이루어지게 되는데, 다양한 사회문제 가운데 특정의 정책의제가 채택되면 이를 해결하기 위해 다양한 대안들을 비교하고 평가함으로써 최선의 대안을 선택하게 된다. 이때 최선의 대안이란 합리성과 효율성, 실현가능성(feasibility), 긴급성 등의 요인이 반영된 대안을 뜻하며, 정당성과 합법적 권위가 부여되어야 한다.

정책과정이란 하나의 문제가 확인되고 이것이 정책을 통해 해결에 이르기까지의 전 과정을 말한다.

학자들의 구분을 종합해 볼 때 정책과정은 대체로 다음과 같은 단계를 갖는 것으로 생각해 볼 수 있으며 이를 중심으로 이 책을 전개하고자 한다. 정책과정의 일반적인 과정을 그려보면 [그림 2-2]와 같다.[11]

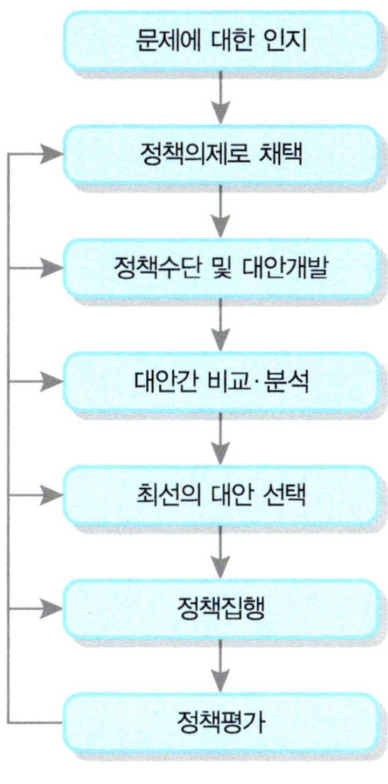

그림 2-2 정책과정

11 황윤원, 우리나라 공공정책 결정과정의 현황과 과제, 한림대학교 사회의학연구소 편, 건강보장연구, 통권 5호, 2001년, p.5.

① **정책의제형성단계** : 환경으로부터 발생한 사회문제가 공적으로 인식되고 하나의 정책의제로 떠오르는 과정을 말한다.
② **정책결정단계** : 의제로 설정된 문제의 해결대안을 찾고 이것을 정책으로 전환시켜 나가는 과정이다. 이 과정에서 정책분석이 활용된다.
③ **정책집행단계** : 정책을 실세계에서 구체화시키는 단계를 말한다. 고전적 행정학의 주된 관심대상은 이 부분이었다.
④ **정책평가단계** : 정책의 내용과 산출 및 집행과정, 결과 등이 정책의 목적을 얼마나 실현시켰는지를 판단하는 과정을 말한다.
⑤ **정책종결단계** : 정책을 의식적으로 끝내거나 중지하는 것을 말한다.

4 정책과정의 합리적 관리

정책과정에서 가장 중요한 목표는 어떻게 하면 가장 좋은 정책을 만들고 이를 가장 잘 구현하는가에 있다. 가장 좋은 보건정책은 우선 인간다운 삶을 위한 정책이다. 인간다운 삶을 위한 정책은 그 내용과 과정에서 인간의 생명, 인격, 주체성, 자율성, 평등성, 기본적 인권 등 인간의 존엄성을 존중하고 구현하여 인간다운 삶을 보장하는 사회를 창조하는 정책이다. 이러한 정책의 궁극적 목적을 달성하기 위해서는 정책과정이 다음과 같이 합리적으로 관리되어야 한다.

첫째, 전반적으로 조화와 최적성이 유지되어야 한다. 보건정책은 어느 한 개인이나 집단, 기관만이 관련이 있는 것이 아니고 정책과정의 여러 단계에서 수많은 관련자들이 있다. 관련자들의 협조 여부에 따라 보건정책의 성공여부가 결정된다. 따라서 정책과정은 전반적인 조화를 통해 정책목표를 추구해야 한다. 보건정책이 성공을 거두기 위해서는 관련자 모두가 공동운명체 의식을 가지고 정책과정에 참여해야만 한다.

둘째, 전체적 사전 기획과 관리가 수반되어야 한다. 정책과정은 가변성을 지니고 있기 때문에 고정되거나 논리적 배열에 따라서만 진행되지는 않는다. 보건정책과정을 합리적으로 운용하기 위해서는 각 단계마다 가능한 한 철저한 사전 준비를 갖춰 계획적이고 체계적으로 일관성이 있어야 한다. 의약분업과 건강보험 통합이 상당시간 동안 자리를 잡지 못했던 것은 전체적인 사전기획과 관리가 미비하기 때문이다. 정책은 결코 시계열적으로 예정된 변화과정을 거치지 않는다.

셋째, 실질적 · 절차적 민주성이 보장되어야 한다. 보건정책은 다른 정책에 비해 의료제공자라는 강력한 상대방이 존재한다. 따라서 보건정책과정은 실질적인 민주성을 구현하고 절차적 민주성, 즉 참여 민주주의(participatory democracy)를 전제로 하지 않으면 바람직한 결과를 기대할 수가 없다.

전개되는 모든 정책과정에서 참여자들이 왜곡되지 않은 정보교류와 의사전달을 통하여 실질적 · 절차적 민주성이 확보되어야 한다. 건강보험통합에 대한 정보왜곡으로 인해 대통령이 나서서 정책의 잘못을 시인한 결과를 초래하게 된 것도 민주성이 확보되지 않았기 때문이다. 그러나 한편으로 조직화된 이익집단이나 기득권 세력이 정책과정에 강력한 영향력을 행사함으로써 상대적으로 비조직화되고 소외된 계층의 이익이 무시될 가능성도 배제할 수 없다.

넷째, 정책간의 연계적 조정이 고려되어야 한다. 모든 사회문제는 상호 관련성을 지니고 있어서 독립적이거나 고립되어 있는 문제는 없다. 특히 보건정책은 복지정책과 밀접한 연계가 있다. 보건과 복지정책이 조화롭게 연계될 때 더 나은 문제해결방법이 있다. 보건의료비와 조세정책을 연계하여 합리적으로 운용한다면 과다한 가계지출의 문제는 어느 정도 해소될 수 있을 것이다.

결국 정책과정의 합리적 관리는 정부의 정책능력에 좌우된다고 본다. 정부의 정책능력은 민주적인 규칙에 따라 국민이 바라는 바를 정책의 산출물로 전환시키는 능력을 말한다. 정부의 정책능력을 가늠할 수 있는 지표로는 다음과 같은 것들을 지적할 수 있다.[12]

① 정책의 우선순위를 결정하고 유지할 수 있는 능력
② 가장 효과적인 곳에 초점을 맞추어 자원을 동원할 수 있는 능력
③ 기존의 정책이 실패했을 때 혁신할 수 있는 능력
④ 전체적인 응집력을 가질 수 있도록 서로 갈등하는 목표들을 조정할 수 있는 능력
⑤ 힘 있는 사회집단이나 개인들에게 손실을 부과할 수 있는 능력
⑥ 조직화가 잘된 조직의 집중된 이익을 대변할 뿐만 아니라 분산되고 비조직화된 이익을 대변할 수 있는 능력

12 R. K. Weaver and B. A. Rockman, Do institutions matters? : Government ca-pabilities in the United States and Abroad(Washington, D. C. : The Brookings Institution, 1993), pp.1~7 : 노화준, 정책학 원론(서울 : 박영사, 1998), pp.94~95에서 재인용.

⑦ 일단 정부정책으로 결정되고 나면 그 정책에 대한 효과적인 집행을 확보할 수 있는 능력
⑧ 정책의 안정성을 유지함으로써 정책이 효과를 낼 수 있는 시간을 확보할 수 있는 능력
⑨ 국가의 장기적인 복지를 확보할 수 있도록 무역과 국방부문에 있어서 국제적인 언약을 하고 이를 유지할 수 있는 능력
⑩ 사회내의 분쟁이 급격한 사회혼란으로 확대되지 않도록 정치적인 분쟁을 관리할 수 있는 능력

5 우리나라 정책과정의 특성

정책과정의 민주화를 통해 국민의 신뢰와 협조를 확보하는 것이 정책의 성공을 위한 첩경이다. 그러나 우리나라 행정체계가 발전행정론적 관점에서 사회통제적 역할을 강조해 왔기 때문에 정책과정은 비민주적인 상황이 상당기간 동안 지속되었다. 행정이 상대적으로 우월한 지위에 있는 우리나라 정책과정의 특성을 살펴보면 다음과 같다.[13]

첫째, 정책형성과정은 외부주도형보다는 내부접근형 또는 동원형이 많았다. 이는 정책과정에서의 비공식적 참여자보다 공식적 참여자의 역할이 상대적으로 비대함을 의미한다. 이러한 특성으로 인해 정책이 정치지도자나 관료의 경솔한 판단에 의해 돌발적으로 의제화되고 집행됨으로써 많은 정책실패를 초래하게 되었다.

둘째, 민의보다는 관료중심의 기술합리성에 의존하는 경우가 많다. 이익집단의 자생력 미비로 시민의 이익을 대변할 조직이 1980년대 말까지는 활성화되지 못하였고 정당들도 현실적인 정책대안의 제시를 통한 정책결정보다는 정치적 논쟁에 휩싸여 제대로 민의가 반영되지를 못하였다.

셋째, 국회가 정책과정에 실질적으로 관여하지를 못하였다. 강력한 대통령제로 인해 대부분의 정책결정이 행정부 상층에 집중되어 있어서 정책과정 전반에 대한 국회의 기능이 형식화되어 있어서 국회가 큰 영향력을 행사하지 못하였다. 그동안 국회의원들은 문제해결에 필요한 정보나 전문적 지식 · 식견 · 경험 등이 전문관료들에 비해 상대적으로 부족하였고, 전체 국민의 이익을 대변하기보다

13 안해균, 정책학원론(서울 : 다산출판사, 2000), pp.157~159.

는 소속정당이나 지역구 또는 특정 이익집단의 이익을 추구하는 성향이 있었다.

넷째, 정책과정이 비공개적으로 이루어지는 경우가 많다. 행정의 투명성이 확립되어 있지 못해 비밀주의가 정책과정에 존재하고 있다.

제4절 보건정책결정의 이론 모형

정책결정의 이론모형에는 합리모형, 만족모형, 점증모형, 연합모형, 혼합주사모형, 최적모형, 쓰레기통모형, Allison 모형, 공공선택모형, 싸이버네틱스모형 등이 있다. 이 중 합리모형은 우리에게 정책결정이 어떻게 이루어져야 하는가와 관련된 규범적 방향에 대하여 시사하는 바가 크며, 만족모형과 점증모형은 현실적인 정책결정의 세계를 설명하는데 매우 설득력을 가지고 있다.

1 합리모형(Rational Model)

합리모형은 인간의 이성과 합리성에 근거하여 결정하고 행동한다는 이론이다. 즉, 이것은 관련된 모든 대안들을 고려할 수 있다는 인간에 대한 전능의 가정과 주어진 목표달성의 극대화를 위하여 최대한의 노력을 한다는 경제인과 같은 합리적 인간을 전제로 한 이론모형이다.

이 모형에 의하면 정책결정자는 문제를 명확히 인식하고, 명확한 목표를 세우며, 문제를 해결하기 위한 모든 대안을 작성하고, 그러한 각 대안이 초래할 결과를 모두 분석 · 예측하고 그가 당면한 현실문제 및 목표와의 관련속에서 장 · 단점을 중심으로 각 대안을 비교 · 평가하여 최선의 대안을 선택한다.[14]

합리모형의 특징은 다음과 같다.

① 정책대안의 경험적 분석과는 구별되는 가치나 목표를 명료하게 할 수 있다. 때로 이러한 가치나 목표의 명료화는 경험적 분석의 전제가 되기도 한다.

② 정책형성은 수단(means)-목표(ends)의 분석을 통하여 이루어진다. 먼저 목표가 분리되면 이를 이루기 위한 수단을 찾을 수 있다.

14 안해균, 정책학원론(서울 : 다산출판사, 1984), p.322.

③ "좋은" 정책인가를 평가하는 것은 정해진 목표를 달성하는 가장 적절한 수단인가를 보는 것이다.

④ 분석은 포괄적이어서 관련된 모든 중요한 사항을 고려한다.

⑤ 이론에 크게 의존하는 경우가 대부분이다.

이러한 합리모형은 이상적이기는 하나 다음과 같은 점에서 비현실적이라는 비판을 받고 있다.[15]

① 합리모형에서는 정책결정과 관련된 모든 정보를 동원할 수 있고, 모든 대안을 비교 · 평가할 수 있다고 생각하지만 그렇게 하기엔 인간의 능력에 한계가 있고 또한 시간적으로도 거의 불가능하다.

② 매몰비용(sunk cost)과 관련된 한계가 있다.

③ 인간의 주관적 합리성(subjective rationality)에 한계가 있다.

매몰비용의 함정

시작보다 중단을 결정하는 것이 훨씬 어렵다. 그동안 공들여 투입한 노력이나, 시간, 비용 때문에 합리적인 결정을 하지 못한 나머지 더 큰 손해를 초래하게 되는 인간의 비합리적인 행동양식을 말한다. 인간은 이익을 얻을 기회를 과대평가하고 반면에 손실을 보는 경우는 과소평가하는 경향이 있다.

웅진그룹이 신사업으로 7200억원을 투자하며 태양광사업에 사활을 걸었다. 그러나 세계적인 경기침체로 태양광산업이 부진해지자 급기야 계열사 가운데 유일하게 흑자기업인 웅진코웨이를 매물로 내놓았다. "태양광 사업의 미래가치와 막대한 기존 투자자금에 대한 미련을 버리지 못해 그룹의 유동성 위기까지 불러왔다. 과감한 사업철수만이 그룹을 되살릴 수 있는 유일한 방법이다"고 그룹재무를 담당했던 한 퇴직 최고위 임원은 말했다(출처 : 이투데이, 2012년 4월 26일자, http://politicstory.tistory.com/1151).

2 만족모형(Satisficing Model)

현실의 인간은 그 능력에 있어서 많은 제약과 한계가 있다. 현실적인 인간은 극히 소수의 대안을 알고 있는데 지나지 않으며, 이 소수의 대안에 관해서도 그 결과의 일부를 예측할 수 있을 뿐이다. 따라서 현실적인 인간은 그의 능력의 제약 때문에 최적의 대안을 선택할 수 없으며, 단지 만족스러운 대안을 선택할 수 밖에 없다. 이와 같은 Simon 등의 정책결정이론의 중심을 이루는 개념이 곧 제약된 합리성(bounded rationality)이다.[16]

제약된 합리성

인간은 보유 지식이나 미래에 대한 상상력 부족, 한정된 선택지의 수 등으로 인해 현실적으로 객관적인 합리성을 달성하는 것이 곤란한 상황을 제약된 합리성이라고 한다. 실제 인간은 ① 일시에 상상하는 선택지의 수가 한정되고 있고, ② 선택지의 결과로서 생기는 다양한 결과를 전부 예측하기 위해서는 불충분한 지식밖에 보유하지 않고, ③ 미래에 도래할 사태가 어느 정도 가치가 있는 것일까를 사전에 평가할 수 있을 만큼의 풍부한 상상력을 보유하고 있지 못하기 때문에 합리성에 제약이 있을 수밖에 없다(출처 : http://www.gjinstitute.org/board/board.html).

15 앞의 책, pp.322~323.

16 유훈, 행정학원론(서울 : 법문사, 1984), pp.112~113 ; March and Simon, Organi-zation(New York : John Wiley and Sons, 1958), pp.139~141 ; H. Simon, Admini-strative behavior(New York : Macmillan, 1976), pp. xxv~xxvi.

만족모형이 가지고 있는 약점을 살펴보면

① 만족할 만한 대안을 찾은 후에 대안모색을 중단하게 되면 검토되지 않은 대안 중에 훨씬 더 중요한 대안이 있어도 이것이 탐색되지 않고 포기된다.

② 결정자의 만족여부는 극히 유동적이므로 어느 것이 만족할 만한 대안인지를 객관적으로 판단하기 어려운 경우가 많다.

③ 일반적이고 경미한 의사결정에서는 무작위적으로 대안을 고려하고 만족할 만한 대안이 있으면 대안의 탐색이 중단되지만, 이례적이고 중대한 의사결정에는 단순한 의사결정이 아니라 분석적 결정이 이루어질 가능성이 크다.

3 점증모형(Incremental, Muddling Through Model)

Lindblom은 합리모형에 대해 ① 인간의 문제해결 능력에 맞지 않고, ② 정보의 부적절성에 맞지 않으며, ③ 분석의 비용을 부담하기 어렵고, ④ 만족스러운 평가방법을 구축할 수 없으며, ⑤ 정책결정에서의 사실과 가치는 밀접한 관련을 갖고 있는 것을 설명할 수 없고, ⑥ 합리모형이 가정하고 있는 닫힌 체계는 현실정책과 연관된 변수들의 개방성을 설명할 수 없으며, ⑦ 분석흐름을 순차적으로 하려는 정책분석자의 요구는 실제로는 충족될 수 없고, ⑧ 정책문제가 일어나는 다양한 형태들을 설명하지 못한다는 점 등을 비판하였다.

점증모형은 현재의 정책에서 소폭적인 변화만을 가감한 것을 정책대안으로 하여 정책을 결정하는 방법을 말한다. 즉 점증모형에서는 현존의 정책에서 약간 수정 · 보완된 것만을 정책대안으로 고려한다. 점증모형에서는 현존의 정책에서 소폭적인 변화만을 가감한 것을 정책대안으로 고려하기 때문에 여러 가지 중요한 정책대안들을 고려하지 않게 되는 경우도 있어 다음과 같은 문제를 지니고 있다.[17]

① 보수주의에 빠지기 쉬워서 변동과 혁신을 설명하기 곤란하다.[18]

② 현존의 정책에 오류가 존재할 때 이를 기준으로 정책결정을 하게 되므로 오치수정이 불가능하다.[19]

---

17 정정길, 정책학원론(서울:대명출판사, 1997), pp.406~407.

18 Y. Dror, "Muddling through–science or Inertia?" PAR, September 1964, pp.154~155 ; P. R. Schulman, "Nonincremental policy making", American Political Science Review, Vol.69, No.4(Dec.1975), pp.1369~1370.

19 http://www.ngokim.pe.kr/kimreport/k029.hwp(2003년 6월 13일 검색).

4 혼합모형(Mixed Model)

혼합모형은 합리모형과 점증모형의 장단점을 절충한 모형으로 Etzioni에 의해 제창되었다. 이 이론에서는 결정을 근본적 결정과 점증적이고 사소한 결정으로 구분하고, 점증주의에 비하여 근본적 결정의 중요성을 강조한다. 혼합모형에 의한 정책결정에서는 우선은 대안에 관해서 세밀하게 검토하지 않고 의사결정분야를 광범위하게 검토하며, 이것을 기초로 장기적 대안을 분석하고 근본적 결정을 하게 된다. 그러나 일단 근본적 결정이 이루어지면 점증주의적 결정이 근본적 결정의 범위 안에서 이루어지게 된다.

Etzioni는 스스로 혼합모형을 합리모형과 점증주의의 단점을 줄이는 것으로 평가하였다. 즉, 점증주의는 근본적 결정에 요구되는 세부사항들을 제한함으로써 합리주의의 비현실적인 측면을 감소시키고, 맥락에 맞는 합리주의는 장기적 대안을 탐색함으로써 점증주의의 보수적 편향을 극복할 수 있게 한다고 하였다.

그러나 Ham과 Hill은 혼합모형에 대해서 두 가지의 중요한 문제점을 지적하고 있다. 첫째는 혼합모형에서 강조되는 근본적 결정의 중요성 문제이다. 즉, 어떤 상황에서는 근본적 결정이 방향을 정하는 데에 도움이 되겠지만, 다른 많은 경우에는 의사결정이 비구조적 방식으로 일어난다는 것이다. 둘째 문제는 근본적 결정과 점증주의적 결정을 어떻게 구분할 수 있느냐 하는 것이다. 보는 입장에 따라서는 두 가지 결정이 완전히 뒤바뀔 수도 있는 것이다. 그러나 혼합모형에서는 두 가지 형태의 결정을 구분하는 구체적인 기준은 제시되지 않고 있다.

5 최적모형(Optimal Model)

최적모형은 점증주의적 정책결정에 대한 대안으로서 Dror가 제안한 이론이다. 최적모형 자체는 정책결정체제 전반을 취급하고 있어 하나의 모형이라기보다는 정책학 내용 전체라는 평가를 받고 있으나, 혼합모형과 마찬가지로 현실주의와 이상주의를 통합한 규범적 모형이라고 할 수 있다. 이 모형에서는 의사결정에서 합리적 요소와 초합리적 요소를 증가시키기 위해 노력한다.

이 모형의 주요 특징은 다음과 같은 몇 가지로 정리할 수 있다.

① **질적인 접근의 강조** : 순수 추상의 세계를 떠나 실제 상황을 다루는 경우

항상 적용되는 보편적이고 양적이며 가장 적절한 모형을 만들 수 없다. 따라서 정책결정의 양적인 면과 질적인 면을 구별하여 투입과 산출과 관계없이 최적결정의 단계를 다루는 질적 모형을 구성한 것이다.

② **합리적 요소와 초합리적 요소의 강조** : 합리적 요소뿐만 아니라 판단, 창조적 발견, 브레인 스토밍 등의 초합리적 요소도 강조한다.

③ **기본적인 경제적 합리성의 강조** : 한정된 자원 안에서의 대안모색이나 최적대안의 선택에는 합리성을 최대한으로 추구하여야 하며 이것은 경제적 합리성에 기초한 것이다.

④ **상위정책결정(metapolicymaking) 단계** : 상위정책결정이란 '정책결정을 어떻게 하느냐에 대한 정책결정'을 말한다. 바람직한 의사결정을 위해서는 정책결정과정을 구축하는 데에 많은 투자를 할 필요가 있다.

⑤ **광범위한 환류(feedback)과정의 강조** : 환류의 목적은 두 가지이다. 하나는 개별정책을 수정, 개선하기 위한 것이고, 또 하나는 정책결정체계 자체를 개선시키기 위한 것이다. 따라서 정책결정구조의 계속적인 검토와 개혁이 필요하고, 정책의 집행이나 평가를 계속함으로써 정책결정능력을 최적의 수준까지 향상시켜야 한다. 이러한 이유로 Dror는 소위 '정책후 단계(post-policymaking phase)'의 중요성을 강조하고 있다.

Ham과 Hill은 최적모형에 대한 비판을 두 가지로 요약하고 있다. 하나는 최적모형이 합리모형의 비현실적인 측면에 대한 비판을 피하기 위하여 단서조항을 여기저기에 달고 있다는 것이고, 또 하나는 Dror가 합리적 정책결정을 위하여 '가치, 목표, 결정기준의 명료화', '예상효과의 사전평가'를 미리 수행하도록 권고하고 있으나 이때의 기준이 명확하지 않다는 점이다. 결론적으로는 최적모형이 실제 성공적으로 활용될 수 있을지에 대해 의문을 제기하고 있다.

6 Allison 모형

Allison 모형은 정책수립에 대한 연구의 분류로는 정책수립과정 연구에 대한 조망이라 할 수 있고, 새로 개발된 것이라기 보다는 여러 가지 의사결정 모형을 종합한 후 기존의 모형으로 설명되지 않은 정책결정과정을 추가한 것이다.

Allison의 모형은 당초 국제정치분야나 외교에서의 의사결정을 설명할 목적으로 개발되었으나 일반정책의 경우에도 적용이 가능하다고 주장되고 있다.

정부의 정책결정과정을 설명하는 데에는 서로 배타적인 관계에 있는 합리적 행위자 모형(Rational Actor Model, Model I)(합리모형), 조직과정모형(Organizational Process Model, Model Ⅱ), 관료정치모형(Governmental Politics Model, Model Ⅲ)의 세 가지 모형이 제시될 수 있다는 것이 Allison 모형의 핵심이다. Model Ⅰ에서는 정부를 잘 조정되어 있는 유기체로 간주하고, Model Ⅱ에서는 정부를 반독립적인 하위조직들이 느슨하게 연결되어 있는 집합체로 간주하며, Model Ⅲ에서는 서로 독립적인 정치적 참여자의 집합체로 취급한다.

먼저, Model Ⅰ에서는 국가 또는 정부가 국가목적이나 목표를 극대화시키는 정책을 대안으로 선택한다고 간주한다. 그러므로 국가는 합리적이고 단일적 결정자이며 일관된 선호, 일관된 목표, 일관된 평가기준을 지니는 것으로 간주된다. 국가는 당면한 문제를 해결하기 위하여 문제의 파악에 최선의 노력을 기울이고, 문제해결의 목표를 설정하며, 최선의 정책대안을 선택하는 것으로 본다. 이와 같은 국가의 정책결정은 정책결정이 지향해야 할 하나의 이상형이라 할 수 있는 것으로서, 모형의 내용은 거의 전적으로 기존의 정책결정모형 중 합리모형(rationality model)을 재구성한 것이다.

Model Ⅱ에서는 국가 또는 정부가 느슨하게 연결된 반독립적인 하위조직들의 집합체이며 이들이 국가정책을 결정한다고 본다. 정부의 지도자는 집합체의 정상에 위치해 있기는 하지만 정책은 하위조직들의 내부절차에 의하여 결정되는 조직의 산물로 간주된다. 이러한 조직과정모형은 집단적 의사결정론으로서의 회사모형(Firm Model)과 직접적인 관련을 가지고 있다. 그러나 개념적으로는 만족모형, 점증모형, 혼합주사모형 등과 유사점을 가지고 있다.

Model Ⅲ에서는 정부의 정책결정을 참여자들간의 갈등과 타협, 흥정에 의하여 이루어지는 것으로 보고 결국 정치적 활동으로 간주한다. 구성원들 사이의 응집성이 약한 집단이 하나의 문제를 놓고 의사결정을 할 때에는 구성원들 각자가 달성하고자 하는

회사모형

각기 다른 목표를 가진 하위조직의 연합으로 구성된 조직은 갈등이 존재할 수밖에 없으며 정책결정 시에는 예측가능한 단기전략에 치중하고, 불확실성을 제거하기 위해 타협적인 대안을 선택하게 된다. 따라서 문제의 사전 탐색보다는 발생된 문제에만 치중하여 해결방안을 모색한다. 과거 경험의 축적을 통해 학습된 조직은 표준운영절차에 의해 정책을 결정하는 경향이 있다.

목표가 다를 수 있고, 의사결정에 참여하는 구성원들간의 목표의 공유도가 약하다. 이러한 때에는 각자가 가진 정치적 자원을 이용하여 정치적 게임의 규칙을 따라 목표달성을 위해 노력하게 된다는 것이다. 관료정치모형은 이러한 점에서 집단적 의사결정론의 하나인 쓰레기통모형(garbage can model)과 유사한 점이 있다고 지적되고 있다. 이것은 또한 의사결정에서의 권력의 측면에서 볼 때에는 다원론의 영향을 받고 있다고도 볼 수 있다.

> **쓰레기통모형**
>
> 조직화된 무정부 상태(organized anarchies)로 낮은 응집력을 가지고 있는 조직구성원 간에 이견이 높을 경우 대안, 문제, 선택기회 등이 서로 뒤엉켜 혼란을 거듭하다가 우연히 결정자의 손에 의해 바로 결정되는 비합리적인 의사결정을 말한다.

이상과 같은 세 가지 모형은 각각 적용계층이 다를 수 있고, 실제의 정책결정에서는 어느 하나의 모형이 아니라 세 가지가 모두 적용될 수 있다. 이상의 내용을 종합하여 세 가지 모델을 중요한 요소별로 요약하면 [표 2-1]과 같다.[20]

제5절 보건정책평가

1 보건정책평가의 개념

1951년 H. D. Lasswell에 의해 정책과학(The Policy Sciences)이라는 새로운 분야가 대두된 이후 초기 정책과학의 주 관심 대상은 정책결정(Policy-making) 분야로 정책평가는 아직 미개척 분야였다. 1960년대에 이르러 정책평가에 대한 본격적인 연구가 시작되었고 1970년대에 신행정학의 등장과 함께 정책평가에 대한 중요성이 강조되기 시작하였다.

그 후 정책평가의 개념에 대한 논의는 아직까지도 계속되고 있다. 즉, 모든 사람들이 동의하고 있는 정책평가의 개념은 없는 것 같다. 학자의 수만큼 정책평가 개념의 수가 존재한다고 해도 과언은 아닐 것이다.

보건의료 분야에 있어서 평가의 목표는 보건의료 프로그램과 서비스를 개선시키고, 현행 또는 미래의 프로그램과 서비스에 자원을 할당하는 안내자의 역할을 하는데 있다. 따라서 평가는 과거의 행동이나 조치를 정당화시키는데 이

20 http://www.cykim.pe.kr/policymaking.hwp(김창엽, 보건의료정책의 결정과정, 2003년 7월 1일 검색).

용되어서는 안 된다.

표 2-1 Allison의 세 가지 모형의 요소별 특징

	합리모형(Model I)	조직과정모형(Model II)	관료정치모형(Model III)
결정권의 분포상태	수장	수직적 분산(하위조직의 기능적 권위가 큼)	수평적 분포
정책추진 동기	정부의 목표나 의지, 시책	조직내의 레퍼토리나 아이디어	정책관계자들의 권력과 이해관계
목표의 구조와 공유도	강함	약함	매우 약함
대안작성	전문가에 의한 고안과 검토, 합리적	이미 개발되어 있는 대안이나 유사대안을 탐색	정책결정 참여자나 하위 조직에 의한 것
결정의 규칙	수장의 명령이나 공식적인 지침	표준운영절차(SOP)에 대한 프로그램 목록에서 대안추출	정치적 게임의 규칙에 따라 타협, 흥정, 지배
불확실성의 취급	정보수집과 환류추정으로 대처	표준적인 대응책	융통성 있는 정책결정에 의존
의사결정의 일관성	매우 강함	약함	매우 약함

보건정책평가의 개념 정의에 앞서 보건정책이 다른 정책 분야와 차이점이 무엇인가를 지적하면 첫째, 보건정책 분야는 정책을 형성하고 규제하는데 있어서 다른 정책 분야에서는 없는 의료인이라는 강력한 정책 상대자가 있다는 점이다.

둘째, 보건의료서비스 제공의 복잡성과 저질과 양질의 서비스 구분에 대한 소비자의 지식과 정보 부족은 경제적, 사회적 모형의 사용을 어렵게 하고 있다.

셋째, 보건정책은 인간의 생명을 다루고 있기 때문에 심리적인 문제와 특별한 기대를 가지고 있다. 그 밖에도 정책결과에 대한 통계자료의 부족, 충분히 발전된 이론의 부재, 투입과 산출(건강상태)간의 관계의 불명확 등이 지적된다. 이러한 보건정책의 특징 때문에 보건의료 분야에 다른 정책 분야의 분석, 해석, 평가모형을 적용시키는 데는 세심한 주의가 요망된다.[21]

21 G. R. Palmer and S. D. Short, Health care & public policy(South Melbourne : The Macmillian Company, 1990), pp.24~25.

미국공중보건협회(American Public Health Association)는 정책평가를 사전에 결정된 목표의 달성에 있어 성공의 가치 또는 양을 결정하는 과정(The process of determining the value or amount of success in achieving a predeter-mined objective)이라고 정의내리고 있다. 또한 정책평가 과정은 목표의 명확화(formulating), 성공(목표달성)을 측정할 수 있는 적절한 기준의 설정, 성공의 정도에 대한 결정과 설명, 사업활동에 대한 제안 등의 단계를 포함한다.[22]

"공공정책이나 사업의 과정과 결과에 대한 체계적인 검토"를 정책평가로 정의내리고 또한 보건정책평가의 개념을 다음과 같이 세분하여 정의내리고자 한다.

① 보건정책이나 사업의 효과 뿐만 아니라 집행되고 있는 행동이나 활동요소

② 가치의 결정

③ 보건정책집행 뒤에 행해지는 사후적이고 단선적인 평가가 아니라 보건의료정책과정의 모든 단계에서 이루어지는 동태적이고 순환적인 과정

④ 보건정책평가 과정 중에 관련된 여러 사람들이 참여하는 사회적 과정 또는 정치적 과정

2 보건정책평가 시 고려해야 할 보건의료서비스 특징

질병의 예측 곤란성, 외부효과, 공공재적 성격, 소비자의 지식과 정부 부족 등 보건의료서비스가 갖고 있는 사회 · 경제적 특성은 이미 앞에서 언급하였고, 보건의료서비스를 일반적 서비스에 비추어 고려해야 할 특징을 몇 가지 지적해 보면 다음과 같다.

1) 소비자의 생산과정 참여

소비자는 보건의료서비스 전과정에 있어서 출발점이자 종착점이다. 따라서 소비자가 없는 서비스 제공이란 존재하지 않는다. 특히 보건의료서비스의 경우 소비자의 적극적인 참여 여부에 따라 그 결과가 크게 좌우되므로 소비자의 참여는 매우 중요하다. 소비자가 생산과정에 참여한다고 하는 것은 소비자가 최

22 Glossary of Administrative Terms of Public Health, AJPH, 50(Feb, 1960), pp.225~226.

대로 만족할 수 있는 서비스가 제공되도록 소비자나 공급자가 서로 적극적인 노력을 경주한다는 것을 의미한다. 소비자의 참여는 오늘날 점차 넓은 의미로 사용되어지고 있다. 단순한 결정에의 참여를 의미하는 것은 아니다.

따라서 보건정책을 평가할 때도 무엇보다도 고려해야 할 사항은 소비자의 적극적인 참여에 따른 서비스의 질평가라고 하겠다. 다시 말해서 소비자가 최대로 만족할 수 있는 서비스를 제공하도록 기초 자료를 제공하는 것도 정책평가의 주목적이라 하겠다. 보건의료 공급자의 일방적인 서비스 제공이 아닌 소비자의 적극적인 참여에 의한 공동생산의 개념이 도입되어야 한다.

2) 생산과 소비의 동시성

생산과 소비의 불가분성(inseparability)으로 서비스의 생산과 소비는 동시에 발생한다. 보건의료의 경우 생산과 소비가 동시에 발생한다 해도 서비스의 가치가 동시에 소멸되는 것은 아니다. 의사로부터 치료를 받았을 때 그 효과는 상당기간 후에 비로소 나타나는 경우가 더 많다.

서비스의 생산과 소비의 동시성 때문에 서비스를 어떻게 제공하느냐가 중요하다. 시간과 장소의 효용을 높이는 일이 중요한 문제로 등장하고 있다. 시간효용(time utility)과 장소효용(place utility)의 증대를 통하여 소비자의 지각된 위험을 감소 내지 회피해줌으로써 양질의 보건의료서비스를 제공할 수 있다.[23]

3) 보건의료서비스 활동의 시간적 제약성

일반적으로 상품이나 서비스의 구입은 소비자의 경제적 능력이나 시간적 여유 또는 상황에 따라 소비활동이 시간적 여유를 가지고 이루어지고 있다.

그러나 보건의료서비스는 다른 어떠한 서비스 보다 시간적 제약을 많이 받고 있는 서비스라 하겠다. 즉, 제때 치료를 받지 않으면 치료의 효과 뿐만 아니라 비용면에 있어서도 그 손해는 이루 말할 수 없다. 그러므로 의료행위에는 항상 시간적 제약이 따른다. 적절한 시간 이내에 일정한 처치를 해야 하고 완료하는 것이 요청된다. 적절한 의료 처치를 지연시키거나 중단함으로써 환자에게 심대

23 D. M. Lewison, Essential of retailing(Merril Publishing Company, 1989), p.345.

한 불이익을 초래할 수도 있다. 이러한 의료의 시간적 제약성을 한편으로 의료의 단행성이라고도 한다.[24]

시간적 제약성 즉, 의료의 단행성으로 인해 의사의 재량적 결정과 이송의무가 강조되고 있으며, 경우에 따라서는 의학상 임상실험을 거치지 않아 아직 객관성을 충분히 인정받고 있지 못한 새로운 치료법이나 신약 등을 사용할 수 있는 일종의 실험적 결정이 허용되기도 한다.[25]

따라서 시간적 제약성을 가지고 있는 보건의료서비스의 수요를 충족시키기 위해서는 탄력적인 운영체제가 적극적으로 개발되고 도입되어야 한다.

▶ 두 살배기 사망

2016년 9월 30일 오후 5시께 전주시 도로에서 길을 건너던 김군(2세)이 후진하던 견인차량에 치여 중상을 입고 전북대병원으로 이송됐지만 수술할 여건이 되지 않는다는 이유로 제대로 치료를 받지 못하고 7시간 만에 아주대병원으로 옮겨져 수술을 받았지만 결국 숨지고 말았다. 사고발생 12시간 후였다.

4) 소비자와 서비스 제공자와의 직접적인 접촉

경제학 이론에 의하면 모든 재화와 서비스의 수요는 그 재화나 서비스의 가격과 효용에 따라 소비자가 단독으로 결정한다는 것이다. 그러나 보건의료서비스 수요는 소비자만이 결정하는 것이 아니라 제공자가 오히려 큰 역할을 하고 있다. 최초의 수요는 소비자에 의해 결정되지만 그 이후의 수요의 대부분은 제공자의 의사에 의해 소비자가 단지 용인하는 수요에 불과하다.

이처럼 보건의료서비스의 이용 결정에 공급자가 결정적인 역할을 하는 것은 소비자의 지식 부족, 돌아다님(shopping around)의 어려움 및 비용 과다, 광고의 제한 등에 따른 전문가 지배(professional dominance)에 그 원인이 있다고 본다.

보건의료서비스는 처음부터 끝까지 소비자와 공급자가 인간적인 접촉을 통해서 이루어지고 있다. 따라서 보건의료사업의 효율은 보건의료서비스에 종사하는 구성원들의 사질이나 능력이나 마음가짐에 따라 크게 좌우되므로 보건의료서비스 제공자에 대한 적극적인 관리방안이 모색되어야 한다.

직접적인 접촉을 통해서 모든 보건의료서비스는 소비자 지향적으로 서비스가

24 추호경, 의료과오에 관한 연구, 서울대학교 박사학위논문, 1991, p.111.

25 석희태, 의료과실의 판단기준, 판례월보, 1987(2), p.13.

제공되어야 한다. 즉, 보건의료서비스는 소비자가 용이하게 서비스에 접근하고 이용할 수 있는 체제가 갖추어져야 한다. 앞으로 보건의료서비스가 지향해야 할 최대의 과제도 어떻게 하면 소비자에게 최대의 합리적인 서비스를 제공하느냐에 있다고 생각된다.

5) 서비스 선택과 평가에 대한 소비자의 불리한 위치

보건의료서비스는 그 사회 · 경제적 특성상 선택과 평가가 소비자에게 매우 불리하게 되어 있다. 즉, 소비자는 자기가 받았거나 받고 있는 서비스의 내용을 점검하지 못하는 점이 있다. 통상적인 재화나 서비스는 그 질을 평가하는 것이 가능하고 이 평가는 서비스의 매매에 반영되어 공급자 측에 환류(feedback)된다.

그러나 보건의료서비스 공급자 특히 의료전문직은 전문적 자치(professional autonomy)를 가지고 서비스를 지배하고 있을 뿐만 아니라 외부평가로부터 자유스러우며, 다른 의료직에 대한 권위를 가지고 지배적인 위치에 있다. 즉, 의료의 공급자는 외부평가 또는 규제로부터 보호를 받고 있다.[26]

반면에 소비자는 보건의료서비스에 대한 충분한 정보를 가지고 있지 못하다. 정보의 부족은 합리적인 선택을 하는데 장애요인으로 작용하고 있다.

6) 서비스 산출물의 무형성

보건의료서비스는 노동집약적이고 기술집약적인 성격을 띠고 있다. 본래는 노동집약적이었으나 과학과 기술의 발달에 따라 기술집약적인 서비스가 가미되고 있다. 하지만 보건의료서비스의 최종적인 산출물은 노동집약적인 성격을 가질 수 밖에 없다.

일반적인 서비스가 그렇듯이 보건의료서비스는 그 형태가 보이지 않고 만져지지 않기 때문에 서비스의 질적 수준이나 생산성 등을 계량적으로 평가하고 관리하기는 무척 어렵다. 또한 이러한 서비스의 무형성 때문에 소비자의 요구에 따라서 제공자는 서비스를 융통성 있게 제공할 수 있다.

---

26 G. R. Palmer and S. D. Short, op. cit., pp.43~44.

서비스 산출의 무형성으로 인해 서비스의 원가계산이 곤란하며 적정수가를 설정하는데 어려움이 있다. 그러나 모든 보건의료서비스가 결과의 무형성을 띠고 있는 것은 아니다. 치과치료나 성형수술, 불임수술 등은 결과를 중시하고 있는 유형성을 가지고 있다.

7) 비표준성

보건의료서비스는 같은 서비스를 제공하는 경우에도 숙련도와 전문성에 따라 차이가 있다. 또한 보건의료서비스가 요구되는 상황에 따라 서비스가 다르기 때문에 서비스를 표준화 하기가 무척 어렵다. 보건의료서비스 제공자의 부단한 노력은 불확실성을 최소화하고 소비자의 확신을 향상시킬 수 있다.

앞에서 설명한 여러 특성 외에도 입지적 특징, 규모의 특징, 노동집약적 특징, 여자 고용의 특징 등을 지적할 수 있다.[27]

첫째, 입지적 특징으로 생산과 소비의 장소적, 시간적 동일성으로 인하여 병원은 소비자의 근처에 있어야 한다. 병원이 농어촌이나 중소도시보다 대도시에 집중되고 있는 것은 의료수요(demand for medical care)에 의한 것보다 유효수요(effective demand)에 의한 입지 때문이다.

둘째, 규모적 특징으로 경영규모 즉, 단위당 경영규모의 크기에는 한계가 있다는 점이다. 병원의 규모가 점차 대형화, 매머드화 되어 가고 있지만 그 규모에는 한계가 있다. 보건의료서비스는 소비자와 직접 접촉하지 않을 수 없으며, 병원이 접촉할 수 있는 소비자의 수는 한계가 있기 때문에 규모에는 한계가 있을 수 밖에 없다. 또한 수요의 국지성과 서비스의 다양성도 병원규모에 영향을 주는 주요 요인이다.

셋째, 노동집약적 특징으로 보건의료서비스는 결국 인간의 서비스가 주체가 되며 의료기기는 다만 보조적 수단에 불과하다. 보건의료서비스는 기능적 요소보다 오히려 그것을 제공하는 사람들의 태도 등 정신적 요소가 보다 중요시 되기도 한다.

넷째, 인적 구성요소의 복잡성과 이질성을 들 수 있다. 동일 목적을 갖고 있는 현대조직 중에서 병원조직만큼 인적 구성의 복잡성과 이질성을 갖고 있는

27 권순일, 서비스업체의 소집단 활동 영향요인에 대한 실증적 연구, 동국대 박사학위논문, 1985, pp.9~12.

집단이나 조직은 찾아보기 힘들다. 환자진료라는 목표의 수행을 위하여 인력간의 상호 의존성을 가지고 있는 병원에서는 이질적인 직업 집단간의 조화와 통합이 조직관리의 중대 관건으로 등장하고 있다.[28]

3 보건정책평가의 유형

1) 정책평가 유형화의 목적

정책평가의 유형에 대한 공통된 의견접근은 존재하지 않지만 많은 유형 분류는 동일한 연속선상에 있다고 본다. 따라서 정책평가 유형을 어떤 기준에 의해서 명확히 구분짓는 것은 매우 힘들다. 정책의 성질이나 내용, 조직체의 성격 및 평가자의 구성에 따라 유형이 달라질 수도 있다고 본다.

정책평가 유형 분류의 필요성과 역할을 살펴보면 정책결정자나 집행자의 경우 어떤 문제에 직면했을 때 그 문제 해결에 필요한 정보를 획득하기 위하여 어떠한 유형의 정책평가를 신뢰 · 선택해야 할 것인가를 판단하는 기초 자료를 제공한다. 또한 정책평가자의 입장에서는 정책평가 의뢰자의 주문이 정보수요를 충족시키는데 타당한 것인지를 자문 · 판단하고 평가자가 담당할 연구를 수행하는 데에는 어떠한 절차와 방법을 사용해야 할 것인가에 대한 판단의 준거를 제공하는 역할을 하고 있다.

결론적으로 정책평가 유형화의 목적은 정책평가 유형화를 통하여 정책평가의 개체를 좀더 명확히 함으로써 정책결정자 · 집행자 · 평가자의 역할을 좀 더 충실히 하는데 필요한 지식과 능력을 배양하자는데 있다.[29]

2) 목적에 따른 분류

평가 목적을 어디에 두느냐에 따라 과정평가와 영향평가로 구분된다.

과정평가는 정책의 수정 · 보완과 폐지 · 중단의 가능성을 전제로 정책결정 과정과 집행 과정에 대한 평가를 의미한다. 과정평가의 여부에 따라 정책결과가

28 문창진, 보건의료사회학(서울 : 신광출판사, 1990), p.166.
29 노화준, 정책평가론(서울 : 법문사, 1991), pp.58~59.

달라질 수 있기 때문에 매우 중요한 의미를 지닌다.

영향평가는 정책이 집행된 후 정책의 산출과 영향을 평가하는 것으로 정책이 의도된 방향으로 진행되었느냐를 검토하는 것이다. 따라서 직 · 간접적인 영향, 단 · 중 · 장기적 영향, 의도된 영향과 의도되지 않았던 영향 등에 대한 세심한 검토가 필요하다. 정책영향평가는 산출(outputs), 결과(outcomes), 영향(impacts) 평가로 나눌 수 있다.[30] 산출이란 가장 단기적이고 계량화가 가능한 효과이다. 의료보장수혜자의 수, 의료보장의 이용률(수진율), 환자의 대기시간 등과 같은 것을 말한다. 눈에 띄는 결과에 대한 평가이기 때문에 가장 용이하며, 정책입안자나 집행자의 입장에서 가장 선호될 수 있는 평가 방법이다.

결과는 보다 장기적이고 주관적이며, 질적인 면이 많으므로 계량화하기가 힘든 효과이다. 국민건강 상태의 향상, 의료보장에 따른 국민들의 정신적 안도감 등을 말한다. 영향이란 정책집행 후 가장 오랜 후에 나타나는 효과이다. 영향은 가장 장기적이고 측정이 어려우며 한 정책의 결과로 보기에는 힘들 수도 있다. 즉, 정책집행과 영향간에는 상당한 시차가 있어 양자간의 원인 관계의 규명에는 논란의 소지가 충분하다. 의료보장에 따른 생활의 질 향상, 노동생산성의 향상 등의 예를 들 수 있다.

B. D. Jones[31]는 공공서비스의 생산단계를 투입(inputs)→활동(activities)→산출(outputs)→결과(outcomes)→영향(impacts)의 단계로 분류하여 개념화하고 있다. 보건의료서비스를 제공하는데 필요한 인력 · 장비 · 시설 · 비용 등이 투입이며, 보건의료서비스 제공자가 행하는 모든 것이 활동이라고 할 수 있다. 산출은 활동의 직접적인 결과이며 보건의료문제를 해결하기 위한 정부의 노력이 포함된다.

결과는 보건의료서비스의 직접적인 목표(targets)에 있어서의 제반 변화를 의미한다. 또한 영향은 산출에 의해 직접적으로 발생된 국한된 결과를 초월하는 제변화를 의미하며, 보다 광범위한 사회적 조건에 대한 보건의료서비스의 변화(effects)를 의미한다. M. Siegler는 보건의료에 대한 국민들의 요구는 보건의료서비스의 전달 과정 상에 대한 것이 아니라 결과에 대한 요구라고 주장하

30 R. T. Nakamura and F. Smallwood, The Politics of Policy Implementation (New York : St. Martin's Press, 1980), p.76.

31 B. D. Jones, What to Measure and How to Measure It : Assessing the Products of Government, Policy Studies Journal, 9(7), 1981, p.965.

고 있는데[32] 이는 보건의료서비스의 제공에 대한 결과나 영향 즉, 소비자의 건강이 평가의 최종 지표임을 의미한다.

그러나 결과나 영향은 서비스 제공 결과와 그 서비스가 제공되지 않았을 경우의 상태와의 차이를 의미하므로 보통 정확한 측정은 불가능하다. 또한 결과와 영향에 대해 명확한 기준을 가지고 양자를 구분하기란 결코 쉬운 일은 아니다.

보건정책을 통한 보건의료서비스의 제공이 없다면 국민의 건강상태가 어떻게 되었을 것인가를 밝힌다는 것은 매우 어렵다.

3) 단계에 따른 분류

정책평가의 단계 즉, 시기에 따라 사전평가, 과정평가, 사후평가로 나눈다. 사전평가란 정책집행 이전에 하는 평가로 정책입안자나 결정자에게 필요한 정보를 제공하기 위한 각종 대안의 분석 · 평가를 의미한다. 정책분석과 같은 의미로 사용되기도 하므로 정책평가의 유형에서 사전평가는 제외되기도 한다.[33]

사전평가는 첫째, 제안된 프로그램은 과연 중요한 목표를 가지고 있는가?, 둘째, 문제를 충분히 해결할 수 있도록 겨냥하고 있는가?, 셋째, 목표 성취가 용이하도록 활동이 제안되어 있는가?, 넷째, 목표 성취에 드는 비용(인적, 물적)은 감당할 수 있는가?, 다섯째, 설정된 기준선은 특정의 프로그램 목적과 연결되어 있는가? 등과 같은 구체적인 질문으로 이루어져 있다.[34]

과정평가는 앞에서도 언급했듯이 정책집행 도중에 집행상의 문제점을 해결하고 정책집행이 의도된 방향으로 진행되고 있는가의 여부를 평가하는 것이다. 사후평가는 정책집행 후의 최종적인 평가로 진정한 의미의 평가라 할 수 있을 것이다.[35] 흔히 일반적으로 정책평가라 하면 사후평가를 일컫는다.

사후평가는 정책집행의 결과 발생한 변화(정책결과) 가운데에서 정책 이외의 요인들을 배제하고 정책집행에 의해서만 달성된 정책의 순수효과의 추정, 정책

32 M. Siegler, A Right to Health Care : Ambiguity, Professional Responsibility, and Patient Liberty, The Journal of Medicine and Philosophy, 4(2), 1979(June), pp.148~157.

33 김병진, 정책학개론(서울 : 박영사, 1989), p.380.

34 김광웅, 정책의 효율적 집행, 행정논총, 서울대학교 행정대학원, 14(2), 1976, p.57.

35 A. Browne and A. Wildavsky, What Should Evaluation Mean to Implemen-tation? in J. L. Pressman and A. Wildavsky, Implementation, 3rd ed., (Berkeley : University of California Press, 1984), p.186.

이 의도된 바대로 정확하고 충실하게 집행되었는지의 여부결정, 프로그램 구성요소들의 상대적인 효과의 검토 등 차기의 정책결정을 위한 환류(feedback)를 목적으로 하는 정책평가이다.[36]

4) 평가자의 소속에 따른 분류

정책평가자가 정책평가체제 내에 있느냐, 외부에 있느냐에 따라 내부평가와 외부평가로 나누어진다. 내부평가는 집행기관이 정책이나 사업을 스스로 평가하는 자체평가와 상부기관에서 지휘감독하는 상부평가로 세분된다.[37] 내부평가는 전문성과 경험이 풍부하므로 생산성을 향상시키고 평가 결과를 바로 도입하여 집행 과정을 개선시킬 수 있는 장점을 가지고 있다. 반면 자기가 자신을 평가하는 것이 되므로 객관성과 공정성의 유지가 곤란하다. 자신의 업적을 과대평가하려고 하거나 정책 실패를 축소 · 은폐시키려는 문제점을 안고 있다.

외부평가는 정책집행체제 밖의 전문가에 의한 평가로 공정하고 정확한 평가를 기대할 수 있는 반면, 경험의 부족이나 평가대상자의 저항 등이 예상된다. 인간은 누구든지 평가받기를 싫어하기 때문에 특히 외부기관에 의해 평가를 받는다고 하면 평가대상자의 협조 부족으로 자료의 구득이나 행정적 어려움이 수반될 수 있을 것이다.

내부평가와 외부평가 중 어느 것을 선택하느냐의 기준은 존재하지 않는다. 정책의 성격과 정책평가 의뢰자의 가치체계가 선택에 영향을 줄 것으로 생각된다. 따라서 정책의 각 사항에 따라 선별적으로 선택해야 할 것이다. 내부평가와 외부평가의 선택 시 고려해야 할 요소로 C. H. Weiss는 행정적 신뢰(administrative confidence), 객관성(objectivity), 프로그램의 이해(understanding of program), 유용성을 위한 잠재 능력(potential for utilization), 자율성(autonomy) 등을 들고 있다.[38]

---

36 노화준, 정책평가의 체제와 관리, 행정논총, 서울대학교 행정대학원, 18(1), 1980, p.81.

37 Glaser와 Backer도 같은 견해를 취하고 있다. E. Glaser and T. Backer, Outline of Questions for Program Evaluators Utilizing the Clinical Approach, Evaluation(Fall, 1972), pp.56~60.

38 C. H. Weiss, Evaluation Research(Englewood Cliffs N.J. : Prentice-Hall, Inc., 1972), pp.20~21.

4 보건정책평가 기준

1) 정책평가 기준의 필요성

평가 과정은 매우 유동적이며 환경의 영향을 많이 받는다. 따라서 무엇을 평가하기 위해서는 반드시 평가의 기준이 있기 마련이다. 정책이 아무리 과학적으로 평가되었다 하더라도 평가 기준이 적합하지 못하면 평가 내용이 전혀 다른 결과로 나타날 수도 있기 때문에[39] 정책평가 기준의 설정은 매우 중요한 사항이 아닐 수 없다. 다시 말해서 어느 정도의 한계를 가지고 있겠지만—가치판단(value judgement)의 문제 때문—객관적인 평가 기준을 설정하지 않으면 정책에서 이루어진 동일한 변화에 대해서도 사람에 따라 다른 의미를 부여할 수 있기 때문에 확실한 평가 기준의 정립이 필요하다.

정책평가 기준의 기능은 첫째, 목표설정과 대안선택의 지침을 제공한다. 즉, 평가 기준은 목표를 설정할 수 있게 해 주며 각 대안을 비교, 검토하는 지침이 되어 최적안을 선택할 수 있는 근거가 된다.[40]

둘째, 정책목표에 대한 성취도를 예측, 측정하는 도구가 되며 시행 후 정책성과를 측정하는 도구가 된다. 즉, 정책평가 기준은 정책의 성패를 판단하는 중요한 측정 도구의 역할을 한다.

보건정책을 비롯한 공공정책을 평가하는 기준을 설정하기란 매우 어려운 작업이다. 평가 기준에 대해 수많은 학자들은 여러 가지 기준을 제시하고 있지만 모든 공공정책에 공통적으로 적합한 평가 기준은 아직 나와 있지 않다. 따라서 정책의 성질에 따라 그 기준이 달라지고 있으며 달라지는 것 또한 당연하다.

WHO는 평가 과정으로 평가를 위한 주제의 구체화, 정보지원강화, 적절성 검증, 적정성 평가, 과정검토, 능률성 평가, 효과성 평가, 영향평가 등을 제시하고 있다. 따라서 평가 과정에서 WHO가 제시한 평가 기준으로는 적절성(relevance), 적정성(adequacy), 과정(process), 능률성, 효과성, 그리고 영향(impact) 등을 열거할 수 있다.[41] A. Donabedian[42]은 평가의 기준을 공급 측면에

39 R. T. Nakamura and F. Smallwood, op. cit., p.145.

40 노화준, 성과지표의 개발과 프로그램 평가 조사설계, 행정논총, 서울대학교 행정대학원, 15(1), 1977, p.166.

41 WHO, Health Programme Evaluation, 1981, p.3, pp.16~18.

42 A. Donabedian, Aspects of medical care administration(Harvard University Press, 1973), pp.208~211.

서 5가지 즉, 생산성(productivity), 유효성(potency), 적절성(appropriateness), 효율성(efficiency), 접근성(accessibility)을 제시하였다.

평가 기준이 다양하고 불일치하는 요인으로는 다음과 같은 점들이 지적되고 있다.

첫째, 정책평가는 산출(outputs), 결과(outcomes), 영향(impacts)의 측면에서 이루어질 수 있으므로 획일적이고 통합적인 평가 기준의 정립이 어렵고,

둘째, 정책결정자의 동기와 정책 여건에 대한 종합적인 고려를 곤란하게 하는 정치적 역동성,

셋째, 정책의 성격이 추상적, 질적인 성격을 띠기 때문에 성과 측정을 위한 기준의 설정이 어렵다는 점 등이 지적된다.[43]

2) 보건정책평가 기준

(1) 능률성(Efficiency)

능률성이란 산출 대 투입의 비율을 의미한다. 즉, 능률성은 제한된 자원과 수단을 사용하여 산출의 극대화를 기하는 것을 의미하는 경제학적, 정태적, 기계공학적 개념이다. 이 능률성은 정책의 평가 기준으로서 매우 중요하다. 설정하는 목표를 최소의 비용을 투입하여 달성한다는 것과 일정한 비용으로 최대의 효과를 획득한다는 것을 내용으로 하고 있는 능률성은 정책결정에 있어서 매우 중요시 되고 또한 사업이 이루어지고 있는 과정이거나 이루어진 후의 사후평가에 있어서도 역시 중요한 위치를 차지하고 있다.

우리나라의 경우와 같이 보건의료사업에 사용되고 있는 정부예산과 자원이 한계점을 가지고 있는 경우에는 능률성의 기준은 매우 중요한 평가 기준으로 여겨지고 있는 것 또한 사실이다. 그러나 오늘날에 있어서는 비용과 관련된 기계적 능률 뿐만 아니라 사회적 목적이나 사회적 형평의 달성도를 나타내기 위한 사회적 능률 또한 강조되고 있다. 보건의료서비스는 공공재로서 산출의 가치(가격)를 정하는 것이 매우 어려울 뿐만 아니라 산출물의 추상성으로 인해 산출물의 파악 자체가 곤란한 경우도 많기 때문에 보건의료서비스의 능률성을 측정하기란 상당히 곤란한 경우가 많다.

43 허범, 정책학 개론, 한국행정학보, 19(2), 1985년 12월, p.84. 정준영, 앞의 논문, p.28에서 재인용.

(2) 효과성(Effectiveness)

효과성은 정책목표[44]의 달성도를 의미한다. 즉, 효과성이란 정책의 목표나 목적에 대한 업무의 공헌도(달성도)를 의미하며, 능률성보다 범위가 넓지만 계량화 하기에는 많은 제약점이 수반되는 불확실성을 내포하고 있다.

보건정책을 집행한 결과 그 정책이 의도한 대로 소기의 목표를 달성했느냐 하는 문제는 정책을 펴는 입장에서는 매우 중요한 관심사가 아닐 수 없다. 왜냐하면, 목표의 달성도는 조직의 효율성을 측정하는 하나의 기준이 되며, 특히 전시, 과시행정을 선호하는 정부일수록 효과성을 최대의 정책평가 기준으로 삼고 있다. 효과성 기준은 정책성공 여부를 판단하는 제1의 기준이 되므로 효과성이 높으면 일단 정책이 성공한 것으로 받아들여지고 있다.

효과성 측정시 먼저 정책목표의 구체화가 선행되어야 한다.[45] 보건의료서비스의 경우 목표의 양적인 측정이 불가능한 경우가 많은데 이럴 경우에는 보다 나은 방향으로의 이행을 명시하는 질적인 표현 방법이 애용되고 있다. 즉, 보건정책과 같이 목표가 질적으로 표현되었을 경우 효과성 측정은 과거 또는 과거의 추세를 기준으로 하여 효과성의 척도 상에 바람직한 방향으로 중요한 변화가 야기되었는가를 검토함으로써 이루어진다.[46]

다시 말해서 정책목표가 양적으로 측정이 가능한 것은 평가가 비교적 용이하겠지만 질적 변화를 추구하는 목표를 갖는 정책의 경우 정책평가가 난이할 수 밖에 없다.

목표달성도인 효과성 측정의 저해요인을 들면,

---

44 목표(objective)는 목적(goal)과 구별된다. 목표는 구체적(concrete)이고 조작적 (operational)이며 세부적(specified)이고 양적인 경우가 많으며(frequently quan-titative), 구체적으로 정의된(specifically defined) 성격을 가지고 있다. W. N. Dunn, op. cit., p.144. 반면에 목적은 좀 더 규범적이고 추상적이며 상징적인 의미를 가지고 있다. 목적은 목표의 상위 개념이라 할 수 있겠으나 혼용하여 사용하는 경우도 흔하다. Target이란 용어도 목표로 번역되기도 한다. Target은 objective보다 명시적이고 세부적이며 전술적인 개념이라 할 수 있다.

45 우리나라 국민건강보험법 제1조에 나타나 있는 건강보험의 목적은 "국민의 질병 · 부상에 대한 예방 · 진단 · 치료 · 재활과 출산 · 사망 및 건강증진에 대하여 보험급여를 실시함으로써 국민보건 향상과 사회보장 증진"에 있다. 또한 의료급여법 제1조에서 의료급여의 목적은 "생활이 어려운 사람에게 의료급여를 함으로써 국민보건의 향상과 사회복지의 증진"이라고 규정하고 있다. 이 두 조항을 보면 결국 우리나라 의료보장정책의 목적은 국민보건의 향상과 사회보장(복지)의 증진이라고 할 수 있다. WHO는 의료체계의 목표로 양호한 건강수준, 소비자의 기대에 대한 반응성, 재원조달에서의 공정성 등 세 가지를 제시하였다. 이러한 정책의 목적은 매우 애매하고 기술적이므로 구체적인 목표라고 할 수는 없으므로 정책의 효과성을 측정하기 위해서는 구체적인 세부 목표가 제시되어야 한다고 본다.

46 김명수, 공공정책평가론(서울 : 박영사, 1988), p.130.

첫째, 효과성은 목표달성 과정에만 관심을 가지고 비용이 얼마나 되는지를 고려하지 않고 있다. 정책목표의 달성도가 높다고 하더라도 그 달성도에 비해 희생과 비용이 더욱 크다면 바람직하다고는 볼 수 없을 것이다.

둘째, 설정된 정책목표가 애매모호하거나 상호 모순, 대립 관계에 있는 목표들이 아무런 우선 순위도 없이 표현되어 있을 때, 즉, 정책목표가 불분명할 때 효과성 자체가 무의미해질 수 있다.

셋째, 정책수단이 충실히 수행되었는데도 불구하고 정책목표가 달성되지 않는 경우도 있는데 이럴 경우 효과성 판단은 모호해질 수 밖에 없다.[47] 보건정책의 목표는 보건의료서비스를 제공하는데 있는 것이 아니라 결국 국민의 건강을 증진시키는데 있다.

능률성과 효과성은 측정의 정확성에도 불구하고 보건의료서비스 소비자의 입장에서 보면 별로 의미 있는 것을 설명해 주지 못하고 있다. 즉, 누구를 위한 능률이고, 누구를 위한 효과인가라는 질문에 명쾌한 해답을 주고 있지 못하다.

(3) 대응성(Responsiveness)

대응성이란 개인과 집단의 요구와 일치하는 행동을 정책결정자가 취하는 것[48]이며, 정책 대상자의 선호를 만족시키는 능력[49]이라고 정의내릴 수 있다. 즉, 대응성이란 정책수혜자의 요구와 기대 그리고 환경변화에 얼마나 융통성 있게 대처해 나가느냐 하는 능력을 의미한다.[50] 대응성은 관료행정의 경직성과 관리이론의 부적합성에 대한 반성에서 출발하였다고 볼 수 있다.

대응성의 기준은 수혜자의 만족도를 평가하는 기준이 된다. 즉, 수혜집단이 보건정책으로부터 어떠한 혜택을 받고 있으며, 이 혜택은 대상자들의 인지된 욕구에 제대로 반응을 하는 것이냐를 검토하는데 초점을 두고 있다. 일반적으로 조직의 공식 목표달성도가 높다고 해서 그 조직과 접촉하고 있는 수혜자들의 만족도가 반드시 높다고 할 수 없으므로 수혜자의 주관적이고 심리적인 태

47 김복용, 공공정책의 평가 기준에 관한 연구, 대전대 석사학위논문, 1993, pp.53~54.

48 R. E. Weber, The Political Responsiveness of the American States and Their Local Governments, in L. N. Rieselbach ed., People vs. Government : The Responsiveness of American Institutions(Bloomington : Indiana University Press, 1975), p.189.

49 E. Ostrom, The Design of Institutional Arrangements and the Responsiveness of the Police, in L. N. Rieselbach, op. cit., p.274.

50 김형열, 포괄적인 정책평가 기준에 관한 연구, 연세논총, 연세대학교, 제23집, 1987, p.134.

도를 대응성이라는 독립된 지표로서 개념화할 필요가 있다. 일반적으로 정부가 제공한 보건의료서비스에 대해 수혜를 받고 있는 국민들이 얼마나 그 서비스에 대해 만족하고 있느냐의 정도에 따라 정부의 대응성을 평가해 오고 있다.

(4) 만족도(Satisfaction)

대응성의 평가 주체는 정책의 효과를 직접 받는 수혜자로서의 시민을 의미하는 반면, 만족도의 주관적 평가자로서의 시민은 개개의 정책이 집적된 장기적이고 전반적인 정책 임팩트를 평가한다. 정부가 실시한 대부분의 보건정책에 많은 사람들이 만족하고 있다고 할지라도 그곳에서 소외되고 불만족을 가지고 있는 소수의 국민이 반드시 존재하기 마련이다. 보건의료서비스가 절대적 가치인 인간의 생명을 다루고 있다는 사실 하나만 가지고도 보건의료서비스에 대해 불만족을 가지고 있는 사람이 비록 극소수라 할지라도 그들을 파악하고 규정하는 일은 우리 모두에게 매우 중요한 의미를 갖는다.

정책의 최종적인 성패의 판단 기준은 정책시행으로 인해 편익을 받는 수혜대상집단의 만족도에 있다고 본다.

(5) 형평성(Equity)

정책평가 기준으로서의 형평성은 사회의 여러 상이한 집단과 개인간의 가치 배분과 관련하여 정책의 효과나 편익이 모든 사람에게 공정하게 배분되어 있는가를 분석하는 기준을 의미한다.[51] 보건의료에 있어서 형평성 기준을 수평적 형평성과 수직적 형평성에 기초하고 있다. 수평적 형평성(horizontal equity)은 동일한 필요에 대한 동일한 치료(의료이용)를 말하며 수직적 형평성(vertical equity)은 다른 부담능력에 따른 차등부담을 의미한다.

형평성의 대명제는 결국 모든 사람은 균등하게 잘 살아야 하며 행복해야 한다는 것이다.[52] 이러한 관점에서 보면 형평성은 어떠한 행정이념보다 더욱 근원적이며 상위적인 개념이라 할 수 있다.[53] Frederickson은 1960~1970년대 이후 형평성은 능률과 절약과 더불어 공공행정 분야에 있어서 필수적인 제3의

51 박차상, 한국의료복지정책에 관한 연구, 동아대학교 박사학위논문, 1990, p.25.

52 D. MacRae, Jr., Policy Indicators(Chapel Hill : The University of North Carolina Press, 1985), p.221.

53 C. Sampson, Values Bureaucracy and Public Policy(Lanham : University Press of America, 1983), pp.4~6.

행정이념으로 발전되어가고 있다고 주장하고 있다.[54] 그러나 형평성은 능률성이나 효과성처럼 가치중립성이 확보되지는 않는다.

20세기에 들어와 많은 국가가 복지국가를 지향하고 있으며, 수정자본주의가 가미되므로 인하여 가치의 공평한 분배에 모든 국가가 관심을 기울이고 있다. 또한 능률을 기본 가치로 추구하던 경제개발에 따른 사회개발의 한계가 대두됨에 따라 형평의 문제가 중요한 정책평가요소로 등장하였다.

형평성은 법적, 사회적 합리성과 밀접한 연관이 있으며, 여러 집단 간의 효과와 노력의 배분 상태를 평가하는 기준이다. 형평이란 균형과 평등을 의미하는 것으로 균형은 보건의료서비스의 차원에서 볼 때 체제 간에 있어서의 가치의 적절한 배분을 뜻하며, 평등은 법 앞에서 균등한 기회가 주어지는 것으로서 성, 종교, 인종 등에 의해서 차별을 당하지 않는 상태라고 말할 수 있다. 우리나라 보건의료서비스의 경우 형평의 문제 중 평등의 문제 보다는 균형의 문제에 더 깊은 골이 있다고 하겠다. 형평성은 평가 기준의 하나로서 능률성이나 효과성과 더불어 널리 이용되고 있지만, 이들 만큼 명료하고 구체적인 평가 기준으로 발전되지 못하고 있어 많은 노력이 필요하다.

(6) 민주성 및 참여성(Democracy & Participation)

민주성과 참여성은 현대 복지국가에서는 모든 정책의 가장 기본적인 기준이 되는 정책평가 기준이며 가치체계이다. 민주성과 참여성은 정책의 정당성 확보에 중요한 밑거름이 된다.

정책평가에 있어서의 민주성이란 정책의 여러 과정에 국민의 참여를 확대시키고 여론을 충실하게 반영시키며 집행에 있어서도 국민의 의사를 충분히 고려하는 것이라고 말할 수 있다. 참여성이라고 하는 것은 정책결정 과정과 정책수행 과정 및 정책평가 과정에 다수의 국민들이 참여하여 어느 정도의 투입 작용을 행하는 행위를 뜻한다. 보건의료서비스와 같은 공공 서비스의 경우에는 참여성의 개념 속에 건전한 비판과 참여의식을 가지고 있는 민주성의 개념을 함께 포함하여 분석해야만 한다.

왜냐하면, 보건의료서비스는 국민들의 일상생활과 밀접한 관련이 있을 뿐만 아니라 그 참여의 정도에 따라 보건의료서비스의 질이 좌우될 수도 있기 때문

54 H. G. Frederickson, Public Administration and Social Equity, PAR, 50(March/ April, 1990), p.230.

이다. 이해당사자들의 참여가 문제해결에 반드시 만병통치약일 수는 없으나 최소한 하나의 중요한 대안으로서 제시될 수는 있을 것이다.[55]

(7) 적정성(Adequacy)

적정성이란 가치 있는 결과의 성취가 문제를 어느 정도 해결해 주었느냐의 평가이다. 즉, 문제의 해결 정도를 의미한다. 적정성의 기준은 주어진 효과성의 수준이 정책과제를 제기하는 욕구, 가치, 기회를 어느 정도까지 수렴하고 충족시키고 있느냐 하는 범위와 관련되며, 그 목적은 정치체제에 편견의 작용을 배제하고자 하는데 있다. 형평성이 기여에서 유래된 반면 적정성은 욕구에서 발생된 원칙이다.

적정성이란 사회적 급여가 평등원칙에 근거하든 사회적 기여도에 따른 차등원칙에 근거하든 관계없이 급여의 수준이 인간으로서의 육체적 · 정신적 존엄과 가치를 유지할 수 있는 수준(decent standard of physical and spiritual well-being)이 되어야 한다는 것이다. 따라서 적정성을 평가할 때는 정책대상집단 구성원에게 당연히 주어져야 하는 최저 수준이 존재하지 않으면 안 된다.[56]

적정성 기준 역시 효과성 기준의 경우와 마찬가지로 현실적으로 특정 보건정책이 해결하고자 했던 문제가 명확히 규정되어 있지 않은 경우가 흔하고 정책결정자와 정책평가자, 정책수혜자의 기준에 따라 다를 수 있기 때문에 적정성에 대한 객관적인 평가는 현실적으로 여러 가지 제약점을 가지고 있다.

적절성과 적정성

적절성 또는 적합성(Appropriateness)이란 주어진 상황에서 목표설정이 제대로 되었는가를 평가하는 개념으로 '정책목표의 가치가 사회적으로 바람직한 것인가'와 관련되는 이념이다.
적정성(Adequacy)이란 일단은 '방향'은 옳게 설정되었다는 전제 하에 수단이 목표달성의 '정도'를 만족시키느냐, 그렇지 않느냐와 관련된 개념이다. 고통을 호소한 환자의 질환을 정확히 진단하는 것은 적절성과 관련된다고 보며, 확정된 질병 치료에 대한 투약이나 처치와 관련된 것은 적정성이라 할 수 있다. 두 개념을 엄격하게 구별할 수도 있지만 혼용하여 사용해도 무방하다고 본다(출처 : http://www.kaspa.co.kr/10_ community/).

5 보건정책평가의 한계

평기란 아무리 정확과 정밀을 기한다고 하더라도 그것은 어디까지나 rough

55 정용덕, 복지 및 소득재분배정책과 행정학, 한국행정학보, 16(1982), p.194.
56 J. E. Trompman and J. K. McClure, Social values in the policy process : Values Dualism and Social Policy Affecting the Elderly, Policy Studies Journal, 9(4), 1980~1981, p.607.

approximation에 불과한 것이다.[57] C. E. Lindblom은 정책평가분석의 한계로 ① 정책문제의 정의, ② 복잡성과 부적절한 정보, ③ 목표와 가치의 조직화의 곤란성, ④ 분석에 대한 저항 등을 지적하고 있으며,[58] J. E. Anderson은 정책평가상의 문제로 ① 정책목표 간의 불명확성, ② 인과성, ③ 정책 영향의 확산, ④ 자료 구득의 난점, ⑤ 공식적인 저항 등을 들고 있다.[59]

국민의 건강과 의료를 보장해 주는 보건정책을 평가하는 데는 다른 어떠한 국가정책 보다 많은 한계점을 가지고 있다. 운영상의 한계점 뿐만 아니라 이론적인 한계점을 가지고 있기 때문이다.

1) 본질적 요인

보건정책평가의 주체는 물론 인간이지만 객체 또한 근본적으로는 인간이라고 할 수 있을 것이다. 따라서 평가주체인 인간이 가지고 있는 속성 뿐만 아니라 평가객체인 인간이 가지고 있는 다양성과 복잡성으로 인하여 보건정책의 평가에는 한계가 있다. 평가주체의 가치관이나 태도의 차이, 인지의 차이에 따라 평가의 결과가 달라질 수 있다.

또한 S. Litsios는 보건의료서비스의 평가모델의 개발 한계로 GNP와 같이 유익한 총체적 측정(aggregate measures)의 곤란성, 소비자나 공급자의 행태 변동성, 복잡성 등을 지적하고 있다. 특히 그는 평가체제 형태의 변동성으로 보건문제의 형태, 특별한 보건문제를 가지고 있는 소비자의 특성, 보건문제를 다루기 위해 이용 가능한 자원의 속성, 이용 가능한 자원의 실제 이용정도 등으로 인한 평가의 한계를 지적하고 있다.

극단적으로 말하면 개개 소비자와 보건의료서비스 간의 모든 관계가 매우 독특하다는 것이다.[60] 보건정책을 평가하기 위해서는 정부의 활동이나 서비스의 산출물이 확인되어야 하며, 또한 평가기준과 그 기준이 적용되는 방법을 분명히 해야만 의미 있는 평가가 되지만 실제로 이러한 작업은 결코 쉽지가 않다.[61]

57 안병준, 정책평가에 관한 소고, 연세행정논집, 연세대학교 행정대학원, 제6집, 1979, p.147.
58 C. E. Lindblom, 정책결정론, 안용식 · 최호준 공역(서울 : 삼영사, 1984), p.24.
59 J. E. Anderson, 공공정책론, 박홍식 역(서울 : 대왕사, 1983), p.162.
60 S. Litsios, op. cit., pp.347~349.
61 노화준, 공공생산의 측정과 향상을 위한 접근 방법, 행정논총, 서울대학교 행정대학원, 20(1), 1982, p.214.

2) 내부 구조적 요인

국가가 보건의료서비스를 국민들에게 제공하는데 있어서 언제나 제3자가 중요한 역할을 담당하고 있다. 따라서 세계 어느 나라든 단선적이고 획일적인 의료보장체계를 가지고 있지 않다. 자유방임주의 의료체제에 근거하고 있는 우리나라 의료보장제도는 매우 복잡한 구조를 가지고 있다. 그만큼 평가는 어려워질 수 밖에 없다. 평가는 평가 그 자체에 의미가 있거나 목적이 있는 것이 결코 아니다. 평가는 반드시 장래의 바람직한 상태로 이끌기 위한 하나의 나침판이 되어야 한다. 전국민건강보험으로 평가의 필요성은 그만큼 커진 반면 평가의 내부 구조적 요인은 더욱 복잡해졌다고 볼 수 있다.

내부 구조적인 요인은 운영상의 문제점일 수도 있다. 즉, 원활한 평가 운영을 위한 활동계획, 책임의 분배, 평가 과정의 통제, 업무의 배분 등의 문제가 해결되어야 한다.

3) 외부 환경적 요인

외부 환경적 요인이란 사회제도적 환경과 물리적 환경(생태학적 환경)요인으로 보건정책체계의 외부에서 작용하는 모든 상황적 요소를 뜻한다. 앞에서도 지적했듯이 보건의료의 경우 국가정책의 수행이 바로 국민에게 전달되는 것이 아니다. 중간자적 역할을 하는 의료기관의 존재를 무시할 수는 없다. 보건의료 분야는 다른 어떤 조직 보다 외부 환경적 영향을 많이 받는다. 국가와 국민 양자간의 관계가 아니라 의료기관이 개입된 3자간의 복합 관계가 성립되고 있기 때문이다.

보건정책을 올바르게 평가하기 위해서는 상호 의존적인 주변 여러 환경 시스템의 평가가 수반되어야 한다. 그러나 이러한 작업이 현실적으로 볼 때 결코 용이한 일이 아니다. 또한 이럴 경우 평가의 폭이 너무 커져 실제 평가 그 자체가 무의미해질 가능성이 크다.

4) 보건정책평가 시 고려 사항

평가를 위한 평가가 되어서는 결코 안 된다. 또한 보건정책의 정당성을 인정받기 위한 조작적 평가는 더욱 바람직스럽지 못하다. 평가는 정책의 바람직한 방향을 제시하는 안내자의 역할을 해야 한다.

평가의 결과가 정책수행의 개선에 별 도움이 되지 않고 있는 이유는 ① 보건의료사업과 보건의료문제에 대한 부적절한 정의, ② 사업활동과 기대된 결과간의 인과관계에 대한 이해부족과 불완전한 분석, ③ 평가 정보에 근거한 관리 능력과 의지의 부족 등에서 기인된 경우가 많다.

평가가 보건의료사업의 개선에 이바지하기 위해서는 ① 목표의 정확한 정의, ② 사업목표의 실행 가능성, ③ 평가 정보의 의도적인 이용 등이 갖추어져야 한다.[62] S. Litsios에 의하면 보건의료서비스의 평가체제의 조건으로 평가에만 전념하는 전임평가요원의 확보, 평가와 의사결정체제간의 확고한 관계설정, 환류와 지역보건관련자의 참여 등이 보장되어야 한다.[63]

앞에서 살펴본 바와 같이 공공정책의 평가 기준에 대한 논의는 수없이 많다. 이것은 평가자의 의도 또는 평가대상이 되는 사업의 특성 등에 따라 여러 가지로 평가 기준이 달라질 수 있기 때문이다. 각 평가 기준은 서로 밀접한 관계를 유지하고 있으며, 상호보완적이기도 하며 상반 관계에 있기도 한다.

일반적으로 평가 기준을 대별해 보면, 하나는 행정기관이 국민들의 주관이나 감정과는 별도로 서류나 문서로 데이터를 사용하여 그대로의 정책이나 서비스의 성과를 평가하는 객관적인 방법이고 또다른 하나는 정책과 서비스에 대한 시민의 반응 및 태도를 기초로 하여 개인의 만족감과 행복감까지도 평가하는 주관적인 방법이 있다.

1970년대에 들어와서 공공 서비스의 생산과 분배에 있어서의 국민들의 생산적 참여라고 하는 공동생산(coproduction, joint production)이라는 개념이 대두되었다. 공동생산이란 서비스 전반에 대한 국민—특히 서비스의 직접적인 수혜자, 소비자—의 적극적인 관여를 의미한다.

G. P. Whitaker는 교육이나 보건의료서비스 등을 soft services, 경찰이나 소방 서비스 등을 hard services로 분류하고, 전자의 서비스 목표를 달성하기 위해서는 반드시 소비자의 참여가 있어야 한다고 주장하였다. 후자의 서비스는

62 P. Horst et al., op. cit., p.301.

63 S. Litsios, op. cit., pp.346~347.

서비스 투입에 대한 소비자의 역할이 중요한 것처럼 보이지는 않지만 소비자의 기여는 서비스의 성공적인 전달을 위해 필수적이라고 할 수 있다.[64]

공동생산 개념이 정책평가에 도입됨으로써 중요한 시각 변화를 초래할 수 있을 것이다.

첫째는 국민은 국가가 제공하는 보건의료서비스를 단지 소비만 하는 소비의 주체로 보아온 종래의 지배적 모형 개념이 변하고, 단순한 소비자로서의 지위가 아니라 하나의 생산자로서의 지위를 겸할 수 있는 소비적 생산자(consumer producers)의 개념이 도입되게 될 것이다. 즉, 보건의료서비스의 소비자는 단순한 소비자의 명목적인 역할(token role)을 떠나서 국가가 제공하고 있는 서비스에 대한 공동목표를 가지고 상호작용하는 협력자로서 새로운 역할이 대두하게 되었다. 이러한 소비자의 활동은 긍정적이고 자발적이며 능동적인 성격을 띠고 있다. 소비자 주권의 개념이 도입됨으로써 최근에까지 거의 도전을 받지 않은 보건의료서비스 제공자의 배타적 영역이 이제는 평가와 사정의 대상이 된 것이다.

둘째, 종래의 권위주의적인 지배적 모형이 보건의료정책 결정이나 형성 과정에 국민의 의사를 투입하고 반영하는 단순한 일방적인 과정이 아니라 이제는 정책집행 단계에까지 국민의 적극적인 참여를 강조하고 있다.

즉, 국민은 단순한 피동적 수혜자가 아니라 보건의료서비스의 적극적인 요구는 물론 서비스의 생산 과정에 참여함으로써 욕구충족을 구하는 공동생산자(the coproducers)이기 때문에 서비스의 직접적인 수혜자인 일반 국민의 적극적인 관여(active involvement)가 매우 중요하다. E. B. Sharp은 보건의료서비스와 같은 인적 서비스(human service) 분야에서 공동생산의 개념 도입이 가장 두드러지고 있다고 주장하고 있다.[65,66]

---

64 G. P. Whitaker, Coproduction : citizen participation in service delivery, PAR, 40(May/June, 1980), pp.240~346.

65 E. B. Sharp, Toward a new understanding of urban service and citizen participation : The coproduction concept, Midwest Review of Public Administration, 14(June, 1980), pp.105~118.

66 "제5절 보건정책평가" 부문은 "문재우. 우리나라 의료보장정책의 형평성 평가에 관한 연구, 서울대학교 박사학위논문, 1995, pp.15~40" 전문 발췌 인용함.

제6절 보건정책과 기획

1 보건기획의 개념

기획이란 목표를 설정하고 그것의 실행, 성취에 이르기까지 제수단과 방법을 행동개시 전에 충분한 연구와 원칙에 입각하여 선택하고 결정하는 과정을 의미한다. 기획은 자원의 최적 사용을 통하여 현대 사회의 복잡성을 대비할 뿐만 아니라 조직 목표를 명료화하여 장래를 대비한다. 따라서 기획은 사전 조정과 통제의 수단이 되기도 한다.

특히 20세기를 기획의 시대라 할 정도로 20세기에 있어서의 기획은 정치적, 경제적, 사회적으로 중요한 의의를 갖는다.

기획(planning)은 일이 이루어지는 과정을 의미하고 계획(plan)은 기획의 결과로 얻어지는 최종안을 의미한다. 또한 보다 하위 개념인 프로그램(program)은 사업계획이라는 의미이고, 프로젝트(project)는 그보다 더 구체적인 세부사업계획을 말한다.

보건의료체계는 복잡하고 동적이며 다양한 정치적, 경제적, 사회적, 기술적 요인과 계속적인 상호작용을 하고 있다. 따라서 보건기획은 사회 · 경제기획을 세우는데 있어서 필수불가결한 한 부분이다. 조직은 홀로 운영되지 못한다. 조직은 설계, 재설계, 개선, 관리, 통제되어져야 한다. 이러한 활동이나 과정에서 공식적이든 비공식적이든 기획이 요구된다. 체계적 기획을 가지고 있는 조직은 보다 능률적으로 목표를 달성할 수 있다. 오늘날 기획에 대한 관심은 크게 증가하고 있다.

일반적인 의미로 기획이란 어떤 확정된 미래 상태를 초래하기 위하여 어떤 행동을 해야 하는가를 결정하는 것을 의미한다. Lindblom에 의하면 기획을 "그럭저럭 헤쳐나가는(muddling through)" 접근이라고 정의하였는데, 이러한 접근법은 점증주의(incrementalism)로 기획을 "미래 목표에 대한 정확한 규명(설계)없이 현재 행동에 다소 적응하기 위한 하나의 과정"이라고 특징지워진다.

두번째 형태는 합리적 기획이다. 기계적 기획이라고 불리우는 합리적 기획이란 구체적 목표의 명확화와 이러한 목표를 달성하기 위한 가장 효과적인 행동의 결정을 포함한다. 또한 합리적인 접근은 최고의 결정을 내리는데 관련된 모든 자료를 수집하고 분석하는 것을 포함한다. 그러나 이러한 접근법의 가장 큰 단점은 목표를 달성하는 데 필요한 최적의 행동을 선택하는데 필요한 모든 자료를 수집하고 분석하는 것이 불가능하다는 것이다. 청사진기획(blueprint planning)이 하나의 예이다. 합리적 기획이 실현가능성을 획득하기 위해서는 현재와 미래의 가용가능한 자원을 효율적이며 적절하게 사용하는 것이 필요하다.

세번째 형태는 체계적 기획이다. 이 접근법에 의하면 기획이란 하나의 단계적 과정(a step-by-step process)이 아니라 상호 관련된 여러 단계의 과정(a process of interrelated steps)이다. 이 단계에는 목표의 구체화와 목표 달성을 위한 조치를 포함하고 있으므로 합리적인 기획과 때때로 유사하나 이 과정은 다양한 관점에서의 환류를 제공하고 있다. 이러한 기획의 관점은 등종국성(equifinality)의 개념과 연관성을 가지고 있다. 이는 바람직한 목표를 달성하기 위한 최선의 방법은 오직 하나만 존재한다고 가정하지는 않는다. 체계적 접근법이 일반적인 관점이다.

등종국성

"모로 가도 서울만 가면 된다"는 말이 있듯이 결과의 동일성을 의미한다. 개방체계의 경우 하나의 목표를 달성하는 데에는 하나의 방법만 존재하는 것이 아니라 여러 방법이 있을 수 있다.

세계보건기구에 의하면, 보건기획이란 현대적 지식과 경험에 의하여 국가자원의 범위 내에서 국민의 보건의료수요를 충족시키기 위해 보건사업의 정연한 개발과 주의 깊고 지적인 설명을 하는 것을 의미한다(Health planning means the careful, intelligent interpretation and orderly development of these services, in accordance with modern knowledge and experience, to meet the health needs of a nation within its resources).

보건기획은 다른 분야의 기획에 비해 매우 생소한 느낌이 들기도 한다. 이는 아마도 보건의료 분야가 매우 오랫동안 자유방임적 성격을 가지고 발달해 왔기 때문이다. 그러나 1970년대 이후 의료이용의 증가에 따른 의료자원의 한계를 극복하고 의료비의 급격한 상승을 효율적으로 해결하기 위해 보건의료 분야에 기획의 개념이 도입되기에 이르렀다. 이처럼 보건기획은 의료자원과 의료비의 문제를 해결하기 위해 불가피하게 시작되었지만 현재의 보건기획은 그것이 적용되는 사회의 가치기준에 따라 보건의료서비스 질 향상을 위한 도구로 이용되어야 한다.

보건기획에 있어서 체계적 기획(Systematic Planning)이 실용적 기획

(Pragmatic Planning) 보다 더 우월하다고 단언하기는 어려우나 어떤 기획을 수행하는데 있어서 정치적 뒷받침을 확보하려면 실용적인 면도 있어야 할 경우가 많다.

보건기획에서 실용적 접근법(Pragmatic Approach)이란 기획가의 경험과 직관적인 기술에 토대를 둔 접근방법을 의미한다. 실용적 접근법의 특징은 정확한 자료와 체계적인 분석이 부족한 상태에서 불완전한 판단에 의존하고 있다는 것과 정치적 압력에 비교적 취약하다는 것이다. 반면에 실용적 접근법의 가장 큰 특징은 기존의 정치적, 사회적, 경제적 조건에 신축성 있게 대처할 수 있고 기획을 수행하고 변경하는데 비용이 적게 든다.

2 보건기획의 목적과 필요성

기획의 일반적인 목적은 애초의 목표를 달성할 수 있도록 사업을 잘하기 위함이다.

전반적인 사회 · 경제적 기획의 일환으로 중요한 위치에 있는 보건기획은 많은 목적을 가지고 수행된다. 보건기획이 추구하는 목적은 보건사업을 위한 조직의 개선, 신규사업의 개발촉진과 기존사업의 강화 및 활용추진, 보건사업의 질적 향상, 불필요한 사업계획 중지, 정부와 민간기관간의 사업중복 회피, 보건사업의 지역간 배분개선, 신규사업의 우선 순위 결정, 보건인력의 효율적 이용과 훈련시설의 확충, 보건의료 요구와 이에 관련된 문제파악, 새로운 보건지식의 신속한 응용, 보건사업 연구와 훈련의 밀접한 관계조장, 지역사회 발전을 위한 종합적 계획 등 다양하다.[67]

보건기획의 필요성은 다음과 같다.

1) 자원의 효과적인 배분

기관의 사업별로 요구되는 인력, 시설 및 예산 등의 자원을 충족시키기 위하여 자원의 효과적인 배분이 필요하다. 보건의료자원의 한계성을 극복하기 위한 보건기획의 중요성은 날로 커가고 있다.

---

67 권이혁, 최신보건학(서울 : 신광출판사, 1985), p.56.

2) 합리적 의사결정

보건정책 과정과 희소자원의 효과적인 배분을 위한 합리적인 의사결정을 하기 위해서는 상황분석과 장래추이분석, 우선순위 및 목표설정 등을 통한 효율성의 원리가 기초가 되어야 한다. 합리적 의사결정은 기획과정을 통해 더욱 정당성이 확보되기도 한다. 합리적인 의사결정을 위해서는 기획의 구성요소, 즉 목표가 무엇인가(What), 누가 실행할 것인가(Who), 무엇을 어떻게 할 것인가(How), 시간계획(When) 등에 대해 지속적인 고민이 전제되어야 한다,

3) 상충되는 의견조정

정책 간에 목표달성을 위한 방법과 수단의 결정과정에서 상충되는 가치와 의견을 가질 수 있으므로 이러한 갈등을 사전에 해결하기 위하여 기획이 요구된다.

기획은 상충된 상황을 사전에 인지하고 그 해결책을 모색함으로써 조직의 안정성에도 크게 기여한다.

4) 새로운 지식과 기술개발

현대 정보사회와 같이 정보가 급속도로 발전하는 사회에서는 보건정책에 필요한 새로운 지식과 기술을 필요로 한다. 따라서 사전에 검토나 조정없이 새로운 지식과 기술만 도입한다면 지역사회 발전에 장애가 될 수 있다. 장기적 계획과 예측을 통해 새로운 지식과 기술을 개발해야 자원의 낭비를 사전에 예방할 수 있다.

3 보건기획의 일반적 특성과 원칙

1) 특성

보건기획은 몇 가지 특성을 가진다. 첫째, 의도적(purposeful)이다. 기획은

의도적, 합리적, 목적적 과정이다. 조직 환경을 결정하는 내외적 요인을 분석하는데 여러 도구와 모델이 이용된다. 따라서 기획은 이미 수립된 목표를 달성하기 위한 보다 구체적인 방법을 제시하는 활동이다. 막연하고 추상적인 정책목표를 근거로 보다 명확하고 구체적인 목표로 다듬어 그 목표를 달성하기 위한 활동이다.

둘째, 과정지향적(process oriented)이다. 기획은 단절된 행위가 아니고 하나의 과정으로서 계속적이고 반복적이다. 조직은 기획의 반복과 수정을 통해서 바람직한 상태로 변화한다. 기획은 통합된 관리 과정의 일부분이다. 즉, 기획은 단순한 행동이 아니라 상호작용하고 상호의존하는 여러 단계로 이루어진 과정이다. 또한 기획은 앞으로 집행할 결정 즉, 계획을 준비하는 과정이다. 따라서 기획은 집행 자체가 아니다.

셋째, 계층적(hierarchical)이다. 일반적으로 조직은 계획(plan)의 체계를 발전시킨다. 다양한 계획이 조직 내에서 만들어진다. 기획은 일종의 의사결정 과정이지만 하나의 계층을 형성하는 복합적인 결정을 대상으로 한다는 점에서 단순한 의사결정과 구분된다.

넷째, 미래지향적(future directed)이다. 기획은 미래를 대상으로 한다. 따라서 경제변수, 환자의 필요와 수요, 보건의료서비스 이용, 사회환경, 정치적 변수 등에 대한 예측이 필요하다. 왜냐하면, 미래 예측과 불확실성의 요인이 기획과정의 모든 국면에 영향을 미치기 때문이다.

다섯째, 다차원적(multi−dimensional)이다. 기획은 하나의 시스템으로서 많은 차원을 가지고 있다. 즉, 시간(time), 조직(organization), 기능(function), 영역(scope) 등의 차원이다.

2) 원칙

(1) 목적성

효과성을 높이기 위하여 명확하고 구체적인 목적이 제시되어야 한다. 목적은 기획을 통해 달성하고자 하는 미래의 바람직한 결과로 반드시 제시되어야 하며 구체성과 추상성을 동시에 함축할 수 있어야 한다.

(2) 단순성

기획은 간명해야 하며 난해하거나 전문적인 용어나 술어는 피해야 한다. 그래야만 일반국민의 광범한 이해와 협조를 얻을 수 있다.

(3) 표준화

기획의 대상이 되는 재화, 서비스 및 작업 방법 등의 표준화를 통하여 기획은 용이하게 수립되어야 한다.

(4) 신축성

유동적인 환경과 상태에 대하여 융통성과 탄력성을 가지고 필요에 따라 수정될 수 있어야 한다. 특히 중 · 장기 기획의 경우 예상하지 못한 환경변화에 신축적으로 대응할 수 있어야 한다. 미래의 환경변화를 예측하면서 기획을 수립하지만 항상 본래의 기획대로 진행되지 못하는 것이 현실이다.

(5) 안전성

기획은 빈번한 수정으로 기획 자체가 방향을 잃어서는 안 된다. 기획이 안전성을 확보하지 못하고 자주 수정되고 변경된다면 원래의 목표와 방향을 상실하게 될 수도 있다. 그러나 안전성을 지나치게 고수하다 보면 신축성이 상실되어 비현실적 기획이 될 가능성도 배제할 수 없다.

(6) 경제성

제한된 물적, 인적 자원을 절약하기 위하여 현재 사용 가능한 자원을 충분히 활용할 수 있어야 한다. 기획은 가능한 최소의 투입으로 최대의 목표를 달성할 수 있도록 작성되어야 한다.

(7) 예측성

기획의 성공 여부는 미래를 얼마나 정확히 예측하느냐에 달려 있다. 따라서 기획은 장래를 예측할 수 있도록 작성되어야 한다.

(8) 계속성(계층성)

기획은 조직 전체에서 하나의 흐름이고 과정이기 때문에 조직의 계층에 따라 연결되고 계속되어야 한다. 즉, 기획은 반드시 하위계층으로 내려감에 따라 구체적이고 세분된 기획으로 분류되어 조직단위 별로 업무가 배분되어야 한다.

4 보건기획 과정

1) 목표설정

정책의 테두리 안에서 설정하거나 법률이나 행정수반 또는 최고 관리자의 기본 정책을 취한다. 정부의 보건정책은 크게 3가지 목표 즉, 보건의료에 대한 경제적 접근성과 지역적 접근성의 제고, 의료비의 절감, 보건의료서비스의 질 향상을 달성하는데 있다. 이들 목표 간에는 상호 배타적일 수 있다. 목표는 SMART, 즉 구체성(specific), 측정가능성(measurable), 성취가능성(achievable), 적절성 또는 현실성(relevant or realistic), 기한(time-limited) 등을 갖추어야 좋은 목표이다.

목적과 목표는 구분된다. 목적은 궁극적으로 달성하고자 하는 것에 대한 일반적 기술로 비전에서 출발한다. 목적은 사업이 달성하려는 바를 다소 추상적으로 표현한 것이라 할 수 있다. 반면에 목표란 사업의 목적달성을 위해 필요한 변화에 대한 구체적인 기술을 의미한다. 즉 목표는 목적을 구체적으로 표현한 것으로 단기간에 달성가능한 수준을 명시적으로 제시한 것이다. 따라서 목적은 정신적 · 철학적 내용을 담고 있는 경우가 많으며 장기적인 반면, 목표는 구체적이며 단기적인 경우가 많다. 목적은 그 자체가 관리나 평가의 대상이 되는 경우가 많지 않지만 목표는 관리의 대상이 되고, 평가에도 직접 활용된다.

목표의 종류에는 결과목표(Outcome objective), 과정목표(Process objective), 산출목표(Output objective), 투입목표(Input objective) 등이 있다.

결과목표는 사업을 통해 도달하고자 하는 최종 목표로 장기목표(예 : 고혈압 유병률 감소), 중기목표(예 : 행태-고혈압 환자의 지속 치료율), 단기목표(예 : 지식, 인식-올바른 혈압 관리 방법에 대한 지식)로 나눌 수 있다. 과정목표는 서비스를 필요로 하는 사람에게 서비스가 제공되었는가? 또는 해당 서비스가 지침에 따라 제대로 된 서비스가 제공되었는가?를 살펴보는 것으로 결과목표와의 상관성이 입증되어 있어야 한다. 산출목표는 결과목표를 달성하기 위해 수행된 활동량, 즉 교육횟수, 참여자 수 등으로 측정된다. 투입목표는 인력, 예산, 시설, 장비 등과 같이 해당 사업 수행을 위한 자원 투입 목표량을 말한다.[68]

구체적인 사례를 살펴보면 아래와 같다.[69]

(1) 목적

균형 잡힌 식생활, 규칙적인 운동, 신체활동량 증가 등의 생활습관 개선을 통해 비만 및 관련 대사질환들을 예방하여 삶의 질을 높이고 의료비를 절감한다.

(2) 목표

① 체질량지수 25 이상인 성인 비만 인구 비율을 30% 이하로 유지한다.

② 청소년 비만 인구 비율을 9.5%(남자 12.0%, 여자 6.8%) 수준으로 유지한다.

③ 소아 비만 인구 비율을 10% 이하로 유지한다.

④ 복부 비만인 성인 인구 비율을 남성 25% 이하, 여성 40% 이하 수준으로 유지한다.

2) 자료와 정보의 수집·분석

기획대상에 관한 지식과 정보를 수집하여 해결하려는 문제와 어떤 상호 관련성이 있는지를 분석한다.

3) 기획 전제의 설정

미래에 대한 예측을 전제로 가설을 설정하는 단계이다. 미래에 대한 정보가 불완전하고 가변적이고 유동적이기 때문에 전제의 설정은 필요하다. 미래 예측의 방법으로는 기획담당자의 직관, 경험, 판단, 통계학적 · 계량적 방법, Delphi 방법 등이 있다.

---

68 http://www.snu-dhpm.ac.kr/pds/files/2014(2021년 7월 15일 검색).

69 윤병준 · 이원재 · 이주열, 건강증진론(서울:한국방송통신대학교 출판부, 2009), pp.107~108.

기획 과정에서 국제적, 국내적, 자연적, 인위적인 정세의 추이에 따라서 변동되는 소비자의 행태와 수요를 구체적으로 정확하게 파악하는 것이 매우 중요하다.

4) 대안의 탐색과 비교·평가

가용자원의 충원 가능성, 기획안의 질적 요인, 기본 정책에의 부합여부 등을 고려하면서 대안을 비교하고 평가해야 한다. 대안의 탐색시 고려해야 할 사항은 다음과 같다.[70]

(1) 보건과학적 타당성

보건학적 문제점을 충분히 파악했는지, 그 문제점들을 해결하기 위한 수단은 기술적으로 가능하며 효과가 있는지 검토한다. 이때 보건의료체계의 기술적 과정에 관한 기준과 규범이 주요 검토 기준이 된다.

(2) 경제적 타당성

경제적 타당성은 능률의 제고, 즉 자원 대 성과비의 극대화 내지 적정화에 초점을 맞춘다. 경제적 타당성을 분석하는 방법으로는 비용편익분석(benefit-cost analysis)과 비용효과분석(cost-efficiency analysis)이 이용된다.

(3) 사회적 타당성

보건의료의 제공에 관여하는 개인이나 조직, 개별이용자나 조직들 사이의 관계나 역할 및 발전에 계획된 사업이 미칠 영향과 이로 인한 변화가 계획의 집행과정 및 결과에 주게 되는 영향을 검토한다.

(4) 정치적 타당성

보건계획이 집행이 됨으로써 혜택을 입은 것은 누구이며, 손해를 보는 것은 누구인지 그리고 집행과정에서 주도권은 누구에게 주어져야 하는지가 검토대상이 된다.

---

70 국가전문행정연수원, 보건행정, 2004.

5) 최적 대안의 선택

기획 과정의 마지막 단계는 최종안을 선택 · 결정하는 일이다. 불확실성으로 인해 최적 대안의 선택은 결코 쉽지 않다. 경제적 · 기술적 합리성 뿐만 아니라 실현 가능성과 확실성의 확보, 예산의 뒷받침 그리고 지역사회 주민이나 국민의 지지와 같은 정치적 합리성을 고려해야 한다.

5 보건기획의 주요 방법

1) 대안설정 방법(Alternative Formulation)

다른 분야와 마찬가지로 보건의료 분야에서도 수많은 대안선택의 문제에 직면하게 되며, 특정 환자나 일정한 인구집단 또는 전지역사회에 대한 보건기획을 수립할 때 역시 최선의 방법을 추구하기 위하여 선택을 하게 된다. 이러한 선택에 있어서는 목표의 선택 또는 주어진 목표를 달성하는 수단의 선택이 있다. 대안의 선택은 수단의 선택이다.

대안의 설정과 선택 방법에는 다음과 같은 여러 방법이 있다.

(1) 브레인스토밍(Brainstorming)

참가자로 하여금 자유분방한 아이디어를 내게 하고 이를 결합하여 교체하거나 혹은 결합하여 실행 가능한 아이디어나 착상을 끌어내기 위한 방법이다. 진행 요령은 첫째, 다른 사람이 이야기하는 중간에는 그 의견에 대한 비판을 하지 않는다. 평가나 판단은 최종적으로 미룬다. 둘째, 실현 가능성이 없는 엉뚱한 제안도 환영한다. 기존의 고정관념이나 틀에 얽매이지 않고 전혀 새로운 의견이 제시되도록 분위기를 조성한다. 셋째, 되도록이면 많은 제안이 제시되도록 한다. 의견이 많을수록 좋은 대안을 발견할 가능성은 자연히 높다. 넷째, 다른 참석자가 이미 제안한 내용

▶ 브레인라이팅(Brainwriting)

브레인스토밍은 창의적이고 혁신적인 해답을 필요로 하는 문제에 대해 빠르고 다양한 아이디어를 생산해낼 수 있는 방법이다. 브레인스토밍을 하는 사람들이 동시에 말을 할 수 없고 기회가 한정되어 있기 때문에 브레인스토밍은 한두 사람의 아이디어에 의해 진행되거나 대세에 치중하는 경향이 생길 수 있다. 이러한 브레인스토밍의 단점을 보완하기 위해 나온 브레인라이팅은 책상에 둘러앉아 각자 주제에 대한 아이디어를 글로 적은 후 종이를 옆으로 돌려 의견을 공유하는 것이다. 옆 사람은 아이디어를 읽은 후 더 발전시키거나 새로운 아이디어를 추가하고 다시 옆 사람에게 넘긴다. 이 과정을 반복해 한 바퀴를 돌고 나면 자신과 동료들의 생각을 읽으며 아이디어를 개발하는 시간을 가지는 것이다. 연구에 따르면 브레인라이팅은 기존의 브레인스토밍보다 창의적 아이디어를 40% 더 생산한다고 알려졌다(출처 : 중앙일보, 2016년 10월 11일자).

에 추가하거나 수정하여 새로운 제안을 하도록 장려한다.[71]

(2) 델파이 기법(Delphi Technique)

경마의 예측 결과를 위해 1948년 처음 RAND 연구소에서 개발한 방법으로 어떤 문제를 예측 · 판단 · 결정함에 있어 의견의 일치를 볼 때까지 전문가 집단으로부터 반응을 체계적으로 도출하여 분석 · 종합하는 하나의 조사 방법이다. 회의나 세미나 등의 전통적인 의견종합방식의 단점을 보완하려는 데서 고안되었다. 즉, 델파이 기법은 각 전문가들에게 개별적으로 설문서와 그 종합된 결과를 전달 · 회수하는 과정을 거듭함으로써 독립적이고 동등한 입장에서 의견을 접근해 나갈 수 있도록 하는 설문조사를 통한 예측기법이다.

델파이 기법은 이제 미래예측, 조직의 목표설정 및 정책수립에까지 적용대상이 확대되었으며, 특징으로는 첫째, 설문지의 응답자는 철저하게 익명성이 보장되므로 외부의 영향력으로 결론이 왜곡되거나 표현이 제한되는 경우가 매우 적다.

둘째, 통제된 환류 과정을 반복하기 때문에 주제에 대한 계속적인 관심과 사고를 촉진할 수 있다.

셋째, 응답자의 응답결과가 통계적으로 균등하게 처리됨으로써 부당한 영향력을 방지하고 주관적인 판단을 종합하여 비교적 객관적인 확률분포로 전환된다.

델파이 기법의 단점으로는 ① 동원된 전문가들의 자질과 역량의 문제, ② 진행 과정에서 응답이 불확실하거나 조작될 가능성, ③ 설문 여하에 따라 응답이 크게 달라질 수 있다는 점이 지적된다.

▶ 혼자 안 보이면 여럿이 함께

"예기치 못한 사건에 부닥쳤을 때면 으레 전문가를 찾기 마련이다. 분야별 전문가들이 모여 각자의 전문지식을 총동원하고 지혜를 모은다면 미래예측을 위한 실마리를 찾을 수 있는데 이를 집단지성(Collective Intelligence)이라 한다. 혼자의 눈에는 안 보이던 것들이 여럿이 함께 보면 윤곽이 보일 수 있다. 정확히 예견하는 것은 불가능하겠지만 방향성이나 추세, 개연성은 충분히 추론할 수 있다. 보통 미래예측을 하는 데는 다양한 기법이 사용되는데 그 중 가장 많이 사용되는 것은 델파이 기법이다. 전문가 합의법이라고 불리운 델파이 기법은 전문가의 집단지성을 활용한다. 여러 명의 전문가들을 대상으로 반복적인 설문조사를 해서 의견을 모으고 교환하면서 공통 의견을 추출하고 수렴하는 방식으로 미래를 예측한다."(출처 : http://techm.kr/bbs/board.php?bo_table=article&wr_id=2328 전문인용)

(3) 비용편익분석(Cost Benefit Analysis)

비용편익분석이란 서로 대안(alternatives)이 될 수 있는 여러 프로그램이나 프로젝트 중에서 가장 타당성(applicability)이 있는 방법을 판단하는데 도움을

71 서성무 · 이지우, 경영학원론(서울 : 형설출판사, 1998), p.137.

주는 분석 방법이다. 프로그램이나 프로젝트의 비용과 편익을 각각 측정하여 사회 · 경제적 관점(socioeconomic viewpoint)에서 가장 좋은 즉, 순편익(net benefit : 총편익−총비용)이 가장 큰 방법을 찾아내는 것이다.

비용편익분석은 모든 비용과 편익을 동일한 계산단위(흔히 금액)로 표현하는 것으로 보건사업에 의하여 발생하는 변화 중 어떠한 범주는 금액으로 표현하기 어렵기 때문에 보건 분야의 비용편익분석은 불완전할 수도 있다.

① 할인율과 현재가치

보건사업의 효과가 사업실시와 동시에 나타나지 않으므로 비용과 편익에는 시간차가 발생한다. 미래보다는 현재를 선호하는 경향이 있으므로 미래에 발생할 비용과 편익을 할인하여 동등한 현재의 가치로 환산하여 평가에 이용하여야 한다. 할인율은 미래의 비용 및 편익을 현재의 가치로 환산하는데 사용되는데 주로 이자율(interest rate), 인플레이션율(inflation rate), 노동생산성(labor productivity) 등을 고려하여 책정한다. 위험률의 차이, 정부의 통화정책, 자본시장의 불완전성 등에 의해 할인율이 다양하게 존재하며 할인율이 상승하면 현재가치는 하락한다.

② 순현재가치(NPV : net present value)

대안들을 평가하기 위해 가장 자주 사용되는 방법으로 미래에 발생할 비용이나 편익을 현재가치로 할인함으로써 시간의 문제를 고려한다. 즉, 여러 시점의 투자비용과 발생편익에 이자율 등을 고려하여 환산한 현재가치의 총합을 평가하는 것이다. 순현재가치가 0보다 크면 그 사업은 비용 보다는 편익이 많은 것이 되어 경제적으로 타당하다고 본다. 순현재가치를 계산하는 공식은 다음과 같다.

$$NPV = \frac{(B_O - C_O)}{(1+r)^0} + \frac{(B_1 - C_1)}{(1+r)^1} + \frac{(B_2 - C_2)}{(1+r)^2} + \cdots\cdots + \frac{(B_n - C_n)}{(1+r)^n}$$

여기서 B : 편익

C : 비용

r : 이자율

③ 내부수익률(IRR : internal rate of return)

편익과 비용을 균등화시키는 할인율을 내부수익률이라 한다. 내부수익률은 B/C비가 1 또는 순현재가치가 0이 되는 이자율을 의미한다. 대안의 선택은 할인율 보다 큰 내부수익률을 가지는 대안으로 결정된다.

정책대안을 결정하는 기준으로서의 내부수익률은 한번의 투자로 일정한 기간에 걸쳐 편익이 나오는 사업에 가장 잘 이용된다. 그러나 사업의 할인율이 중간에 자주 바뀔 경우나 비용이 전기간에 걸쳐 나누어 분산되어 있는 경우, 혹은 예산이 몇 가지 방법으로 제한될 경우에 내부수익률을 이용하는 것은 순현재가치를 이용하는 것보다 적절하지 못하다.[72] 다음 식을 만족시키는 i가 내부수익률이 된다.

$$\frac{B_O}{(1+i)^0}+\frac{B_1}{(1+i)^1}+\cdots\cdots+\frac{B_n}{(1+i)^n}=\frac{C_O}{(1+i)^0}+\frac{C_1}{(1+i)^1}+\cdots\cdots+\frac{C_n}{(1+i)^n}$$

④ 비용편익비(benefit/cost ratio)

비용편익비의 근본적인 개념은 편익을 비용으로 나누어 결과가 큰 대안을 우선적으로 선택하는 방법이다. 비용편익비를 계산할 때에는 비용과 편익을 현재가치로 환산하는 것이 전제가 되어야 한다. 일반적으로 비용편익비가 1 이상이면 경제적으로 타당성이 있다고 본다.

$$B/C=\frac{\dfrac{B_O}{(1+i)^0}+\dfrac{B_1}{(1+i)^1}+\cdots\cdots+\dfrac{B_n}{(1+i)^n}}{\dfrac{C_O}{(1+i)^0}+\dfrac{C_1}{(1+i)^1}+\cdots\cdots+\dfrac{C_n}{(1+i)^n}}$$

비용편익분석을 보건의료 부문과 같은 공공 분야에 적용할 때에는 많은 기술적, 이론적 어려움이 수반된다. 비용편익분석이 기술적인 과정을 너무 강조한 나머지 정치적 과정을 무시하기 때문에 형평이나 가치의 갈등과 같은 문제들이 제기되었을 때 이에 대한 적절한 해결책을 제시하지 못하고 있다.

(4) 비용효과분석(Cost Effectiveness Analysis)

비용효과분석은 편익 측정시 화폐의 단위가 아니라도 가능하므로 무형편익이

72 정동원, 정책계량분석(서울 : 대왕사, 1996), p.213.

많을 경우 흔히 자주 사용된다. 비용효과분석이란 동일한 목적을 달성하는데 있어서 가능한 여러 방법을 비교하여 CE Ratio[73]가 가장 작은 것을 선택하는 방법이다.

표 2-2 비용편익분석과 비용효과분석의 차이

	비용편익분석(CBA)	비용효과분석(CEA)
표현방식	• 비용 · 편익을 금전적 가치로 평가	• 비용은 금전적 가치로, 효과는 금전 외의 산출물
비용 · 효과의 고정여부	• 가변비용, 가변효과의 분석에 사용	• 고정비용, 고정효과의 분석에 사용
성격	• 양적 분석(공공부문 적용에 한계) • 형평성 · 주관적 가치문제 다루지 못함	• 질적 분석(공공부문 적용에 적합) • 외부효과, 무형적 · 질적 가치 분석에 적합
중점	• 경제적 합리성(능률성) 강조	• 도구적 · 기술적 합리성(효과성) 강조
대상사업	• 이질적 목표의 프로그램간 비교	• 유사 · 동일 목표의 프로그램간 비교
예	• 수력발전, 관개, 관광, 교통, 인력개발, 도시개발 등의 영역에 사용	• 국방, 경찰행정, 운수, 보건 기타 영역 에 사용

자료 : 김중규, 선행정학(서울:에드민, 2011), p.272.

비용편익분석은 각기 다른 목적을 가진 여러개의 사업을 비교하는데 반해, 비용효과분석은 동일한 목적에 도달하는 여러 방법들을 비교하는데 이용된다.

비용효과분석은 비용편익분석의 단점을 보완하기 위해 1960년대 이후 본격적으로 대두된 평가기법이다. 비용효과분석은 비용편익분석의 정량적인 분석기법을 수용하면서 동시에 정량화가 불가능한 항목에 대해서는 비정량적인 효과분석을 실행하여 평가한다. 서비스, 시간, 환경 등과 같이 기존에 정량화가 어려웠던 분야에 대해서도 점점 정량적인 값으로 환산하는 방법들이 속속 개발되고 있으므로 비용효과분석도 정량적 분석의 성격이 강하게 내포되고 있는 실정이다.

73 CE Ratio = net cost(monetary term) / net benefit(nonmonetary term).

2) 우선순위 결정 방법(Priority Determination)

우선순위의 결정은 자원의 한정성으로 인해 매우 중요하다. 우선순위의 기준은 사회적 관심도, 행정적 현실성, 경제적 효과, 기술적 타당성 등이 있다. 기술적 측면에서 현실성이 있고 효과가 확실하며 경제적으로 효율적이고 행정관리 상 어려움이 적으며, 사회적으로 관심이 큰 문제를 해결할 수 있는 보건사업일수록 우선순위를 두고 추진해야 한다.

우선순위의 결정 방법으로는 ① 개인에게 설문지를 통해 얻은 결과에 인위적인 가중치를 주어 우선순위를 결정하는 단순방식(the simple method), ② 집단이나 구성원의 의견과 가치를 체계적으로 분석하여 그들의 의견을 중시하는 명목집단기법(nominal group technique), ③ 각 문제를 기술적, 보건학적, 사회 · 경제학적 측면에 비추어 가중치를 주고 이것에 의해 정해진 중요도에 따라 우선순위를 결정하는 기준 가중 방법(criteria weighting method), ④ 문제의 규모 및 심각성, 서비스의 효과를 고려하여 기본 우선 순위율과 종합 우선 순위율을 결정한 후 우선순위를 매기는 방법 등이 있다. 우선순위의 기준과 결정은 경제적, 과학적 합리성뿐만 아니라 정치적 합리성을 고려해야만 현실적으로 실현 가능성이 있다.[74]

명목집단기법

참석자들로 하여금 의사결정 과정 동안 토론이나 대화를 하지 못하도록 하기 때문에 명목집단이라 부른다. 일정한 시간을 주고 자신의 생각을 정리하여 제출하게 하고 전체 아이디어를 두고 투표 후 결정한다.

(1) Bryant의 기준(Bryant's Method)

주로 전염성 질환 관리사업에 적용된 기준으로 다음과 같은 4가지 기준을 적용한다.

① 유병률(prevalence)

② 보건문제의 심각성(seriousness)

③ 지역사회의 관심도(community concern)[75]

④ 보건문제의 관리 가능성(vulnerability to management)

74 유승흠, 보건기획과 관리(서울 : 수문사, 1995), pp.29~30.

75 지역사회 주민이 특정 보건문제와 그 해결에 대해 관심을 가지고 있는 정도

(2) 문제의 규모, 심각성 및 개입효과를 고려한 방법(BPRS, Basic Priority Rating System)

① 우선순위 평정공식

$BPRS = (A + 2B) \times C$

② BPRS의 구성요소

A = 문제의 규모(size of the problem)[76]

B = 문제의 심각성(seriousness of the problem)[77]

C = 개입의 효과성(estimated effectiveness of the intervention)

③ BPRS를 이용한 우선순위 결정 사례 : 영양, 운동, 절주, 비만 사업 중 우선순위 결정[78]

A : 문제의 규모(크기)

건강문제를 지닌 인구의 크기(유병률)	평점
80% 이상(25% 이상)	9~10
60~79%(10~24.9%)	7~8
40~59%(1.0~9.99%)	5~6
30~39%(0.1~0.9%)	3~4
20~29%(0.01~0.09%)	1~2
20% 미만(0.01%)	0

구분	건강문제	점수
영양	비적정체중 인구	7
운동	주3회 미만 운동실천율	10
절주	고도위험(주3회 이상) 음주자	0
비만	비만인구	6

76 문제의 크기로 "얼마나 많은 국민이나 지역사회 주민이 가지고 있는 문제"인가로 판단

77 현재의 보건문제를 해결하지 않고 방치할 경우 얼마나 큰 문제나 영향을 초래할 것인가?

78 www.snu-dhpm.ac.kr/pds/files/2014_지역사회보건계획_강영호.pdf(2016년 10월 18일 검색), 배상수, 보건사업기획(서울 : 계축문화사, 2004), pp.80-83.

B : 건강문제의 심각성(각 항목별 2.5점씩 총 10점)

구분	긴급성	중등도	경제적 손실	타인에의 영향	합계
영양	0.5	1.5	1.5	0.5	4
운동	0.5	1.5	1.5	0.5	4
절주	2.0	2.5	2.0	2.5	9
비만	1.5	2.5	2.0	0.5	6.5

C : 개입의 효과성(사업의 추정 효과)

건강문제해결을 위한 사업효과	평점
매우 효과적(80~100%)	9~10
상대적으로 효과적(60~80%)	7~8
효과적(40~60%)	5~6
다소 효과적(20~40%)	3~4
상대적으로 비효과적(5~20%)	1~2
거의 전적으로 비효과적(5% 미만)	0

④ 우선순위 결정

구분	요소			BPRS (A+2B)×C	순위
	A	B	C		
영양	7	4	8	120	3
운동	10	4	7	126	2
절주	0	9	5	90	4
비만	6	6.5	9	171	1

(3) 미국 질병관리본부(CDC)의 PATCH(Planned Approach to Community Health)[79]

PATCH의 우선순위 결정 기준은 중요성과 변화가능성이다. 중요성은 건강문제의 영향 크기 또는 변화시킬 때 효과의 크기로 측정된다. 건강문제의 중요성

79 배상수, 보건사업기획(서울 : 계축문화사, 2004), pp.76–79.

을 판단하기 위해서는 유병률과 발생률을 비교하여 건강문제의 크기를 평가하게 된다. 또한 사망률, 장애발생률, DALY, 경제적 부담 등을 이용하여 건강문제의 심각성(위중도)을 평가하여 해당 보건문제가 지역의 건강수준에 얼마나 심각한 영향을 초래하는가를 판단한다.

변화가능성은 건강문제가 얼마나 용이하게 변화될 수 있는가를 평가하는 기준으로 문헌고찰이나 다른 지역의 보건사업 경험을 통한 과학적 근거(evidence-based)에 따라 평가되어야 한다. 2가지 기준만을 이용하여 우선순위를 결정하기 때문에 비교적 간단하고 단순하지만 건강문제의 중요성과 변화가능성에 대한 개관적인 평가기준의 제시가 어려울 경우 주관적으로 판단할 수 밖에 없다.

◌ PATCH의 우선순위 결정

		건강문제의 중요성	
		중요함 (More Important)	중요하지 않음 (Less Important)
변화가능성	변화가능성이 높음 (More Changeable)		
	변화가능성이 낮음 (Less Changeable)		

(4) PEARL

보건문제의 규모, 심각성, 개입의 효과성에 대해 등급을 매긴 이후 적절성(Propriety : 보건문제를 해결하기 위한 사업은 적절한 것인가에 대한 평가로 사업이 해당기관의 운영방침이나 방향, 전문성 등에 맞는지를 검토), 경제성(Economics : 문제를 해결하는 것이 경제적으로 타당한가?), 수용도(Acceptability : 지역사회가 원하는 사업인가? 또는 수용가능한 사업인가? 즉, 사업이 문화정서 상 대상집단, 지역주민이 수용할 수 있는지를 평가), 자원(Resources : 사업을 추진하기 위한 재원조달은 가능한가?), 합법성(Legality : 사업이 현행법에 저촉되지 않는가? 또는 해당기관이 사업을 수행할 법적 권한이 있는지를 평가)의 요인을 판단한 방법이다. 이러한 5개 하위기준 각각에 대해 “예(1점)” 또는 “아니오(0점)”로 판단하고 모두 곱하여 최종 1 또는 0으로 점수화한다. 일반적으로 실행가능성 여부를 평가하기 위해 BPR이 정해진 후 보건문제와 프로그램은 PEARL 방법으로 최종 평가한다.[80]

80 한국보건산업진흥원, 제4기 지역보건의료계획 작성지침, 2006, pp.189~233.

제3장 보건조직론

제1절 보건의료조직의 이해

1 조직의 의의 및 특성

1) 조직의 의의

흔히 인간을 사회적 동물이라고 한다. 따라서 인간의 역사는 조직의 관점에서 볼 때 조직의 역사라고 해도 과언이 아니다. 어떤 의미에 있어서는 인간사회에 관한 이론의 모두가 조직의 이론이라고 할 수 있다. 그것은 조직이 인간의 역사가 시작하는 그때부터 인간생활과 함께 존재하여 왔고, 또 많은 조직들이 인류의 역사와 함께 생성되기도 하고 사멸되기도 하였음을 말하여 주는 것이다.

인간은 일생동안 사회생활을 하면서 여러 개의 조직에 속한 구성원일 수밖에 없다. 즉 인간은 요람에서 무덤에 이르기까지 조직생활에서 벗어날 수 있는 길은 존재하지 않는다. 따라서 대부분의 인간은 조직을 통해서 생활하게 되고 조직을 떠나서는 점점 살 수 없게 되어가고 있다. 의료인들도 보건의료조직이라는 조직을 통해서 일을 한다.

조직과 인간은 상호작용과 상호 영향을 주면서 공존한다. 따라서 의료인의 진료행위도 보건의료조직 및 제도와 밀접한 연관을 가질 수밖에 없다. 보건의료조직을 통해서 의사들과 다른 보건의료 종사자들은 보건의료시설 내에서 의료기기 및 재료를 활용하여 서비스를 제공한다. 보건의료서비스는 생산과 동시에 소비되는 특성을 가지고 있다. 따라서 보건의료조직의 구성원이나 이용자 모두 보건의료조직에 의해 전반적으로 중대하고 광범위한 영향을 받는다.

2) 조직의 특성

(1) 인간으로 구성되는 사회적 실체(Social Entity)

조직의 가장 기초단위는 개인이며, 이보다 큰 단위가 집단이다. 조직은 개인과 집단을 포괄하는 조직체계로서 이보다 큰 사회체계의 일원으로 활약하고 있다. 조직은 사람이 모여 상호 교호작용을 함으로써 이루어지는 사회적 단위이다. 서로 의사소통을 할 수 있고 공동의 목표를 위하여 노력을 바칠 용의가 있는 사람들이 모여 조직을 구성한다. 따라서 조직은 사람으로 구성되며 동시에 개별적인 구성원의 존재와는 별도의 실체를 형성한다.

(2) 목적지향성

조직은 달성하고자 하는 특정한 목표 내지 목적을 지닌다. 조직의 형태에 따라서 또는 조직이 처한 상황에 따라서 목적은 달라질 수도 있으나 어느 조직이든 조직은 목적을 지향한다. 조직의 목표는 환경의 영향을 받아 변화되기도 하기 때문에 언제나 불변적이고 반복적인 것으로만 인식해서는 안 된다. 조직은 사회적 환경에서 성장하며, 이러한 사회적 환경과 상호 의존된 사회체계이다.

(3) 규모성과 복잡성

조직은 집단에 비해 규모가 크고 구성이 복잡하여 어느 정도 합리성의 지배를 받는다. 조직의 활동에는 많은 우연적 요소와 인간이 통제할 수 없는 요소들이 개입되는 것이다. 그러나 의식적인 계획과 합리성이 거의 없는 인간의 모임은 조직이라 할 수 없다. 조직이 복잡하다는 것은 기능분화의 복잡성뿐 아니라 조직의 구성요소와 그 배합이 전반적으로 복잡한 것을 말한다.

(4) 구조적 활동체계

조직은 구조와 특정임무를 수행하기 위한 활동체계를 가지고 있다. 구조란 조직의 목표를 달성하기 위해 전문화된 활동을 논리적인 유형에 따라 공식화시키고 지위와 책임을 부여하여 조직을 비교적 안정적이고 지속적인 형태로 유지하도록 만드는 것을 의미한다. 조직은 특정 목적을 수행하기 위해 지식, 테크놀로지, 사람, 기계 등을 투입하여 산출물을 만들어 활동체계를 유지하고 있다.

(5) 계획된 조정체계(Planned Coordination)

조직의 규모가 커지고 환경이 복잡해짐에 따라 조직을 보다 효율적으로 관리하기 위한 조정의 중요성이 날로 커지고 있다. 따라서 MBO, MIS, OR 등과 같은 관리기법이 조직활동을 보다 체계적이고 효율적으로 수행하기 위해 도입되고 있다. 조직은 여러 사람들로 구성되어 있기 때문에 과업 및 역할의 중복을 피하고 각 성원의 활동이 균형과 조화를 이루도록 조정할 필요가 있다.

(6) 계속성(Continuity)

조직은 계속성을 가지고 있기 때문에 구성원이 비록 바뀐다 할지라도 조직은 적정 성원을 계속 유지하면서 조직의 목표를 수행해 나간다. 조직의 계속성으로 인해 사람이 바뀌어도 조직은 살아 있다.

(7) 경계(Boundary) 구분 및 외부환경과의 상호작용

조직의 동일성으로 인해 조직은 내부에 조직성원, 구조, 관리 등 여러 자체 요인들을 가짐으로써 조직 외부 즉 환경과의 경계가 구분되어 있다. 그러나 조직의 경계가 모든 분야에서 언제나 뚜렷하다거나 고정적인 것은 아니다. 매우 뚜렷하고 폐쇄성이 높은 경계도 있고 유동적이며 사람과 물자가 조직 내외를 상당히 자유롭게 이동할 수 있도록 허용하는 흐린 경계도 있다.

조직이 환경과 구별되는 경계가 있다고 해서 조직이 외부환경과 단절되어 있는 것은 결코 아니다. 현대조직은 닫힌 체계가 아니라 열린 체계로 전환을 요구하고 있다.

(8) 조직 내의 비공식적 관계

조직은 공식 또는 비공식조직으로서의 개념을 동시에 가지고 있다. 조직 내에는 비공식적 집단이 생겨나고 공식적 계획에서 예정하지 않았던 갈등이 벌어지기도 한다. 비공식적 관계는 공식적 배열을 제약하거나 보완하는 구실을 한다. 비공식 조직은 공식조직 보다 공식성 · 의도성 · 구조성 면에서 그 정도가 매우 낮지만 동태적인 인간관계를 통해 조직에 기여할 수 있는 장점도 있으므로 이러한 장점들을 살려 조직을 유기적으로 발전시켜 나아가야 할 것이다.[1]

2 보건의료조직의 기능적 특성

의료조직은 일반기업조직과는 달리 다음과 같은 특성을 지니고 있다.

1) 다양한 사업목적

일반조직은 이윤추구와 같은 뚜렷한 사업목적을 가지고 있다. 그러나 의료조직은 인간의 생명과 건강을 일차적 목적으로 두고 있지만 명확한 조직목표의 설정이 어렵다. 특히 규모가 큰 의료조직일수록 교육 · 훈련 · 진료 등 다양한 사업목적을 가지고 있다. 또한 의료조직이 추구하는 목표간에는 상충되는 경우도 많고 계량적인 목표 설정은 더욱 어렵다.

2) 복잡한 전환과정

투입 요소를 이용하여 산출(output)을 얻기 위해서는 반드시 전환과정을 거쳐야 한다. 복잡하고 다양한 투입을 단순화 하려는 과정에서 조직 관련자들이 직면하는 충돌과 마찰, 쇄신적 요구에 대한 저항 등의 현상이 나타나며, 이러한 현상을 조정하고 해결하는 과정에서 진료행위와 치료라는 산출이 나온다. 의료조직은 많은 내 · 외적 관련자를 가지고 있기 때문에 전환과정이 복잡할 수밖에 없다.

3) 다양한 전문직종의 집합

의료조직은 의사, 간호사, 약사, 의료기사, 행정직원, 단순노동직 등 다양한 직종이 모여 있다. 특히 구성원의 전문성도 매우 다양하고 교육 배경과 정도,

1 http://catizen.com.ne.kr/sh8.html(2003년 6월 3일 검색).

사회적 위치도 매우 다른 특성을 각기 가지고 있다. 구성 인력의 전문성은 협동적인 경향보다는 자기지향적인 성격이 강하다. 따라서 전문직종 간에 의사소통이 단절되기 쉽고 서로 융합되기 어려운 이질적인 측면이 있다.

의료조직에 있어 관리직과 의료전문직 간에는 [표 3-1]과 같은 특징으로 인해 갈등이 내재되어 있다.

표 3-1 관리직과 의료전문직의 차이

	관리직	의료전문직
기본태도	지시된 내용을 어떻게 수행할 것인가	왜 그러한 지시가 내렸나
자율성	통제지향	독립성 지향
관리에 대한 견해	의료전문직의 무관심, 비협조가 조직의 효율성을 저해하거나 시간과 비용의 낭비를 초래	관리자의 간섭이 진료 업무를 방해
지배권위	직책의 고위성	전문가로서의 우수성
개인 행동동기	안정, 성장	자기실현, 창의성, 자기개발 욕구
직무 환경	반복적인 단순작업, 획일적	다변성

4) 업무의 연속성과 응급성

의료조직 특히 병원은 24시간, 1년 365일 계속해서 운영되어야 하는 지속성을 가지고 있다. 의료조직의 산출물은 한 개인이나 한 부서에 의해 이루어지지 못한다. 이러한 업무의 연속성은 의료조직의 업무 흐름이 단절되어서는 안 된다는 것을 의미한다.

의료조직을 찾아온 대부분의 환자는 각기 절박한 상황을 지니고 있다. 따라서 모두 응급성을 요한다고 할 수 있다. 신속한 판단(진료)과 즉각적인 처리(치료)를 해야 하는 경우가 많은 시간적 제약을 가지고 있다.

5) 이중화된 지휘체계(Dual Lines of Authority)

의료직 특히 의사에 의한 지휘권한체계와 일반행정 관리자에 의한 권한체계로 이원화되어 있다. 이러한 이원적 조직체계는 조직구성원의 행동 기준에 혼란을 초래하게 되고 작업계층간, 구성원간의 갈등이 야기되어 조정력과 응집력이 약화되기 쉽다. 결국에는 하부조직이 붕괴되어 조직목표를 상실하는 최악의 상태에 직면하게 된다.

6) 높은 자본비중

자본적 투자비중이 높으므로 투자 결정에 고도의 전문성이 요구된다. 막대한 시설 투자를 하여야 하나 투자 회수율은 대체로 낮은 편이다. 높은 자본비중으로 인해 과잉투자가 된 조직의 운영이 힘들게 되고 결국 소비자 측에서도 부정적인 영향을 받게 된다.

3 공공 보건행정 조직

1) 중앙 보건행정 조직

우리나라의 보건의료행정은 보건복지부가 주로 주관하고 있으나 보건의료사업에 대한 중추적 일선조직인 시 · 군 보건소와 읍 · 면 보건지소, 그리고 시 · 도의 보건과는 행정안전부의 행정체계를 통해 운영되고 있다. 보건복지부는 일반 지방행정기구에 대한 업무상 감독권을 보유하고 있다. 보건복지부는 또한 국립병원을 직접 관할하고 있으나 국립병원 중에서 경찰병원은 행정안전부가, 국립대학병원은 교육부가, 보훈병원은 국가보훈처가, 철도병원은 철도청이 각각 관장하고 있다. 또한 시 · 도립 병원은 시 · 도가 관장함으로써 행정안전부가 통제하고 있다.

고용노동부는 산업재해, 산업안전 및 산업보건업무를 관장하고 있으며, 환경부에서는 환경위생, 즉 수질 · 대기 · 토양오염 등과 관련된 환경보존업무를 통할하고 있다. 이처럼 보건행정은 다원화되어 있어서 보건의료정책 상 어려움이 많다.

2021년 10월 현재 보건복지부 조직도는 [그림 3-1]과 같다.

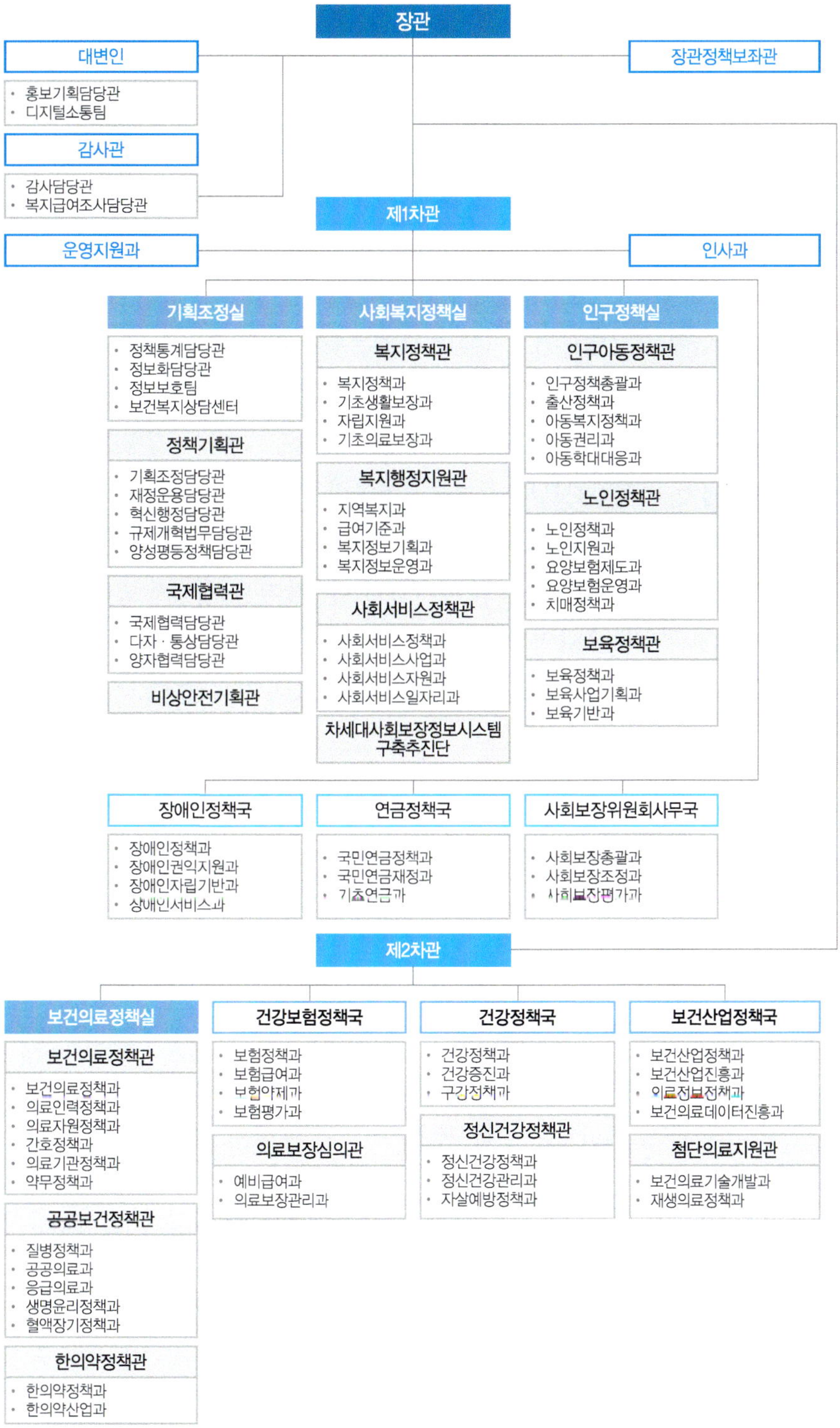
장관
대변인
· 홍보기획담당관
· 디지털소통팀
장관정책보좌관
감사관
· 감사담당관
· 복지급여조사담당관
제1차관
운영지원과
인사과
기획조정실
· 정책통계담당관
· 정보화담당관
· 정보보호팀
· 보건복지상담센터
정책기획관
· 기획조정담당관
· 재정운용담당관
· 혁신행정담당관
· 규제개혁법무담당관
· 양성평등정책담당관
국제협력관
· 국제협력담당관
· 다자 · 통상담당관
· 양자협력담당관
비상안전기획관
사회복지정책실
복지정책관
· 복지정책과
· 기초생활보장과
· 자립지원과
· 기초의료보장과
복지행정지원관
· 지역복지과
· 급여기준과
· 복지정보기획과
· 복지정보운영과
사회서비스정책관
· 사회서비스정책과
· 사회서비스사업과
· 사회서비스자원과
· 사회서비스일자리과
차세대사회보장정보시스템 구축추진단
인구정책실
인구아동정책관
· 인구정책총괄과
· 출산정책과
· 아동복지정책과
· 아동권리과
· 아동학대대응과
노인정책관
· 노인정책과
· 노인지원과
· 요양보험제도과
· 요양보험운영과
· 치매정책과
보육정책관
· 보육정책과
· 보육사업기획과
· 보육기반과
장애인정책국
· 장애인정책과
· 장애인권익지원과
· 장애인자립기반과
· 장애인서비스과
연금정책국
· 국민연금정책과
· 국민연금재정과
· 기초연금과
사회보장위원회사무국
· 사회보장총괄과
· 사회보장조정과
· 사회보장평가과
제2차관
보건의료정책실
보건의료정책관
· 보건의료정책과
· 의료인력정책과
· 의료자원정책과
· 간호정책과
· 의료기관정책과
· 약무정책과
공공보건정책관
· 질병정책과
· 공공의료과
· 응급의료과
· 생명윤리정책과
· 혈액장기정책과
한의약정책관
· 한의약정책과
· 한의약산업과
건강보험정책국
· 보험정책과
· 보험급여과
· 보험약제과
· 보험평가과
의료보장심의관
· 예비급여과
· 의료보장관리과
건강정책국
· 건강정책과
· 건강증진과
· 구강정책과
정신건강정책관
· 정신건강정책과
· 정신건강관리과
· 자살예방정책과
보건산업정책국
· 보건산업정책과
· 보건산업진흥과
· 의료정보정책과
· 보건의료데이터진흥과
첨단의료지원관
· 보건의료기술개발과
· 재생의료정책과

그림 3-1 보건복지부 조직도

2) 질병관리청

질병관리청은 1894년 고종의 칙령으로 설치된 위생국에서 출발하였다.

그 후 1935년 보건원 양성소, 1945년 해방 후 조선방역연구소, 국립화학연구소 등으로 개칭되어 발전의 토대를 만들었다. 1963년에는 국립방역연구소, 국립화학연구소, 보건요원양성소, 국립생약시험소가 국립보건원으로 통합되었고, 1966년에는 국립보건연구원으로 1981년에는 국립보건원으로 개칭되었다. 2004년에는 국립보건원이 질병관리본부로 확대 개편되어 국립보건연구원, 13개 국립검역소 등의 소속기관을 두게 되었다.

2020년에는 코로나 19 위기 상황이 지속됨에 따라 질병관리청으로 승격 및 개편되어 소속기관으로 국립보건연구원, 질병대응센터(5개소), 국립결핵병원(2개소), 국립감염병연구소, 국립검역소(13개소), 질병대응센터 제주출장소, 국립검역소 지소(11개소) 등을 갖추고 있다. 강화된 조직과 보강된 인력을 기반으로 질병관리청은 감염병 대응체계 강화는 물론 만성질환, 희귀질환 및 기후변화 등 미래 건강위험에 대응할 수 있을 것으로 기대된다.

질병관리청은 감염병으로부터 국민보호 및 안전사회 구현, 효율적 만성질환 관리로 국민 질병부담 감소, 보건의료 R&D 및 연구 인프라 강화로 질병 극복이라는 핵심사업을 추진하고 있다.[2]

3) 일선 보건기관

(1) 보건소와 보건지소

보건소와 보건지소는 지역보건법에 의하여 설치 · 운영되고, 보건진료소는 농어촌 등 보건의료를 위한 특별조치법의 규정에 의하여 설치 · 운영되고 있다(표 3-2).

세계보건기구에서는 보건소를 "지역주민들의 복지와 건강증진을 위한 시설로 한 지붕 아래 집단화시키거나 혹은 보건담당관의 지도 아래 보건사업을 조정하고 복지 및 구호조직을 일반 공중 보건사업과 연계하여 목적을 달성시키는 곳"으로 정의하였다. 일반적으로 보건소(health center)라 함은 입원환자를 주

2 http://www.kdca.go.kr/(2021년 6월 5일 검색)

로 돌보는 병원과 구별하여 통원환자에게 의료서비스를 제공하는 시설이라고 말할 수 있다. 고전적인 보건소의 개념은 주로 도시 빈민층에게 진료서비스를 제공하는 시설이었으며, 일반적으로 보건소는 외래 서비스를 제공하기 위해 정부 또는 공공기관이 설립한 시설을 말한다.

표 3-2 보건기관의 설치 근거 및 기준

구 분	설치근거	설치기준
보건소	지역보건법 제10조, 시행령 제8조	시 · 군 · 구별 1개소(필요할 경우 시장 · 군수 · 구청장은 추가설치)
보건의료원	지역보건법 제12조	병원의 요건을 갖춘 보건소
보건지소	지역보건법 제13조, 시행령 제10조	읍 · 면별 1개소(필요할 경우 시장 · 군수 · 구청장은 추가 및 통합지소 설치 · 운영)
보건진료소	농어촌 등 보건의료를 위한 특별조치법 제15조	동 · 리(里)단위의 오 · 벽지에 설치
건강생활 지원센터	지역보건법 제14조, 시행령 11조	읍 · 면 · 동별 1개소(보건소 설치 읍 · 면 · 동 제외)

현대적 의미의 보건소개념은 1920년 영국의 다우슨(Dawson) 보고서에 의해 처음으로 주장되었는데 일반진료와 예방보건서비스를 통합하여 제공하는 공공의료기관이다. 보건소는 한정된 정부의 자원을 활용해 사회전체의 건강을 증진시키고 국가사회에 영향을 미칠 수 있는 질병들을 예방하며 소외된 이들의 복지를 추구하는 기관으로서, 민간 의료기관이 담당할 수 없는 분야, 즉 의무 및 보건행정, 의료기관의 관리와 지도, 질병예방과 건강증진 등을 목적으로 한다. 그러나 오늘날 보건소를 둘러싼 환경의 변화는 보건소가 담당해야 할 역할과 기능에도 여러 가지 변화를 요구하고 있다.

보건소와 보건지소는 지역보건법, 보건진료소는 농어촌 등 보건의료를 위한 특별조치법의 규정에 의하여 설치 · 운영되고 있다. [표 3-3]에서 볼 수 있듯이 지역보건법에서는 과거에 불명확한 보건소의 업무를 좀더 세부적이고 합리적으로 규정하고 있다.

표 3-3 보건소의 기능 및 업무 내용의 변천

보건소법(1956.12.13 제정)	보건소법(1991.3.8 전면개정)	지역보건법(2008.2.29 개정)	지역보건법(2019.12.3. 개정)
1. 보건사상의 계몽에 관한 사항 2. 보건통계에 관한 사항 3. 영양의 개선과 식품위생에 관한 사항 4. 환경위생과 산업보건에 관한 사항 5. 학교보건과 구강위생에 관한 사항 6. 의료사업의 향상과 증진에 관한 사항 7. 보건에 관한 실험과 그 검사에 관한 사항 8. 결핵·성병·나병 등 전염병과 기타 질병의 예방과 진료에 관한 사항 9. 특수지방병의 연구에 관한 사항 10. 공의의 지시에 관한 사항 11. 의약에 대한 지도에 관한 사항 12. 모자보건과 가족계획에 관한 사항	1. 전염병 및 질병의 예방, 관리와 진료에 관한 사항 2. 보건통계 및 보건의료정보의 관리 3. 지역보건의 기획 및 평가 4. 보건교육 5. 영양의 개선, 식품위생 및 공중 위생 6. 학교보건에 대한 협조 7. 보건에 관한 실험 또는 검사에 관한 사항 8. 구강보건·정신보건·노인보건 및 장애인의 재활 9. 모자보건 및 가족계획 10. 보건지소·보건진료소의 직원 및 업무에 대한 지도·감독 11. 의약에 대한 지도 12. 기타 의료사업 및 국민보건의 향상·증진에 관한 사항	1. 국민건강증진·보건교육·구강건강 및 영양개선사업 2. 전염병의 예방·관리 및 진료 3. 모자보건 및 가족계획사업 4. 노인보건사업 5. 공중위생 및 식품위생 6. 의료인 및 의료기관에 대한 지도 등에 관한 사항 7. 의료기사·의무기록사·안경사에 대한 지도 등에 관한 사항 8. 응급의료에 관한 사항 9. 농어촌 등 보건의료를 위한 특별조치법에 의한 공중보건의사·보건진료원 및 보건 진료소에 대한 지도 등에 관한 사항 10. 약사에 관한 사항과 마약, 향정신성의약품의 관리에 관한 사항 11. 정신보건에 관한 사항 12. 가정·사회복지시설 등을 방문하여 행하는 보건의료사업 13. 지역주민에 대한 진료, 건강진단 및 퇴행성질환 등의 질병관리에 관한 사항 14. 보건에 관한 실험 또는 검사에 관한 사항 15. 장애인의 재활사업 기타 보건복지부령이 정하는 사회복지사업 16. 기타 지역주민의 보건의료의 향상·증진 및 이를 위한 연구	1. 건강 친화적인 지역사회 여건의 조성 2. 지역보건의료정책의 기획, 조사·연구 및 평가 3. 보건의료인 및 「보건의료기본법」 제3조제4호에 따른 보건의료기관 등에 대한 지도·관리·육성과 국민보건 향상을 위한 지도·관리 4. 보건의료 관련기관·단체, 학교, 직장 등과의 협력체계 구축 5. 지역주민의 건강증진 및 질병예방·관리를 위한 다음 각 목의 지역보건의료서비스의 제공 가. 국민건강증진·구강건강·영양관리사업 및 보건교육 나. 감염병의 예방 및 관리 다. 모성과 영유아의 건강유지·증진 라. 여성·노인·장애인 등 보건의료 취약계층의 건강유지·증진 마. 정신건강증진 및 생명존중에 관한 사항 바. 지역주민에 대한 진료, 건강검진 및 만성질환 등의 질병관리에 관한 사항 사. 가정 및 사회복지시설 등을 방문하여 행하는 보건의료 및 건강관리사업 아. 난임의 예방 및 관리

(2) 보건진료소

농어촌 등 보건의료를 위한 특별조치법 제2조에 의하면 보건진료소란 의사가 배치되어 있지 아니하고 계속하여 의사를 배치하기 어려울 것으로 예상되는 의료 취약지역에서 보건진료 전담공무원으로 하여금 의료행위를 하게 하기 위하여 시장 · 군수가 설치 · 운영하는 보건의료시설을 말한다.

농어촌 등 보건의료 취약지역에 있어서 보건의료서비스 이용의 접근성을 높이고 포괄적인 일차보건의료서비스 제공을 통한 주민의 건강수준을 향상시키기 위하여 1980년 12월 「농어촌 등 보건의료를 위한 특별조치법」을 제정 · 공포하여 농 · 어촌, 오 · 벽지 지역에 보건진료소를 설치하여 보건진료 전담공무원을 배치하고 있다.

설치지역은 군 지역 내의 의료취약지역 및 시 · 구 관할지역 내의 도서지역, 의료시설과 거리가 통상의 교통수단에 의하여 30분 이상 소요되는 지역 중 인구 500인 이상(도서지역은 300인 이상) 5,000인 미만인 지역으로 군수가 필요하다고 인정하는 지역이다. 보건진료소 설치 및 운영권자는 시장 · 군수 · 구청장이다. 보건진료 전담공무원은 간호사 · 조산사 면허를 가진 사람으로서 보건복지부장관이 실시하는 24주 이상의 직무교육을 받은 사람이어야 한다.

보건진료 전담공무원이 일차보건의료를 하기 위하여 주어진 업무를 살펴보면, 보건진료 전담공무원의 경미한 의료행위 범위로 ① 질병 · 부상상태를 판별하기 위한 진찰 · 검사, ② 환자의 이송, ③ 외상 등 흔히 볼 수 있는 환자의 치료 및 응급조치가 필요한 환자에 대한 응급처치, ④ 질병 · 부상의 악화 방지를 위한 처치, ⑤ 만성병 환자의 요양지도 및 관리, ⑥ 정상분만 시의 분만도움, ⑦ 예방접종, ⑧ 위 ①~⑦의 의료행위에 따르는 의약품의 투여 등이 있으며, 또한 의료행위 외의 보건진료 전담공무원 업무범위로는 ① 환경위생 및 영양개선에 관한 업무, ② 질병예방에 관한 업무, ③ 모자보건에 관한 업무, ④ 주민의 건강에 관한 업무를 담당하는 사람에 대한 교육 및 지도에 관한 업무, ⑤ 주민의 건강증진에 관한 업무 등이 있다(농어촌 등 보건의료를 위한 특별조치법 시행령 제14조).

(3) 건강생활지원센터

지역보건법 제14조에 의해 설치된 건강생활지원센터는 보건소의 업무 중에서 특별히 지역주민의 만성질환 예방 및 건강한 생활습관 형성을 지원하는 것을 목적으로 읍 · 면 · 동(보건소가 설치된 읍 · 면 · 동은 제외)마다 1개씩 설치할 수 있다.

주민 참여와 지역자원 협력을 통해 주민들의 건강한 생활을 관리하고 지원하는 소생활권 중심의 건강증진 기능 특화 지역보건의료기관인 건강생활지원센터는 지역주민, 지역사회 내 보건의료 관련 유관기관과의 연계 협력을 통한 질병 예방 및 건강 생활 실천을 중점적으로 추진하고 있다.

건강생활지원센터는 지역의 건강 문제를 발견 및 해결하는 지역사회 건강증진 거점기관으로 진료를 하지는 않고, 지역 민간의료 자원과 연계 협력하여, 지역주민 참여를 통해 지역사회에 필요한 건강증진사업을 발굴하여 수행한다. 지역사회 통합건강증진사업 중 금연, 절주, 영양, 신체 활동과 만성질환 예방 · 관리 분야를 위주로 하되, 지역사회 주민이 필요로 하는 특화형 건강증진서비스를 발굴 · 수행하도록 하여 지역주민의 만족도를 향상시키고 건강 수준을 개선하고 있다. 건강생활지원센터 사업의 핵심 운영원리는 ① 지역사회 기반, ② 주민참여, ③ 지역자원 협력이라 할 수 있다.

지역보건의료기관은(2019년 6월말) 보건소 256개소, 보건지소 1,340개소, 건강생활지원센터 64개소, 보건진료소 1,904개소 등 총 3,564개소가 설치 · 운영되고 있다.[3]

(4) 우리나라 보건행정 조직체계의 특징과 문제점

우리나라 보건의료체계의 특징은 ① 민간의료부문에의 높은 의존도, ② 보건행정체계의 이원적 구조, ③ 보건의료체계 상호간의 기능적 단절성 등으로 요약된다. 특히 보건행정체계가 행정안전부, 보건복지부로 이원화되어 있어 상부조직과 하부조직 간에 직접적인 행정적 연계가 이루어지지 않고 있는 실정이다. 보건복지부의 일선기관에 대한 통제력이 크게 한정되어 있고 보건사업의 집행과정에 있어서 하부기관에 대한 인사권, 예산권, 감독권이 없고 정책결정기관으로서의 기술적 지원만 하고 있는 것이 현실이다.

이처럼 보건행정조직이 이원화됨으로써 발생되는 문제점으로는 첫째, 현실적으로 보건복지부의 고유사무가 행정안전부의 일선 행정기관을 통해서 지도 · 감독되고 있다. 둘째, 말단 보건조직은 대민 진료기관으로서의 전문성을 충분히 살리지 못하고 있다. 셋째, 적정 보건의료 구역이 일반 행정구역과는 반드시 일치하지 않는다는 사실이 무시되고 있다. 넷째, 하위 보건조직은 명령계

3 보건복지부, 2019 보건복지백서, 2020, pp.480–481 전문 인용.

통의 이원화로 업무수행에 혼란이 초래되고 있다.

4 국제 보건관련 기구

보건 분야의 주요 국제기구는 세계보건기구(WTO), 유엔에이즈기구(UNAIDS), 국제의약품구매기금(UNITAID), 유엔개발계획(UNDP), 유엔인구활동기금(UNFPA), 유엔마약류 통제계획(UNDCP), 유엔지속개발위원회(UNCSD), 아태경제협력체 산업과학기술실무그룹회의(APEC/ISTWG), 유엔환경계획(UNEP), 생물다양성협약(CBD) 및 생명공학안전성의정서(Biosafety Protocol) 실무그룹회의, 잔류성 유기오염물질 금지협약(POPs 협약), 멸종위기 동식물거래 금지협약(CITES), 경제협력개발기구 환경정책위원회(OECD/EPOC), 과학기술정책위원회(OECD/CSTP), 개발원조위원회(OECD/DAC) 등이 있다.

복지 분야의 주요 국제기구는 경제협력개발기구 고용노동사회문제위원회(OECD/ ELSAC), 유엔경제사회이사회(UNECOSOC) 및 산하 사회개발위원회(UN CSD), 아 · 태경제사회이사회(ESCAP), 유엔아동기금(UNICEF), 여성개발기금(UNIFEM), 여성지위위원회(CSW), 국제사회보장협회(ISSA), 국제노동기구(ILO) 등이 있으며 보건복지분야 주요 국제기구 현황은 [표 3-4]와 같다.[4]

표 3-4 보건복지분야 주요 국제기구 현황

기 구 명	설립목적	협력사업 형태	활 동 내 용
세계보건기구 (WHO)	전 인류의 건강달성	• 연구 · 자문사업 • 세미나 및 회의 • 국외훈련사업 • 국내장학사업	• 국제보건사업 지도, 조정, 권고, 연구 및 평가 • 보건의료발전 협력사업 공동 수행 • 전염병예방, 건강증진, 취약계층 건강증진
UN경제사회 이사회 (UNECOSOC)	빈곤, 자연재해 관리, 취약 계층 보호 등 경제사회 개발을 통해 조화로운 지구촌 건설	• 경제사회현안 토의 • 정책권고 • 연구사업	• 유엔회원국에 대한 정책적 권고사항 제시 • 경제 · 사회, 문화, 교육, 보건에 관한 연구 · 보고

4 보건복지부, 보건복지가족백서, 2009.

기 구 명	설립목적	협력사업 형태	활 동 내 용
유엔개발계획 (UNDP)	개발도상국의 경제 · 사회 개발지원	• 조사 · 평가사업 • 양성 · 훈련사업 • 기술협력	• 개발도상국의 경제적 · 사회적 개발을 촉진하기 위한 기술원조 제공
유엔인구 활동기금 (UNFPA)	인구 및 가족계획	• 기술훈련사업 • 연구사업 지원 • 물자지원	• 인구 및 가족계획분야에서 각국 정부와 연구기관 등의 활동 지원
유엔아동기금 (UNICEF)	아동의 보건 및 복지향상	• 연구사업 지원 • 세미나 및 회의 개최 지원	• 아동의 보건 · 복지향상을 위한 원조사업 전개 • 개발도상국 모자보건사업, 사회개발사업 원조
유엔마약류 통제계획 (UNDCP)	효과적인 국제사회의 마약 관리	• 마약퇴치사업 소요 비용 충당과 배정 • 마약퇴치 기술 개발	• 마약에 관한 국제협력의 이행 감시 • UN 마약남용 통제기금을 통합하여 세계적인 마약남용 방지 추진
경제협력 개발기구 (OECD)	회원국의 경제성장 촉진, 세계무역의 확대, 개도국 원조	• 연구사업 • 정보교환 • 정책권고	• 경제 · 사회 · 복지 문제를 망라하는 포괄적 경제협의 • 회원국간 경제 · 산업 · 사업정책 등에 대한 정보교류와 공동연구 및 정책협조
아시아 · 태평양 경제사회이사회 (ESCAP)	아태지역의 빈곤감소, 노령화, 인구문제, 자연재해 등 경제사회개발 협력	• 기술훈련사업 • 세미나, 워크숍 • 국제기구 협력사업	• 역내국의 경제재건 발전을 위한 협력 촉진 • 경제적 · 기술적 문제의 조사 · 연구사업의 실시 및 원조 • 역내 경제문제에 관하여 UN 경제사회이사회를 보좌
아시아 · 태평양 경제협력체 (APEC)	무역 · 투자자유화 및 경제 · 기술협력강화로 지역 공동 번영 추구	• 각 분야별 실무회의 • 각료회의 · 정상회의를 통한 협력 방안 강구	• 무역 · 투자 자유화, 인적자본 개발 • 경제기술협력, 거시 및 금융이슈 등을 위한 협력 촉진 및 이행방안 마련 • 경제위기 대처를 위해 회원경제의 사회안전망 능력 배양
국제의약품 구매기금 (UNITAID)	3대 질병(에이즈, 결핵, 말라리아)에 대한 국제 사회의 지원	• 물자지원	• 양질의 의약품을 저가로 개도국에 제공

국제보건기구 중 세계보건기구(WHO : World Health Organization)는 가장 대표적이고 중추적인 역할을 하고 있다.

1945년 10월 24일 제2차 세계대전이 끝난 후 미국 뉴욕에 국제연합(United

Nations)이라는 국제기구가 창설되었다. 1946년 7월 22일에 뉴욕에서 61개국 대표가 참가한 가운데 열린 세계보건회의(International Health Conference)에서 WHO의 모태가 되는 헌장의 기초가 마련되었다.

이 헌장은 1948년 4월 7일부터 그 효력이 발생하게 되어 국제공공위생사무소(Office of International Public Hygiene), 국제연맹보건기구(League of Nation's Organization), 국제구제재활보건국(UN Relief and Rehabilitation Agency) 등의 기관의 제반 업무를 승계하여 WHO가 정식으로 출범하기에 이르렀다(매년 4월 7일 : 보건의 날). 1948년 6월에 제1회 세계보건총회(World Health Assembly)가 개최되었고 1948년 9월 1일부터 정식으로 활동하기에 이르렀다.

WHO 헌장에 의거하여 6개 지역회의(Regional Committee)와 지역사무처(Regional Office)로 구성되는데 6개 지역회의 및 사무처 소재지는 ① 서태평양 지역 : 필리핀(마닐라), ② 미주 지역 : 미국(워싱톤), ③ 유럽 지역 : 덴마크(코펜하겐), ④ 아프리카 지역 : 콩고(브라자빌), ⑤ 동지중해 지역 : 이집트(알렉산드리아), ⑥ 동남아 지역 : 인도(뉴델리) 등이다. 1949년 WHO 2차 총회에 65번째로 가입한 우리나라는 서태평양 지역에 소속되어 있으며, 북한은 동남아 지역에 소속되어 있다.

제2절 조직의 기초이론

1 조직의 원리

1) 전문화의 원리

전문화란 업무를 성질별로 구분해 가급적 한 사람에게 동일한 업무를 분담시키는 것으로 개인의 작업 능률 향상, 도구 및 기계의 발전, 업무의 신속한 수행 등과 밀접한 관련이 있다.

일의 전문화란 업무를 세분화하여 반복적 기계적으로 단순화함을 의미하는 것으로 직위분류제가 대표적이다. 사람의 전문화란 교육훈련에 의해 이루어진 것으로 주로 계급제가 대표적이다. 지나친 전문화는 업무의 동질화로 조직구성원의 능력발전을 저해하고 사기를 저하시킬 뿐만 아니라 조정의 비용이 증대되고, 전문화에 의한 무능(Merton의 훈련된 무능)이 발생하기 쉽다.

2) 조정의 원리

조정의 원리란 공통된 목적을 달성하기 위한 여러 기능 및 업무의 수행을 조화롭게 배열하는 집단적 노력이다. 조정이란 공공목표를 달성하기 위해 행동을 통일하도록 하는 것을 의미하며 Mooney는 조정의 원리를 여러 조직의 원리 중 "제1의 원리"라고 하여 중시하였다. 어떤 복잡한 유기적 조직체에 있어서도 만족스러운 성과를 나타내기 위해서 여러 부문이 상호 조정하여 업무를 수행하지 않으면 안 된다.

그러나 현실적으로 책임소재의 불명확성, 조직의 경직성, 행정기능의 전문화와 복잡화, 합리적 의사결정체계의 미비, 일체감의 부족 등이 조정의 저해요인으로 작용하고 있다.

조정의 원칙으로는 직접적 접촉에 의한 조정, 초기 단계에서의 조정, 상호관계로서의 조정, 계속적 과정에서의 조정 등이 지적된다. 조정의 방법에는 목표의 명확화, 의사전달의 촉진, 상위계층의 권위적 조정, 회의 · 위원회에 의한 조정, 조정기구의 설치, 아이디어에 의한 조정, 인사에 의한 조정, 계획과 환류에 의한 조정, 자율적 자기조정 등이 있다.

3) 계층제의 원리

계층제는 관료제 조직의 기본적인 조직구조라 할 수 있다. Mooney에 의하면 계층제의 원리는 총괄적인 리더십이 존재하고, 권한이 하위층에 위임되고, 각 계층에 따라 기능이 배정된다. 수단의 성격을 가진 계층제는 종종 그 자체가 지위로서의 가치를 지닌다.

일반적으로 조직의 규모와 전문화가 확대되고 업무의 다양성과 구성원이 증가하면 조직의 계층도 증가하게 된다. 계층제는 단독제형으로 단일의 의사결정

주체를 중심으로 운영되기 때문에 통솔범위의 원리와는 상반관계에 있다. 계선조직의 일반형태를 띠고 있는 계층제 하위는 정형적 업무를 상위는 비정형적 업무를 담당한다.

계층제와 관료제는 유사한 성격을 지니고 있지만 차이 또한 존재한다. 계층제는 질서유지의 필요에 의하여 인류 역사의 시작부터 형성되었으나, 관료제는 합리성과 능률성 확보의 필요에 의하여 형성되었다. 계층제는 지휘계층의 수립에, 관료제는 비인격화된 업무 처리에 관심이 집중된다. 또한 계층제는 수직적 분화만 강조하나 관료제는 수직적 분화 보다 수평적 분화를 강조한 경향이 있다.

표 3-5 계층제의 순기능과 역기능

순기능	역기능
① 공식적 의사전달의 경로 ② 권한위임 및 상하간 권한배분의 기준 및 경로 ③ 수직적 상하명령 복종관계 → 질서유지 및 조직의 통일감 · 일체화의 수단 ④ 갈등 및 대립의 조정수단 ⑤ 공식적 권위 행사수단, 내부통제 수단	① 계층제의 심화시 경직성 초래 : 의사소통의 왜곡, 환경변동에의 부적응, 구성원의 귀속감 박탈 등 ② 구성원의 인격 상실 등 비민주적 관리 ③ 비민주적 · 독단적 결정 ④ 하위층의 창의력과 사기저해 ⑤ 종적 서열주의만을 강조 → 자기조정력이 없어 부문간의 할거주의 초래

4) 통솔범위의 원리

통솔범위란 한 사람의 상관이 자기에게 직접 보고하는 부하의 수로 규정되며, 감독자의 능력과 시간 등에 좌우된다. 일반적으로 통솔범위는 계층의 수가 증대할수록 좁아진다. 통솔범위를 좁히면 부하에 대한 통제가 가능하나 부하의 재량과 창의력이 저해된다.

통솔범위에 관한 실증적 연구를 한 Graicunas는 통솔자와 부하와의 관계에 집단관계가 있음을 지적하였다. 즉 통솔자와 부하의 관계는 직접적인 관계와 부하와 부하 사이에 일어나는 교차관계가 있는데, 직접관계는 부하의 증가에 비례하여 증가하며, 교차관계는 직접관계보다 더 증가하게 된다고 주장하였다. Holdane 위원회는 상위자는 4인, 하위층은 8~12명이 적절하다고 하였고, Davis에 의하면 육체활동의 통솔범위는 10~30명, 정신활동은 3~6(9)명이 적합하다. 그러나 Simon은 이러한 연구는 기계적이며, 현실과 유리되고, 인간의 적응적 창조력을 무시한 이론이라 비판하고 이들 수를 마술적인 수라고 비판하였다.

통솔범위는 상황론적으로 결정된다. 즉 직무의 성질, 시간 · 공간 · 기술 · 인적 요인, 계층의 수, 참모집단의 발달 여부 등에 좌우된다. 미래의 조직은 참모기능의 확대, 의사결정의 집권화, 통신수단의 발전 등에 의하여 그리고 조직민주주의와 연관되어 수평적 조직을 추구하게 되고 이에 의하여 통솔범위는 넓어지게 될 것이다.

5) 명령통일의 원리

어떤 구성원이라도 조직체에 있어서는 오직 한사람의 상관으로부터만 명령을 받고 그에게만 보고하여야 한다는 원리를 말한다. 바꾸어 말하면 어떤 단위의 조직체를 막론하고 거기에는 오직 한사람의 장이 있어야 하고, 그 장에게 그 조직을 운영할 수 있는 최종 권위가 부여되어야 한다는 것이다. 그런데, 이러한 명령통일의 원리가 적용되기 위해서는 그 전제로서 계층제의 원리가 확립되어야 한다.

명령통일의 원리는 합법적 권위, 즉 공식적인 계층적 권위만을 극단적으로 강조한다. 명령통일의 원리는 누구에게 보고를 하고 보고를 받는가를 알 수 있게 하여 지위의 안정감을 부여하여 조직책임자의 전체적 조정 및 통합이 가능하도록 한다. 또한 책임의 명확화에도 기여한다.

그러나 업무의 상호연관성이 높아지는 상황에서 명령통일의 원리를 강조하면 오히려 비능률적이기 쉽고 참모기관의 활성화로 상위의 참모기관과 접촉이 요구될 경우 이중계층제 현상이 야기되면 명령통일의 원리는 수정될 수밖에 없다. 특히 조직의 최고위층이 위원회제인 경우 이 원칙은 제대로 지켜지지 않는다.

6) 부처편성의 원리

부처편성은 조직을 편성하는 원리로 조직의 경우 사회의 변화에 따라 부처의 수는 일반적으로 확대 · 분화되는 경향이 있다.

표 3-6 부서 편성의 기준(Gulick)

기 준	장 점	단 점	비 고
목적 · 기능별	사업목적 및 기능파악이 용이, 권한 및 책임한계 분명	전문화 곤란, 기능의 중복 방지 곤란, 국민의 대정부 접촉 곤란	가장 일반적인 기준, 거의 대부분의 중앙기관
과정 · 절차별	행정의 전문화 가능, 최신 기술의 활용	전문가적 무능현상	통계청, 감사원, 조달청, 예산실 등
대상 · 고객별	해당부처와 정부와의 접촉, 교섭이 용이, 서비스의 증진	부처권한의 대립, 압력단체에 의한 부당 영향	국가보훈처, 보건복지부, 고용노동부 등
지역 · 장소별	지역실정 반영 가능, 지역 주민들의 의사반영	전국적인 통일행정 저해	지방자치단체, 외교부 하부기구

부처편성의 원리를 실제 적용할 경우 기준이 중복되고 애매하며, 기준 가운데 유일최선의 기준은 없고 혼합되어 사용되고 있는 것이 현실이다. 현실적으로 부처편성은 그 사회의 문화와 결정자의 주관이 개입된다.

따라서 부처편성의 원리를 적용할 때에 여러 기준이 혼합되어 사용될 필요가 있으며, 부서의 수는 통솔범위의 문제를 고려하여 산정해야 한다. 또한 상부구조는 법률, 하부는 재량을 부여할 필요가 있으며 계층제를 완화하는 방향으로 나가야 한다.

2 관료제

1) 개념

Weber는 18세기 이후 서구의 근대화 과정에서 생성된 대규모 공공조직들의 공통된 특징을 통찰하고, 합리적이고 작업 능률을 극대화할 수 있는 이상적인 조직 형태로서 관료제에 대한 이념형(ideal type)을 설정하였다. Weber의 관료제 모형을 설명하기 위해서는 먼저 권위의 정당성을 기준으로 도출된 지배유형을 살펴볼 필요가 있는데, Weber는 이를 전통적 지배, 카리스마적 지배, 합법적 지배로 구분하고 있다.

이러한 지배유형에 비추어 볼 때 관료제 유형은 크게 가산적 관료제와 그 이후의 근대적 관료제로 나누어 볼 수 있다. 가산적 관료제는 중세시대의 관료제 내지 조선시대의 관료제가 그 전형적인 예이고, ① 권한행사의 자의성과 예측불가능성, ② 기능의 미분화, ③ 공사구분의 결여, ④ 전인격적 지배, ⑤ 관료의 특권성 등을 그 특징으로 한다.

관료제는 극히 다의적인 불확정개념이다. 일반적으로 관료제란 계층제적 구조를 가진 대규모의 복잡한 합리적 · 능률적 관리조직을 의미한다. M. Weber가 관료제 모형을 제시한 이후 관료제를 구조적 측면에서 파악하여 많은 분량의 업무를 법령에 따라 비정의적으로 처리하기 위하여 구성된 대규모의 분업체계로 정의하는 관점이 가장 보편적으로 사용되고 있다. 즉 관료제는 계층제의 형태를 띤 대규모 조직으로서 의사결정의 수직적 중심이 명확한 조직이며, 모든 대규모 사회집단에서 공통적인 관리업무를 담당하는 조직이라는 특징을 가지고 있다.

조직론적 관점에서 관료제란 대규모 조직체를 효율적으로 관리하기 위한 수단이다. 따라서 관료제는 수단성을 의미하므로 공사행정 모두 해당된다. 관료제는 산업사회 즉 산업혁명, 근대국가의 형성, 화폐의 유통 등과 밀접한 관련이 있다.

2) 관료제의 병리 현상

관료제는 예나 지금이나 조직운영의 주요 수단이다. 이는 예전에 비해 관료제는 쇠퇴하고 있지만 분업과 전문화, 합리성, 능률, 안정성, 객관성 등과 같은 순기능이 있기 때문이다. 탈산업사회로 진입한 이후에도 관료제를 대체할 만한 조직모델이 뚜렷하게 대두되고 있지 못하다.

관료제는 많은 장점과 순기능을 지니고 있지만 무사안일주의, 할거주의, 권위주의, 전문화로 인한 무능 등 많은 단점과 역기능을 내포하고 있다. 관료제의 역기능을 요약하면 [표 3-7]과 같다.

표 3-7 관료제의 병리 및 쇄신방안

구분	병리현상	쇄신방안
구조적인 면	① 할거주의(sectionalism) : 오랜 근무로 인한 이해 부족, 조직 내 권력관계에 의한 경쟁 때문에 소속 기관과 부서만 생각하고 타 부서에 대한 배려를 하지 않는다. ② 갈등조정수단 부족 : 집권화에 따른 기능적 부문 사이의 갈등 해소의 제도적 장치가 부족하다. ③ 전문가적 무능(Veblen) : 구조적 분화에 따라 타 분야에 대해 문외한이 되는 훈련된 무능(trained incapacity)현상이 나타난다. ④ 조직의 활력 상실 : 특정한 동일업무의 반복으로 권태와 무력감에 빠지게 된다.	① 조직의 동태화 ② 참여의 촉진 ③ 분권화의 촉진 ④ 보수 · 상벌제도 개선
행태적 · 인간적인 면	① 무사안일주의(변화에 대한 저항) : 문제해결 방식으로 선례를 중시하고, 자신의 신분보호에 몰두하여 소극적 태도로 업무에 임한다. ② 인간성 상실 ③ 이기주의(관료제적 이익추구)	① 발전지향적 행정행태 확립 ② 행정윤리의 확립 ③ 적정한 신분보장 ④ 행정관리의 민주화 ⑤ 전문직업의식 확립
환경적인 면	① 서면주의, 형식주의(red tape) : 문서화, 형식과 절차를 내세워 업무처리를 지연시킨다. ② 목표와 수단의 전도현상, 동조과잉(overconformity) : 조직 전체의 목표달성보다는 규칙과 절차에 지나치게 집착한다. ③ 환경적응능력 부족	① 사회환경의 정화 ② 국민의식수준 향상 ③ 관료제에 대한 민주적 통제 강화

3 공식조직과 비공식조직

1) 개념

공식조직(formal organization)이란 분업과 권한 · 책임의 계층제를 통하여 일정한 목표를 달성하려는 조직으로서 법률 · 규칙이나 직제에 의하여 형성된 인위적 조직을 말한다. 이러한 공식조직은 상하 지휘체계가 명확해 의견수렴보다는 일방적 지시가 이루어지기 때문에 조직자체의 경직성을 야기시킬 수 있을 뿐만 아니라 집단부서간의 배타성, 비인간화 등이 나타날 수 있다.

비공식조직(informal organization)이란 구성원 상호간의 접촉이나 친근성에 의해 자연발생적으로 형성되는 조직으로서 사실상 존재하는 현실적 인간관계와 인간의 욕구를 기반으로 하며 구조가 명확하지 않으나 공식조직에 비하여 신축성을 가진 조직이다. 비공식조직 내지 비공식집단은 과학적 관리론의 한계와 더불어 제기되기 시작하였던 인간관계론에 의하여 그 중요성이 대두되었다. 과학적 관리론이나 행정관리론이 인간을 기계시한데 반해, 인간관계론에서는 인간을 사회적 존재로서 인식하고 민주적 리더십이나 의사소통과 비공식적 인간관계의 중요성이 강조되었다. 비공식조직이 대두한 것은 Mayo, Roethlis-berger 등의 시카고 학파에 속한 학자들에 의해 진행된 Hawthorne 실험에서 비롯되었다고 할 수 있다. 1970년대 이전까지는 비공식조직을 백해무익하다고 보았으나 현재는 비공식조직이 꼭 나쁜 것은 아니라는 생각이 지배적이다.

▶ 호손공장 실험

1924년부터 1932년까지 미국 서부 호손공장에서 조명 강도가 생산성에 미치는 영향을 밝혀내기 위한 실험을 실시하였다. 실험 결과 작업장 조명의 밝기는 생산성의 향상에 기여하지 못하였으며, 휴식시간, 근무시간, 임금 등 역시 생산성 변화에 별 영향을 주지 못하였다. 근로자의 생산성 변화에 영향을 주는 요인은 자신이 속하는 집단에 대해 갖는 감정, 태도 등의 심리조건과 인간관계였다.

2) 특성

(1) 공식조직의 특성

① 합리적 성격
② 인위적으로 생긴 조직
③ 법령이나 직제상 도표화된 제도적 조직
④ 능률의 논리에 입각한 조직
⑤ 외면적, 가시적, 외재적 조직
⑥ 전체적인 질서 유지
⑦ 목표를 향하여 전체가 통합
⑧ 활동 · 가입 · 탈퇴가 자유롭지 않고 인간적 가치의 추구가 곤란
⑨ 수직적인 계층제를 전제

(2) 비공식조직의 특성

① 자연발생적 성격
② 동태적인 인간관계에 의하여 형성된 비제도화된 조직
③ 감정의 논리에 입각한 조직
④ 내면적, 비가시적 성격
⑤ 부분적 질서를 형성

⑥ 조직의 목표는 구성원의 욕구 또는 소망에 따라 다양
⑦ 인간화, 민주화
⑧ 영향력이나 대인관계 등 사회적 통제
⑨ 수평적, 비계층적 성격
⑩ 공식조직의 존폐에 따라 영향을 받는 타율적 조직

3) 기능

(1) 공식조직의 기능

① 순기능
㉠ 조직의 목표가 하나로 통일되어 일반적으로 조직의 통합이 잘 된다.
㉡ 상하의 지휘체계가 명확해 업무처리가 신속하다.
㉢ 소속 부서내의 단합과 결속이 잘 된다.
㉣ 감정이 배제된 합리적 일처리를 할 수 있다.
㉤ 능력에 따라 자기개발과 역량을 발휘할 수 있다.

② 역기능
㉠ 집단·부서간 배타적일 수 있다.
㉡ 조직자체의 경직성을 야기시킬 수 있다.
㉢ 단일 지휘체계로 의견수렴보다 일방적 지시가 이루어질 수 있다.
㉣ 비인간화 등이 나타날 수 있다.

(2) 비공식조직의 기능

① 순기능
㉠ **욕구불만의 발산체** : 비공식 집단은 구성원의 욕구불만이나 불평을 발산하고 해소시켜 주는 기능
㉡ **심리적 안정감의 형성** : 비공식조직은 동질감의 확보로 구성원의 안정감, 귀속감을 갖도록 해 준다.

㉢ **공식조직의 경직성 완화** : 공식조직의 비정의성, 경직성을 완화시켜 조직의 환경에 대한 적응성, 신축성을 확보할 수 있다.

㉣ **공식지도자의 지도력 보완** : 비공식조직은 인간관계를 통하여 공식지도자의 능력과 명령 · 지시 · 처벌을 보완할 수 있다.

㉤ **업무의 능률적 수행** : 구성원 상호간의 협조와 지식 경험의 공유를 통하여 업무의 능률적 수행을 돕는다.

㉥ **구성원간의 행동기준의 확립** : 각 구성원의 지켜야 할 행동규범을 확립하여 공식조직의 목표달성에 기여한다.

㉦ **의사전달의 통로** : 공식적 의사전달은 신속성을 특징으로 하는 비공식적 의사전달에 의하여 보완되어야 한다.

㉧ **사기앙양 및 쇄신적 분위기 조성** : 개인의 창의력과 쇄신을 고취하는 분위기를 조성하게 한다.

㉨ **사회적 욕구의 충족** : 인간은 사회적 동물이므로 타인과 더불어 살아가려는 사회적 욕구를 가지고 있다. 이러한 사회화 과정에서 비공식조직은 중요한 매체 역할을 한다.

② 역기능

㉠ **적대감정 심리적 불안감의 조성** : 파벌조성 등으로 비공식조직 상호간의 적대감정이나 심리적 불안감을 유발할 수 있다.

㉡ **공식적 의사전달의 왜곡** : 비공식적 의사전달은 때로는 왜곡되거나 근거 없는 정보를 퍼뜨려 공식적 의사소통을 마비시킬 수 있다.

㉢ **정실행위의 만연** : 비공식적 인간관계의 오용으로 지연 · 혈연 중심의 정실행위의 우려가 있다.

㉣ **개인불만의 확산** : 구성원의 개인적 불만이 비공식적 접촉을 통해 집단 전체의 불만으로 확대되는 경우가 있고 압력단체로서의 역할을 수행하는 경우도 있다.

㉤ **개인적 목적으로서의 이용** : 비공식조직의 세력을 바탕으로 개인적인 목표나 욕망을 실현하려는 구성원이 생길 수 있다.

㉥ **공식적 권위 유지 곤란** : 비공식조직에서는 공식적 권위가 유지되기 어

렵고 대인관계나 영향력 등 별도의 사회적 권위체계가 형성된다.[5]

4) 비공식조직의 통제

공식조직의 기능을 보완하기도 하고 역기능도 가지고 있는 비공식조직은 인위적으로 제거할 수도 없고, 그 기능도 다양하며 또한 조직 목표의 달성에 큰 영향을 미칠 수도 있으므로 결코 과소평가할 수는 없다. 따라서 공식조직의 지도자는 비공식조직의 존재를 인정하여야 하며 목표달성에 가능한 순기능적으로 작용할 수 있도록 효과적인 통제방안을 모색해야 한다.

공식조직의 지도자는 조직내의 비공식조직의 유형, 목표, 기능, 인적 사항 등 그 실태를 파악해 비공식조직의 목표가 공식조직의 목표와 일치하도록 유도한다. 또한 비공식조직의 지도자를 발견하여 공식조직을 지지, 협조하도록 설득하여 공식조직과 비공식조직간의 알력과 대립을 해소시킬 필요가 있다. 한편 비공식조직의 역기능이 지나칠 경우 감독자가 적절한 조치를 강구하여 직무 내용을 변경하거나 구성원에 대한 인사이동, 전보 등 인사조치를 취해야 한다.[6]

그러나 비공식조직을 무조건 억압해야겠다는 사고는 바람직하지 않으며 공식조직과 비공식조직은 공존한다는 것을 인식하는 것이 중요하다. 비공식조직의 통제는 언제나 불완전한 것에 지나지 않는다. 비공식조직은 항상 내재적, 비가시적이어서 그 발견 및 통제가 쉽지 않기 때문이다. 결국 비공식조직의 통제는 조직의 전체적인 관점에서 볼 때에는 항상 부차적인 것에 지나지 않는다. 그것은 어디까지나 공식조직의 부분질서이기 때문이다.

5) 우리나라에 있어서의 비공식조직

우리나라의 경우 조직이나 집단 내에 존재하는 비공식조직의 역할은 무시할 수 없는 정도로 크다. 그 특징을 살펴보면 다음과 같다.

(1) 동창관계, 지연 · 연고관계, 개인적 신임 등 다양한 기회를 통해 이루어지는 비공식조직이 실질적으로 공식조직을 좌우하고 압도하는 경우가 많다.

---

5 김중규, 행정학(서울:성지각, 1992), p.598.

6 위의 책, p.600.

(2) 출신지, 출신교 및 연줄로 형성되는 비공식조직 내지 유력한 파벌에 속하지 않는 경우 고위직에서의 승진이나 요직 담당이 용이하지 않는 경향이 있었다.

(3) 비공식조직의 순기능보다 역기능의 비중이 너무 크며 공식조직의 규범인 법령이나 기능이 비공식조직의 이익을 위하여 왜곡되고 마비되는 경우가 많았다.

(4) 취미, 관심 등에 따라 여러 비공식조직에 소속하기보다 단일의 비공식조직에 소속하여 충성심을 가지는 경향이 강하다.

(5) 하나의 비공식조직이 구성원의 다양한 욕구를 충족시키는 다기능적 성격을 띠고 있다.

(6) 비공식조직이 공식조직과의 경쟁 상대자 또는 지배자가 되는 경향이 있다.

(7) 전반적으로 행정능률에 역기능 작용을 하는 경향이 많으며, 비공식조직에의 일체감이 높아 그 응집력의 정도가 높다.

(8) 비공식조직의 인적 관계는 구성원의 직위나 신변의 변화에 구애를 받지 않고 장기간 지속되는 경향이 많다.

(9) 비공식조직의 높은 응집력이 조직목표에 부정적인 방향으로 작용할 경우 오히려 생산성이 지극히 저조하게 되는 경향이 있다.[7]

▶ '우리가 남이가!'

혈연 · 지연 · 학연 등 일차 집단적 연고를 중시하고 있는 연고주의는 조직 내에 가족적 · 친화적 분위기를 조성해 인간관계를 개선하나, 파벌적 · 할거주의적 행태를 조장함으로써 대내외적 정책 및 조직관리의 공평성과 합리성을 저해하는 역기능을 초래한다. 우리나라에서 특정부처나 고시출신들의 패거리 문화, 정실인사, 법조삼륜의 유착관행은 어제 오늘 일이 아니다. 이 같은 연고주의는 우리나라의 정치, 경제, 사회, 문화의 각 분야에 깊이 뿌리박고 있어 갈등과 분열, 부정과 비리를 조장하고 건전한 경쟁풍토와 공정한 사회발전을 가로막는 커다란 장애가 되고 있다(출처 : 경기신문, 2011년 6월 30일자).

6) 소집단

소집단(small group)이란 대면적 관계가 있고, 집단구성원간에 상호작용이 행하여지며 구성원 상호간에 인상이나 인지를 가지는 제한된 수의 사람들의 상호관계에 의하여 이루어지는 집단을 의미한다. 소집단이란 대면적 접촉관계에 있는 제한된 집단성원간에 이루어진 집단으로 소집단에 관한 연구로 Simmel의 형식사회학이론, Homans와 Bales의 상호작용이론, Lewin의 집단역학(Group Dynamics), Moreno의 Sociometry 이론 등이 있다.

7 이남호, 행정학(서울 : 고시학회, 1972), p.212.

소집단의 특징으로는 ① 대면적인 접촉관계, ② 구성원간의 활발한 상호작용, ③ 구체적이고 광범위한 의사전달, ④ 집단의식 및 규범 공유, ⑤ 구성원간의 감정적인 인간관계 형성, ⑥ 소집단은 비공식집단과 달리 공식적 집단도 포함, ⑦ 조직은 다양한 소집단으로 형성된 체제, ⑧ 소집단은 개인의 심리적인 욕구충족의 기능도 수행 등이 있다.

소집단과 비공식조직이 동일시되기도 하지만 소집단과 비공식조직은 구성원의 밀접한 대면적 관계와 상호작용 및 깊고 광범위한 의사전달, 감정적 · 인간적 만족감, 집단규범의 공유자란 특색에서 유사점이 있으나 소집단에는 소규모의 공식적인 소집단도 포함되므로 동일한 것은 아니다.

표 3-8 공식 · 비공식 · 소집단의 비교

구분	공식조직	비공식조직	소집단
성격	합리적 조직	비합리적 조직	대면적인 관계
성립과정	인위적으로 형성된 조직	자연발생적	구성원간의 상호작용
명문성	명문화된 조직	동태적인 인간관계에 의한 조직	구성원 상호간에 개인적인 인상이나 지각을 지님
강조점	능률과 과학적 합리성에 따라 구성	인간의 감정의 논리에 따라 구성	소집단은 공식적일 경우도 있고 비공식적일 경우도 있다.
형태	외면적 · 외재적 조직	내면적 · 내재적 조직	
질서	전체 질서	부분적 질서	
분업성	강함	약함	약함

4 조직의 목표와 변동

1) 의의

목표란 미래에 달성하고자 하는 바람직한 가치 · 상태를 의미하며, 조직이 움직이는 원인, 조직활동의 지침 · 평가기준이 된다.

먼저 임무(mission), 목적(goal), 목표(objective), 목표대상(target)의 용어를 구분할 필요가 있다. 임무란 조직이 존재하는 이유, 조직이 수행하는 일반적인 서비스 기능, 관할권과 권능의 한계를 기술한다. 한 국가나 지역보건당국의 임무는 특별히 법적 테두리안에서 지역사회나 그 나라의 국민들의 건강에 대한 보호와 증진일 것이다.

목적은 특정 프로그램의 성취정도에 대해 보다 장기적으로 상세히 기술된 내용이다. 현재의 이용가능한 자원이나 성취를 위한 한정된 시간의 형태로 제시되지 않는다. 그러나 그것은 임무(mission)와 일치되어야만 한다. 보건의료분야에서 목표는 종종 한 보건문제를 완벽하게 극복하는 형태로 기술되거나 허용수준을 감소시키는 형태로 제시된다. 목표란 특정한 목적(goal)에 대한 측정된 과정의 달성형태로 기술된다. 이것은 다음과 같은 상세한 설명을 포함해야만 한다.

① what : 달성되어야 할 상황이나 문제의 본질
② how much : 달성되어야 할 상황의 규모(quantity)
③ when : 제안된 상황이나 상태가 달성되기로 목적된 시간
④ who : 이룩하고자 하는 환경의 일부분이나 특정 인구집단군
⑤ where : 프로그램에 포함되어야 할 지리학적 영역

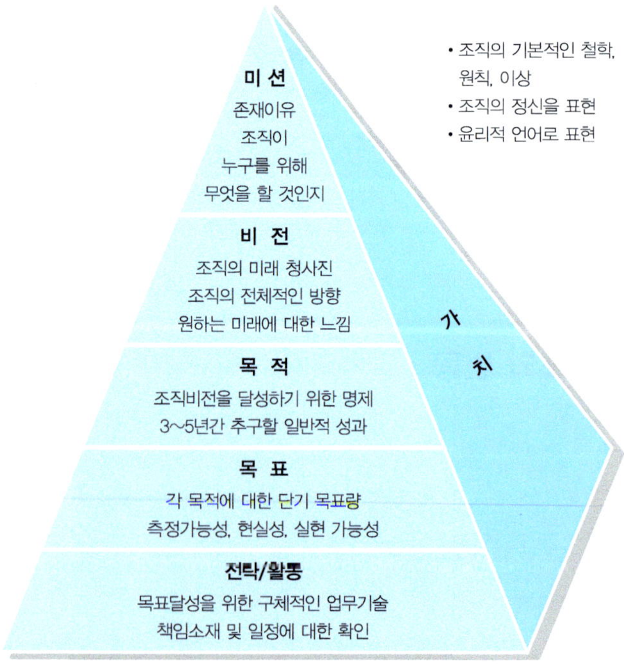

그림 3-2 미션, 비전, 목적, 목표의 위계화

목표대상이란 특정 프로그램을 통한 보건상의 목표(health objective)와 관련되어 달성될 수 있는 산출물의 측정된 양을 말한다.

목적과 목표간의 관계는 [그림 3-2], [표 3-9]와 같다.[8]

표 3-9 목적과 목표

목적(Goal)	목표(Objective)
사업이 궁극적으로 달성하고자 하는 것에 대한 일반적 기술 건강한 지역사회에 대한 비전에서 출발	사업의 목적 달성을 위해 필요한 변화에 대한 구체적 기술
정신적, 철학적	구체적
장기적	단기적
사업의 궁극적 방향, 바람직한 성취	보건사업의 바람직한 영향이나 효과에 대한 상세한 기술
직접적 관리의 대상이 되는 경우가 드묾	직접적 관리(평가)의 대상이 됨(목표관리)
거의 변경되지 않음	사업 진행에 따라 변경되기도
예 : 지역사회에서 심장병에 의한 조기사망을 감소시킨다.	예 : – 2000년까지 지역사회의 흡연자 비율을 32%(1994년 기준)에서 25.6%로 감소시킨다. – 2000년까지 지역사회의 신체활동이 부족한 사람의 비율을 38%(1994년 기준)에서 32%로 감소시킨다.

2) 목표의 기능

(1) 인지적 기능

조직활동에 대한 지침을 제시하고 의사결정의 대안선택기준과 방향 · 제약요인 등을 밝혀준다. 즉 목표는 정책결정과 계획의 근거를 제시하며 조직이 나아가야 할 방침을 제시해 준다.

(2) 정서적 기능

구성원의 참여에 대한 동기를 부여하고 일체감을 느끼게 한다. 공동의 목표는 조직 구성원 간 뿐만 아니라 부서 간의 갈등해소에 기여할 수 있다.

8 한국보건산업진흥원, 제4기 지역보건의료계획 작성지침교육, 2006, pp.255~256.

(3) 상징적 기능

목표의 중요성을 밝히고 조직이 정당성 · 자원 · 인재를 획득하는 능력에 큰 영향을 미친다. 조직구성원으로부터 목표가 정당성을 인정받아야 조직의 권위와 권력행사가 힘을 받을 수 있다.

(4) 평가적 기능

조직의 효과성과 성과를 평가할 수 있는 기준을 제시한다.

3) 목표의 변동

(1) 의의

조직은 생존하기 위해서 환경변화에 적응해야 한다. 조직의 지속적인 생존을 위해서는 조직목표가 계속 존재해야 하므로 목표의 전환 · 승계가 요구된다. 즉 지도자의 태도 변화, 권력구조의 변화, 조직구성원의 성향변화 등과 같은 조직의 내적 요인과 환경적 요인에 의해 조직목표는 변동된다.

(2) 유형

① **목표 간의 비중 변동** : 권력관계와 상황이 변동함에 따라 기존 목표의 우선순위가 바뀌는 것을 말한다.

② **목표의 승계** : 기존의 목표가 달성되었거나 실현이 불가능할 경우 새로운 목표를 설정하고 추진하는 것을 말한다(한국기생충박멸협회→한국건강관리협회).

③ **목표의 다원화** : 기존의 목표에 새로운 목표가 추가되는 것을 말한다. 목표의 확대와 거의 유사한 개념으로 사용되기도 한다.

④ **목표의 대치(전환)** : 목표 보다는 수단을 지나치게 강조함으로써 수단이 목표로, 목표가 수단으로 전락하는 현상이다. 목표의 전환이 발생하는 원인은 아래와 같다.

㉠ Michels : 과두제의 철칙, 소수간부의 권력과 지위강화의 행태로 발생

▶ 과두제의 철칙(iron law of oligarchy)

독일의 정치학자 Robert Michels는 집단이 형성된 곳이면 어느 곳에서나 발견되는 소수자 지배 현상을 과두제의 철칙이라 불렀다. 다수는 자치능력이 부족한 반면 상위층의 몇몇 지도자들이 그 조직을 계속 지배하고 자신의 지위를 지키는 데 더 열중하는 목표 대치 현상은 필연적인 결과이다.

ⓛ Gouldner : 동조과잉
ⓒ Selznick : 전문화의 무능과 할거주의
ⓔ Blau : 조직의 경직화, 개인의 상실
ⓜ Warner & Havens : 상위목표 대신에 하위 목표를 중시하는 데에서 발생
ⓗ Clark : 조직목표보다 조직자체의 유지와 존속에 더 많은 관심

> **동조과잉(over-conformity)**
>
> 조직 구성원이 지나치게 규칙과 절차를 강조하고 준수에 집착할 때 발생하는 현상이다. 동조과잉이 발생하면 조직이 추구하고 결국 달성해야 하는 본래의 상위목표보다는 수단적 차원의 규칙이나 절차 준수가 상위목표로 정착하게 된다.

4) 목표관리(MBO)

목표관리(management by objective)란 조직목표와 개인목표를 명확하게 설정함으로써 각자의 능력을 개발하고 의욕을 높이며, 또한 각자의 힘을 조직력으로 집중 발휘시킴으로써 효율적인 경영활동을 가능하게 하는 경영기법 및 경영이념이다. 필요에 따라서는 목표를 수정함으로써 외부의 변화에 신속하게 대응하는 다이나믹한 조직활동이 가능하다.

목표관리의 사고방식과 방법은 미국에서 1950년대 후반에 시작되어 1960년대에 점차 일반화되고 체계화 되었으며 P. F. Drucker, E. C. Schleh, R. Likert, D. McGreger 등이 이론적인 근거를 마련하였다. 목표관리의 기본적인 철학은,

첫째, 인간이 그 능력을 충분히 발휘하는 것은 타인으로부터의 명령에 의해서 행동하게 될 때가 아니고, 자기의 주체성에 의하여 자발적으로 행동하게 될 때이다. 즉 스스로 달성하고 싶다고 생각하는 목표를 가질 때이다.

둘째, 조직은 목표를 달성하기 위한 수단이다.

셋째, 조직이 가지는 목표와 그 조직을 구성하는 각자가 바라는 목표와의 일치성과 연관성이 강할수록 조직효율은 높아진다.

조직의 목표가 부하의 건의에 의해 실정에 맞게

> **MBR과 MBO**
>
> 규칙관리(MBR : Management By Rules)란 몇 가지 규칙에 위배되지 않으면 무슨 결정을 해도 허용되는 네거티브 의사결정 시스템을 작동시키는 방법이다. 이 관리 방법은 소수 규칙에 기반을 두고 급변하는 환경에 대처함으로써 단순하고 유연한 의사결정을 가능하게 한다. 따라서 구성원은 합의된 규칙에 따라 상부 지시나 눈치를 볼 필요 없이 결정하고 실행하면 된다.
> 목표관리(MBO)의 핵심은 하나의 목표를 중심으로 그것을 계층별로 나누고 모든 조직 구성원이 참여, 이를 완수시키는 것이다. 명확한 목표를 제시할 수 있는 재빠른 추격자 입장과 단기 집중력이 강한 국민성이 어우러져 MBO는 우리나라에서 그동안 높은 성과를 거두었다. 하지만 하위 직원은 상위자에게 목표를 물어 보고 상위자는 그 위 임원으로부터 목표를 지시 받아 열심히 일하면 되는 관리 방식은 급속히 경쟁력을 잃어 가고 있다. 미래에는 평범한 직원의 아이디어와 열정을 모아 집단 천재성을 발휘하는 조직만이 생존할 가능성이 크다(출처 : http://www.etnews.com/20160704000409).

수정되거나 건의한 내용이 수용되어질 필요가 있다. 조직구성원의 책임감과 자부심이 높아지며 목표설정과정에 참여해 불만족이 감소하는 효과를 기대할 수 있다. 목표관리를 추구함으로써 ① 조직민주화 추구, ② 조직구성원의 사기·만족감 증대, ③ 조직운영시 불분명·애매한 것을 이해, ④ 책임감(자율적 책임) 증진, ⑤ 팀워크의 구축, ⑥ 조직의 약점 도출 및 보완, ⑦ 관료제의 부정적 측면 제거 등의 효과를 기대할 수 있다.

목표관리를 성공하기 위해서는 ① 민주화의 선행, ② 분권화, ③ 자기관리, ④ 상관의 이해력, ⑤ 하의상달의 원칙 확립, ⑥ 성과에 따른 보상체계의 확립 등이 요구된다. 그러나 목표관리는 ① Paper Work이 많아지는 결과 발생, ② 시간소요 증가, ③ 질적 목표의 계량화 곤란 등과 같은 문제점이 있다. 그러나 목표관리(MBO)의 도입은 조직풍토를 개선하는데 도움이 될 것으로 예상된다.

표 3-10 MBO의 장단점

장 점	단 점
① Y이론적 관리방식(조직목표·개인목표의 조화) ② 관료제의 역기능 보완(조직의 변화와 쇄신 추구로 조직 동태화에 기여) ③ 평가·환류기능 중시 ④ 조직목표 명확화→조직활동 집중, 조직의 효과성 제고 ⑤ 조직내 의사소통 활성화, 구성원간 상호이해 증진, 조직내부 갈등의 건설적 해결 중시 ⑥ 참여관리를 통한 조직의 인간화 도모, 조직구성원의 사기와 직무만족 제고 ⑦ 목표에 입각한 결과측정이 객관적으로 용이	① 장기적·질적 목표보다 단기적·양적·유형적 목표에 치중 ② 폐쇄체제적 성격→환경이 불확실하고 유동적인 곳에서는 효용 제약 ③ 권위주의적·집권적 조직(수직적 계층제)에서는 업무분담이나 참여관리 곤란 ④ 시간·노력의 과다 소모 ⑤ 목표의 명확한 설정 및 성과측정 곤란 ⑥ 지나치게 세밀한 서류작업의 번거로움 ⑦ 비신축성 : 관리자가 목표변경 주저

제3절 조직의 동태화

1 보건의료조직의 환경변화

조직을 둘러싼 환경은 끊임없이 지속적으로 변하고 있다. 조직의 성장과 쇠퇴는 환경변화에 얼마나 능동적이고 적극적이며 선제적으로 대응하느냐에 달려있다. 조직은 환경 의존도를 최소화하려고 노력하지만 가능성은 높지 않다. 조직은 직접 영향을 주는 과업환경(예 : 서비스 수혜자, 소비자, 경쟁조직 등)의 영향을 받을 뿐만 아니라 인구사회학적 변화, 경제적 상황, 정치적 변화, 기술수준 등과 같은 거시적 사회환경에 의존할 수밖에 없기 때문에 조직과 환경은 끊임없이 상호작용하는 개방체계이다.

보건의료조직에 영향을 주고 있는 환경변화를 몇 가지 찾아보면,

첫째, 전국민건강보험과 더불어 의료수요가 증가한 반면 공급도 거기에 못지않게 증가하여 경쟁의 강도가 날로 심해지고 있다. 의료기관의 지속적인 증가는 바로 공급과잉으로 이어져 문을 닫는 의료기관이 많이 나타나고 있다. 특히 예전에 비해 의료이용의 증가폭이 둔화되는 경향이 있는 현실을 고려할 때 의료기관의 폐업은 당분간 지속될 전망이다.

둘째, 의료시장 자체가 이제는 공급자 위주의 시장에서 소비자 위주의 시장으로 전환될 것이다. 특히 정부에 의한 의료수가의 통제는 날로 심해질 전망이고 의료수요의 창출에도 한계가 있고, 더욱이 의료의 공급은 계속 증가할 것으로 예상되기 때문에 소비자의 목소리가 상대적으로 커질 가능성이 높다.

셋째, 의료시장의 개방화이다. 정보통신기술의 무한한 발전으로 노동과 서비스의 국제적 이동이 이제는 자유롭게 되었으며, 이는 무한경쟁의 초국경의 시대에 진입함을 의미한다. 의료시장 역시 개방은 선택의 문제가 아니라 시간의 문제로 피할 수 없는 상황에 직면할 것이다. 의료시장의 개방화는 의료공급자와 소비자, 보험자, 정부에 지각변동의 영향을 미칠 가능성이 크다.

넷째, 보건의료조직 구성원의 의식 변화이다. 보건의료조직은 각 직종마다 전문적 자격증을 소지한 전문인이 팀워크를 구성하여 의료서비스를 제공하고 있는 매우 복잡한 조직이다. 또한 다른 조직보다 보건의료조직은 병원 간, 병원 내

직종간의 임금 격차가 매우 심한 조직에 속한다. 그만큼 내부 환경은 갈등의 소지를 내포하고 있다. 합리적인 내부 환경관리가 환경변화에 대한 대응책의 첫 단계이다.

2 환경변화에 대한 전략

1) SWOT(Strengths, Weaknesses, Opportunities, Threats) 분석

모든 조직은 약점과 강점을 동시에 가지고 있다. 또한 외적 환경변화는 조직에 커다란 위협적 요소로 대두되는가 하면 최대의 기회를 제공하기도 한다. 위기가 곧 기회인 것이다. 경쟁우위(Competitive Advantage)를 확보하기 위해 어떤 조직이 경영전략 수립을 위해서는 먼저 내부환경과 외부환경을 분석해야 한다. 기본적인 전략과정은 조직내부의 강점과 약점을 조직외부의 기회와 위협에 대응시킴으로써 조직의 목표를 달성하는 것이다. 이때 사용되는 4요소를 강점, 약점, 기회, 위협(SWOT)이라 한다.

표 3-11 보건의료분야의 SWOT(예시)

내적 강점	내적 약점
• 최첨단 의료시설과 장비 • 최고의 의료진 • 지리적인 접근도의 용이 • 병원의 명성	• 복리 · 후생 · 임금상승으로 채산성의 악화 • 의료진과 직원들의 높은 이직률 • 직원들의 불친절 • 경영진에 대한 불만 • 의사와 간호사간 또는 직원들 간의 갈등 • 경쟁적 지위의 쇠퇴
외적 기회	**외적 위협**
• 국민소득의 증가 • 의료수요의 증가 • 의료수요의 고급화 • 평균수명의 증가 • 대단위 주거단지 조성 • 경기회복에 따른 소비심리의 회복 • 민간건강보험의 도입	• 국민의식수준의 향상에 따른 불만 및 관심의 증가 • 낮은 보험수가 • 정부의 통제 및 규제 • 의료시장개방 • 병원노사분규의 확산 • 의료기관의 개설(새로운 경쟁자의 등장) • 경기침체

표 3-12 SWOT 전략

내적 요소 / 외적 요소	강점 (strength)	약점 (weakness)
기회 (opportunity)	SO전략(공격적, 확대 전략) 기회이익을 획득하기 위해 조직의 강점이 활용되는 전략	WO전략(방향전환, 우회 전략) 조직의 약점을 극복하기 위해 기회를 활용하는 전략
위협 (threat)	ST전략(다양화, 안정 성장 전략) 위협을 회피하기 위해 조직의 강점을 적극 활용하는 전략	WT전략(방어적, 축소 · 철수 전략) 위협을 회피하고 조직의 약점을 최소화하기 위한 전략

2) 틈새전략(Niche Strategy)

1980년 Michael E. Porter가 제시한 경쟁전략인 틈새전략은 경쟁에서 우위를 점하고, 시장에서의 확고한 위치를 차지하기 위해 조직이 보유하고 있는 기술, 생산, 재무, 마케팅 등 기능적 강점을 어느 부문에 어떻게 활용할 것인가를 결정하는 분석의 틀을 말한다. 틈새전략으로는 원가우위 전략, 차별화 전략, 집중화 전략 등 세 가지 유형이 있다.

첫째, 원가우위 전략(cost leadership strategy)이란 설비규모의 유지, 경험에 의한 원가절감, 비용의 엄격한 통제, 연구개발비의 최소화 등으로 원가를 최소화하는 전략이다. 원가우위 전략으로는 ① 병원의 경쟁력 유지와 환경변화에 대처하기 위해 비수익성 의료서비스의 제거, 낭비요인의 축소, 직원감원 및 상호기능적 조정을 통한 비용통제, ② 경쟁병원들보다 서비스 비용을 낮추기 위한 활동, ③ 서비스의 비용 · 효율성 제고 노력, ④ 다양한 의료서비스 조정을 위한 시간투입과 비용의 개선, ⑤ 이용 가능한 장비, 서비스 및 시설의 최적화, ⑥ 다양한 서비스와 관련되는 비용분석 실시, ⑦ 진단장비와 보조서비스의 비용통제 등이 있다.

틈새전략

"틈새전략으로 성공한 대표적인 기업으로는 사우스웨스트 항공을 꼽을 수 있다. 사우스웨스트는 대형항공사들이 관심을 갖지 않던 중소도시 간 단거리 노선에 집중해 크게 성공을 거둔 바 있다. 사우스웨스트는 경제성을 추구하는 고객들을 유인하기 위해 반드시 필요하지 않은 서비스는 과감히 없애면서 가격을 대폭 낮추었다. 기내식은 당연히 제공하지 않았고, 좌석등급도 하나로 통일했으며, 지정좌석제를 폐지하고 승객도 오는 순서대로 자리에 앉도록 하였다. 그럼에도 사우스웨스트는 소비자의 욕구에 부응하는 틈새전략으로 항공업계의 극심한 불황기에도 기록적인 성장을 할 수 있었다."(출처 : http://www.pressian.com/news/article 전문 인용)

둘째, 차별화 전략(differentiated target marketing)은 다른 제품 및 서비스와 구별되는 독특한 상품과 서비스를 창출하기 위한 전략을 말한다. 보건의료부문에서의 차별화 전략은 ①『hightech』 이미지의 구축과 최첨단 기술(예 : MRI)의 이용을 통한 의료서비스의 차별화, ② 일반적으로 잘 제공되고 있지 않은 서비스 제공(예 : 화상진료, 노인병진료)을 통한 기술영역의 차별화, ③ 의료보조인력의 질에 의한 차별화, ④ 새로운 의료서비스 도입, ⑤ 경쟁병원과 차별화된 의료서비스 실시, ⑥ 새로운 의료서비스 개발을 위한 시장조사 등이 있다. 자기 병원 고유의 독창적 서비스를 제공함으로써 경쟁우위를 점할 수 있으며 충성도 높은 고객을 확보할 수 있는 전략이 차별화 전략이다.

셋째, 집중화 전략(concentrated target marketing)은 원가우위 전략이나 차별화 전략을 포괄하지만 산업전반이 아닌 특정한 환자분류나 서비스분야의 경쟁력 향상에 집중하는 전략을 말한다. 집중화 전략으로는 ① 환자군의 세분화, ② 의료서비스의 세분화, ③ 의료시장 세분화 등이 있다. 보건의료시장을 연령, 소득, 지역, 직업 등 여러 기준에 의해 세분화하고 이를 근거로 대상이 분명한 특정 시장만을 공략하는 전략이 집중화 전략이다.

이러한 경영전략에 대한 조직성과는 ① 새로운 의료서비스 · 진료시설의 투자효과 및 의료수익률, ② 환자유지능력, ③ 비용통제력, ④ 의료기관의 생존기간 및 성장률 그리고 의료수익 증가율 등을 통해 측정할 수 있다.

3) 벤치마킹(Benchmarking)

벤치마킹이란 “우물 안 사고”에서 벗어나 자신보다 탁월한 상대를 목표로 그 성과를 비교 · 분석하고, 그러한 성과차이를 가져오는 운영방식을 체득하여 조직의 혁신을 도모하는 경영혁신 기법이다. 이는 한마디로 타인으로부터 배운다는 것으로 지난 1980년대 미국의 제록스사가 일본 케논사에 밀려 30%선으로 까지 하락한 시장점유율을 만회하기 위해 경영혁신 차원에서 최초로 도입 실시하였다.[9]

벤치마킹

“벤치마킹의 어원은 원래 제화공이 신발을 맞추거나 수선할 때 그 맞춤틀인 ‘벤치’에 고객의 발을 올려놓고 신발 크기와 모양을 측정하던 데에서 비롯됐다. 이는 토목 분야에도 적용돼 측량의 기준점을 뜻하는 용어인 ‘벤치마크’로 사용됐다가 기업 경영에 도입됐다. 경영용어로서 벤치마킹이 처음 사용됐을 때는 기업이 자신의 경영 프로세스 및 성과를 다른 기업이나 다른 산업의 베스트 프랙티스와 비교 평가해 그 차이를 극복하기 위한 문제 해결과 혁신을 시도하는 것을 의미했다.”(출처 : http://www.dongabiz.com/Business/HR/article 전문 인용)

9 LG전자, LG경영혁신 2000, p.28.

벤치마킹은 적용분야의 선정, 상대의 결정, 정보수집, 성과 차이의 확인 및 분석, 결과의 전파 및 공감대 형성, 혁신계획의 수립, 실행 및 평가의 순으로 진행되며, 적용분야, 상대, 성과측정지표, 운영 프로세스라는 4가지 구성요소에 대한 명확한 이해를 전제로 벤치마킹이 이루어질 때 소기의 목표를 달성할 수 있다.[10]

4) 리스트럭취링(Restructuring)

리스트럭취링은 급변하는 환경에 대응하고 생산성과 경쟁력을 확보하기 위해 조직 구조를 혁신적으로 재구축하는 것을 말한다. 예를 들면 기구 및 조직의 통폐합, 불필요한 자산정리, 업종전문화를 통한 체질강화, 해외진출 등 다양한 대책이 이용된다.

단순히 단기적인 재무구조 개선이나 부실사업의 정리를 통해 위기에 빠진 조직을 회생시키는 수단을 넘어 오늘날에는 다수의 조직이 경쟁력을 강화하고 미래의 성장엔진을 창출하기 위한 필수 선택으로 리스트럭취링을 추진하고 있다. 리스트럭취링으로 커다란 성과를 거둔 대표적인 기업으로는 미국의 GE(General Electric)로 과감한 사업 구조조정, 적극적인 자동화 도입, 조직계층의 단순화 등을 통해 커다란 성과를 거두었다.[11]

5) 리엔지니어링(Reengineering)

리엔지니어링은 비용, 품질, 서비스 속도와 같은 핵심적인 성과에서 극적인 향상을 이루기 위해 기업이나 행정의 업무프로세스를 근본적으로 재설계하는 것을 말한다. 업무의 전 과정을 원점에서 새로이 재구성하는 리엔지니어링 기법의 도입으로 미국 국세청은 행정능률과 생산성을 크게 향상시킬 수 있었다. 리엔지니어링은 급변하는 환경에 대한 적응과 생존전략의 하나로 인식될 수 있다. 급변하는 환경 속에서는 기존의 조직과 과거의 운영(경영)규칙만으로는 환경변화에 살아남기 힘들다. 과거에 매우 중요시 되었던 규칙들 중에는 오히려 업무의 지연과 책임소재의 불명확, 창의성 결여 등 부정적인 결과를 가져오는

10 http://www.agkdced.org/board/bbs/(2016년 10월 20일 검색).

11 LG전자, 앞의 책, p.29.

것들도 많다. 따라서 과거의 관행과 업무처리방식에서 벗어나 업무수행의 새로운 규칙과 원리를 만드는 것을 리엔지니어링이라고 할 수 있다.

6) TQM(Total Quality Management)

TQM은 조직의 전체문화를 변화시켜 특히 환자 · 고객의 기대에 영합될 수 있는 높은 수준의 행정품질기준을 확립시키기 위한 포괄적 접근방식이다. 1990년대에 들어와서 TQM이 의료부문에 효과적인 시스템이 될 수 있다는 인식이 확산되기 시작하였다.

TQM은 생산성 향상보다 품질개선을 중시하고 품질개선이 이루어지면 생산성도 따라서 향상된다고 보며 단기적 고육책이 아니라 장기적인 끊임없는 개선과정에 중점을 둔다. TQM은 고객에게 제공하는 총체적인 가치를 증대시키기 위해 제품 및 업무수행 과정을 향상시키기 위한 전체적(전반적) 품질경영전략으로 이를 통해 고객의 요구를 정확히 반영한 제품 및 서비스의 전달이 가능해지며 따라서 고객의 만족이 그만큼 증대될 수 있는 것이다. TQM의 주요 특성으로는 고객초점, 전원참여, 지속적 개선, 평가 및 지원 등을 지적할 수 있다.

TQM의 일반적 절차는 다음과 같다.

첫째, 각자 자신들이 맡은 일을 설명하고 측정하도록 한다.

둘째, 작업수행에 관련된 단계를 서술하여 누가 언제 무엇을 하는지를 구체적으로 확인하여야 한다.

셋째, 전 작업과정에서 실수가 자주 발생하는 부분을 찾아낸다.

넷째, 작업과정상의 실수나 문제점의 원인을 규명한다.

다섯째, 작업과정의 개선을 위한 시범사례를 실험적으로 실시한다.

여섯째, 시범사례가 성공하면 전 조직에 확대 접목시킨다.

일곱째, 새롭게 설계된 작업과정이 제대로 운영되는지를 확인한다.

여덟째, 위의 7가지 단계를 반복적으로 작업 개선을 시도한다.

7) 시간관리

시간관리란 시간은 무한한 자원이라는 착각에서 벗어나 시간이라는 절대조건을 기준으로 더욱 높은 생산성을 위해 나 자신, 나의 일, 우리의 조직을 관리하는 것이다. 시간관리는 목적과 대상에 따라 행동적, 관리적, 구조적 시간관리 등 세 가지 유형으로 나눌 수 있다. 이들은 각각 행동적, 관리적, 구조적 측면의 시간 생산성을 높임으로써 소정의 목적달성에 기여하고자 하는 노력을 의미한다.[12,13] 시간관리는 개인 차원의 문제라기보다 이제는 조직의 문제이며 조직 생산성과 직결된다. 따라서 시간을 조직적 차원에서 전략적으로 관리할 필요가 있다.

8) 전사적자원관리시스템(ERP)

ERP란 생산, 자재, 영업, 인사, 회계 등 조직 전 부문에 걸쳐있는 인력, 자금 등 각종 경영자원을 하나의 체계로 통합적으로 재구축함으로써 생산성을 극대화하는 대표적인 리엔지니어링 운동이다. ERP의 최종목표는 자원인 인력(Man), 자금(Money), 자재(Materials), 기계(Machines)를 통합적으로 관리하여 시너지 효과를 창출하는데 있으며 이를 통하여 고객만족(customer satisfaction)을 달성하는데 있다고 할 수 있다.

3 조직의 동태화

1) 의의

행정은 시간이 지나면 조직의 정태성으로 말미암아 고정화되고 경직화되기 쉽다. 또한 조직의 기계적 · 폐쇄적 성격으로 말미암아 안정성과 통일성을 자연 중시하게 되고 여기에 조직내의 부문주의(Sectionalism)와 파벌주의도 조직의 쇄신이나 창의성을 더욱 발휘하기 어렵게 한다. 이러한 것을 시정하고 환경변화에 적응적 발전을 해 나가기 위해서는 조직은 반드시 동태화 되어야 한다. 조직이 아무리 잘 설계되어도 조직의 사명, 인새, 규모 등의 내용이 변화하면 조직도 변화해야 한다.

우리의 행정관리조직은 그 동안 ① 신축성과 기동성 결여, ② 할거주의적 지

12 지방행정연수 제38호(1996. 12), p.10. 박호숙, 앞의 책, p.92에서 재인용.

13 http://www.ngokim.pe.kr/kimreport/k029.hwp#1-27(2003년 6월 13일 검색)의 내용을 전문인용하여 간추린 것임.

배, ③ 비능률적 인적 자원 활용 및 능력개발의 결함이 지적되었다. 이러한 결함을 극복하기 위한 방법의 하나로 조직의 동태화가 요청되고 있다. 동태화란 환경변화에 조직을 유기체적 · 개방적으로 적응시키는 것을 의미한다. 즉 동태화란 환경변화에 신축성 있게 적응하여 기존 조직을 재편성하고 당면 문제를 창조적 · 쇄신적 · 기동성 있게 대처하는 것을 말한다.

조직의 동태화로 나타나는 효과성으로는 ① 비효율적이고 비합리적인 행정요소의 제거, ② 행정수요에 신속성과 전문성 부여, ③ 행정의 환경적응능력 향상이 지적되고 있다. 그러나 ① 심리적 불안의식 조성, ② 전문가와 기존 행정가와 마찰, ③ 안정적 조직의 동태화 거부반응 등이 동태화의 문제점으로 나타나고 있다.

2) 조직 동태화의 방법

조직은 새로운 아이디어를 도입하고 그것을 실천하기 위해서는 항상 창의적 · 쇄신적 노력이 절대적으로 필요하다. 이러한 조직을 확립하기 위해서는 다음과 같은 조치가 필요하다.

① 통제중심의 조직에서 자율 · 계획 중심의 조직으로 변화
② 집권적 조직에서 분권적 조직으로 창의와 쇄신 조장
③ 타인 통제체제에서 자율 통제체제와 성장위주의 관리
④ 의미 없는 목표로부터 의미 있는 목표로 정확한 도전감 부여
⑤ 발전과 개선을 위한 도전은 실패와 위험이 늘 존재한다는 것을 인정하고 시행착오를 두려워하지 않음

(1) 팀제조직

많은 행정기관이나 기업들이 변화하는 21세기에 대응하기 위해서 수평경영에 입각한 수평조직으로의 변화의 필요성을 절실히 느끼고 있다. 왜냐하면, 급변하는 환경변화에 대처하기 위해서는 의사결정방식과 의사결정주체가 '팀경영'에 의한 실무자 위주로 전환되어야 하기 때문이다. 팀제란 환경변화에 능동적으로 대응하여, 소수 정예의 전문인들로 구성된 소규모 형태의 조직이다. 팀제는 다음과 같은 개념을 바탕으로 구성되어야 한다.

① 팀원의 전원참가 형식에 의한 의사결정방식
② 상승효과 제고로 인한 잉여생산능력의 확보
③ 잉여창출에 의한 잉여분을 분배하는 보상체계 확립

팀제의 필요성은 환경변화에 적극적으로 대응하기 위해서 고객중심의 서비스를 제공하는 데에 있다. 고객중심의 서비스를 제공하려면 시장중심의 수평조직 형태로 변화하고 협력적이고 참여적인 경영문화를 구축하여 유연성을 갖추어야 한다.[14]

(2) 애드호크러시(adhocracy)

미국의 미래학자 앨빈 토플러가 그의 저서 「미래의 충격」(1969)에서 종래의 관료조직(bureaucracy)을 대체할 미래 조직을 가리키는 말로 사용한 용어로 애드호크러시는 관료조직처럼 지위나 역할에 따라 종적으로 조직된 것이 아니라 기능과 전문적 훈련에 의해 유연하게 기능별로 분화된 횡적조직을 말한다. 즉 「문제해결을 위해 다양한 전문적 지식이나 기술을 가진 이질적 집단으로 조직된, 변화가 심하고 적응력이 강한 임시적인 체제(system)」로 정의되며 구조가 복잡하지 않고 형식주의나 공식성에 얽매이지 않으며 의사결정권이 분산된 특성을 갖는다. 애드호크러시는 관료제와는 달리 유연성(flexibility) · 적응성(adaptability) · 대응성(responsiveness) · 혁신성(innovation)이 높다는 점에서 유기적 조직구조에 속한다.[15]

① 프로젝트팀(project team)

특정과제나 프로젝트를 해결하기 위해서 창설된 임시적 · 기동적 조직으로 전통적 피라미드 조직의 단점을 극복하기 위해 횡적 협조체제로써 조직을 편성한다. 일단 목적을 달성하면 해체되는 것이 보통이다.

② 태스크 포스(task force)

군사용어로서 특정임무를 수행하기 위하여 편성된 조직이다. 즉 기동타격부대에서 유래된 개념으로 전문가 조직이라 할 수 있다. 전문가로 구성되기

14 지방자치경영연구소, 지방자치경영연구, 제1권, 제1호(1995), pp.85~86.
15 양창삼, 조직이론(서울 : 박영사, 1992), p.597.

때문에 전문조직으로써 이점도 있으나 단점도 있다. task force는 project team에 비하여 상설적이며 때로는 업무의 내용이 변경 가능하다. 또한 project team이 정규 부서에 재직하면서 참가하는 형식을 취하나, task force는 정규 부서의 소속에서 이탈하여 근무하게 된다.

표 3-13 Project Team과 Task Force의 비교

구 분	Project Team	Task Force
구성원간의 관계	수평적	수직적 · 입체적
존속기간	단기	장기
법적 근거	불필요	필요
소속	아르바이트적	정식 차출
조직규모	소규모	대규모
상설성	약함	비교적 강함
목표달성 후 조직향방	해체	상황에 따라 존속되기도 함
근무방식	part-time	full-time

③ 매트릭스 조직(Matrix Organization)

매트릭스 조직은 조직활동을 기능별로 전문화시키면서 전문화된 부문들을 프로젝트로 통합시키는 조직형태이다. 따라서 매트릭스 조직은 기능조직에다 프로젝트 조직을 결합시킨 이중의 지휘체계(dual hierarchy)를 갖는 조직구조이다. 매트릭스 조직은 환경의 다양화에 대응하기 위한 필요에 따라 생겼으나, 이원적 관리에 따른 조직질서의 혼란이 최대의 문제로 지적된다.

④ 담당관제

행정의 융통성 있는 운영을 위한 제도로서 수직적 계층제 조직의 경직성과 업무의 고정성을 보완하고, 행정 환경(계층제)에 신축성 · 적응성 · 전문성을 부여하고, 행정의 전문화와 정책수립의 질적 향상에 목적을 둔 막료제도라 할 수 있다. 우리나라의 경우 1969년도부터 도입하였으나 원래의 목표인 융통성 확보를 위한 막료제도로서 운영되기보다는 계선(국, 과)제도로 모양만

변화한 잘못된 운영체계로 나타나기도 하고 있다.

⑤ 공동관리구조(동료조직 : Collegial Structure)

공동관리구조는 대학교, 연구소 등 고도의 전문직 조직에서 널리 사용되고 있는 애드호크러시의 형태이다. 주요 결정에 모든 성원이 참여하는 완전민주주의(Full Democracy)라는 점에서 대표제를 택하고 있는 태스크 포스나 위원회 조직과 다르다. 공동관리구조는 최고도의 분권화를 가지고 있다. 최소한도의 지침만 허용하고 자유재량의 폭을 넓게 가진다.[16]

4 조직발전

1) 의의

조직발전이란 조직의 효과성 · 건전성을 제고하기 위한 의도적 · 계획적인 교육훈련전략으로 조직구성원의 가치관, 신념, 태도의 변화를 통하여 환경변화에 대한 적응능력과 문제해결능력을 향상시키는 것을 의미한다. 즉 조직발전은 개인의 창의성, 적응성, 신축성을 향상시키는 인간 행태적 훈련이다. 따라서 조직발전은 조직변화 적응능력 즉, 조직이 새로운 기술, 시장, 도전에 보다 잘 적응할 수 있도록 조직구성원의 신념 · 가치 · 태도 및 조직구조를 변경시키고자 노력하는 일련의 복합적 교육전략(a complex educational strategy)이라고 말할 수 있다.

2) 목적과 특징

(1) 목적

① 조직의 효과성, 건전성 제고

② 환경변화 적응능력 증진

③ 문제해결능력의 향상

④ 쇄신적이고 창조적인 능력발전 제고

16 위의 책, p.607.

(2) 특징

① 행태과학적 지식의 이용

② 인간적 측면을 강조해 개인의 자기실현 욕구를 충족시킴

③ **장기적 변화과정이며 일상화된 관리과정** : 평가와 환류의 과정을 중시

④ 체제관점에서 하위조직체계의 상호연관성을 강조해 조직의 효율성을 증대

⑤ **계획된 변화과정** : 체계적인 조직진단, 변동을 위한 전략의 개발, 인적 자원의 개발 등이 필요함

⑥ 상층부 및 정치적 지지를 필요

⑦ 주로 소집단을 대상으로 함

⑧ 구성원의 신념, 가치, 태도를 변화하여 조직의 구조와 정책의 변화 유도

⑨ 교육적 조직 전략

⑩ 조직발전은 조직 전반에 관한 변화로 부분적인 변화가 아니다.

⑪ 조직발전은 변화 역군과 고객체제간의 협력 관계를 조성함

3) 조직발전의 기법(전략)

조직발전의 행동개입기법은 다양하여 감수성 훈련, 관리망 훈련, 팀형성, 과정상담, 태도조사환류기법, 직무충실화 등이 있다. 전통적인 조직발전 프로그램은 감수성 훈련과 같은 개인 발전 위주로 개발되어 점차 팀형성 프로그램과 같은 집단 차원으로 발전되었고, 최근에는 업무재설계(work redesign), 조사연구-피드백(survey research and feedback), TQM과 같은 조직 전체에 대한 변화를 도모하는 프로그램들이 개발되고 있다.

(1) 실험실 훈련(감수성 훈련, Sensitive Training, T-Group Study)

구성원의 가치관 변화를 위한 기법으로서, 행태과학의 지식을 이용하여 자신 · 타인 · 집단에 대한 태도 · 행동을 변화시킴으로써 조직에 있어서의 개인의 역할이나 조직목표를 잘 인시시켜 조직개선에 기여하게 하려는 것이다. 실험실 훈련의 특징으로는 ① 경험 · 감성을 중시하고 지식을 행동으로 옮길 수 있는 능력배양에 역점을 두며, ② 참여자들이 스스로 지각과 태도 및 행동을 반성하고 그 영향을 평가할 수 있는 상황을 마련한다. ③ 훈련집단이 자체 분석의 대상이

되고, 외적 간섭과 기존질서의 영향이 최소화된 비정형적 상황 속에서 참여자들이 새로운 대안을 자유스럽게 자율적으로 탐색하도록 외부와 차단된 실험실에서 1~2주간 실시한다.

(2) 관리망 훈련

관리망 훈련(grid training)은 감수성 훈련을 발전 · 확대시킨 포괄적 접근방법으로서 Blake와 Mouton이 개발한 조직적 차원의 조직발전기법이다. 생산에 대한 관심과 인간에 대한 관심의 이원적 변수에 입각한 다섯가지 관리행동의 유형으로 작성된 관리망(managerial grid)을 기초로 하여 개인 · 집단간의 관계와 전체조직의 효율화를 추구하는 방법이다. 관리유형은 빈약형, 친목형, 조직인형, 권위복종형, 단합형 관리로 구분되고, 이 중 계획적인 체계적 훈련계획을 통하여 단계적으로 사람과 생산의 관련성을 극대화하려는 단합형 관리(team management)를 가장 바람직한 관리유형으로 본다.

(3) 팀빌딩(Team Building)

작업집단의 구성원들이 협조적인 신뢰관계를 형성하여 임무수행의 효율화를 도모할 수 있게 하려는 작업집단 개선기법으로 조직원들의 소통능력을 향상시키고 하나의 일체화된 팀을 만들어 심리적 직무만족과 조직몰입을 통한 시너지 효과 창출을 목표로 한다. 팀빌딩을 통해 참여자가 공동의 목표와 가치를 이해하고 수용하도록 함으로써 조직의 화합과 성장에 기여할 수 있다.

(4) 과정상담(Process Consultation)

Argyris가 개발한 기법으로, 개인 또는 집단이 조직 내의 과정적 문제를 지각하고 이해하며 해결할 수 있도록 하는 외부상담자에 의한 조직발전기법이다. 과정상담을 통해 집단 간에 발생하는 잘못된 과정을 개선할 수 있다.

4) 조직발전의 성공 조건

조직구성원의 가치관과 행태 변화를 통해 조직의 효과성과 건전성을 높여 조직의 환경 적응 능력과 문제 해결 능력을 향상시키는 조직발전이 성공하기 위해서는 다음의 조건이 충족되어야 한다.

(1) 개혁을 요구하는 조직내외의 압력이 있어야 하며, 개혁의 분위기가 조성되어야 한다.
(2) 최고관리층의 지지 · 지원 하에 장기적 안목으로 추진되어야 한다.
(3) 조직발전 전문가와 조직구성원과의 긴밀한 협조관계가 있어야 하고, 모든 계층의 조직구성원이 조직발전에 대한 의욕을 가지고 자발적으로 참여할 수 있어야 한다. 조직발전을 수용하는 입장이 계층마다 다를 경우 조직발전은 실패하기 쉽다.
(4) 결과에 대한 적절한 보상제도가 마련되고 계속적인 평가가 뒤따라야 한다.
(5) 조직발전 훈련은 최고관리층부터 시작하여 하위계층으로 실시해야 한다.
(6) 조직발전의 효용성을 초기에 과시하여야 지속적으로 추진될 수 있다.
(7) 조직발전에 대한 비밀주의를 배척하고 목적 · 과정 · 기법 등을 널리 주지시켜야 한다.

5 조직혁신

1) 의의

생존의 조건

"미국 정부나 기업 조직의 특징은 개방적이라는 점이다. 개방적이라는 의미는 조직 내부에서는 팀이나 부서 간에 칸막이가 없어 정보가 공유된다는 의미이고 대외적으로는 중간 채용이 언제든지 가능하다는 것이다. 예를 들어 회사에서 미래에 유망한 상품의 콘셉트가 정해지면 그 상품을 연구하고 생산하는 데 가장 좋은 기술을 가지고 있는 사람을 내외부 구분 없이 글로벌 시장에서 채용하는 것이지 반드시 내부에서 승진되는 것이 아니다. 언제나 최고를 추구한다. 최고의 인재가 영입되어야 최고의 상품을 만들 수 있다는 경영철학이 보편화되어 있다. 창의적인 전문가를 중시하는 인력개발과 혁신생태계로서의 조식관리, 더 나아가서는 조직문화를 수평적 · 개방적 · 창의적으로 혁신하는 길만이 한국 경제가 4차 산업혁명시대에 살아남는 길이다."(http://www.futureko rea.co.kr/news/ 오정근 교수의 글을 전문인용)

조직혁신이란 조직과 관련된 환경에서 새로운 아이디어의 창조나 변화를 조직에 적용하는 것을 의미하며, 조직의 바람직한 방향을 설정하고 의도적으로 변화를 유도하는 관리작용이다. 조직혁신이란 조직을 어떤 상태에서 보다 나은 바람직한 상태로 전환시키는 조직변동을 말한다. Leavitt는 조직혁신의 대상변수로 ① 과업, ② 인간, ③ 기술, ④ 공식적 구조 · 의사전달 · 권위와 역할 · 작업의 흐름 등의 구조를 들고 있으며, 조직혁신은 행태적인 면과 구조적인 면의 두 가지로 구성되어 있다. 행태적인 조직혁신은 조직구성원의 만족도를 제고시키며 구성원 각자의 발전을 통해 조직의 능률성과 효과성을 높이는 과정인 조직발전(OD)을 의미하며, 구조적인 조직혁신은 조직구조의 과정적인 측면에 대한 개선을 말한다. 조직구조의 혁신은 조직구성원의 만족도보다는 조직 자체의 생산성 향상에 더 큰 비중을 두게 되어 조직발전과 대치되기도 한다.

조직혁신의 특징으로는 첫째, 계획적 · 의도적이며 목표지향적 성격을 띠고 있다. 둘째, 현상을 타파하고 변동을 인위적으로 유도하는 동태적 과정이고 저항이 수반된다. 셋째, 조직의 구조적 · 기술적 · 행태적 측면의 개혁 · 쇄신에 중점을 두며, 구성원의 행태 · 가치관의 변화를 모색하는 조직발전이 주요한 전략이 된다.

2) 변수와 담당자

(1) 변수

조직혁신의 변수란 조직의 변화를 일으킬 수 있는 4가지 변수를 말한다.

첫째, 구조(Structure) 변수로 의사전달, 권위와 역할, 작업의 흐름 등의 체제를 의미한다. 둘째, 과업(Task) 변수로 존립목적이 되는 업무활동을 의미하며 종국에는 이 과업변수의 조작이 핵심이 된다. 셋째, 기술(Technology) 변수로 문제해결을 위한 조직업무상의 기술을 말한다. 넷째, 인간 변수로 조직 구성원의 가치관, 행동 등을 의미한다.

(2) 담당자

혁신담당자는 창의성, 미래 지향성, 성취 지향성, 모험 도전성 등을 가지고 있어야 하며, 대인관계에 있어서 예민성, 감수성, 성숙성, 평등의식 등이 필요하다. 혁신의 주역으로는 첫째, 착상자(Initiator)로 새 아이디어, 방법, 절차 등을 구상해 내는 창조적 소수자를 말한다. 둘째, 창도자(Advocate)로 혁신 아이디어가 유용하고 적합하다고 제창하는 사람을 말한다. 이들은 선견지명과 통찰력, 추진력 등을 갖추고 있어야 한다. 셋째, 채택자(Adopter)로 적지 않는 모험과 위험을 무릅쓰고 새 아이디어를 남보다 먼저 채택해 주는 사람을 말한다. 대부분이 정치 엘리트나 최고 관리층으로 이들의 관심 정도에 따라 혁신의 정도와 방향이 좌우된다.

3) 단계(과정)

(1) S. W. Becker & T. L. Whisler의 4단계

① **자극** : 조직내부 소수 구성원이나 외부 전문가에 의해 새로운 아이디어, 기술 등에 대한 인식을 하게 된다. 조직이 위기에 직면하게 될 때 조직혁신의 필요성은 개인적인 차원에서부터 자극을 받게 된다.

② **착상** : 조직이 추구해야 할 행동계획을 인식하게 되고 새로운 생각을 착상함으로써 조직혁신의 물에 개인적으로 발을 담그게 된다.

③ **제안** : 착상된 계획을 공식적으로 제안하고, 조직내 사람들로부터 동의와 승인을 받는다.

④ **적용** : 제안된 혁신내용을 실제 조직변화에 적용하고, 적용 후 변화상태에서 조직구성원과 조직에 도래할 영향력까지 예측한다.

(2) Lewin의 과정

① **해빙** : 혁신 발상자가 나타남, 변화에 대한 압력 발생

② **변화** : 저항과 갈등의 단계, 변화에 대한 지지 등이 발생

③ **재결빙** : 변화가 정착, 일상화되는 단계

(3) Caiden의 과정

① **인지단계** : 변화의 필요성에 대한 인지

② **입안단계** : 계획의 수립단계

③ **시행단계** : 개혁안을 실천에 옮기는 단계

④ **평가단계** : 문제점을 평가 · 환류하는 단계

4) 저항 원인과 극복 방안

기존의 정태적 조직은 현재의 현상을 옹호 · 유지하려는 입장을 견지하기 십상이다. 조직혁신은 현재의 상황을 변동 · 타파 · 변화시키려는 현상이므로 조직혁신에는 저항 · 반발이 발생하는 것이 보통이다. 이러한 저항의 원인으로 ① 기득권 침해, ② 개혁내용 불명확화, ③ 개혁의 두려움과 능력부족, ④ 집단

간 대립 · 갈등존재 등이 있다.

이러한 저항을 극복하는 방안으로는, 첫째, 강제적 전략이다. 상급자의 강제적 제재로 저항을 극복하는 방법으로 권한행사, 권력구조개편, 의식적인 긴장조성 등이 있다.

둘째, 규범적 · 사회적 전략이다. 적극적 개혁분위기를 조성하여 저항을 극복한다. 효과적인 규범 상징 조작, 사명감 고취와 참여기회 확대, 심리적 개혁분위기 조성과 불안해소, 추진세력의 신뢰회복, 혁신자의 카리스마 이용, 교육훈련, 추진자의 솔선수범 등이 규범적 전략에 속한다.

셋째, 공리적 · 기술적 전략이다. 개혁에 따른 보상과 시기를 기술적으로 고려한 전략으로 개혁에 따른 손실보상, 실정에 맞는 인사배치, 점진적 추진, 신분의 안정성 확보, 혁신의 결과에 대한 실증, 적절한 시기의 선택 등이 있다.

표 3-14 저항극복 전략

강제적 전략	개혁주도세력이 상급자로서의 권한행사, 권력구조의 개편, 법령화, 의식적인 긴장조성, 인사조치 등으로 강압적 제재에 의해 저항을 극복하려는 것
공리적 · 기술적 전략	기득권 침해의 최소화, 시기 및 절차의 조정, 단계별 추진, 인사 · 보수 측면에서 우대, 개혁에 따르는 손실의 보상 등
규범적 · 사회적 전략	상위이념이나 규범적 가치에 의한 설득 · 양해, 참여기회의 확대, 의사소통 촉진, 심리적 불안의 해소, 개혁분위기의 적극적인 조성 등

5) 성공적인 조직혁신의 방향

급변하는 환경변화에 능동적이고 전략적으로 대응하기 위해 새로운 아이디어를 조직에 도입함으로써 조직을 보다 더 나은 바람직한 상태로 전환시키는 조직혁신이 성공을 이루기 위해서는 다음 몇 가지의 조건이 충족되어야 한다.

(1) 변화를 요구하는 조직 내외의 변화 분위기 조성

(2) 조직의 최고 관리층 뿐만 아니라 조직 전 구성원의 계속적인 관심과 참여

(3) 조직 변화의 결과에 대한 계속적인 분석과 평가가 수반, 환류 과정은 필수적

(4) 고객의 기대와 욕구 파악

(5) 사고의 대전환이 필요

(6) 환경과 위치에 맞는 자신만의 변화가 필요

(7) 모든 변화는 자발성에서 기인해야 함

제4장 보건관리론

제1절 동기부여이론

조직의 효과성은 조직 구성원이 업무를 추진하는 의욕 및 능력 등에 달려 있다. 동기부여(Motivation)란 움직인다는 뜻의 모베레(Movere)에서 나온 말로 동기유발, 동기부여 혹은 동기화라고도 하는데, 인간을 소망스러운 방법으로 책임을 지고 행동하도록 유도하는 것으로 조직에서 인간의 행동에 대한 연구는 행동에서 동기의 내용을 다루는 욕구이론과 행동 및 동기가 유발되는 과정을 다룬 과정이론으로 구분된다.

1 내용이론

욕구의 충족과 동기부여 간에 직접적인 인과관계의 존재를 인정하고 동기유발에 기여하는 욕구의 내용을 중요시하는 이론으로 욕구 발생 원인을 구체적으로 설명하지 못한 단점을 지니고 있다.

사람을 춤추게 하라!

"나라의 구조를 국민이 바꿀 수 없는 것처럼, 직원이 회사 구조를 바꾸기는 어렵습니다. 회사가 먼저 직원들에게 '배터박스(타석)에 서세요. 노선해노 좋습니다'라고 말해야 한다고 생각합니다. 그렇게 직원들이 도전해서 배트를 휘두르면, '왜 그런 볼에 휘둘렀어?'라고 말하고 싶더라도 참고 '나이스 스윙'이라고 말해주는 것이죠. 직원들이 도전할 수 있는 환경을 만들어주는 것이야말로, 열심히 일하는 모든 이들에게 그런 환경을 만들어주는 것이야말로 사장인 제가 해야 할 일이 아닌가 생각합니다."(2016년 5월 11일 도요타 아키오 사장이 한 말, 출처 : http://news.bookdb.co.kr/bdb/Column)

1) Maslow의 욕구단계이론

(1) 전제

① 인간은 항상 새로운 욕구를 추구함

② 한 번 충족된 욕구는 행동의 동기로 작용하지 않음

③ 욕구는 단계적으로 발현됨

(2) 내용

① **생존 욕구** : 인간의 본능적, 생리적 최하위 욕구(식욕, 성욕, 배설, 수면)

② **안전 욕구** : 육체적 위험으로부터 보호, 경제적 안정, 자기보전의 욕구

③ **사회적 욕구** : 사회적 동물로서 집단의 성원이 되려는 욕구, 소속 · 애정욕구

④ **존경 욕구** : 자기자신을 중시하는 욕구, 타인에게 인정받기를 원함

⑤ **자아실현 욕구** : 인간이 할 수 있는 모든 것을 하려는 욕구, 자아발전 등

(3) 비판

① 인간은 복합적인 욕구에 의해 행동

② 상하 욕구간의 경계가 불분명함

③ 개인에 따라서 동일한 욕구에 대한 반응이 상이

④ 하위욕구가 완전히 충족되지 않아도 상위욕구는 나타남

⑤ 자기실현 욕구의 실체에 대한 명확한 정의가 없음

⑥ 인간은 욕구 이외의 다른 외적 환경 요인에 의해서도 행동

⑦ 인간의 성장에 의해 욕구 수준의 정도가 달라질 수 있음

2) Alderfer의 ERG 이론

(1) 인간의 욕구

① **생존욕구(existence needs)** : 생리적 욕구와 안전 욕구의 일부

② **관계욕구(relatedness needs)** : 대인관계에 대한 욕구(사회적 욕구+존경 욕구)

③ **성장욕구(growth needs)** : 존경의 욕구와 자아실현의 욕구의 일부

(2) 세 가지 원리

① **욕구충족의 원리** : 각 단계의 욕구가 덜 충족될수록 그에 대한 욕망은 더 증가

② **욕구강도의 원리** : 하위욕구가 충족되면 상위욕구의 강도는 더욱 커짐

③ **욕구좌절의 원리** : 상위욕구가 충족되지 않을수록 하위욕구는 증대

3) McGregor의 Theory X, Y

(1) X이론

X이론은 한마디로 인간은 자기중심적 존재라는 입장에서 성악설적인 인간해석에 가깝다. X이론에서는 인간은 경제적 욕구를 가장 우선시하며 철저하게 이기적이고 자기중심적이라는 것이다. 또한 이들은 천성적으로 게으르고 일을 싫어하기 때문에 이러한 인간관 하에서의 관리전략은 경제적 보상체계의 강화와 아울러 엄격한 감독과 통제를 실시하여야 한다는 것이다.[1] X이론적 관리방식을 택하는 경우에는 ① 조직구성원들의 경제적 욕구 추구에 적응한 경제적 보상체계가 확립되어야 하고, ② 조직구성원들이 엄격한 감독과 구체적인 통제체제와 처벌체제가 필요하며, ③ 권위주의적 성향을 띠는 관리체계가 확립되고, ④ 명령체계가 발달하여 계층제적 조직구조가 발달한다.

(2) Y이론

Y이론은 성선설의 인간해석에 가깝다고 볼 수 있다. 조직이론에서는 인간관계론, 자아실현 욕구 등이 Y이론의 범주에 속한다고 볼 수 있다.

Y이론에서 가정하는 인간관의 주된 속성은 다음과 같다.

① 인간의 행위는 경제적 욕구보다는 사회 · 심리적 욕구에 의하여 더욱 좌우되고 결정되는 경향을 나타낸다.

② 인간은 이기적 존재만이 아니라 다른 사람과의 공존적 번영을 생각하는 사회중심의 존재이다.

③ 노동을 하는 것도 휴식을 취하는 것처럼 자연스러운 것이다.

④ 인간은 적절한 조건만 갖추어지면 책임을 받아들일 뿐만 아니라 책임을

1 백완기, 행정학(서울 : 박영사, 1992), pp.136~139.

맡으려고 노력한다.

⑤ 보통의 사람이면 조직의 문제를 해결하는데 상상력과 창의력을 발휘할 수 있다.

이러한 Y이론에서의 관리전략은 민주적 리더십의 확립과 분권화나 권한의 위임 등이 특히 중요하다.[2] 즉 관리자는 조직목표와 개인목표가 조화될 수 있도록 해야 하며, 직무를 통하여 욕구가 충족되고 개인이 발전할 수 있는 조직의 운영방침을 채택해야 한다. 이 경우 ① 목표관리 및 자체평가제도가 활성화되고, ② 분권화와 권한의 위임이 일어나며, ③ 민주적 리더십이 확립되고, ④ 평면적 조직구조가 발달하게 된다.

즉, X이론은 전통적이고 전제적인 경영자의 인간관이고, Y이론은 진취적이고 협동적인 인간관을 말한다.

4) Herzberg의 2요인이론(Two Factor Theory)

Herzberg는 Maslow의 연구를 확대하여 2요인이론(Two-Factor Theory), 혹은 동기-위생이론(motivation-hygiene theory)이라고 불리는 구체적인 내용이론을 전개하였다.[3]

Herzberg는 그의 일련의 연구를 통하여 사람들에게 만족을 주는 직무요인과 불만족을 주는 직무요인이 별개의 군을 형성하고 있음을 알아냈다. 그는 연구를 통하여 사람들이 직무에 불만족을 느낄 때에는 직무의 환경(context)이 문제가 되었으며, 반면에 직무에 관하여 만족을 느낄 때에는 이것은 직무의 내용(content)과 관련을 갖고 있는 것임을 알아냈다.

Herzberg는 환경과 관련된 첫번째 범주의 요인들을 위생요인(hygiene factors)이라고 불렀다. 이에 속하는 것으로는 회사의 정책과 관리, 감독, 작업조건, 개인상호간의 관계, 임금, 보수, 지위, 안전 등을 들고 있다. 위생요인은 동기부여를 위한 필요조건인 반면 충분조건은 아니므로 생산성 증가와는 직접적인 관련은 없다.

2 위의 책, pp.139~142.

3 신유근, 조직행위론(서울: 다산출판사, 1992), p.230 : W. Jack Duncan, Organizational behavior (Boston : Houghton Mifflin Company, 1981), p.51.

다음 직무내용과 관련된 두번째 범주의 요인들을 Herzberg는 동기요인(motivations factors)이라고 불렀다. 이에 속하는 것으로는 성취감, 안정감, 도전감, 책임감, 성장과 발전, 일자체 등을 들 수 있다. 동기요인의 특성은 이러한 요인이 충족되지 않아도 불만은 없지만 일단 충족되게 되면 만족에 적극적인 영향을 줄 수 있고 일에 대한 적극적인 태도를 유도할 수 있다는 것이다. 이러한 만족요인은 Maslow의 고차원적 욕구(자아실현 욕구 등)에 비견될 수 있다.[4] 동기요인은 생산성에 직접 영향을 준다.

두 가지 욕구는 서로 독립되어 있는 인간행위에 각각 다른 방법으로 영향을 미친다.

(1) 위생요인(불만요인)

① 충족되지 않으면 조직성원에게 불만을 야기시키는 요인
② 조직의 정책과 관리, 임금, 노동조건, 감독자와의 관계, 동료와의 관계
③ 충족되어도 근무의욕의 상승은 없음(소극적으로 작업손실 방지 기능)
④ 인간의 동물적 · 본능적 측면 및 하위욕구와 관련을 지님

(2) 동기요인

① 충족되면 조직의 성과와 직접 관련된 요인
② 성취, 인정, 업무자체, 승진, 책임의 부여, 성장 발전 등
③ 자기실현의 욕구와 연관하여 조직의 성과 향상
④ 인간의 고급의 욕구와 관련을 지님
⑤ 직무확장과 직무충실

5) Argyris의 성숙·미성숙 이론

인간은 조직의 욕구보다 자신의 욕구에 직면할 때 더 많은 에너지를 내게 된다. 조직과 개인의 목표는 상호 대립적인 것이 보통이기에 양자간의 상호관계는 악순환과정으로 개인의 목적과 조직의 목적 간에 불일치가 심할수록 조직구성원들은 긴장, 불만족, 갈등 및 피로감을 더 느낀다는 이론이다. 따라서 Y이

4 신유근, 앞의 책, pp.230~232 : Duncan, op. cit., pp.151~156.

론에 입각한 관리 철학에 의해 조직구성원들이 자아를 실현하고 인격이 긍정적이고 독립적인 인격으로 성숙할 수 있도록 도와야 한다(예 : 미성숙–수동적 활동, 의존적, 단순한 행동, 변덕스럽고 얕은 관심, 단기적 전망, 종속적 지위에 만족, 자기의식의 결여, 성숙–미성숙과 반대인 행동).

6) McClelland의 욕구(성취 동기)이론

McClelland는 개인 스스로가 자기창조적 인간으로서 자아실현의 욕구를 부단히 추구한다는 것을 전제로 개인의 욕구 중 습득된 욕구들을 3가지로 분류하였다.

(1) 성취욕구(Need for Achievement)

성취욕구란 어려운 일을 성취하려는 것, 물질 · 인간 · 사상을 지배하고 조종하고 관리하려는 것, 그러한 일을 신속히 그리고 독자적으로 해내려는 것, 스스로의 능력을 성공적으로 발휘함으로써 자긍심을 높이려는 것 등에 관한 욕구라고 심리학자들은 규정하고 있다. 이러한 성취욕구가 강한 사람은 성공에 대한 강한 욕구를 가지고 있다. 또 그들은 책임을 적극적으로 수용하며, 행동에 대한 즉각적인 피드백을 선호한다.

성취동기가 높을수록 생산성이 높다. 성취동기가 높은 사람의 특징으로 ① 개별적인 업무에 대하여 책임지기를 좋아함, ② 성취목표를 설정하고 계산된 모험을 행함, ③ 자신의 일에 대한 피드백을 원함, ④ 변화를 추구하고 미래지향적임, ⑤ 목표의 상향 조정 행위 등이 지적된다.

(2) 권력욕구(Need for Power)

높은 권력욕구를 가지고 있는 사람은 리더가 되어 남을 통제하는 위치에 서는 것을 선호하며 타인들로 하여금 자기가 바라는 대로 행동하도록 강요하는 경향이 크다.

(3) 친화욕구(Need for Affiliation)

친화욕구가 높은 사람은 다른 사람들과 좋은 관계를 유지하려고 노력하며 타인들에게 친절하고 동정심이 많고 타인을 도우며 즐겁게 살려고 하는 경향이 크다.

맥클랜드의 성취동기이론은 세 가지 욕구의 분류에 따라서 조직구성원을 알맞은 직무에 배치함으로써 이용할 수 있다. 권력욕이 강한 사람은 타인의 권력이 미치는 직무에 배치하는 것보다는 자기가 타인에 행동을 통제하는 직무에 배치하는 것이 동기부여가 되고, 친화욕이 강한 사람은 독립적으로 직무를 수행하는 곳에 배치하는 것보다는 다른 사람과 밀접한 관계를 유지할 수 있는 직무에 배치하는 것이 동기부여의 효과가 있고, 성취욕이 강한 사람은 도전할 가치가 없거나 우연에 의해서 목표를 달성할 수 있는 직무보다는 개인에게 많은 책임과 권한이 주어지는 도전적인 직무에 배치하는 것이 동기부여가 된다.

2 과정이론

과정이론이란 인간행동의 동기유발이 어떠한 과정을 거치면서 이루어지는가에 초점을 두고 있다. 인간의 지각과 기대요인이 동기유발에 영향을 준다고 본다.

1) Vroom의 기대이론

Vroom은 동기를 사람이 자발적으로 여러 행동대안을 선택할 수 있을 때 하나의 대안을 선택하는 과정으로 정의하고 있다. 동기의 크기는 어떤 결과에 부여하는 가치와 특정한 행동이 결과를 가져다줄 것이라는 기대에 의존한다.

유인가는 개인이 행위에 대해 결과보상을 바라는 정도를 의미한다.

Vroom은 실증적 연구에서 ① 개인의 성취욕이 강할수록, ② 일에 비해 과분한 보상을 받고 있다고 생각할 때, ③ 결정에의 참여시, ④ 자기의 재능과 일치되는 일을 할 때 조직의 업적은 높아진다고 하였다. 기대이론의 주요 내용은 기대감, 수단성, 가치가 있다. 기대감이란 노력이나 능력을 투입하면 성과가 있을 것이라는 주관적인 기대를 의미한다. 수단성이란 성과가 바람직한 보상을 가져다줄 것이라고 믿는 주관적인 확신감을 말한다. 가치란 보상의

> **▶ Vroom의 기대이론**
>
> Vroom에 의하면 개인의 동기는 자신의 노력이 어떤 성과를 가져오리라는 기대와 그러한 성과가 보상을 가져다주리라는 수단성에 대한 기대감의 복합적 함수에 의해 결정된다. 즉 사람의 행위는 그 일이 가져다 줄 가치와 그 일을 함으로써 기대하는 가치가 달성될 가능성, 그리고 자신의 일처리 능력에 대한 평가에 의해 복합적으로 결정된다. Vroom에 따르면 기대치(목표를 성취할 가능성) · 수단치(보상을 받을 수 있는 가능성) · 가치 등 이 세 가지를 모두 올릴수록 동기가 높아진다(출처 : 대구신문, 2016년 11월 28일자).

중요성에 대한 주관적인 선호의 강도를 의미한다.

2) Porter and Lawler의 업적 만족이론

업적은 개인이 원하는 목적과 결과를 성취하려는 노력에 의하여 결정되고 만족은 실제로 달성하는 결과에 의하여 결정된다. 보상이 직접적인 만족이 되는 것이 아니라 보상의 공평성에 대한 인지가 개입해 만족의 정도를 결정한다. 업적은 만족의 원인이 될 수 있으나 이들의 관계는 내외적인 보상에 의해 연결된다. 외적 보상은 보수, 승진, 지위, 안전 등이며, 내적 보상은 높은 업적에 대해 개인이 스스로 얻는 만족으로 외적인 보상보다 중요하다.

3) Adams의 공평성 이론

노력과 직무만족은 업무상황의 지각된 공정성(perceived fairness)에 의해서 결정된다고 보는 이론이다. 개인은 자신의 노력과 그 결과로 얻어지는 보상과의 관계를 다른 사람과 비교하여 자신이 느끼는 공정성에 따라서 행동동기가 영향을 받는다. 즉, 공정성 이론은 개인의 행동에 있어서 동기를 자극하는 욕구나 유인 등의 중요한 요인들이 단순히 절대적인 가치에 의하여 그 강도가 작용하는 것이 아니라 산출과 투입의 상대적 비율, 그리고 다른 사람과의 상대적인 관계에서 동기요인들이 작용한다. 따라서 과다 과소 보상을 받고 있다고 생각되면 이를 공평한 방향으로 이끌도록 동기부여 해야 한다.

▶ Adams의 공평성 이론(equity theory)

본인이 생각하는 적절한 보상을 회사로부터 받았다고 생각하는 사람이라도 동등한 노력을 했는데도 다른 사람과 비교해 상대적으로 대우를 받지 못해 불공평하다고 느끼게 되면 공정함을 느낄 수 있을 정도까지 자신의 노동과 노력을 줄인다. 이처럼 불공정성을 줄이기 위해 여러 방법을 찾는 과정에서 조직 내 갈등과 대립이 생기게 된다.

3 Theory Z

Z이론에는 다양한 이론이 있으며 기존의 이론에 대한 반발 및 보완의 차원에서 제시된 이론이라 할 수 있다. Z이론은 세가지 주류가 있는데 Lundstedt, Lawless, Ouchi 등의 연구가 바로 그것이다. 이들은 각각 자기가 연구한 조직

관리 상황을 각각 Z이론이라고 부르고 있지만 Z이론이라는 이름만 같을 뿐 그 내용은 서로 상이하다.

1) Lundstedt의 이론

Lundstedt의 Z이론은 McGregor의 X · Y이론이 묘사하고 있지 아니한 조직의 한 측면을 추가하여 이를 보완하고 있다. X이론이 권위주의적 관리를 대변하고 Y이론이 민주적 관리를 대변한다면 Z이론은 자유방임형의 관리를 대변하고 있다.[5]

Lundstedt는 기존 조직이론의 단순화를 비판하였으며 기존 이론이 무정부상태와 같은 방임상태를 간과하고 있다면서 이러한 조직상태를 Z이론이라 부르고 이러한 비조직 상태의 기능을 설명하였다. 또한 인간은 조직 속에서 살기를 원하지 않고, 자신의 개성을 중시하고 있기 때문에 자유방임형 관리가 요구되며 느슨한 조직구조를 선호하게 된다. 따라서 비공식적인 사회 활동을 인정하고 유도하는 것이 필요하다.

2) Lawless의 이론

Lawless는 고정적 획일적 관리전략의 유용성을 의심하는 것으로부터 출발하고 있다. Lawless의 이론은 변동하는 환경 속에서 살아가는 조직을 관리함에 있어서 상황을 객관적으로 파악하여 이에 상응하는 관리전략을 세우고 변화시켜 나가야 한다는 다분히 상황적 접근방법이다.[6] 따라서 McGregor의 이론에 반대하여 관리전략은 상황론적인 입장에서 환경에 적응하는 것임을 강조하고 있으며 Schein의 복잡인관과 연관이 깊다.

3) Ouchi의 이론

Ouchi는 일본기업이 미국기업보다 생산성이 높다는 것을 전제하고 미국에서

---

5 이종수 외, 새행정학(서울 : 대영문화사, 1993), p.360.

6 위의 책, p.360.

운영되고 있는 일본식 경영을 Z이론이라고 하였다.[7]

(1) 미국식 조직과 일본식 조직의 비교

일본식 조직	미국식 조직
종신고용제 직원에 대한 느린 평가와 승진 경력발전의 비전문화 묵시적 통제장치 집단 중시 집단결정과 책임 승진보수의 연공제 자체적 복리후생 강조 가족적 · 상호협력적 노사관계 전인적 교육을 강조 계층구조	단기적 고용 상대적으로 빠른 평가와 승진 전문화된 경력 통로 명시적 통제 개인주의적 성향 개인결정과 책임 실적제 실적에 따라 임금 지급 대립관계 전문기술 강조 수평적 조직분화

(2) 장점

① 강한 집단의식으로 팀웍 개발

② 협조적 노사관계에 의한 높은 생산성

③ 조직의 목표와 개인 목표의 일치 가능성이 높음

(3) 단점

① 종신고용제에 의한 인력비용의 과도지출

② 기업의 안정 및 성장기에만 적용가능

③ 행태상 자주성, 자율성, 창조성의 결여

④ 하위직의 승진기회 폐쇄

⑤ 계선보다 참모를 등한시하여 전문화에 역행

⑥ 강한 집단성으로 책임의식의 결여 위험

---

7 William Ouchi, Theory Z : How American business can meet the Japanese challenge(Mass : Addison-Wesley Publishing Company, 1981).

제2절 리더십

1 의의

1930년대 인간관계론 대두 이후 리더십의 중요성이 강조되고 있다. 특히 최근 1960년대 발전행정론이 대두된 이후 쇄신적, 발전적 성향의 발전지도자(발전인)를 강조하게 됨에 따라 리더십이 더욱 강조되기에 이르렀다.

리더십이란 조직의 공동목표로 유인하는 리더의 자발적인 능력을 의미하며 리더십은 주어진 상황에서 목표달성을 위한 노력으로 개인과 집단의 행동에 영향력을 미치는 지도과정이라 할 수 있다. Headship은 직권에 의한 권위적 성격(공식적 조직의 지위나 리더의 권위로부터 발생)을 지닌 반면, Followership은 리더 부재에 의한 자유방임적 성격(지위나 권위의 위임이나 방임으로부터 발생)을 의미한다. 반면 Leadership은 동의나 타협에 의한 민주적 성격(리더와 부하의 상호작용에 의해 발생)을 말한다. 리더십은 조직의 목표달성을 극대화하기 위하여 필요하다. 이러한 목표달성의 극대화는 조직구성원의 자발성과 협조에 근거를 두어야 한다. 만약 조직구성원들이 상관에 의하여 강제되는 명령이나 규칙에 의해서만 기계적으로 행동을 한다면 아마도 조직목표달성은 겨우 생존수준에 머무르고 말 것이다(단순재생산 또는 축소재생산).

따라서 조직목표의 극대화와 확대재생산을 위해서는 구성원의 자발적이고 창의적이며, 성숙된 능력을 발휘케 해야 한다. 이러한 분위기와 여건을 조성하고 이러한 역할수행을 담당하는 자가 바로 리더이다. 따라서 민주적이고 자율적인 사회에서는 리더는 각 구성원들이 각자의 지위에서 각자의 역할을 충분히 발휘할 수 있도록 여건을 조성하고 후원하는데 촛점을 맞추어야 한다.[8]

리더십 기능으로는 ① 집단 및 조직목표의 설정, ② 목표수행위한 수단의 동원 및 소삭(인적 · 물적 요인), ③ 개인 · 집단 및 조직의 조정 및 통제, ④ 조직변동의 유인 및 촉진, 발전책임 등이 있다.

---

8 박호숙, 관리자의 리더십(법무연수원 강의교재, 1994), p.130 ; 박호숙, 관리자의 발전적 리더십(수원 : 행정자치부 지방행정연수원 강의교재, 1998), p.10.

리더십 변수

L = f(L) : 권위적 차원[리더 특성 변수]

L = f(L, F) : 상호작용적 차원[리더와 부하 상호 변수]

L = f(L, F, S) : 상황적 차원[리더(L), 부하(F), 상황(S)의 균형 변수]

L = f(ST, F, S) : 유효성 차원[리더유형(ST), 부하수준(F), 상황(S)의 유효성 변수]

2 리더십 유형

1) 권위형 리더십

리더가 주요한 결정을 내리고 부하에게 명령 · 지시하는 유형으로서 다음과 같은 특징을 가진다.[9]

① 주요한 의사결정(정책결정)에 부하의 참여는 배제되고 상관이 독단적으로 결정하고 독단적으로 관리한다.

② 상관이 조직의 기능과 역할을 독점하고 하향적 지시위주로 조직이 운영된다.

2) 민주형 리더십

민주형 리더십은 부하의 적극적인 참여하에 해결책을 모색하며, 인간관계를 중시하는 리더십 유형이다. 이의 주된 특징을 요약하면 다음과 같다.[10]

① 의사결정에 상관과 부하가 모두 적극적으로 참여하며 이에 따라 부하들의 창의성도 적극적으로 개발할 수 있다.

② 조직의 기능과 역할을 상 · 하, 종 · 횡으로 서로 유기적으로 분담한다.

③ 대표적인 예는 목표에 의한 관리(MBO)에서 찾아 볼 수 있다.

---

9 Duncan, op. cit., p.221 ; Fred Luthans, Organizational behavior(Auckland : McGraw-Hill, 1981), pp.413~415.

10 박호숙, 관리자의 발전적 리더십(수원 : 행정자치부 지방행정연수원 강의교재, 1998), pp.13~14.

3) 자유방임형 리더십

자유방임형 리더십은 리더가 부하들에게 모든 일을 맡겨버리고 그들이 하는 대로 내버려 두는 유형이다. 간섭이나 지도도 하지 않고 방임하는 형태로서 사실상 리더십으로서 거의 의미가 없다. 이의 특징을 요약하면 다음과 같다.

① 부하들이 제멋대로 하도록 완전히 내버려 두는 유형이다.

② 방치 · 무관심 · 무질서가 특징으로 나타난다.

권위형, 민주형, 자유방임형 등 이들 3자간의 관계를 살펴보면 첫째, 권위형은 상관(또는 리더)의 권한이 절대적으로 크고 둘째, 민주형은 상관과 부하간의 권한이 균형을 유지하며 셋째, 자유방임형은 부하들의 영향력이 오히려 크다.

3 리더십 이론의 변천

1) 자질이론(특성론)

자질이론은 리더의 자질과 성격적 · 신체적 특성을 특히 강조하는 이론인데 이 이론의 내용을 간단히 요약해 보면 [표 4–1]과 같다.[11,12]

① 리더(지도자)가 될 수 있는 사람과 그렇지 못한 사람을 구분

② 지도자가 될 수 있는 사람은 지구력, 인내력, 책임감, I · Q, 사교성, 적극성, 용모, 박력 등이 뛰어나고 이러한 사람은 어느 장소 어떤 상황에서도 지도자가 될 수 있다는 이론(반면 이런 자질을 갖추지 못한 사람은 지도자가 될 수 없다는 이론)

③ 이 이론에 의하면 군대나 교도소에서의 지도자는 대학교수사회에서도 지도자가 될 수 있다는 이론

---

11 박호숙, 관리자의 리더십(법무연수원 강의교재, 1997), p.131.

12 ① C.I. Barnard, The functions of the executive(Cambridge, Mass. : Harvard University Press, 1938), p.260.
② R.M. Stogdill, "Personal factor associated with leadership : A survey of literature," Journal of psychology, Jan. 1948, pp.25~27.
③ K. Davis, Human relations in business(New York : McGraw–Hill, 1959), p.68.
④ C. Gibb, The principles and traits of leadership(New York : McGraw–Hill, 1947), pp.267~284.

④ 한마디로 설득력이 매우 약한 이론

⑤ 그러나 모든 다른 조건이 같다면 위의 제요소들을 갖춘 사람이 그렇지 못한 사람보다는 지도자가 될 가능성이 더 높다고는 말할 수 있을 것이다.

표 4-1 리더의 특성 요인

주창자	특 성
Barnard	① 지구력과 인내력, ② 설득력, ③ 책임감, ④ 지적 능력
Stogdill	① 능력(지성, 기민성, 발언 능력, 독창성, 판단력) ② 업적(학식, 지식, 체력) ③ 책임감(주도성, 인내력, 공격성, 자신) ④ 참가 태도(활동력, 사교성, 적응성, 유머감각) ⑤ 지위(사회적 지위, 인기)
Davis	① 이성 ② 사회적 원숙성, 원만 ③ 내적 동기부여 ④ 인간 관계적 태도
Gibb	① 정력, ② 자신감, ③ 지성, ④ 웅변, ⑤ 일관성, ⑥ 인간 통찰력

자료 : 정경섭, 조직행동론(서울:법문사, 1996), p.338에서 재인용[12)]

2) 상황이론

상황이론에 따르면 리더(leader)는 그가 지닌 자질에 의해서가 아니라 상황(situation)에 의하여 결정된다는 이론이다.[13] 다른 말로 표현하면 리더는 주어진 상황에 가장 잘 적응하는 사람이라는 관점이다. 이러한 상황이론을 간단히 요약해 보면 다음과 같다.[14]

① 조직의 목적이 다르면 그에 따른 리더도 달라진다.

② 또 조직구성원들이 어떤 사람들인가 하는 것도 중요하다. 조직구성원의 성격, 문화적 · 역사적 배경, 관습, 교육정도 등에 따라서 리더의 종류가 달라진다.

③ 같은 조직의 경우라도 시간의 경과 등에 의하여 상황의 변화가 일어나면

13 W. Jack Duncan, Organizational behavior(Boston : Houghton Mifflin Company, 1981), p.219.

14 박호숙, 관리자의 리더십(법무연수원 강의교재, 1994), pp.132~133 : 박호숙, 관리자의 발전적 리더십(행정자치부 지방행정연수원 강의교재, 1998), pp.11~12.

이에 따라 다른 유형의 리더가 요구된다.

그러나 상황이론 역시 약점을 지니고 있다. 즉, 상황이론의 주장처럼 상황이 리더의 결정요인이라면 동일한 상황 하에서 어떤 특정인이 다른 사람들을 물리치고 리더가 되는 이유를 명백히 설명해 주지는 못한다. 즉, 이 상황이론은 리더십이 예측불가능하다는 문제점을 야기시킨다는 것이다.[15]

3) 상호작용이론

리더십은 어느 하나의 요인에 의해서 결정되는 것이 아니라, 많은 여러 가지 변수에 의해서 결정된다. 즉 리더의 개인적 자질(trait), 그가 처한 상황(situation), 추종자(부하 : follower) 간의 상호작용에 의해서 결정된다는 이론이다.[16]

따라서 이를 공식화 시켜 보면 $L = f(T, S, F)$로 표시될 수 있다. 그러나 이 이론 역시 너무 많은 변수를 결합하고 있어 엄격한 과학성을 결하고 있다는 비판에서 벗어나지 못하고 있다. 하지만 종합적인 이론이라는 점에서 그 가치가 인정되고 있다.

4 21세기의 새로운 리더십

고객이 외면하고 발길을 돌리는 조직은 영리조직이든 비영리조직이든 관계없이 더 이상 생존할 수 없다. 이제 최고의 서비스를 제공하지 못한 조직은 경쟁에서 살아남지 못하는 위기의 시대에 와 있다. 따라서 21세기 조직은 끊임없는 경영환경의 변화 속에서 유연성과 적응성을 갖춘 리더십을 요구한다. 새로운 리더십이 요구되는 21세기의 지식사회에서 조직의 리더가 담당해야 될 역할을 세 가지로 집약해 보면 ① 조직이 나아갈 방향을 설정하는 방향 제시자(pathfinder), ② 설정된 방향으로 가기 위한 변화과정을 관리하는 변혁 주도자(transformer), ③ 구성원을 동기부여하여 잠재력을 극대화하기 위한 활력

15 Duncan, op. cit., p.219.

16 박연호 · 이상국, 현대행정관리론(서울 : 박영사, 1988), p.111.

고취자(energizer)이다.

1) 변혁적 리더십

거래적 리더십(transactional leadership)이란 리더와 부하들 사이의 관계는 일상적인 과업수행과정에서 복종과 보상을 주고받는(give and take) 거래관계이다. 적절한 보상을 통해 부하들의 복종을 유도하기 때문에 마음속 깊은 곳에서부터 우러나는 열정과 헌신을 기대하기 어렵다.

21세기에 요구되는 변혁적 리더십(transformational leadership)은 새로운 비전을 제시하고 구성원들이 혼신의 노력을 쏟도록 커다란 변화를 창조해내는 영향력을 말한다.

변혁적 리더는 부하들이 자신에 대해 갖고 있는 생각을 탈바꿈시켜 높은 수준의 동기가 유발되고 보다 성취지향적인 행동이 유도되어 목표를 적극적으로 추진하게 된다. 결국 부하들은 자신감이 크게 높아지며 자신을 보다 가치있는 사람으로 인식하게 되어 스스로를 존중할 수 있게 된다.

변혁적 리더의 자질로는 ① 개인차이를 존중, ② 다른 사람의 공헌을 존중, ③ 비판과 피드백을 장려, ④ 타인에 대한 긍정적인 기대, ⑤ 미래에 대한 낙관 그리고 자신과 목표사이의 장벽 극복, ⑥ 높은 수준의 자각, ⑦ 충격과 영향력을 행사하기 위해 스타일과 행태를 조정할 수 있는 사회적 기술과 능력, ⑧ 적당한 자부심 등이 지적되고 있다.[17]

> **▶ 직장인들이 선호하는 리더십 유형**
>
> "직장인들이 가장 선호하는 리더십의 유형은 직원들에게 최대한 자율권을 부여하고, 정서적인 소통을 지속적으로 수행하는 리더십인 변혁적 리더십으로 나타났다. 다음으로 서번트 리더십을 선호하였다. 변혁적인 리더십과 대체로 유사하지만, 방향이나 미션을 리더가 제시하는 변혁적 리더십과는 달리 조직구성원들과의 의견과 토론을 통해 함께 만들어가는 서번트 리더십은 50대에게서 가장 많은 지지를 받았다. 결국 변혁적 리더십이든, 서번트 리더십이든, 상당수 직장인들이 직장 내에서 구성원들과의 소통을 중시하고, 부하직원들의 의견을 적극적으로 반영하는 리더를 원한다는 것을 보여준다. 반면 보상과 처벌을 활용해 개인과 조직의 성과를 극대화하는 유형의 거래적 리더십을 선호하는 직장인들은 그리 많지 않았다."(출처 : 세계일보, 2016년 12월 5일자 전문인용)

2) 전략적 리더십

점점 복잡해지고 변화가 심한 경영환경에 처하여 있는 현대조직은 조직내부

---

17 E. Gretton, People, skills and values : Changing approaches to human resources in British civil service, 인사행정, 중앙인사위원회, 통권 제4호(2000년), pp.27~29.

의 효율적 관리에만 의존해서는 더 이상 생존하기 힘든 상황에 놓여있다. 리더들은 조직의 생존과 번영을 위해 사회, 경제, 정치, 문화 등 일반환경 조건들뿐만 아니라 경쟁자, 공급자, 소비자, 정부정책 등 과업환경의 변화를 면밀하게 검토하고 창조적으로 대응하여야 한다.

따라서 조직목표를 창도하고 신념의 추진력을 가지고 장기적 생존을 위한 전략적 리더십이 요구된다. 전략의 수립(formulation)과 실천(implementation)은 전략적 리더십의 주요 요소이다.

3) 지속적 변화에 능동적으로 대처할 수 있는 리더십

조직의 리더는 역동적 환경 변화 속에서 조직의 비전과 전략에 걸맞는 조직혁신을 수행하는 변혁적 리더십(transformational leadership)을 지녀야 한다.

변혁적 리더들은 구성원들로 하여금 변화의 필요성을 인식시키고, 새로운 비전을 창조하며, 변화를 제도화함으로써 조직의 변혁을 달성한다.

환경에 능동적으로 대처하기 위해 변혁적 리더가 조직구조의 혁신과정에서 유념해야 할 기본 방향은 첫째, 환경변화의 속도에 걸맞게 신속한 의사결정을 할 수 있는 조직으로 재설계해야 한다. 조직의 슬림화는 좋은 예이다.

둘째, 핵심적 사안을 제외한 결정 권한을 현장의 전문가에 과감히 위임해야 한다. 가장 양질의 정보를 가진 현장의 전문가에게 결정권을 주는 것이 지식사회에서는 합리적이다.

셋째, 팀조직이나 프로세스 조직을 가능한 한 활용해야 한다. 21세기의 조직은 기능별 조직구조의 벽이 없어지고 프로젝트 또는 핵심적 업무 프로세스 중심으로 조직이 재편되는 형태가 될 것이 틀림이 없다.

넷째, 정보기술의 발전 흐름을 조직구조에 반영해야 한다. 이미 선보이기 시작하고 있는 가상조직, 네트워크 조직 등은 한층 더 그 활용 영역을 확장해 나갈 것이다.

다섯째, 조직의 글로벌화에 선행적으로 대응해야 한다. 이미 세계기업의 경우 본사와 지사 구분이 무의미해지고 있다. 정보시스템 네트워크와 기업문화의 공유를 기초로 합리적 평가 및 보상시스템으로 조직을 통합하여야 한다.[18]

---

18 Hitt, M.A., Keats, B.W., & DeMaire, S.M., Navigating the new competitive landscape : building strategic flexibility and

4) 인적·물적 자원동원능력 및 상징조작 능력을 가진 리더십

조직 내부의 자원과 역량의 파악은 중요하다. 이러한 내부분석은 조직의 강점과 약점을 파악하기 위한 것이다. 이를 위하여 조직이 보유하고 있는 자원의 양적 및 질적 수준을 평가하고, 경쟁우위를 가져다주는 조직의 내부역량을 파악해야 한다.

또한 조직의 위기에 대처하기 위해 새로운 가치의 혁신적 이데올로기와 새로운 전략을 옹호하고 시행할 필요가 있다. 이때 조직문화의 구축을 위해 상징을 적절히 활용해야 한다. 조직 상징을 상황에 맞게 적절히 관리하는 상징적 리더(symbolic leader)는 ① 시간 배분, ② 심볼, ③ 의식, ④ 언어, ⑤ 물리적 공간의 설계 등의 상징적 활동을 통해 자신이 강조하는 가치를 전달한다.[19]

5) 임파워먼트 리더십

21세기의 조직은 유연한 수평적 조직구조와 구성원의 자율과 참여가 보장되는 참여적 조직문화가 바탕이 되어야 한다. 구성원의 잠재력을 극대화시키기 위해서는 임파워먼트 리더십이 요구된다.

임파워먼트 리더십(empowerment leadership)이란 조직구성원에게 업무와 관련된 자율권을 보장하여 구성원의 잠재력을 극대화시키는 리더십을 말한다. 임파워먼트 리더십의 핵심은 권한의 공유(power sharing)와 혁신에 있다. 즉, 임파워먼트 리더는 권한을 하급자에 줄수록 자신의 영향력이 증대된다는 자신감을 가지고 직무 권한을 하급자와 공유하여 하급자들이 자신의 자율적 의사결정으로 업무상의 혁신을 이루도록 촉진한다. 그러므로 임파워먼트(empowerment)는 제한된 범위에서 권한이 위임되는 권한위임(delegation)과 구별된다.

임파워먼트는 부하에게 권한공유와 격려를 통해 힘을 실어주어 나타나는 마음의 상태이다. 따라서 임파워먼트는 ① 종업원들에게 자신의 가치에 대한 의미(significance)를 부여하고, ② 자신의 직무능력 향상에 의한 자신감

---

competitive advantage in the 21st century, Academy of Management Executive, 1998, Vol.12, No.4, pp.22~42.

19 Pfeffer, J., Management as symbolic action : the creation and management of organizational paradigms, In Cummings, L. L., & Staw, B. M.(Eds.), Research in organizational behavior, 1981, Vol. 3, Greenwich, CT : JAI Press, pp.1~52.

(competence), ③ 직장과 자신이 하나라는 공동체(community) 의식, ④ 자신의 일을 스스로 수행함으로써 느끼는 즐거움(enjoyment) 등이 복합된 태도로 나타난다.[20,21]

표 4-2 리더십 패러다임의 전환

구 분	기존형 패러다임	→	미래형 패러다임
조직 가치	• 능률, 성장, 가치창조		• 인류복지 증진, 서비스, 자아 실현
이해관계자 관리	• 기업소유자, 주주, 고객만족		• 전체 이해관계자 만족
사업 영역	• 국내, 지역적		• 전세계적
조직 상호관계	• 독립과 경쟁 • 영화게임(Zero-Sum Game)		• 상호의존성과 협력 • 비영화게임(Non Zero-Sum Game)
조직간 경계	• 명확한 경계		• 무경계
조직구조	• 관료제, 위계조직		• 애드호크러시, 네트워크, 공동체 구조
권력/권한	• 직위 권력, 권력 집중		• 관계 권력, 권력 공유 · 배분
경영의 초점	• 관리 · 유지 • 미시적 관리 및 목표설정 • 계수 및 업무중심		• 변화 · 혁신 • 비전 · 전략과의 연계 • 품질, 서비스 및 고객
관리 지휘	• 규칙과 규정		• 가치공유와 건전한 조직 문화
조직 변화	• 필요와 위기		• 학습과 혁신의 연속
리더의 역할	• 보스, 관리자		• 코치와 촉진자, 리더
리더 자격	• 최고경영자 중심		• 조직구성원 다수
리더 가치관	• 지역적		• 세계시민적
리더 윤리	• 비윤리적		• 유리적
리더-구성원 관계	• 수직적		• 수평적
구성원 관리	• 통제		• 임파워먼트
구성원의 가치	• 타율		• 자율
구성원 태도	• 두려움, 방어적 성향		• 신뢰
구성원 행위	• 동조		• 몰입
조직의 중심 인력	• 남성 중심		• 여성 등 소수 그룹 부상

자료 : http://business.chungnam.ac.kr/~kahrd/first.html(김흥국, 21세기 리더십:패러다임 전환과 리더의 역할, 2000년 12월 21일 검색).

20 Bennis, W., & Nanus, B., Leaders : The strategies for taking charge, New York, NY : Harper & Row, 1995.

21 http://business.chungnam.ac.kr/~kahrd/first.html(김흥국, 21세기 리더십 : 패러다임 전환과 리더의 역할, 2000년 12월 21일 검색).

제3절 갈등관리

1 갈등의 개념과 기능

갈등이란 조직내의 의사결정과정에서 대안의 선택기준이 모호하거나 한정된 자원에 대한 경쟁 때문에 개인이나 집단이 대안을 선택하는데 곤란을 겪는 상황을 말하며, 의사결정은 갈등의 해소를 의미한다.

갈등은 사회화 과정의 한 형태로 건설적인 측면이 있는 반면 부정적인 측면도 가지고 있는 양면성을 띠고 있다. 즉, 갈등은 조직목표의 달성에 요구된 조정과 팀워크를 저해한다는 견해와 갈등이 변화를 자극하고 의사결정 과정을 개선함으로써 조직의 효과성과 능률성을 향상시킬 수도 있다.

갈등은 사람들이 그것을 어떻게 다루느냐에 따라 파괴적이 될 수도 있고 생산적이 될 수도 있다. 갈등과 조직의 생산성간의 관계는 역자형의 U곡선 형태이다. 갈등이 없거나 지나치게 낮아도 조직의 생산성이 저하되고 또한 갈등이 지나치게 높아도 생산성이 떨어지며, 적정한 수준의 갈등이 조직에 있을 때 생산성이 가장 높다. 이와 같이 갈등은 조직의 혁신과 창의성을 촉진하는 순기능적 측면도 있지만, 또한 조직내의 협동적 결속을 와해시키는 역기능적 측면도 있다. 따라서 갈등의 순기능적 측면을 최대화하고 역기능적 측면을 최소화하는 것이 모든 조직의 과제이다.

갈등이 건설적으로 해결되었을 경우 순기능은 첫째, 갈등은 조직내 문제의 존재를 알려주는 역할을 한다. 따라서 조직 발전의 새로운 계기가 될 수 있다. 갈등 해결을 위한 조직의 노력은 창의력, 융통성, 적응성, 변동성, 쇄신성 등을 높여준다.

둘째, 잠재적 능력과 재능을 개발시키는 계기를 마련해준다.

셋째, 획일성을 배제하고 다양성과 민주성을 확보하여 조직 운영을 원활하게 해준다.

넷째, 관리자의 부하에 대한 면밀한 감독을 완화시킬 수 있다.

그러나 갈등이 해결되지 않았을 경우 역기능으로는 첫째, 조직의 불안정을 조성하고 쇄신과 발전을 저해한다.

둘째, 구성원과 조직, 각 단위간의 반목과 적대감을 유발시킨다.

셋째, 조직의 위계질서를 문란시키고 직원의 사기가 저하되어 심리적, 육체적 안정이 동요된다.

넷째, 행정 능률의 향상을 저해하여 조직 목표달성(효과성)을 저해한다.

2 갈등의 원인

갈등에 대한 연구는 심리학, 사회학, 행정학(정책학), 정치학 등 매우 다양한 학문분야에서 이루어지고 있어서 그 개념규정이나 원인도 매우 다양하게 제시되고 있다.[22] 갈등은 권력, 사회적 자원, 사회적 가치의 희소성, 상이한 가치지향성 때문에 발생하는 적대적인 상호작용이다.[23] 갈등의 원인은 수없이 많지만 가장 대표적인 것이 ① 목표의 비양립성, ② 한정된 자원경쟁, ③ 상호의존성 등이다.[24]

갈등 프레임에 갇힌 대한민국

"어느 사회든 크고 작은 갈등은 있게 마련이다. 그런데 최근 우리나라는 어떤 갈등이 발생하면 해결되기까지 오랜 기간 사회적 갈등을 겪는 경우가 많다. 특히 문제는 집단이기주의와 확증편향으로 이를 더욱 부추기고 있다. 여기에다 갈등의 줄기를 따라가 보면 정부의 취약한 조정 기능도 함께 자리 잡고 있다. 한국의 사회갈등 수준은 2011년 기준으로 OECD 회원국 가운데 5번째로 높은 반면, 갈등을 관리하는 지수는 27위로 하위권에 머무르고 있다. 이로 인한 사회적 비용은 2010년 기준 82조~246조원에 이른다는 연구결과도 있다. 거의 한 해 예산에 맞먹는 돈이 사회적 갈등으로 소비된다는 뜻이다."(출처 : http://www.fnnews.com/news/201607251735 532576 전문인용)

1) 목표의 비양립성

목표의 차이 또는 비양립성이란 집단이나 조직활동의 방향 및 사업달성의 평가기준이 서로 불일치함을 의미한다. 서로 상이한 목표를 가질 경우 타인이나 다른 조직은 자신의 목표를 달성하는데 불필요한 존재 또는 방해의 원천으로 생각될 가능성이 크다.

2) 한정된 자원

갈등은 집난이나 조직의 구성원들이 희소한 자원(scarce resources)을 소유

22 박호숙, 행정관리론(갈등 · 협상론)(수원 : 행정자치부 지방행정연수원, 1994), pp.1~3 : 박호숙, 지방자치단체의 갈등관리(서울 : 다산출판사, 1996), pp.27~32

23 S. P. Robbins, Managing organizational conflict : A nontraditional approach (Englewood Cliffs : Prentice-Hall, 1974), p.23.

24 S. M. Schmidt and T. A. Kochan, Conflict : Toward conceptual clarity, Administrative Science Quarterly, Vol.3(1972) 참조.

하고자 함으로써 발생한다. 이 희소한 자원에는 돈과 같은 물질적인 것과 지위, 위신, 명성, 권력 등과 같은 비물질적인 것도 모두 포함된다.[25]

3) 상호의존성

상호의존성이란 둘 이상의 행위주체가 각각의 업무를 수행하는 과정에서 상호간의 자원이나 정보의 제공, 동조 및 기타 협동적인 분위기를 위하여 서로간에 의존하는 정도이다.[26] 조직내부에서나 조직상호간의 상호의존관계는 갈등의 원천이 되기도 한다. 상호의존성의 정도가 높으면 높을수록 그만큼 갈등발생의 기회는 높아진다. 왜냐하면 상호의존성의 존재는 관련행위 주체들을 상호 제약하는 제약조건(constraints)으로 작용하게 되기 때문이다.

보건의료조직에서 각 구성원들의 업무는 사람의 생명과 직결되며, 업무수행의 결과가 환자의 상태 변화와 밀접하게 연계되어 있어서 예상하지 못한 방향으로 나아갈 수 있다는 점에서 일반 조직에 비해 독특하다. 특히 다른 어떤 조직의 업무보다 실수가 없어야 하며, 문제 발생 시 즉각적으로 의사결정권자인 의사에게 전달되지 않으면 안 된다. 이러한 과정에서 환자를 가장 가까이에서 보살피는 간호사와 진단과 처치에 대해 판단과 결정을 내리는 의사는 병원조직에서 가장 긴밀하게 협업을 해야 한다. 이처럼 상호의존성과 보완성이 강할수록 갈등의 소지가 상존한다. 의사와 간호사의 협력이 중요함에도 불구하고 협력이 잘 이루어지지 않는 주요 원인으로 두 직종 간의 권한의 차이가 존재하기 때문이다. 의사와 간호사는 환자치료라는 동일한 목표를 추구하지만 진단 및 치료를 결정하는 의사와 처치 명령을 수행하며 간호 역할을 담당하는 간호사는 담당 역할의 속성에 따른 권한의 차이가 크다. 그 결과 간호사들은 의사들에 비해 더 많은 갈등을 조직 생활에서 경험하게 된다.[27]

---

25 Abcarian Palmer, Society in conflict(San Francisco : Canfield Press, 1974), pp.11~18.

26 Richard L. Daft, Organization theory and design, fourth edition(Eunos : Info Access Distribution Pte Ltd, 1992), p.131.

27 이병주 · 김명언, 의사와 간호사 간 관계에서 나타나는 갈등의 유형, 원인 및 비대칭성, 한국심리학회지: 산업 및 조직, 25(1), 2012, pp.1–25.

3 갈등 해결방법

갈등의 해결방법은 수없이 많다. 특히 중요한 것은 갈등의 원인이 어디에 있느냐에 따라서 갈등 해결의 전략도 달라질 수 있다는 것이다.

1) 협상

협상(negotiation/bargaining)이란 어떤 공통된 문제에 대하여, 서로간의 합의(mutual agreement)를 형성함으로써 서로 상충되는 이익을 조정해 나가는 과정이라고 볼 수 있다.[28] 협상은 '주고 받는' 하나의 교환관계로서 서로간에 수용가능한 행동대안을 형성하기 위하여 상호간의 입장을 조정하는 과정을 거치게 된다.[29]

2) 설득

설득(persuasion)이란 자신의 입장은 전혀 변경(양보)하지 않은 채 자신의 입장을 다른 사람에게 확신시켜 다른 사람들을 자기의 입장으로 끌어 들이는 노력이라고 볼 수 있다.[30] 설득을 하는 방법도 매우 다양하겠으나, Lindblom은 특히 분석(analysis)의 중요성을 강조하고 있다.[31] 분석은 자신의 입장을 분명히 하는데 특히 도움이 되기 때문이다.

3) 위협

Holsti는 위협(threats)을 긍정적 위협(positive threats)과 박탈적 위협(threats of deprivation)의 두 가지로 나누고 있다. 긍정적 위협은 새로운 불이익을 '부과'하는 형태를 띠고, 박탈적 위협은 이미 약속하거나 제공한 보상이나

28 James E, Anderson, Public policy making, 2nd ed.(New York : Holt, Rinehart and Winston, 1979), p.79.

29 장동운, 갈등관리의 모형에 관한 연구, 경희대학교 대학원 경영학박사 학위논문, 1986.

30 James E. Anderson, Public policy-making, second edition, New York : Holt, 1979.

31 Charles E. Lindblom, The policy-making process, second edition, Englewood Cliffs : Prentice-Hall, 1980, pp.29~32.

이익을 '유보' 또는 '철회'하는 형식을 띤다.[32]

4) 중재자의 개입

이해관계가 맞서있는 갈등 당사자들의 직접적인 접촉에서 올 수 있는 갈등증폭현상을 완화하기 위하여 제3자와 같은 조정자의 개입이 필요할 때가 있다. 제3자로서의 조정자는 갈등 당사자들의 직접적인 접촉에서 오는 충격을 흡수완화하는 완충역할을 함으로써 갈등해결에 있어 촉매의 역할을 할 수 있다. 조정자가 이러한 역할을 수행할 수 있는 이유는 중재자는 비교적 객관적 입장에서 보다 공평하고 합리적인 대안제시가 가능하기 때문이다.[33]

제4절 의사소통

1 의사소통의 의의

우리는 거의 잠시도 쉬지 않고 그 누구와 무엇을 위해서, 그 어떤 내용의 의사소통을 하면서 하루하루를 보내게 된다. 따라서 의사소통의 성공여부는 조직(직장)인으로서, 더 나아가서 인생의 성공 여부를, 그리고 조직의 성공 여부를 결정 지워준다. 의사소통이란 조직 내부에 있어 상관 · 부하 · 동료 간의 의사교환을 의미한다. 공공관계(PR: Public Relations)란 조직외부와의 의사교환으로 의사소통과는 구별된 개념이다.

의사소통의 의의와 중요성을 몇 가지 측면에서 살펴보면,

첫째, 무엇보다도 의사소통은 여러 경영행정기능의 핵심이 되고 기본이 될 뿐만 아니라 계획화(planning)로부터 시작되는 여러 기능(활동, 과정)은 의사소통을 통해서만 실현된다.

둘째, 조직구성원들은 실로 많은 시간을 의사소통에 바치고 있다. 하루의 50 ~

32 K. J. Holsti, International politics, 3rd ed.(Englewood Cliffs : Prentice-Hall, 1977), pp.177~178.

33 박호숙, 정책갈등과 지방의회의 조정역할(고려대학교 대학원 행정학박사 학위논문, 1994), p.221 ; 보다 자세한 것은 박호숙, 갈등 · 협상론(수원 : 행정자치부 지방행정연수원 강의교재, 1998)을 참조

95% 정도의 시간을 의사소통하는데 투자하고 있다.

셋째, 집단의 유지를 가능케 하고 성공적이게 하는 것은 중추신경으로서의 의사소통이다. 의사소통은 집단 내 모든 구성요인, 특히 경영자와 부하의 상하관계를 연결시켜 주는 신경조직이고, 바라는 바의 목적(결과)을 달성하기 위해 구성원들 간의 협조활동에 관련된 경영활동의 중심을 이루고 있기 때문에 집단의 유지와 성공에 결정적으로 중요한 활동이 된다. 그래서 혹자들은 의사소통은 조직과 관리기능에 인체내의 피의 흐름과 같은 중요한 기능과 역할을 담당한다고 한다.

넷째, 의사소통이 효과적이면 업적과 직무만족을 높여 주는 경향이 있다.

공동목적을 달성하기 위해 사람들을 연결하는 수단인 의사소통 없이는 조직 내에서의 행동과 태도를 관리할 수 없고 실제로 어떤 형태의 의사소통이 없는 조직은 있을 수 없다.

2 의사소통의 구성요소와 과정

의사소통은 ① 전달자, ② 메시지(내용), ③ 통로, ④ 수신자, ⑤ 효과 등 5가지 요소로 구성된다. 의사소통의 과정을 아주 단순화시킨다면 전달자→메시지→수신자로 나타낼 수 있다. 그러나 실제의 과정은 매우 동태적이고 복잡하다. 따라서 보다 현실적인 의사소통과정은 이들 세 가지 요인 이외에도 기호화와 해독이라는 두 가지의 과정은 물론 장애요인(소음)과 피드백 요인도 포함된다. 의사소통과정은 의도한 의미를 메시지로 기호화하여 경로를 통해 전달하는 전달자와 받아들인 메시지를 받아 특정 의미로 해독하는 수신자를 포함한다. 수신자로부터 전달자에게 피드백이 이루어질 수도 있고 이루어지지 않을 수도 있다.

3 의사소통의 유형

1) 공식성의 유무

의사소통은 공식성 여하에 따라 공식적, 비공식적 의사소통으로 구분된다.

공식적 의사소통이란 조직의 공식적 통로를 통해 이루어지는 의사소통이며, 비공식적 의사소통이란 자생적으로 형성되는 의사소통으로 비공식적 통로를 통해 전달된다. 대부분의 조직은 공식적인 통로만을 통해 의사소통이 이루어지는 것이 아니라 여러 가지 비공식적 통로를 통해 소통이 이루어진다.

표 4-3 공식적 의사소통과 비공식적 의사소통의 비교

구분	공식적 의사소통	비공식적 의사소통
개념	공식조직 내에서 계층제적 경로와 과정을 거쳐 공식적으로 행하여지는 의사소통, 고전적 조직론에서 강조	계층제나 공식적인 직책을 떠나 조직 구성원간의 친분 · 상호신뢰와 현실적인 인간관계 등을 통하여 이루어지는 의사소통, 포도넝쿨형 의사소통
수단	공문서(명령 · 지시와 보고 · 품의)	소문 · 풍문 · 메모
장점	① 상관의 권위 유지 ② 의사전달이 확실 · 편리 ③ 전달자 · 피전달자가 분명, 책임소재 명백 ④ 정보가 정확하므로 의사결정이 용이	① 전달이 신속하고 적응성이 강함 ② 배후사정을 소상히 전달 ③ 긴장 · 소외감 극복과 개인적 욕구의 충족 ④ 행동의 통일성 확보 ⑤ 공식적 전달을 보완 ⑥ 관리자에 대한 조언 역할
단점	① 배후사정 파악 곤란 ② 전달 속도가 느림 ③ 복잡하고 다양한 의사표시 곤란 ④ 융통성과 신축성 결여 ⑤ 형식주의화 ⑥ 변동하는 사태에 신속한 대응 곤란	① 책임소재 불분명 ② 통제곤란 ③ 공식적 의사소통을 왜곡 또는 마비 ④ 상관권위 손상 ⑤ 의사결정에 활용 곤란

표 4-4 공식적 의사소통의 종류

구분	상의하달 (하향적 의사소통)	하의상달 (상향적 의사소통)	횡적 의사소통
특징	① 상관 → 하급자 ② 질서유지, 행정조정수단	① 하급자 → 상급자 ② 융통성, 인간적 가치 고려	① 수평적 의사소통 ② 조정 및 협조 촉진
방법	명령(지시 · 훈련 · 발령 · 고시)과 일반정보(편람 · 뉴스레터 · 게시판 등)	보고, 품의, 의견조사, 제안, 면접, 고충심사, 결재제도 등	사전심사(중요사항), 사후 통보 및 회람, 회의, 위원회 제도 등

2) 방향과 흐름 기준

공식적 의사소통의 방향을 기준으로 하향적 의사소통, 상향적 의사소통, 횡적 의사소통 등이 있다.

4 의사소통의 원칙

효과적인 의사소통을 위한 원칙으로 Redfield는 명료성(clearity), 일관성(consistency), 적정성(adequacy), 적시성(timeliness), 분포성(distribution), 적응성과 통일성(adaptability & uniformity), 관심과 수용(interest & acceptance) 등 7가지를 지적하였다.[34]

1) 명료성

수신자(피전달자)가 전달 내용을 정확하게 이해할 수 있도록 명확한 용어와 평이하고 간결한 언어나 문장을 사용하여야 한다. 전달 내용을 수신자가 잘못 이해하게 되면 의도한 효과와는 거리가 먼 행동을 하게 된다.

2) 일관성

전달 내용에 모순이 없어야 한다. 즉, 앞에서 말한 내용과 뒤에서 말한 내용에 모순이 없어야 한다. 전달 내용에 모순이 있어 일치하지 않으면 피전달자는 어느 것을 취해야 할지 어리둥절하게 되어 올바른 행동을 하지 못하게 된다.

환자 만족도를 높이는 원활한 의사소통

의료기관에서 의사와 간호사의 원활한 의사소통이 환자의 만족도와 치료 효과를 높일 수 있다. 의사와 간호사, 특히 전공의와 간호사들 사이에서는 의사소통이 부족한 것으로 나타나 개선의 여지가 필요하며, 의사들은 의료기관 안에서 간호사에게 비존중적 태도와 행위, 감정적 · 공격적 태도, 불공정 및 불합리한 태도로 의사소통에 임하고 있는 것으로 나타났다. 의료인의 의사소통능력 개선을 위해서는 친화적인 표현, 감정적 표현 자제, 공손한 말하기, 공격적 · 폭력적 표현방식 지양 등이 필요하다(출처 : http://www.docdocdoc.co. kr/155655).

3) 적정성

전달량이 과소, 과다하지 않은 적정량이 제공되어야 한다. 전달 내용의 양이

34 C. E. Redfield, Communication in management, Chicago University Press, 1953, pp.29~45.

너무 많으면 시간적 낭비를 초래하게 되고 너무 적으면 충분한 의사전달이 되지 못한다.

4) 적시성

시기적절하게 적시에 정보가 제공되어야 효과가 있다. 즉, 조직에 요구되는 정보는 그것을 필요로 할 때 전달되어야지 시기를 놓치면 그 정보는 가치가 없게 된다.

5) 분포성

정보는 조직 전체에 적절하게 분포되어야 하며, 전달받아야 할 피전달자가 누구인가를 확정하여 정확하게 전달되어야 한다. 전달 내용이 중요한 비밀사항이 아닌 이상 관련된 모든 조직인들에게 전달되어야 한다.

6) 적응성과 통일성

의사전달이 너무 경직되어 있어서는 안되고 구체적인 상황에 따라 적절히 융통적 · 신축적으로 반응할 수 있어야 한다. 정보의 전달이 너무 공식적인 통로에만 의존하게 되면 급격한 상황변화에 능동적으로 대처하지 못하는 경우가 흔하다. 그리고 통일성이란 의사전달이 전체로서 통일된 의사의 표현이 되게 하여야 한다는 뜻이다.

7) 관심과 수용

의사전달은 궁극적으로 피전달자의 관심과 수용이 있어야 한다. 의사전달에 대한 피전달자의 관심과 수용적 태도가 갖추어져 적극적 반응을 보여야 효과적인 의사전달이 이루어진다.

5 의사소통의 장애요인과 개선방향

사실 최근의 추세는 통제, 즉 지시적인 의사소통체계를 지양하고 인적자원관리(human resource management)의 개념, 즉 조직원의 입장을 고려하는 분위기 속에서 이들로 하여금 자유롭게 자신들의 의견을 제시하게 하고 또 제시된 의견을 전략으로 혹은 정책으로 채택하는 쪽으로 변화하고 있다. 이는 결국 의사소통의 목적이 통제(control)보다는 동기부여(motivation) 혹은 몰입유도(committment)의 형태로 변화되고 있음을 의미한다. 이러한 변화에 대처하기 위해서는 의사소통의 장애요인을 극복하지 않으면 안 된다.

표 4-5 의사소통의 장애요인과 촉진방안

구분	장애요인	촉진방안
전달자와 피전달자	① 가치관 · 사고방식의 차이(준거기준 차이) ② 지위 상의 차이(발신자와 수신자간의 권력관계) ③ 전달자의 의식적 제한 : 보안상 비밀 유지 ④ 전달자의 자기방어 : 전달자가 자기에게 불리한 사실은 은폐, 고의적 왜곡 ⑤ 피전달자의 전달자에 대한 불신이나 편견, 수용거부, 잘못된 해석 ⑥ 원만하지 못한 인간관계 ⑦ 환류의 봉쇄 : 정확성이 손상될 위험	① 상호접촉 촉진 : 회의 · 공동교육훈련, 인사교류 등 ② 대인관계 개선, 조직내 개방적 분위기 조성 ③ 하의상달의 권장과 활성화 : 권위주의적 행정행태의 개선 ④ 의사전달 조정집단의 활용 : 상향적 의사전달의 누락, 왜곡 등 방지와 정보처리의 우선순위 결정 ⑤ 민주적 · 쇄신적 리더십의 확립
전달수단 및 매개체	① 정보 과다 : 내용파악 곤란 ② 정보의 유실과 불충분한 보존 ③ 매체의 불완전성 : 적절치 못한 언어 · 문자 사용 ④ 다른 업무의 압박(업무의 과다 · 폭주) ⑤ 지리적 거리	① 매체의 정밀성 제고 : 언어 · 문자의 정확한 사용 ② 효율적인 관리정보체계(MIS)의 확립과 시설의 개선 ③ 의사전달의 반복과 환류 · 확인메커니즘 확립
조직구조	① 집권적 계층구조 : 수직적인 의사전달 제한, 유동성 저하 ② 할거주의, 전문화 : 수평적 의사전달 저해 ③ 비공식적 의사전달의 역기능 : 소문 · 풍문 등에 의한 정보의 왜곡 ④ 정보전달채널의 부족	① 정보채널의 다원화 ② 계층제의 완화와 분권화 ③ 정보의 분산

효과적인 의사소통을 방해하는 장애요인으로 언어상의 장애, 지위상의 장애, 지리적 거리, 정보원의 신뢰도, 가치관 및 준거집단의 차이, 시간의 압박, 정보의 간소화 경향, 평가적 경향, 정보의 독점 및 누락, 의식적 제한 등을 들 수 있다.

제5장

보건인적자원관리론

제1절 인적자원관리의 개요

1 환경변화에 따른 인적자원관리

예전에는 인사행정(personnel adminstration)이라는 용어가 지배적이었지만, 오늘날에는 인적(자원)관리(human resource management)라는 말이 더 많이 사용되고 있다. 인사행정이 주어진 인력을 관리하는 수준의 소극적인 의미라면, 인적(자원)관리는 인적자원을 개발(development)하고 지원(support)하는 기능 등을 포함하는 적극적이고 보다 광범위한 개념이라고 할 수 있다.

따라서 인적(자원)관리란 변화된 인사행정 패러다임을 적극 수용하면서 채용, 보직관리, 교육훈련, 인사교류, 근무성적평가, 보수, 복무관리 등 인사행정의 주요 기능이 종합적이고 유기적으로 연결된 토털 시스템(total system)을 구축하여 전략적으로 인적자원을 관리하는 것을 일컫는다.

> **인사가 만사(萬事)**
>
> 인재 경영하면 떠오르는 단어는 유비와 제갈공명의 삼고초려(三顧草廬)일 것이다. 중국의 삼국시대 조조, 유비, 손권은 뛰어난 용인술로도 유명하다. 삼국시대 이들이 추구했던 인재 철학을 살펴보면 "① 환경이 사람을 만든다. ② 인재를 정확히 평가하라. ③ 사람이 조직을 만든다. ④ 묻혀있는 인재를 찾아라. ⑤ 패거리를 만들면 분열이 생긴다" 등이다(출처 : http://blog.daum.net/drsin66/3099).

전통적인 인적자원관리와 새로운 인적자원관리를 비교하면 다음과 같다.

첫째, 전통적 인적자원관리는 변화 또는 위험을 회피하거나 이를 소극적으로 수용하지만, 새로운 인적자원관리는 위험을 감수하면서 변화를 적극적으로 수용한다.

둘째, 인사의 기능 역시 전통적인 인적자원관리에서는 분절된 행정적 기능에 머무르지만, 새로운 인적자원관리에서는 목표달성을 위해 전략적 인적자원관리라는 틀 안에서 인사관리상의 주요 기능을 상호 연계하여 전략적으로 운용한다.

셋째, 임용 역시 전통적인 인적자원관리에서는 형식요건을 중시하고 규격화되고 경직된 틀을 중시하여 운용하였지만, 새로운 인적자원관리에서는 형식보다는 실적과 성과에 더 큰 비중을 두어 유연한 임용방식을 취하고 있다.

넷째, 관리방식 또한 사람중심의 주종관계적 관리에서 앞으로는 과업중심의 합리적인 관리방식으로 변화되어 간다.

다섯째, 전통적인 인적자원관리 방식에서는 교육훈련을 주로 그 조직 내부에서 실시하면서 교육공급자중심으로 이루어져 왔으나, 새로운 인적자원관리에서는 이를 혁신하여 조직내부나 외부를 가리지 않고 조직구성원들의 실질적인 수요에 응할 수 있도록 수요자 중심으로 교육훈련을 실시한다(즉 교육수요자가 원하는 시간과 원하는 장소 그리고 원하는 과목이나 주제를 수강하는 것 등).

여섯째, 보수체계에서도 전통적인 인적자원관리에서는 능력과 상관없이 연공적 보수체계를 획일적으로 적용하는 반면, 새로운 인적자원관리에서는 성과급 강화를 통해 보수체계를 다양화 · 차별화시켜 보다 현실적인 형태를 취할 수 있게 한다.

표 5-1 전통적 인적관리와 새로운 인적관리 비교

구분	전통적 인적관리	새로운 인적관리
수용태도	변화와 위험을 회피(소극적 수용)	위험감수, 변화를 적극 수용
인사기능	분절된 행정적 기능	인사관리상 주요기능을 상호연계
임용형태	형식 요건 중시(경직된 틀)	실질적 성과에 큰 비중(유연한 임용방식)
관리방식	주종관계적 관리방식	과업중심 합리적 관리방식
교육훈련	공급자 중심 교육	수요자 중심 교육
보수체계	연공서열 형태	성과급 강화
복무관계	처벌중심 부정적 관리체계	포상중심 적극적 관리체계

일곱째, 복무관리에 있어서도 과거에는 처벌중심의 부정적인 관리체계를 활용하였지만, 앞으로는 일 잘하고 우수한 사람에게 보상과 포상을 해주는 식의 적극적인 관리체계로 전환을 시도할 때이다.[1]

2 정실주의와 엽관주의

1) 개념

정실주의(patronage system)란 사람을 공직에 임용함에 있어 실적 이외의 요인, 즉 정치적 요인 뿐만 아니라 혈연, 지연, 학연 등 개인적인 친분, 기타의 온정관계 등을 기준으로 행하는 것을 말한다[정실주의=정치적 요소+개인적 친분(혈연, 지연, 학연)+기타 온정관계].

반면에 엽관주의(spoils system)란 공직에의 임명을 정당에 대한 공헌도와 충성도에 따라 행하는 것을 말한다. 이것은 복수정당제도와 긴밀한 관계를 가지며 정권이 바뀔 때마다 공무원들도 따라서 바뀌는 것을 전제로 한 것이다. 이 경우 관직은 선거에 승리한 정당의 전리품처럼 이해되어, 특정의 정당에 대한 정치적 봉사에 대한 보상으로 보았다.

엽관주의의 성립요인을 보면 다음과 같다.[2]

① 민주적 정치발전의 토대가 되었던 경쟁적인 정당제도의 발전에 기인하였다. 미국의 양당정치의 발전은 엽관제도의 발전과 교호작용을 하였다.

② 작은 규모의 정부행정을 유지하였던 것도 엽관주의를 성장시킨 요인이었다. 작은 정부관 속에서의 행정 역할이 단순한 집행업무였다고 생각하여 글을 읽고 쓸 줄 아는 정도의 상식인이면 공직을 수행할 수 있다고 믿었다.

③ 엽관제도는 정당에서 공약한 정책을 집행하는데 공무원들의 높은 충성심을 확보할 수 있다는 것이다.

엽관주의와 정실주의는 오늘날 거의 같은 뜻으로 사용되고 있으나, 정실주의가 정치적 요인을 중요시하는 엽관주의보다 넓은 개념으로 인식되고 있다.

---

1 http://plaza.snu.ac.kr/~e-pa/submenu/g4.htm(2003년 6월 16일 검색).

2 안해균, 현대행정학(서울 : 다산출판사, 1990), pp.544~545.

2) 발달과정

(1) 영국의 정실주의

영국의 정실주의는 19세기 중엽에 이르기까지 국왕에 의한 은혜적 정실주의와 내각책임제의 발달 이후 의회의 유력한 정치가에 의한 정치적 정실주의와 같은 두 종류의 정실주의가 공존하고 있었다.

영국은 절대군주제가 확고한 단계로 들어서기 시작한 튜더 왕조(1485~1603)부터 스튜어트 왕조(1603~1714)까지만 해도 유럽 국가들에서와 같은 체계화된 인사제도는 없었다. 당시의 국왕은 총애하는 신하와 반항적인 의회를 조정하기 위하여 자기편의 의원에게 고위관직이나 고액의 연금 등을 은혜적으로 부여하였던 것이다.

이러한 국왕에 의한 은혜적 정실주의는 1688년의 명예혁명을 계기로 국왕에 대한 의회의 우월성이 나타나면서 의회의 도전을 받기 시작하였다. 이에 따라 의회는 국왕이 관직이나 연금 등으로 의원을 매수 하든가 국왕의 관료가 의원이 되는 것 등을 금지하는 입법을 제정하게 되었다. 이러한 입법조치를 통하여 국왕에 대한 의회의 우위성이 현실적으로 확립되었다.

영국정부는 1714년 George 1세의 Hanover 왕조가 시작되면서부터 내각책임제의 형태를 취하게 되었고, 이때부터 관리에 대한 실권은 점차 의회의 다수당에 의하여 장악되었으며, 그들은 선거운동의 공로자들에게 관직과 연금을 부여하게 되었다. 이에 따라 국왕에 의한 은혜적 정실주의는 의회의 유력한 정치가들에 의한 정치적 정실주의로 변화되었고, 이것은 의회주의 및 양당제도의 확립과 더불어 더욱 촉진되었다.

그러나 이러한 시대적 상황에서도 은혜적 정실주의가 완전히 배제된 것은 아니다. 즉 정치적 정실주의의 독무대가 형성되었음을 뜻하는 것이 아니라 단지 정치적 정실주의가 은혜적 정실주의를 대신하여 관계의 주류를 이루게 되었다는 것이다.

(2) 미국의 엽관주의

미국에서는 건국 초기부터 엽관주의적 인사제도가 지배적인 것으로 인식되어 왔다. 특히 1801년 제3대 대통령 T. Jefferson은 그의 제1차 임기 동안에 대통령

임명직의 25%를 자파당원인 민주공화당원들로 교체한 이후 정당에 대한 공헌도가 관직임면의 기준이 되는 엽관주의가 미국에서 널리 행하여지기 시작하였다.

1820년 제5대 대통령인 J. Monroe 시대에는 관직의 임기를 대통령의 그것과 같이 4년으로 하는 임기 4년 법이 제정됨으로써 엽관주의적 인사행정이 제도화되었다.

이러한 엽관주의적 인사행정은 1829년에 취임한 제7대 대통령 A. Jackson 시대에 와서 본격화되기 시작하였다. 그는 엽관주의를 민주주의의 실천적인 정치원리로 생각하였으며 1829년 12월 그의 연두교서를 통해 「모든 관직의 내용은 누구나 용이하게 그 임무를 수행할 수 있을 정도로 간단 명백하며, 또 그렇게 하도록 창설된 것이다. 나는 공직을 오래동안 보유하는 것은 그 경험에 의하여 얻은 것 이상으로 상실하는 것이 많다는 것을 의심치 않는다」고 하였다. 이러한 그의 관직관으로 엽관주의는 연방정부뿐만 아니라 주정부와 지방자치단체까지도 널리 적용되었고, 공인된 조직의 정치원리로 받아들여졌다.

▶ 코드인사

"코드인사, 낙하산 인사를 무조건 나쁘게만 볼 필요는 없다. 미국엔 엽관주의(獵官主義)가 일반적인 관행으로 정착했다. 정치적 신조나 정당관계에 따라 공직자를 임명하는 것은 행정을 효율화하고 소모적인 갈등을 피할 수 있다는 장점이 있다. 편향적인 코드인사를 통해 전문성을 살리지 못하는 곳에 간다는 게 문제다."(출처 : 조선비즈, 2016년 10월 28일자 전문인용)

(3) 엽관주의의 장단점

엽관주의는 대체로 다음과 같은 문제점을 지니고 있다.[3]

① 행정에 대한 전문성이 부족한 사람들이 행정조직에 들어옴으로써 행정의 비능률을 초래할 위험성이 높다.

② 관직을 둘러싼 경쟁과 행정수행과정에서 당파성이 나타날 가능성이 높다.

③ 위인설관(爲人設官) 현상으로 팽창한 재정규모를 효율적으로 감당하지 못하여 예산낭비를 가져오기 쉽다.

④ 집권정당에의 충성(정당의 사병화 현상)

⑤ 신분불안 : 부정부패의 원인 제공

그러나 엽관주의 인사제도는 다음과 같은 이점도 가지고 있다.[4]

3 위의 책, pp.545~546.

4 Lewis C. Mainzer, Political bureaucracy(Glenview, Ⅲ : Scott, Foresman and Company, 1973), pp.99~100 김규정, 행정학원론(서울 : 법문사, 1988), p.495에서 재인용

① 정당정치의 발전에 기여한다.

② 관직의 특권화 배제와 관료제의 침체화를 방지하여 관료제의 민주화를 촉진시키는 역할을 한다.

③ 적극적인 충성심을 확보하는데도 도움이 된다.

표 5-2 엽관주의 장/단점

장점	단점
• 정당정치 발전에 기여 • 관료제의 민주화 촉진 • 충성심 확보에 도움	• 행정 비능률 초래 • 당파성 발생 우려 • 예산 낭비 • 정당의 사병화 • 부패 원인 제공

3 실적주의

1) 의의

실적주의(merit system)란 공직 임용 시 당파성이나 정실 · 연고관계를 떠나 개인의 자격과 능력, 그리고 실적 등을 기준으로 하는 것을 말한다. 실적주의라는 용어는 인사행정의 발달과정에 있어 초기에는 엽관주의자들의 횡포에서 벗어나기 위해 공직채용에 있어 객관성의 확보, 공직에 대한 기회균등, 공무원의 신분보장, 정치적 중립성만을 주장하는 소극적 견해였다. 그러나 시간의 경과에 따라 실적주의는 실적기준의 적용확대와 이를 뒷받침하는 인사행정의 적극화 및 기능확대를 주장하는 견해로 발전되었다. 실적주의는 계속적인 변화와 발전을 거쳐 오늘날에는 다음과 같은 내용을 포함하고 있다.

① 모든 국민에게 공직취임의 기회균등 보장, 실적기준에 따라 공정한 공개경쟁의 과정을 거쳐 임용

② 공정한 처우와 권이의 최대한 보장

③ 일(근무실적)에 맞는 보수와 성취를 촉진하기 위한 적절한 유인 부여

④ 공익추구와 높은 윤리수준 유지

⑤ 교육훈련을 통한 직무수행능력 향상

⑥ 자의적이거나 정실로 인한 인사조치, 정당한 직무수행에 대한 보복, 정치적 압력 등으로부터 보호
⑦ 환경적 요청에 동태적으로 대응

2) 실적주의의 발전 요인

초기의 민주정치발전과 관련하여 발달한 엽관주의는 민주정치의 확립에 많은 공헌을 하였으나 19세기 후반에 들어서면서 본래의 의의는 상실되고 비판의 대상이 되기 시작하였다. 실적주의가 대두하게 된 주요 원인을 살펴보면 다음과 같다.

(1) 행정국가의 성립

자유경쟁원리를 기본으로 하는 자본주의가 발전함에 따라 점차 경제의 독점, 실질적인 불평등 등의 폐단이 나타나게 되었다. 그리하여 19세기 후반부터 국가는 중립적 조정자로서 또는 지도자 · 통제자로서 시민생활의 모든 분야에 적극적으로 개입하게 되었다. 그 결과 종래의 입법국가는 행정국가로 전환하게 되었고, 행정기능의 질적 변화와 양적 증대는 이에 맞는 전문적인 능력을 갖춘 관료를 요청하게 되었다.

(2) 정당정치의 변질

정당조직이 대규모화해 가고 과두제화 되어감에 따라 정당의 기능에 변질을 가져왔다. 즉, 정당조직의 대규모화는 엄격한 당규를 필요로 했고, 이는 소수간부에 의한 과두제화를 가져왔다. 정당의 과두제화로 국가권력이 독점되고, 사익의 확보를 위한 수단으로 공직의 정치적 임면이 남용되었으며, 관직과 금전적 이익제공과의 교환이라는 부패현상을 가져왔다. 결국 이러한 부패현상은 관료기구를 정당의 사병으로 전락시켰던 것이다. 이에 금권 또는 정당으로부터 공무원의 지위를 보장하고자 하는 개혁운동이 나타나게 되었으며 이는 국민의 정치적 의식수준의 향상에 의해 더욱 촉진되었다.

(3) 엽관주의의 폐해

영 · 미의 정실주의 내지 엽관주의는 많은 폐해를 가져왔는데,

첫째, 행정능률의 저하를 초래하였다. 정권이 교체될 때마다 공무원의 대량 경질과 무능한 자의 임명 등으로 행정의 계속성과 전문화가 침해되고 행정능률이 저하되었다.

둘째, 불필요한 공직의 증설과 예산의 낭비를 가져왔다. 정당의 추종자들을 위하여 많은 공직이 증설되었으며, 이로 인하여 정부재정은 낭비를 초래하였다.

셋째, 행정질서의 파괴를 가져왔다. 많은 공무원들이 정치적 배경에 의하여 임용됨으로써 위계질서의 파괴와 사기의 저하를 가져왔다.

넷째, 책임행정의 실현을 곤란하게 하였다. 공무원들은 국민을 위하여 봉사하기보다는 정당을 위하여 봉사하였으며, 공익의 실현보다는 개인의 이익을 추구하는 경향이 많았다. 이러한 내외적 환경변화로 정부개혁운동과 행정조사운동이 일어났으며, 실적주의를 수립하고자 하는 제도개혁운동이 전개되었다.

3) 실적주의의 전망

실적주의는 현대행정국가에 있어 인사행정의 기본원칙으로 발전해 왔으나 초기의 실적주의 발달과정에서 반엽관주의 내지 소극적 인사행정은 근래에 이르러 다음과 같은 점에서 반성이 나타나고 있다.

① 엽관주의적 폐해의 극복에만 치중한 나머지 인사행정의 소극성 초래
② 과학적 · 합리적 인사행정만을 강조한 나머지 인사행정의 경직성 초래
③ 인사권을 중앙인사기관에 지나치게 집중시킴으로써 인사행정의 집권화 초래
④ 객관적인 절차나 법규에 지나치게 집착한 나머지 인사행정의 형식화 초래

따라서 현대행정국가에서는 실적주의를 인사행정의 기초로 하면서 엽관주의를 적절히 가미할 필요성이 나타나고 있다. 그 정당성을 살펴보면,

① 조직운영의 효율성을 확보하기 위해 고위정책결정자는 행정수반과 정치적 이념을 같이하는 사람으로 임명하여야 한다.
② 관료제에 대한 민주적인 통제를 실현하기 위하여 고위지에는 엽관주의에 의한 임면이 요구된다.
③ 정책의 큰 변동과 정책의 강력한 실현을 위해 이에 찬동하는 고급공무원이 필요하므로 엽관주의에 의한 임명이 요구된다.

이러한 여러 가지 이유로 엽관주의의 존속은 선진국에서도 불가결한 것으로 생각되고 있다. 그러므로 초기 인사행정의 발달과정에서와 같이 엽관주의를 배제함으로써 실적주의를 재수립할 것이 아니라 실적주의의 결함을 제거하고 실적주의를 조장 · 확대함으로써 인사행정을 적극적 · 총체적 · 분권적으로 운영하여 균형적 · 전체적 발전을 도모하려는 적극적 인사행정이 요구된다. 적극적 인사행정의 주요 내용을 보면 다음과 같다.

구본무 LG 그룹 회장의 삼고초려

구 회장은 미주지역에서 공부하고 있는 우리나라 이공계 석 · 박사 과정 학생 300여명을 만났다. 이공계 인재들을 상대로 올레드(OLED, 유기발광다이오드) 패널, 차세대 배터리 등 LG그룹의 기술혁신 현황과 R&D 인재 육성 계획을 소개했다. 2012년부터 시작된 LG 테크노 컨퍼런스 행사를 통해 우수 인력 확보를 위해 LG 최고경영진이 직접 나서는 자리로 이공계 인재들과 얼굴을 맞대며 회사의 미래 신성장사업과 비전을 설명하고 동참을 권유하고 있다(출처 : 머니투데이, 2016년 4월 17일자).

① 적극적인 모집방법을 통하여 유능한 인재를 공직에 유치한다.

② 재직공무원의 능력발전을 위하여 교육훈련 · 근무성적평정 · 승진 · 인사이동 등의 방법을 적극적으로 활용한다.

③ 중앙인사행정기관의 기능을 각 부처로 분산시킨다.

④ 인사행정의 지나친 과학주의로 인간성을 상실한 기계화된 인간이 되지 않도록 한다.

⑤ 공무원들의 심리적 안정감과 근무의욕을 높이기 위하여 인사상담제도, 제안제도, 고충처리제도, 공무원단체 등의 제도적 방법을 활용하고 적극적으로 의사전달과 리더십을 이용한다.[5]

현대는 적극적 인적자원관리의 시대로 실적주의 및 과학적 인사관리만을 고집하지 않고 경우에 따라서 엽관주의를 신축성 있게 적용하고 있다. 따라서 오늘날에는 ① 적극적 모집(적극적 홍보, 전문경영인 공채, 계약직 직원), ② 정치적 임명(엽관적 요소), ③ 능력발전 중시, ④ 인사권의 분권화, ⑤ 지나친 과학화 지양, ⑥ 인간화 추구 등과 같은 다양한 방법들이 도입되고 있다.

5 http://www.sungkyul.edu/~joo/lecture-2-2.htm(2003년 6월 16일 검색).

제2절 충원

1 충원의 의의

보건의료조직에 결원이 발생하거나 인력의 보강이 필요하면 충원을 하게 된다. 적극적인 모집을 통한 충원은 조직의 사활을 좌우할 정도로 매우 중요하다. 적합하지 못한 사람을 충원할 경우 상당기간 동안 조직은 영향을 받게 된다.

조직구성원의 결원을 충원하는 방법으로 외부로부터 신규채용을 하는 방법과 내부승진이 있다. 개방형의 경우 신규채용이 폐쇄형의 경우 내부승진이 많다. 신규채용이든 내부승진이든 충원의 목적은 자리에 적합한 사람을 채우는 것이다. 현대조직에서는 신규채용과 내부승진을 명확히 구분하지 않고 자리에 최적임자를 찾는 경향이 있다.

2 충원의 방법

1) 신규채용(개방형)

(1) **방법** : 공개경쟁과 특별채용에 의함
(2) **공개경쟁** : 실적제에 입각, 주로 필기, 실기, 면접에 의해 선발
(3) **특별채용** : 적극적 인사행정의 필요성에서 인정, 공개경쟁이 어려운 부분

2) 내부승진(폐쇄형)

상위직 자리를 같은 조직 내의 하위직에서 충원하는 방법이다. 대부분의 조직에서는 내부승진을 원칙으로 하고 있다. 조직의 안정성과 조직구성원의 사기증진을 위해 내부승진의 정당성은 인정되지만 오늘날에 있어서는 내부승진의 원칙이 많이 파괴되고 있는 경향이 있다.

▶ 인성이 중요

취업포털 잡코리아는 기업 채용담당자 834명을 대상으로 '신입사원 채용 시 가장 중요하게 고려하는 사항'에 대한 설문조사(복수응답) 결과 인성과 됨됨이를 가장 중요하게 평가한다는 응답이 48.6%로 가장 높았다. 인성 다음으로 전공분야와 전문지식(32.5%), 오래 근무할 수 있는 사람(28.7%), 인턴경험 등 지원분야 경력(19.5%), 기업문화와 어울리는 사람(15.0%), 관련분야 자격증(12.5%)에 대한 평가를 중요하게 봤다. 비즈니스 매너(8.5%), 호감형 인상(5.0%), 학벌과 출신학교(5.0%) 등을 중요하게 보았다(출처 : 디지털타임즈, 2016년 12월 4일자).

3 신규채용과 승진의 장 · 단점

1) 신규채용

(1) 장점

① 행정의 질 향상

② 활발한 신진대사로 새로운 활력을 공무원 사회에 제공

③ 조직의 관료제화를 억제

(2) 단점

① 재직자의 사기 저하

② 이직률이 높음으로 인한 조직사회의 안정이 위협

2) 승진

(1) 장점

① 재직자의 사기앙양

② 직업공무원제 확립의 필수요건

③ 하위직의 경험을 활용

④ 임용 비용이 절감

⑤ 안정된 인력체계를 확보

⑥ 자기발전에 열중

⑦ 채용자의 능력과 적성을 잘 알고 있으므로 신규채용의 오류를 감소시킴

(2) 단점

① 조직의 침체 우려 : 신진대사의 부족 초래

② 고위 관리자의 질의 저하를 초래

4 시험

1) 의의

시험이란 조직에서 필요로 하는 능력을 가진 사람과 그렇지 못한 사람을 분별해 내는 데 목적이 있다. 실적주의에 의한 인사행정의 기초는 경쟁시험이며 기회균등의 원칙에 입각한 경쟁시험만이 유능한 인재를 확보할 수 있고 정실을 배제할 수 있다.

2) 시험의 효용성 판단기준

(1) 객관도(objectivity)

객관도란 채점기준을 객관화함으로써 채점자에 따라 시험성적이 큰 차이가 없는 것을 의미한다. 즉 누가 채점을 하더라도 같은 결과가 나와야 한다. 일반적으로 객관식이 주관식에 비해 객관도가 높다. 객관도가 낮으면 신뢰도가 낮아진다.

(2) 타당도(validity)

타당도란 시험이 측정하고자 하는 바를 어느 정도 정확하게 측정하고 있는가를 의미한다. 타당도는 채용시험 성적과 채용 후 근무성적을 비교함으로써 측정할 수 있다. 따라서 타당도는 시험에 응시한 수많은 사람 중 직무수행능력이 가장 우수한 사람을 얼마나 정확하게 선별하느냐의 정도를 의미한다.

(3) 신뢰도(reliability)

신뢰도란 시험의 일관성을 의미한다. 즉 동일한 사람을 시간을 달리해 반복 측정해도 동일한 결과가 나올수록 그 시험의 신뢰도는 높다. 채점의 객관도를 높이고 출제문제수를 많이 하고 시험시간을 적절하게 주면 신뢰도를 높일 수 있다.

(4) 타당도와 신뢰도의 관계

시험의 타당도를 유지하려면 신뢰도를 가져야 하지만 반드시 타당도를 가지지 않아도 신뢰도를 가질 수 있다. 단순히 일관성을 가진다 하여 시험방법이 특정 업무의 수행능력을 정확하게 측정한다는 보장이 없으며 전혀 다른 것을 측정할지 모르기 때문이다.

3) 시험의 종류

(1) 형식에 따른 분류

① **필기시험** : 가장 일반적인 기법, 시험의 관리가 용이

② **면접시험** : 정실개입이 가능, 신뢰성과 객관성의 보장이 어려움

③ **실기시험** : 반복적이고 수동적인 업무에 이용

④ **서류심사**

⑤ **전력조사(신원조회)** : 경력조회라고도 하며, 지원자의 과거에 대한 경력을 직무와 관련하여 조사하고 평가하여 채용여부를 결정하는 과정

⑥ **복합시험** : 역할, 연기, 집단토론, 경영연습 등에 의한 평가

(2) 측정대상에 따른 분류

① **신체적성검사** : 의학적 검사, 체력검사, 기능검사

② **업적검사** : 교육이나 경험에 의한 지식과 기술을 검사, 가장 일반적

③ **지능검사** : 추리력, 언어이해력, 수리능력, 기억력 등

④ **적성검사** : 직무를 수행할 소질을 검사

⑤ **성격검사** : 사교성, 협조성, 활동성을 조사

이제 조직구성원의 적극적 모집이 중요하다. 즉 모집 시 적격한 후보자를 지원하도록 유도해야 한다. 지금까지 우리나라에서 적극적인 모집이 이루어지지 않았던 이유로는 ① 실적주의의 미확립, ② 사무직에 대한 높은 사회적 평가, ③ 높은 실업률, ④ 인사행정에서의 정실주의, ⑤ 최고정책결정자의 적극적 모집에 대한 관심의 결여 등이 지적되고 있다.

제3절 능력발전

1 교육훈련

1) 의의

교육훈련이란 직무수행에 필요한 지식과 기술을 습득시키고, 가치관과 태도를 발전적으로 지향시키는 인사 기능을 의미한다. 현대조직은 복잡하고 기능이 확대되고 전문화를 지향하고 있기 때문에 직무수행을 위해서는 끊임없이 능력을 발전시켜 나아가야 한다. 또한 조직적, 시대적 상황에 알맞은 가치관과 태도를 구비할 것이 요구된다.

결론적으로 행정의 전문화 · 기술화에 따른 유능한 직원을 확보하고 새로운 기술혁신에 적응하여 급변하는 환경에의 적응 능력의 함양과 새로운 가치관의 확립을 위해 교육훈련이 필수적으로 요구된다.

같은 조직이라 할지라도 구성원의 교육훈련의 여부에 따라 조직 유효성과 생산성에 차이가 있다. 대인 서비스를 주로 한 보건의료조직은 다양한 직종에 의한 노동집약적인 성격을 가지고 있으며 전문직종 간 co-work이 필수적이기 때문에 교육훈련이 특히 중요하다. 능력 있는 직원을 선발하고 적절히 배치하는 것도 중요하지만 이들에 대한 계속적인 교육과 훈련 역시 중요하다. 왜냐하면, 조직 환경은 항상 변화하기 때문에 그때그때 필요한 교육훈련이 필수적으로 수반되어야 한다.

보건의료조직은 다양한 직종과 전문성이 강한 조직이기 때문에 그동안 교육훈련은 제자리를 잡지 못하였던 것이 사실이다. 그러나 이제 보건의료조직도 경쟁의 소용돌이 한가운데 놓여 있고, 경영의 합리화가 요구되고, 인적 규모가 커짐에 따라 교육훈련의 필요성과 가치를 인정받고 있다.

2) 교육훈련의 목적

우리 시대에 불어오고 있는 변화는 일회적인 사건이 아니라 지속적이며 그

속도와 폭이 날로 커지고 있다. 미래에 대한 불확실성이 날로 증대되고 있기 때문에 교육훈련을 통한 대응능력을 키우지 않으면 조직보존은 기대하기 어렵다.

(1) 생산성 향상

교육훈련을 통해 직원들의 지식과 기술이 향상되면 직무수행의 생산성이 높아진다. 양과 질 측면에서의 생산성 향상은 사회전체적인 측면에서 볼 때 그 파급효과는 무한하다고 본다.

(2) 사기 제고

직무수행에 필요한 전문적 지식을 습득함으로써 직원들은 업무수행에 대한 자신감을 획득하게 된다. 이러한 자신감은 동기부여를 일으켜 직무수행 의욕이 향상되고 자기발전의 계기가 된다.

(3) 통제와 감독의 필요성 감소

교육훈련은 자발적 인간을 양성하는데 기여하여 조직원이 스스로 조직규범을 지키게 된다. 이는 상급자의 통제와 감독, 조정의 필요성을 감소시킨다.

(4) 사고와 낭비의 감소

업무수행에 필요한 교육훈련을 받고나면 숙달된 직원이 된다. 능력부족 때문에 야기되는 사고를 방지할 수가 있어서 낭비가 줄어든다.

(5) 조직의 안정성과 융통성 향상

조직은 환경에 끊임없이 대응하여야 한다. 움직이지 않는 조직은 죽은 조직이다. 교육훈련을 통해 변화를 탐지하고 그러한 변화에 전문성을 가지고 유연하게 대응할 수 있는 능력을 갖출 때 조직의 안정화와 융통성은 향상될 수 있다.

(6) 직무수행 능력 및 특수 직종의 적응력 향상을 통한 경력발전

교육훈련은 직원들의 경력발전(career development)에 기여하여 개인의 능력후퇴를 방지하는데 도움을 준다. 경력발전을 통해 직원들이 조직에 대한 소속감을 지니게 된다.

(7) 행정발전과 관리능력의 향상

교육훈련은 조직체제의 침체를 막고 개혁을 초래하는 목적을 가지고 있다. 또한 교육훈련은 관리능력을 지닌 조직구성원을 계속해서 확보하는 수단이 된다.

(8) 지식 · 기술의 향상 및 가치관과 태도의 변화

교육훈련을 통해 조직내 구성원들이 새로운 지식과 기술을 빨리 소화, 흡수함으로써 가치관과 태도의 변화를 초래할 수 있다. 지속적인 훈련을 통한 인간개발이 선행되어야 한다.

3) 교육훈련의 종류

(1) 신규채용자 훈련(기초 훈련)

신규임용 직원들에게 수습기간이나 근무 초기에 실시하는 교육훈련을 흔히 오리엔테이션이라고 한다. 새로운 직장 환경에 빨리 적응하도록 도와주는 것을 주목적으로 한다.

신규채용자가 어떠한 직책을 담당하기 전에 배치될 기관과 부서의 목적과 자기의 역할을 이해시키고, 담당할 직무의 내용을 정확히 알게 할 목적으로 실시되는 훈련으로 조직의 연혁, 계획, 방침, 업무에 대한 기본 지식 등을 교육시키는 적응 훈련(orientation training)이다.

(2) 재직자 훈련(보수 훈련)

현대조직은 끊임없이 변하는 환경에 직면하고 있기 때문에 조직인 역시 주변의 상황 변화에 적절히 대처하는 능력을 가지고 있어야 한다. 환경이 새로운 지식과 기술의 습득을 원하기 때문에 기존 직원에 대한 기능 또는 보수교육(refresher and extension courses)이 필수적이다.

즉, 변화하는 새로운 지식 · 기술을 습득시키고 근무태도와 가치관의 개선을 위한 목적으로 실시되는 교육이다. 현장에 있는 일선 직원은 조직의 얼굴이다. 그들은 조직의 손발과 같다. 최전방에서 보건의료서비스를 제공하고 있기 때문에 일선 직원들의 태도 변화를 위한 기능 훈련이 필요하다. 요즈음 일선 직원 훈련으로 가장 많이 이용되고 있는 방법은 현장 훈련, 즉, OJT(On the Job Training)가 있다.

(3) 감독자(중간 관리자) 훈련

부하의 직무수행을 지휘 · 감독하고 이것에 책임을 지는 감독자(중간 관리자)에게 실시하는 훈련(supervisory training)으로 인사관리, 근무평정, 정원관리, 문서관리, 재무관리, 사무관리, 인간관계 개선 등이 주요 교육 내용이다.

중간 관리자는 일선 직원과 경영자를 연결하는 중요한 위치로 조직의 허리에 해당한다. 중간 관리자는 부하 직원을 지휘 · 감독할 뿐만 아니라 인사관리도 해야 하기 때문에 복잡한 업무를 수행하고 있다. 그러므로 중간 관리자에 대한 교육은 직무에 대한 교육훈련 뿐만 아니라 책임에 대한 지식, 교육상의 기술, 부하를 다루는 기술 등이 포함되어야 한다.

(4) 관리자(경영자) 훈련

훌륭한 경영자는 끊임없이 변해야 한다. 조직의 방향을 제시하고 경영방침을 결정하기 위해서는 경영자에 대한 전문적인 교육훈련(executive training)이 필요하다. 경영자 교육훈련은 직무에 대한 실제적 지식이나 기술보다는 이들을 통합하고 체계화하는 능력 배양이 더 중요하다. 구체적인 내용은 상상력, 관찰력, 추진력, 결단력, 판단력 등을 기초로 하고 여기에 기획 능력이나 평가 · 분석 능력 및 통합 능력 등을 함양하는 교육 프로그램이 주요 내용이 되어야 한다.

즉, 정책결정자에 대한 교육으로 훈련 내용은 정책결정에 필요한 것으로서 정치 · 경제 · 사회문제에 대하여 광범위한 이해와 연수가 있어야 하며, 조직을 이끌어갈 수 있는 지도력이나 정책결정 능력 · 정책분석 능력의 함양에 대한 내용이 포함되어야 한다. 관리자 훈련을 통해 달성하고자 하는 것은 판단력, 창의력, 쇄신성, 통찰력 등을 향상시키는데 있다.

표 5-3 교육대상별 교육방식 유형

교육대상	교육방식			
	사례연구	강의	발표	오락
경영자 훈련				
감독자 훈련				
재직자 훈련				
신규채용자 훈련				

자료: 정기선, 현대병원시스템관리론, 정우서적, 2003.

훈련 방법으로는 단순한 지식의 전달보다는 사례연구 · 회의식 · 토의식 · 신디케이트식(분임토의) 등이 효과적이다.

4) 훈련 방법

(1) 강의(lecture)

오래되고 가장 많이 이용되고 있는 교육훈련 방법으로 다수인에게 지식을 전달하기가 용이하며 가장 경제적이고 체계적인 훈련이 가능하나, 유능한 강사의 확보가 어렵고, 일방적 주입식으로 참여도가 낮아 피훈련자의 흥미를 잃을 가능성이 크다. 또한 실무활동에 크게 기여하지 못한다는 단점이 있다.

(2) 토론회의(discussion)

피훈련자 간에 아이디어와 정보를 교환하고 어떤 문제에 대한 결론을 얻는데 적합하지만 비경제적이며 다수의 참여가 곤란하다는 문제를 가지고 있다. 토론회의 방법으로는 회의(conference)와 세미나(seminar), 패널(panel), 심포지움(symposium), 포럼(forum) 등이 있다.

① 장점

㉠ 보다 많은 것을 알게 된다.
㉡ 습득한 바를 실제로 일하는데 이용할 가능성이 있다.
㉢ 자유로운 의견 교환이 가능하다.
㉣ 집단적 의사는 개인적인 의사보다 생산적이다.
㉤ 지도력과 협조 정신이 양성된다.
㉥ 태도 변경이 용이하다.

② 단점

㉠ 토론 참여시 논제에 대해 예비지식을 가져야 효과적이다
㉡ 새로운 문제의 조직적·체계적 제시가 곤란하다.
㉢ 문제의 초점을 잃기 쉽고 자칫 논쟁으로 변할 가능성이 있다.
㉣ 토론을 진행할 유능한 사회자가 필요하다.

(3) 사례연구(Case Study)

일정한 특정 사례를 공동으로 연구하여 문제점을 도출하고 그에 대한 대안을 모색하는 방법이다. 구체적, 현실적 사례를 중심으로 하여 실제 문제분석과 문제해결 능력을 향상시키기 위한 것으로 관리자나 감독자 훈련에 적합하다.

(4) 연기기법(Role Playing)

여러 사람 앞에서 실제 행동으로 연기를 하고 연기가 끝나면 사회자가 청중에게 이에 대한 논평을 하도록 하는 방법을 말한다. 주어진 사례나 문제에 대하여 피훈련자가 어떤 인물의 역할을 실제로 연기해 봄으로써 인간관계의 실질적 내용을 습득하게 되고 그가 직면한 문제를 체험해 보는 방법으로 태도나 행동의 변화에 유익하다.

(5) 현장 훈련(OJT : On the Job Training)

피훈련자가 책임을 정상적으로 수행하면서 해당 업무의 수행 능력을 향상시키기 위하여 상관으로부터 지도·훈련받는 방법이다. 현장 훈련은 실제적 훈련으로 적절한 지도가 가능하고 경제적이며 능률 향상에 도움이 되어 직무수행 능력의 제고와 인간관계 개선에 유용한 훈련방법이다.

> **OJT와 Off-JT**
>
> OJT(직장 내 교육훈련)는 선배나 상사로부터 1:1로 현장에서 업무 중에 교육훈련을 받는다. OJT는 시간과 비용을 절감할 수 있으며 조직 내 의사소통에 도움이 되며 업무와 직접 관련된 현장 교육을 받을 수 있는 장점이 있다. 반면 상사가 업무적으로 바쁘면 많은 내용을 전수받기 어렵다. Off-JT(직장 외 교육훈련)는 업무현장을 떠나 연수원이나 외부교육기관에서 자유로운 상태에서 교육을 받을 수 있는 반면, 교육내용을 바로 현장에 적용하기 어려운 측면이 있다.

(6) 감수성 훈련(Sensitivity Training)

피훈련자를 외부 환경과 차단시킨 상황 속에서 모든 집단의 귀속 관계를 차단하고 자신의 경험을 교환하고 비판하게 함으로써 대인 관계에 대한 이해와 감수성을 높이려는 현대적 훈련 방법이다. 실험실 훈련(laboratory training)이라고도 하는 감수성 훈련은 타인과의 상호작용을 통해 자신을 인식하고 감수성을 높이게 됨으로써 태도변화를 유도하는 데 중점을 두고 있다.

① 장점

㉠ 타인의 감정적 반응이나 감정의 표현에 대한 인식력과 감수성이 높아질 수 있다.

㉡ 집단 과정을 보다 잘 이해하게 된다.
㉢ 타인의 성격·태도에 대한 이해가 높아진다.
㉣ 타인에 대한 편견을 극복하고 개인차를 이해하게 된다.
㉤ 대인관계 유지 능력을 배양한다.
㉥ 원만한 인간관계 유지에 필요한 태도·행동의 변화를 촉진시킨다.

② 단점
㉠ 집단의 가치를 지나치게 중시하는 경향이 있다.
㉡ 관리·감독 등의 실제적인 문제를 다루는데 부적절하다.
㉢ 아마추어적인 심리적 실험의 성격이 강하다.
㉣ 수동적인 교육방식에 익숙해져 온 사람에게는 심리적인 부담감을 준다.
㉤ 권위적 행동규범이나 의식구조가 지배적인 사회에서는 부적절하다.
㉥ 변화된 태도·가치관과 이전 조직간의 풍토·문화간에 격차·부조화가 우려된다.
㉦ 계층·연령을 초월하여 대화가 이루어져야 하는데 체면을 중시하는 사회에는 부적절하다.

(7) 신디케이트(Syndicate)

몇 사람이 조를 편성하여 문제를 연구하고 전원에게 보고하면 비판을 가하는 방법으로 분임연구라 한다. 이러한 훈련 방법을 통해 집단적 사고를 개발하고 그 우수성을 인식하게 하는 훈련이며 정책연구 및 정책토의를 하는 관리자 훈련에 적합하다. 그러나 단점으로는 훈련기간이 너무 짧고 유능한 훈련관의 확보가 곤란하다는 점이다.

(8) 전직(Transfer)과 순환보직(Rotation)

한 직위에서만 경험 · 실무를 통해서 훈련하는 것이 아니라 피훈련자의 근무처를 여러 다른 직위 · 직급에 전지 또는 순환보직시키면서 훈련시키는 것을 의미한다. 여러 업무에 대한 종합적 지식과 폭넓은 경험을 얻을 수 있고 직무수행에 있어서 효과적인 활용이 가능하며, 다른 사람과 이해 · 협조하는 태도를 고양할 수 있다는 장점이 있다.

5) 우리나라 교육훈련의 문제점과 개선방향

우리나라에서 실시하고 있는 많은 교육훈련의 문제점과 개선방향을 살펴보면 다음과 같다.

(1) 문제점

① 훈련의 강제성 때문에 피훈련자의 자율적인 호응이 어렵다.
② 훈련수요의 정확한 파악이 이루어지지 않고 있다.
③ 유능한 훈련관의 확보가 어렵다.
④ 훈련을 장기적 · 거시적으로 인재양성의 입장에서 보는 태도가 부족하다.
⑤ 막대한 재정의 투입에도 불구하고 성과가 높지 못하고 훈련 과정에 대한 실효적인 사후 평가가 미비하다.
⑥ 훈련과 직원의 자기 개발과의 연관성이 부족하다.
⑦ 지식 · 기술의 일방적인 주입에 치중하고 있다.
⑧ 정해진 교과 내용의 경직화가 문제점으로 대두된다.
⑨ 형식주의적이다. 즉, 훈련 시간수에 비하여 가르치는 과목수가 너무 많다.
⑩ 훈련 내용이 훈련수요나 피훈련자가 요구하는 것과 상이한 경우가 흔하다.
⑪ 근무태도 · 가치관의 변혁에 도움을 주지 못하고 있다.
⑫ 훈련 방법에 있어서 아직도 강의 방식의 비중이 높다.
⑬ 고급관리자에 대한 효율적인 훈련체계가 미비하다.

(2) 개선방향

① 준법의식, 발전 지향성, 공공봉사성, 합리성 등과 같은 새로운 가치관과 민주적 직업관의 정립이 필요하다.
② 훈련 방법의 다양화와 교육 과정의 개편이 요구된다.
③ **운영체제의 개편** : 교육훈련계획을 운영하는 데 있어서 훈련수요를 정확하게 측정하여 훈련이 직무수행과 연관성이 있어야 하며, 훈련관은 능력이나 근무성적이 뛰어난 직원 중에서 선발하는 것이 바람직하다. 또한 전임제 보다 기간별로 교체근무를 실시하거나 적절한 유인을 제공하여 훈련에 열의를 갖도록 하여야 하며, 훈련 결과는 기타 인사 기능과 밀접한 관련성

을 갖게 하여 승진 · 전직에 반영되어야 한다.

표 5-4 교육훈련 방법

구 분		내 용	장 점	단 점
강의식 주입식		• 가장 일반적 · 보편적인 방법으로 피훈련자를 일정한 장소에 모아 놓고 강사가 강의	체계적 · 경제적, 지식의 일시적 전달	흥미상실, 주입식, 동기부여에 부적절
참여식 토의식	토론 회의	• 참가자 전원이 의견을 내어 그 문제를 해결하는 방식, 피훈련자간 아이디어와 정보교환	정보교환, 민주적 상호교육	참가자 제약, 시간 낭비, 비경제적임
	사례연구	• 일정한 사례를 공동으로 연구하여 문제점을 도출하고 그에 대한 대안을 모색하는 방법	인간관계훈련에 적합	사전준비 필요, 문제의 단편적 파악
	역할연기	• 여러 사람 앞에서 실제 행동으로 연기를 한 후 사회자가 청중에게 이에 대해 논평하게 하는 방법	인간관계훈련에 적합	사전준비 필요, 문제의 단편적 파악
	분임토의	• 몇 사람이 반을 편성하여 문제를 연구하고 분임대표가 전원에게 보고한 후 토의	지도력 배양, 타인의 의견 존중	형식적 토의
	모의훈련	• 자신들이 직면할 가상적 상황 속에 놓여진 채 설정된 목적을 달성 혹은 특정계획을 수립		
	집단토의	• Panel, Symposium, Forum 등	경제적	
체험식	직장훈련 (OJT)	• 정상적으로 직무를 수행하면서 상관으로부터 지도 · 훈련을 받는 것	실용적, 차출상 애로 극복	일시에 다수 훈련 곤란
	전직 순환보직	• 피훈련자의 근무처를 여러 다른 직위 · 직급에 전직 또는 순환보직	시야 · 경험 확대, 조정능력 배양	전문성 저해
	감수성 훈련 (ST)	• 피훈련자를 외부환경과 차단시킨 상황 속에서 자신의 경험을 교환하고 비판하게 함으로써 대인관계에 대한 이해와 감수성을 높이려는 현대적 훈련방법으로서 OD기법의 핵심기법	태도변화에 유용	효과지속 의문
	임시대역	• 상관부재 또는 유고시 하급자가 권한을 대행함으로써 하급자의 자질을 향상시키는 방법		
	실무수습 견습	• 장차 직원이 되려고 준비하는 사람으로 하여금 관련기관의 업무를 실습케 하는 것	조직적응능력 배양	
	시찰견학	• 실제현장을 목격 · 체험	시야와 이해력 확대	많은 경비 · 시간소모

교육훈련은 단지 실시하는 것만으로 끝나는 것은 결코 아니다. 잘못 계획되고 설계된 교육훈련은 많은 시간과 경제적 손실을 초래할 가능성이 크다. 따라

서 교육훈련은 계속적인 평가가 이루어져야 하며, 그 평가 결과는 새로운 교육훈련계획에 적극 반영되어야 한다.

2 근무성적평정(인사고과)

1) 의의

현대조직은 점점 거대화, 복잡화 되어가고 있다. 보건의료조직 역시 이러한 추세에서 벗어나지 않고 있다. 이에 따라 행정과 관리의 전문성이 요구되고 효율적인 인력관리가 필수적이다. 효율적인 인력관리를 위해서는 일정한 목적과 기준에 의한 올바른 평가가 전제가 된다.

근무성적평정(Performance Appraisal : PA)이란 인사관리, 행정능률의 향상을 기하기 위해 직원들이 과거 일정기간 동안에 수행한 직무수행 실적, 직무수행 능력, 직무수행 태도 등을 감독자가 질서 있고 객관적으로 기록 평가하는 것을 의미한다.

적절한 근무수행 기준을 확인하여 발전시키고, 개인의 근무실태의 취약점을 파악하여 근무능력을 개선하고, 인사행정기술의 개선을 위한 과학적 근거를 제시하며, 인사행정의 객관적 운영방안의 도입 등을 위한 것이다.

2) 근무성적평정의 용도와 목적

근무성적평정은 조직이 추구하는 목적에 맞게 추구되어야 한다. 이러한 사용목적에 따라 여러 가지 인사고과 방식이 있다. 일반적으로 근무성적평정의 목적은 다음과 같다.

(1) 직원의 현재적 및 잠재적 능력의 발견 및 발전
(2) 상벌의 판난기준
(3) 적정한 인사배치의 자료 : 승진, 전직, 배치 등 인사이동의 기초자료
(4) 적재적소의 배치
(5) 근무 능률 향상에 활용, 감독자와 부하직원간의 인간관계 개선
(6) 보수관리의 기초자료

(7) 교육훈련 및 지도의 기초자료

(8) 시험의 타당도 검토

대부분의 조직에서 근무성적평정의 통제적 기능을 주로 사용하고 있는 경향이 있으나 이제는 직원의 업무능력 향상이라는 비통제적 기능으로 활용해야 한다. 근무성적평정을 통한 인사관리의 궁극적 목적은 직원의 사기를 높이고 능률을 향상시키는데 있기 때문이다.

3) 근무성적평정의 저해요인

(1) 과학적인 직무분석의 미비

과학적인 직무분석이 되어 있지 않고서는 통일적이고 구체적인 평가는 이루어지지 못한다.

(2) 고과자의 편견

고과평정자의 태도 즉, 개인적인 편견이나 편파적인 감정이 평가에 크게 영향을 미친다.

(3) 연공서열에의 집착

전통적인 윤리관이나 가치관에 근거하고 있는 우리나라의 경우 인사고과의 기준을 일반적으로 학력이나 근속연수를 토대로 한 전형적인 연공서열에 근거를 두고 있다.

연쇄효과(후광효과)

좋은 대학을 나왔기 때문에, 공부도 잘하고, 사람들과 잘 어울리고, 성격도 좋고 등등... 이러한 판단을 내리게 되면 나타나는 연쇄효과란 평정자가 가지고 있는 인상 등에 의해서 평정요소 간에 나타나는 오류로 하나의 평정요소가 후한 점수를 받게 되면 나머지 평정요소도 후한 점수를 주는 것을 말한다. 피평가자가 한 부분에서 뛰어나게 잘 할 때 다른 평가요소에서도 똑같이 뛰어날 것이라고 평가할 때 연쇄효과에 의한 오류를 범하게 된다(출처 : http://theuranus.tistory.com/1027).

4) 평정방법

(1) 도표식평정법(Graphic Rating Scale)

한편에 근무실적, 능력, 태도 등의 평정요소를 나열하고, 다른 한편에 이를 판단하는 등급을 표시하는 척도를 나열하여 수치화 함으로써 점수의 합계로 평정하는 방법을 말한다.

도표식은 객관성이 확보되고 각 평정요소 간에 가중치를 줌으로써 타당성을 높일 수 있는 장점이 있다. 반면에 평정요소의 합리적 선정이 곤란하고 연쇄효과(후광효과, halo effect), 관대화 경향이 발생하기도 하며 또한 평정자의 주관에 의한 정실성을 배제할 수 없는 단점이 있다.

도표식평정법					
의사소통능력	개인 또는 조직의 상황에서 자신의 생각 · 의견 · 사실을 명확하게 표현하는 언문 능력				
직원 성과 수준을 가장 잘 나타내는 숫자에 표시하시오.	1	2	3	4	5
	매우 우수	우수	보통	미흡	매우 미흡

직원명 : 홍○○
직위명 : 환경정책과장

성과 차원	차원 순위					차원 점수
	매우 미흡 1	미흡 2	보통 3	우수 4	매우 우수 5	
리더십 능력				v		0.2(×4)=0.8
업무 지식					v	0.1(×5)=0.5
업무 성과				v		0.3(×4)=1.2
참여도			v			0.2(×3)=0.6
동기부여			v			0.2(×3)=0.6

자료 : college.kangwon.ac.kr/include/jsp_h/(2016년 10월 18일 검색)

(2) 강제배분법(Forced Distribution Method)

집중화 또는 관대화 경향을 방지하기 위하여 근무성적을 강제로 배분하는 방법으로 평정대상이 많을 때는 평정의 객관성 · 신뢰성을 보장할 수 있으나, 평정대상이 적거나 특별한 우수자 또는 열등한 자들로 구성된 조직에서는 부적합하다. 또한 실제로 피고과자들의 능력과 업적 등이 정규분포 곡선이나 강제분포 비율과 일치하느냐가 의문스럽다.

> **강제배분법**
>
> 나쁜 등급을 받지 않기 위해 긴장을 늦추지 않게 하는 효과가 있는 강제배분법은 조직 분위기를 살벌하게 만들고 조직 구성원의 협업 의지를 감소시키며 고성과자의 사기를 떨어뜨릴 수 있다. 따라서 강제배분법은 조직 구성원의 창의성을 불러일으키고 팀 혹은 동료 간 협업을 통해 시너지효과를 기대하는 조직에는 적합하지 않을 수 있다. 강력한 상대평가 제도로 유명한 GE 뿐만 아니라 마이크로소프트, 다우케미컬, 액센추어, 어도비 등 다양한 업종의 글로벌 기업들이 속속 상대평가 제도에서 절대평가 제도로 전환하고 있다. 포천지의 조사에 따르면 미국 기업 중 상대평가 제도를 운영하는 기업의 비중은 1990년대에 50% 선이었으나 요즘은 14% 선으로 대폭 하향하고 있다. 한국 기업의 절대 다수는 상대평가 방식을 고수하고 있지만 임직원들의 80% 이상이 상대평가 제도의 공정성에 대해 불만이 있었으며, 평가권을 행사하는 임원들을 대상으로 '상대평가와 절대평가 방식 중 임의로 선택할 수 있다면 어떤 것을 선택하는가?' 조사하였을 때, 63%가 절대평가 방식을 택하겠다고 했다(출처 : https://brun ch.co.kr/@jeongmin1017/57, 매일경제, 2016년 6월 17일자).

(3) 산출기록법(Production Records)

직원이 단위 시간에 달성한 일의 양 또는 일정한 일을 달성하는데 소요된 시간을 기준으로 평가하는 방법이다. 단순하고 반복적인 업무를 평가하는 데 적당하나, 산출량을 측정하기 어려운 직무에는 사용이 곤란하고 피평정자의 성격이나 인간관계를 취급하지 못한다는 단점이 있다.

(4) 대인비교법(Man-to-man Comparison Method)

모든 피평정자 중에서 지식 · 능력 · 태도 · 숙련 등의 특성 중 가장 우수한 자, 가장 뒤떨어진 자, 보통인 자 등 몇 단계의 피평정자를 선정하고 이중 표준적 인물을 각 특성의 평정 기준으로 삼는 방법이다.

(5) 순위법(Ranking Scale Method)

평정자가 자기 감독하에 있는 직원을 그 업적에 따라 순위를 매겨 평정하는 방법으로 소규모 집단에서 주로 사용된다.

순위법 또는 서열법은 일반적으로 평가가 용이하며 관대화 경향(Leniency Tendency)이나 중심화 경향(Central Tendency)과 같은 평정자의 고과오류를 제거할 수 있다는 장점이 있으나, 피평정자의 수가 너무 많을 경우에는 피평정자의 서열을 결정하기가 매우 어렵다.

(6) 체크리스트법(Check-list Method)

평정자가 직접 평정 점수를 산출하지는 않고, 다만 피평정자의 일상 근무수행 상태를 보고 체크하는 방법으로 평정은 평정자가 체크한 자료에 의하여 중앙인사기관에서 한다. 각 질문마다 가중치를 배정하여 평가 결과를 계량화할 수 있으나 시간이 많이 소요되고 전체적인 평가가 곤란한 단점이 있다.

(7) 업무보고법(Performance Report Method)

평정자가 피평정자의 근무성적을 서술적인 문장으로 기록하는 방법이다.

(8) 다면평가법(multisource evaluation)

다면평가란 피평정자의 직무와 관련된 사람들이 직접 관찰한 결과를 가지고 평가에 참여하는 집단 평정 방법이다. 다면평가는 다수(상사, 부하, 동료, 본인, 고객 등)가 평가하기 때문에 비교적 공정하고 객관적인 평가가 가능하며 자기 계발에 대한 동기가 부여될 수 있다. 반면에 다수평가에 따른 부작용이 발생할 수 있으며 평가자의 유동에 기인한 신뢰성의 문제를 지니고 있다.

5) 근무성적평정상의 오류

(1) 연쇄효과 또는 후광효과(Halo Effect)

첫 평정요소의 평정이 다른 평정요소에 대한 평정에도 피평정자의 일반적 인상으로 작용하여 영향을 미치는 것을 의미한다. 즉 연쇄 또는 후광효과란 한 사람에 대한 전반적인 인상 혹은 주요 특정 차원에 대한 평가가 개별적 차원의 평가에 영향을 미치는 것 또는 평정자가 개념적으로 구별되고, 잠재적으로 독립적인 피평정자 행위의 여러 측면을 차별하여 평가하지 못하는 경향을 의미한다.

일반적으로 후광(Halo)의 존재는 인사고과의 부정확성을 나타내며, 고과의 질을 저하시키는 장애요소로 간주되고 있다.

(2) 집중화 경향(Central Tendency)

중간으로 대부분 평정하기 때문에 척도상의 중간에 절대 다수가 집중되는 경향이며, 유사한 개념인 관대화 경향(leniency tendency)이란 평정자가 피평정자로부터 불평이나 공격을 피하기 위하여 공정하게 평정하지 않고 무난제일주의로 실제보다 높게 평정하면 오차가 발생하게 된다.

(3) 규칙적 오차(Systematic Error)와 총계적 오차(Total Error)

규칙적 오차란 일정한 가치관이나 기준에 의해 한 평정자가 다른 평정자보다 일반적, 지속적으로 과대 또는 과소 평정하는 경향을 의미한다. 총계적 오차란 동일한 평정자에 대한 일관성이 없는 평정으로서 실제 평정과 평균치간의 차이를 의미한다.

> **논리적 오차**
>
> 평정과정에서 논리적 상관관계가 있는 양 요소 중 하나의 요소가 특별히 좋거나 혹은 아주 낮은 점수를 받았을 때, 상관관계에 있는 다른 요소도 높게 혹은 낮게 평정하는 경향으로 예컨대 "작업량이 많으면 숙련도가 높다고 평가하는 것, 안경을 쓰거나 가방이 큰 사람이 공부를 잘할 것이라고 생각을 하는 것" 등은 이에 속한다. 논리적 오차의 경우 상관관계가 존재하지만 인과관계가 없다(출처 : http://theuranus.tistory.com/1027).

(4) 논리적 오차(Logical Error)

여러 가지 특성으로 나누어서 평정하여 각 특성간의 내부 관계를 따져보면 어떤 특성과 특성 사이에는 높은 상관관계가 발견되는 일이 있다. 연쇄효과에 유사한 오차가 평정자의 머리 속에서 논리적으로 관계가 있다고 생각되는 특성 간에 나타나는 경향이 있을 때 오차가 발생하게 된다. 기억력이 높으면 지식이 높다든가, 작업량이 많으면 숙련도가 높다고 평정하는 경향을 의미한다.

(5) 대비오차(Contrast Error)

인간이 타인을 평정하는 경우 어떤 특성에 대하여 평정자와 반대 방향으로 평정하는 경향을 말한다.

또한 대비오차는 능력이 서로 다른 여러 명의 피평정자를 동시에 평정해야 하는 경우에 발생할 수 있다. 즉 여러 명의 피평정자 중에 한 피평정자의 능력이 특히 탁월한 경우에 다른 피평정자의 능력이 업무수행을 위한 요구조건을 충족시킴에도 불구하고 낮은 평정점수를 맞게 될 가능성이 있다. 이러한 오류를 피하기 위해서는 다른 사람과 비교해서 피평정자를 평정하지 말고 피평정자가 수행하고 있는 담당업무를 얼마나 잘 수행하고 있는 지로 평정해야 한다.

(6) 근접오차(Proximity Error)

유사성의 정도가 같다고 추정되는 한 공간적 · 시간적으로 근접하여 평정한 경우에는 공간적 · 시간적으로 멀리 떨어져서 평정한 경우보다 각 특성의 평정이 일치하는 경향이 있다. 자기유사 오류(Similar-to-Me Error)는 평정자가 자기 자신과 유사하다고 인정되는 피평정자들을 더 호의적으로 평정하는 오류를 말한다. 즉, 가치관, 태도, 성격 및 출신 등이 평정자와 가까운 피평정자일수록 더 높은 고과점수를 얻게 된다.

시간적 근접오류(Recency Error)는 평정시점과 가까운 시점에 일어난 사건이 평정에 큰 영향을 미치게 되는 오류를 말한다. 일반적으로 사람은 기억력의 한계에 의하여 최근에 일어난 사건을 중요하게 여기는 경향이 있다. 이러한 시간적 근접오류는 평정자가 평소에 피평정자의 행위와 성과를 기록하여 평정시에 이를 참조함으로써 방지할 수 있다.

공간적 오류(Spacial Distance Error)는 평정자와 피평정자와의 공간적 거리가 멀 때 발생하는 오류를 말한다. 시간적 오류의 경우와 마찬가지로 사람은 자신과 가까운 피평정자에 대해서는 비교적 많은 관심을 갖게 되고 따라서 평정시에 여러 가지 사항을 고려하여 평정을 하게 된다.

(7) 상동적 오차(Stereotyping Error)

사람에 대한 오래되고 경직된 편견이나 고정관념에 의한 오차를 의미하는 것으로 직원에 대한 평가가 그가 속한 사회적 집단에 대한 지각을 기초로 해서 이루어지는 것이다. 예컨대 특정 지역의 출신이나 특정 학교 출신이기 때문에 당연히 어떠할 것이라고 범주화(categorization)하여 판단하는 것이다. 평정자는 평정시에 피평정자의 외부적 환경이나 소속집단을 근거로 평정해서는 안 된다.

▶ 상동적 오차

인종, 키, 외모, 출신학교, 출신지역 등은 당연히 평정요소가 아님에도 불구하고 평정에 영향을 줌으로써 발생되는 오차를 말한다. "사업주는 근로자를 모집 · 채용할 때에 합리적인 이유 없이 성별, 신앙, 연령, 신체조건, 사회적 신분, 출신지역, 학력, 출신학교, 혼인 · 임신 또는 병력(病歷) 등을 이유로 차별을 하여서는 아니 되며, 균등한 취업기회를 보장하여야 한다"는 고용정책기본법 제7조는 상동적 오차와 관련이 있는 조항이라 할 수 있다.

6) 근무성적평정 운영상의 주의점

(1) 평정표 작성상의 주의점

① **평정요소의 선택** : 사용목적, 계급, 직종에 따라 적절히 선택하여 요소간의 중첩이 없도록 해야 한다.

② **평정요소 수** : 될 수 있는 한 많지 않게 해야 한다.

③ **평정요소 비중** : 직책의 내용에 따라 달라야 한다.

④ **등급수의 문제** : 3~5개가 보통

(2) 운영상의 주의점

① **평정 횟수의 문제** : 1년에 1~2회 정도가 적합하다.

② **평정자수의 문제** : 단독평정보다는 복수평정이 좋다.

③ **평정결과의 공개문제** : 근무 능률을 향상시키기 위하여 본인에게만 공개하는 방법이 바람직하다.

④ **이의제기의 문제** : 평정에 대한 이의제기를 인정함으로써 공정한 평정을 추진해야 한다.

⑤ **각 부처간의 평정** : 가능한 한 표준화할 필요가 있지만 각 부서의 특수성을 고려하는 방법도 고려해볼 만하다.

⑥ **공정한 평정** : 평정자의 훈련과 교육이 필요하다.

7) 근무성적평정의 개선방향

(1) 고과자의 훈련

교육과 훈련을 통해서 훌륭한 고과자를 양성시켜야만 근무성적평정제도가 소기의 목적을 달성할 수 있다. 인사고과란 사람이 사람을 평가하는 것이기 때문에 유능한 고과자가 필수적이다.

(2) 인사권의 위양

근무성적평정이 제대로 실시되기 위해서는 권한이 일선 부서장에게 대폭 위양되어야 한다. 인사권이 중앙집중화되어 있으면 근무성적평정제도의 활용은 제대로 이루어지기 어렵다.

(3) 부서별 성과측정과 차별적 보상제도

각 부서의 생산성을 향상시키기 위해서는 업무성과와 근무성적을 바탕으로 차별적인 보상제도가 강구되어야 한다.

(4) 비통제적 이용의 장려

근무성적평정은 승급, 승진, 상여 등을 결정하는 통제적 기능 뿐만 아니라 근무의욕을 향상시키는 비통제적 목적으로도 적극 활용되어야 한다. 즉, 능력개발에의 활용, 적정배치에의 활용, 인사 기능의 타당성 측정 등의 방법을 강구할 필요가 있다.

3 성과관리

성과관리(Performance Management)란 전략적으로 기대하는 성과수준과 실행을 통해 달성한 실적을 모니터링하고 평가함으로써 조직이 기대하는 목표를 달성하는 것을 추구하는 경영관리기법이다. 달성하고자 하는 기대 성과 목표(Performance Goal)와 실제 달성 실적과의 간격(gap)을 줄이는 것을 목적으로 한다. 주로 KPI(Key Performance Indicator)를 이용하여 전략(strategy)을 수립하고 자원을 관리하며 평가와 보상(reward)을 유기적으로 연결함으로써 성공적인 성과관리체계가 확립될 수 있다.

> **▶ 성과관리**
>
> "성과관리"라 함은 정부업무를 추진함에 있어서 기관의 임무, 중 · 장기 목표, 연도별 목표 및 성과지표를 수립하고, 그 집행과정 및 결과를 경제성 · 능률성 · 효과성 등의 관점에서 관리하는 일련의 활동을 말한다(정부업무평가기본법 제2조 제6항).

최근에는 기존 성과관리의 문제점을 보완한 BSC(Balanced Score Card)가 도입되어 조직의 장기적이고 지속적인 성장을 추구하고 있다. BSC는 재무(Financial Performance), 고객(Customer Satisfaction), 내부프로세스(Internal Business Process), 학습과 성장, 혁신(Learning, Growth & Innovation for Employee)의 4가지 관점에서 균형을 달성함으로써 조직의 지속가능한 발전을 도모한다. BSC는 『미션 · 비전 수립 및 전략목표 도출→성과목표 및 전략 맵(Strategy Map) 작성→핵심성과지표(KPI) 도출→지표 목표 및 가중치 결정→평가기준 및 평가방식 정의』의 단계를 거쳐 구축된다.

4 승진 및 전보

승진이란 하위직급에서 상위직급으로 상향적 인사이동으로 직책과 보수, 위신 등 많은 변화를 가져다준다. 승진은 계급의 상승으로 책임의 증대를 의미한다. 승진의 기준으로는 시험성적, 근무성적, 교육성적 등과 같은 실적(merit)과 근무연한, 근무경력과 같은 경력이 있으며, 실적과 경력을 모두 고려하는 것이 일반적이다.

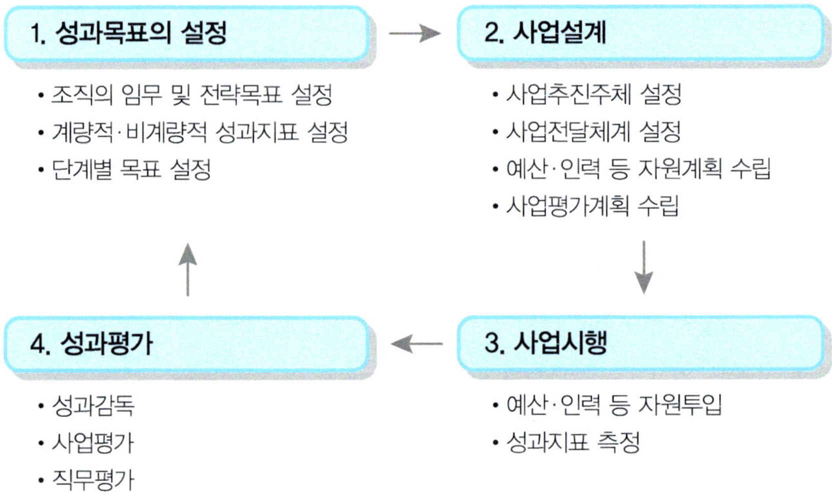

그림 5-1 성과관리 체계의 구성

자료 : 한국개발연구원, 공공부문의 성과관리, 2004, p.40.

동일계급 내에서 수평적 인사이동인 배치전환(reassignment and transfer)은 현재 담당하고 있는 직위와 책임수준이 동일한 직위로 이동하는 동일등급 내에서의 수평적 인사이동을 말한다. 배치전환은 승진과 달리 보수액의 변동이 수반되지 않는다.

배치전환에는 전보와 전직, 파견 등이 있다. 전보는 동일한 직렬 · 직급 내에서 계급변동 없이 직위만 바꾸는 수평적 인사이동으로 장기근무로 인한 침체를 방지하고 창의적인 직무수행과 종합적인 능력발전을 위하여 필요하다. 승급(9급 5호봉→9급 6호봉)은 동일 직급 유지하면서 보수의 증가만을 수반한다.[6]

승진과 전보 등을 통해 능력발전과 동기부여를 제공할 수 있기 때문에 객관적이고 합리적인 승진과 전보 체계를 구축하는 것이 필요하다. 승진과 전보 등이 능력과 실적에 따라 공정하게 실시될 때 개인의 능력은 발전하게 되며 조직은 성과를 거둘 수 있다.

6 www.kapa21.or.kr/epadic/epadic_view.php?num=395&page(2016년 11월 1일 검색)

제4절 동기부여전략

1 사기

1) 의의

사기란 조직의 구성원이 자기 직무에 대한 사회적 자부심을 토대로 조직의 공동목적 달성을 위해 시종 끈기있게 협력하는 집단적 근무의욕이다. 주로 군대에서 사용되었는데 근래 행정에 대한 동태적 · 심리적 연구가 활발해지면서 일반화되었고, 1930년대 이후 인간관계론의 발전과 함께 행정분야에서 강조되었다.

오늘날 모든 조직이 생산성 향상에 초점을 맞추고 있고, 조직 개개인의 경쟁력 향상이 조직관리의 중심 과제로 부상하고 있다. 따라서 조직구성원의 사기앙양을 통한 근무의욕 증진이 필요하다.

조직원의 사기 저하는 무사안일과 책임전가를 야기하고 상관의 눈치를 보거나 현상 유지에만 골몰하는 소극적인 행정관리에 머물기 마련이다. 따라서 관리자는 창의적이고 쇄신적이며 적극적인 근무를 위한 사기앙양 방안을 강구해야 한다.

2) 사기의 결정요인

사기의 결정요인에 대한 연구는 동기이론에서 연유하는데, 대체로 경제적 측면과 사회심리적 측면에서 고찰할 수 있다.

(1) 경제적 요인

승진과 보수는 가장 관심있는 욕구이며 근로의욕과 사기앙양에 밀접한 관련이 있다.

(2) 사회심리적 요인

모든 사람들은 사회적으로 높은 평가와 인정을 받고자 하는 사회심리적 욕구가 있는데 이러한 요인으로 Maslow는 욕구단계설을, Herzberg는 동기위생요인을 지적하고 있다. 반면에 Stahl은 ① 조직내외에서의 자부심 형성을 통한 성공감, ② 타인으로부터의 인정, ③ 안정감, ④ 귀속의식과 참여의식 등을 지적한 바 있다.

저성장기의 인적자원관리

"전경련 국제경영원(IMI)이 기업 인사담당자 350명을 대상으로 한 설문 조사에 의하면 저성장기의 중요한 인사관리 전략으로 '구성원의 조직몰입도 제고(24.56%)'와 '리더의 역량 강화(24.12%)'를 꼽았다. 이는 저성장기에는 구성원의 몰입도가 떨어지기 때문에 조직의 활력을 증진하여 생산성을 높이는 것이 무엇보다 중요하다고 인식하는 것으로 풀이된다. 또한 경영환경의 불확실성이 커지고 변화에 대한 내부의 요구가 강해지는 만큼 리더의 역량 강화가 중요하다고 인식했다. 인사담당자들의 가장 큰 애로사항으로는 『직원들의 사기저하 및 조직의 비전부재(52.60%)→부서간 이기주의 및 소통부재(28.95%)→경영진의 인사철학 부재(10.53%)』 순으로 나타났다."(출처 : 아시아경제, 2014년 10월 7일 전문인용)

3) 사기 조사

사기앙양을 위한 방법과 전략 수입에 필요한 전제조건으로 그 조사방법에는 태도조사와 근무관계기록조사가 있다. 태도조사에는 ① 일상적인 관찰, ② 면접법, ③ 질문지법, ④ sociometry, ⑤ 투사법 등이 있고, 출근상태, 이직률, 제안 관련 기록, 사고나 재난상태 등을 분석해서 사기수준의 정도를 파악하는 것이 후자에 해당한다.

4) 사기 제고 방안

종래에는 단순히 물질적이거나 가시적인 보상책이 사기앙양의 방안으로 인식되어 왔다. 그러나 현대 사회의 물질적 윤택으로 Maslow의 낮은 차원의 욕구만족은 조직의 동기유발에 큰 의미가 없다고 본다. 현대 인사행정에서는 심리적 요인과 고충처리, 인간관계 개선 등이 포함된 더 폭 넓은 방안이 제시되어야 할 것이다.

(1) 적극적인 보강 기법

보수구조의 개선 등 물질적 보상과 개선을 통해 조직구성원들의 직무수행의욕을 진작시켜야 한다.

(2) 참여관리

조직의 의사결정과정에 참여케 함으로써 조직구성원들의 사회적 욕구의 충족과 직무수행의 보람을 느끼게 하는 방안이다.

(3) 고충처리제도의 확립

경직된 조직 속에서의 참여자의 고민과 갈등을 해소해 줄 수 있는 제도의 확립이 필요하다. 구성원이 지니고 있는 고충이 해결되지 않으면 조직 충성도가 저하될 뿐만 아니라 개인의 삶의 질 역시 악화될 가능성이 크기 때문에 조직 내의 고충과 더 나아가 개인의 고충을 처리할 수 있는 제도가 구축되어야 한다.

(4) 제안제도의 활용

업무수행 및 행정효과의 개선을 위한 방안을 창안하도록 장려하고 이의 채택을 통해 참여감을 높여주어야 할 것이다. 구성원이 주인의식을 가지고 업무 생산성 향상을 위한 여러 제안을 자유롭게 할 수 있는 제도적 장치가 마련되어야 한다.

> **C-Lab(Creative Lab)**
>
> "삼성전자 임직원이 사내 아이디어 공모전에 자신의 아이디어를 출품하고 아이디어가 당선되면 해당 아이디어를 실현하는 데 집중하는 제도다. 매년 2000여 명의 임직원이 C- Lab 공모전에 자유롭게 아이디어를 제안한다. 이 가운데 C-Lab으로 선정된 임직원은 3~4명이 팀을 이뤄 6개월~1년간 해당 아이디어 실현에만 집중할 수 있도록 회사의 지원을 받는다. 2015년까지 약 104개의 C-Lab 프로젝트가 진행됐다. 완료된 과제 72건 중 52개가 상용화되거나 실제 각 사업부문으로 전달되어 개발이 진행되는 등 높은 성과를 거뒀다."(출처 : 중앙일보, 2016년 12월 29일자 전문인용)

(5) 사회적 평가의 제고

근무하고 있는 조직에 대한 사회적 평가가 높다면 구성원은 자부심과 긍지를 가지게 된다. 비록 보수가 다른 조직에 비해 높지 않다 할지라도 사회적 평가가 높은 조직에 근무하게 된다면 사기는 높을 수 있다. 따라서 조직이 사회적으로 높은 평가를 받도록 윤리경영, 투명경영, 사회공헌 등의 사회적 책임(social responsibility)에 대해 관심을 가져야 한다.

(6) 포상제도의 활성화

수시로 직원들의 사기를 진작할만한 포상조치를 시행해 볼 필요가 있다. 포상제도는 직원들의 사기 진작과 동기부여에 기여할 뿐만 아니라 조직의 활성화와 성과창출에도 크게 기여하기 때문에 일석이조(一石二鳥)의 효과를 거둘 수 있다.

> **현대백화점의 실패열진상**
>
> 실패를 용인하는 기업문화를 정착시켜 직원들의 도전정신을 키우기 위해 현대백화점은 신규 사업을 추진하다 실패한 직원에게 상을 주는 "실페열선상"을 신설했다. 단기매출에 연연하지 않고 성과가 미흡해도 과정이 좋으면 높게 평가하는 분위기가 형성되어야 참신한 아이디어가 나올 수 있다.

(7) 교육과 훈련

조직구성원의 교육과 훈련도 사기앙양 방안이 될 수 있다. 교육과 훈련을 통해 다양하고 전문적인 지식과 기술, 가치관 등을 습득하게 됨으로써 급변하는 환경에 능동적으로 대처할 수 있게 되며, 직무수행 능력의 향상으로 업무 적응력이 제고되어 사기가 높아지게 된다.

(8) 직장분위기 개선과 물리적 작업환경개선

즐거운 마음으로 근무할 수 있는 분위기를 조성하고 쾌적하고 안락한 환경 속에서 근무할 수 있도록 물리적 작업환경을 개선해야 한다. 직장의 좋은 환경과 분위기는 경쟁력과 생산성을 제고시키는데 크게 기여할 수 있다.

2 보수

1) 보수의 개념

현대 조직인들의 가장 큰 관심은 신분과 보수이다. 일반적으로 신분과 보수는 강화요인(reinforcing factor)이며 자극요인(stimulus factor)이다. 신분과 보수가 잘 관리되는 조직일수록 생산성과 조직 목표의 달성도가 높다. 현대 조직에 있어서는 신분과 보수 중 보수가 조직구성원의 근무의욕을 자극시키는 더 직접적인 요인으로 작용한다.

보수란 피고용자의 육체적, 정신적 노력(노동)의 대가로 고용주가 지불하는 경제적 보상을 의미한다. 보수는 생계유지 수단이 되므로 근로자는 최대한 많은 금액을 요구하게 되는 반면, 고용주는 보수가 원가의 구성요소이기 때문에 되도록 억제하려고 하는 이중적 성격을 가지고 있다.

보수수준이 낮으면 근로자의 근무의욕은 항상 감소하게 되지만 보수수준이 높다고 해서 반드시 근무의욕이 계속적으로 상승하지는 않는다. 따라서 적정수준의 보수를 결정하는 것은 쉬운 일이 결코 아니다. 보수문제는 일반적으로 2가지 관점에서 접근해야 한다. 그러나 다음의 2가지는 분석의 필요에 의해 구분되는 것에 불과하다.

첫째, 보수수준에 관한 것이다. 근로자의 입장에서 보면 보수란 높을수록 좋지만 고용주의 지불 능력이 우선적으로 고려되어야 한다. 또한 근로자의 업무 능력, 타업종이나 유사 병원의 보수주준 등 사회적 균형도 중요한 고려 사항이다.

둘째, 보수체계 및 보수형태에 관한 것이다. 보수의 내용과 지급 방식에 따라 동일수준의 보수라도 근로자가 받아들이는 심리적 상태는 차이가 있다.[7]

2) 보수체계

서구의 노동시장은 노동이라고 하는 단일척도에 의해 금액이 결정되기 때문에 보수체계가 매우 단순하다. 그러나 동양권의 경우 연공서열, 종신고용, 저임금 등의 특징으로 인하여 매우 복잡한 보수체계를 가지고 있다. 따라서 서구의 근로자는 보수수준이 주요 관심사이나 동양권 근로자는 보수수준 못지않게 보수의 구성 내용, 보수의 지급형태에 대해서도 많은 관심을 기울이고 있다.

보수체계는 기본급의 결정 기준에 따라 연공급, 직무급, 직능급으로 나뉜다. 연공급은 보수를 생계의 원천이라고 생각하는 근로자의 입장을 고려한 반면, 직무급은 보수는 노동의 단순한 대가라고 생각하는 경영자의 입장을 반영한 체계라 할 수 있다. 연공급과 직무급이 너무 극단적인 성격을 가지고 있는 반면, 직능급은 연공과 직무가 동시에 반영되는 새로운 절충형의 보수체계라 할 수 있다.

(1) 연공급

연공급은 학력, 연령, 성별 등의 개인적 요소를 고려하여 근속연수를 중심으로 보수수준을 결정하는 방법이다. 그러므로 근속연수가 길수록 같은 직무를 수행하더라도 보수가 높아지는 것이 보통이다.

▶ 연공급(호봉제)

고용노동부에 의하면 우리나라 100인 이상 사업장 6,600곳을 대상으로 임금체계를 조사한 결과, 근속연수에 따라 임금이 오르는 연공급이 인건비 상승의 주요인으로 작용해 고용 창출에 악영향을 미친다는 지적이 잇따르고 있지만 연공급을 유지하고 있는 사업장이 71.8%로 나타났다. 우리나라는 신입 사원의 임금 수준을 100으로 할 때 30년 이상 근무한 근로자의 임금은 328.8로 유럽연합 169.9의 2배에 가깝다. 호봉제를 사실상 처음 도입한 일본은 1990년대부터 장기 불황과 고령화를 맞아 임금체계를 직무급 등으로 변경한 결과 최근 들어선 근속 연수별 최대 임금 격차가 246.4로 줄었다(출처 : 조선일보, 2016년 12월 28일자).

① 장점

㉠ 기본적인 생활이 보장됨으로써 조직에 대한 귀속의식이 높다.

㉡ 서열의식이 강하기 때문에 사회적 질서의식과 합치된다.

㉢ 여러 가지 보수절약 방법을 시도할 수 있다.

㉣ 경영자 중심의 임금관리가 용이하다.

7 성익제, 병원임금체계의 실태와 개선방향, 대한병원협회지, 제16권 제6호(1987.6), pp.21~30.

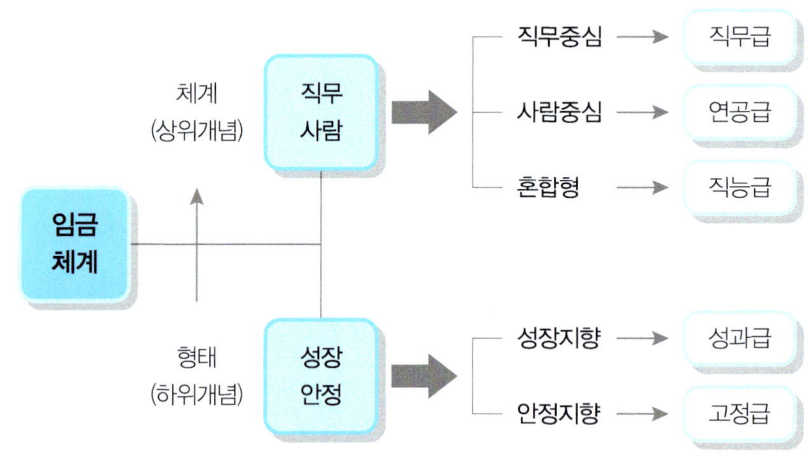

그림 5-2 임금체계와 급여형태간의 관계

② 단점

㉠ 근무실적과 무관하다.

㉡ 소극적인 근무태도를 야기시켜 생산성의 저하를 가져온다.

㉢ 근로자의 종속적인 태도로 인해 조직 혁신을 어렵게 한다.

㉣ 전문기술 인력의 확보가 곤란하다.

㉤ 인건비 부담이 갈수록 증가한다.

(2) 직무급

동일 직무에는 동일한 보수를 지불하는 것을 원칙으로 하는 방법이다. 즉, 직무급은 인적 요소를 고려하기 보다는 직무의 중요성과 난이도를 보수결정의 중요기준으로 삼는다. 직무급은 직무에 대한 과학적 분석이 선행되어야 한다. 즉, 직무분석, 직무평가, 직무의 표준화, 합리적인 인사관리 등이 전제가 되지 않으면 성공할 수 없다.

① 장점

㉠ 직무 중심으로 합리적인 인사관리가 가능하다.

㉡ 생산성의 향상에 기여한다.

㉢ 젊고 유능한 인재 확보가 용이하다.
㉣ 인건비 상승 및 보수의 공평한 배분을 달성할 수 있다.

② 단점
㉠ 직무의 과학적 분석이 이루어지지 않은 조직에의 적용이 곤란하다.
㉡ 합리적인 노동시장의 형성을 전제로 한다.
㉢ 평가와 관리의 객관성이 이루어져야 한다.
㉣ 학력, 연공 중심의 풍토에서는 저항이 강하다.

직무급

"임금 차별을 해소하려는 노동계의 요구와 투쟁의 산물인 직무급은 수행하는 개별 직무의 내용과 특성에 따라 노동 가치가 평가되는 시스템이다. 모든 직무들을 기업 성과에 미치는 상대적 가치의 관점에서 평가하고, 그 결과에 따라 임금이 책정된다. 직무급은 직무의 성질에 따라 임금을 차등 지급하는 제도이기 때문에 어느 직무가 더 가치가 있고 어느 직무가 상대적으로 가치가 떨어지는지를 판단하는 것이 성패를 좌우한다. 동일한 가치가 있는 직무인지 여부를 평가하는 기준으로는 기술, 노력, 책임, 작업 조건 등이 있다."(출처 : 한겨레 21, 2007년 2월 15일자 전문인용)

(3) 직능급

직능급은 직무수행 능력을 중심으로 하고 인적 요소를 반영하는 보수체계이다. 즉, 능력에 따라 승급하며, 연공에 따라 호봉이 상승하는 체계이다.

① 장점
㉠ 근로자의 능력 신장에 기여한다.
㉡ 유능한 인재의 확보가 가능하다.
㉢ 능력에 따른 보수결정으로 근로자의 불평을 감소시킬 수 있다.
㉣ 완전 직무급 도입의 전단계로 이용할 수 있다. 그러므로 완전 직무급 도입이 어려운 동양권에 적합하다.

② 단점
㉠ 직무수행 능력이 떨어지는 근로자는 근무의욕이 상실되어 조직에서 이탈할 가능성이 있다.
㉡ 직무의 표준화와 직무 분류가 전제되어야 한다.

(4) 연봉제

우리나라에서 가장 일반적인 보수체계인 연공급은 근속연수에 따라 임금이 결정되기 때문에 근로자들이 열심히 일할 동기유발 기능이 약해 적당주의 · 무사안일주의로 흐르기 쉽다.

연봉제를 도입하는 이유는 환경변화에서 찾을 수 있다. 과거 저임금 · 고도성장 · 제한경쟁체제에서 연공급은 나름대로 합리적인 임금체계였다. 또 고도성장의 견인차 역할을 담당한 측면도 있다. 그러나 세계화 · 정보화 시대와 함께 저성장 · 무한경쟁시대로 접어든 현재의 국제환경에서는 연공급이 오히려 걸림돌로 작용하고 있다.

연봉제란 호봉을 폐지하고, 개별 종업원의 능력, 실적 및 공헌도에 따라 임금보상(인상)을 선별적으로 하는 업적승급(merit pay)과 인센티브(incentive pay)를 적용하는 임금체계이다.

서구식 연봉제는 국내 프로야구나 농구 · 축구 선수들처럼 매년 회사와 본인 연봉에 대해서 개별 협상을 하고 이에 따라 매월 12분의 1씩 받는 방식을 말한다. 연봉제는 우리 기업의 풍토와 종업원들의 정서와는 상당한 거리가 있을 수 있다. 따라서 연봉제를 도입하는 우리 기업들은 서구식 연봉제가 아닌 우리 기업의 문화적인 특성과 한국인의 정서에 어울리는『한국형 연봉제』를 도입, 운영해야 바람직하다.

① 장점

㉠ 연봉제는 실적과 임금이 직결되어 있어서 능력주의, 실적주의가 실현될 수 있다. 이는 조직의 활성화와 사기앙양을 유도할 수 있다.

㉡ 우수한 인재를 기용할 수 있다.

㉢ 경영감각을 배양할 수 있다.

㉣ 임금관리가 용이해져 임금관리의 효율성과 효과성이 증대된다.

㉤ 연봉제 대상자는 매년 스스로 업무목표를 세우고 이를 상사와의 면담을 통해 자신의 의견을 충분히 밝히고 상사로부터 조언을 구할 수 있어 상하간에 의사소통이 원활해진다.

② 단점

㉠ 단기적인 목표만 추구하다 보면 장기적인 차원에서 달성하여야 하는 목표는 경시될 우려가 있다. 목적의 업적만을 좇다가 본질적인 생산성 향상을 희생하게 될 수 있다.

㉡ 성공적인 연봉제는 업무평가제도가 공정해야 한다. 그러나 업무평가에 주관적인 편견이 개입되고 평가기준이 정확성이 없다면 불공평감이 증대된다.

㉢ 연봉제를 통하여 임금이 개별적으로 결정되고 개인주의적 성향이 강화되면 조직내 연대감이 상실되고 팀워크를 필요로 하는 업무에는 협력적 분위기를 저해할 우려가 있다.

㉣ 지나치게 성과에만 집착한다면 노동강도를 강화시켜 근로자의 건강이나 창의력을 저해할 우려가 있으며 업무태도에 더욱 소극적이 될 우려가 있다. 따라서 실패를 두려워하여 조직이 정체되기 쉽다.

우리나라의 풍토와 우리들의 정서에 적합한 한국형 연봉제를 성공적으로 도입하기 위해서는 다음과 같은 몇 가지 전제조건이 있어야 한다.[8]

첫째, 전구성원이「열심히 일한 사람은 많이 받는다」고 하는 인사고과제도에 대한 기본원칙을 잘 받아들일 수 있는 기업문화(Corporate Culture)가 형성되어 정착되어야 한다.

둘째, 조직은「열린 경영」,「열린 사고」로 운영되어야 하며, 조직구성원들이 조직을 신뢰할 수 있어야 한다.

셋째, 연공위주의 조직보다는 팀제(Team System) 운영으로 인한 성과위주의 조직분위기가 형성되어야 한다.

넷째, 개인과 부서(팀)의 업적을 정확하게 평가하기 위하여 각각의 업무가 명확하게 규정되고 독립되어 있어야 한다.

다섯째, 업무의 성격상 관리직 및 전문직 직원의 상호간의 경쟁을 유도하는 것은 바람직하지만 업무상 서로서로 협조할 필요가 적어야 한다.

여섯째, 연봉제의 적용대상자를 잘 선정해야 한다. 도입 초기에 모든 직원들에게 적용하는 것은 무리이고 관리직 · 전문직 · 영업직에 근무하는 관리자

▶ 성과연봉제

"최근 우리나라를 뜨겁게 달구고 있는 임금체계는 성과연봉제일 것이다. 일단 성과연봉제를 도입하려면 성과가 무엇인가를 개별적으로 정확하게 정의할 수 있어야 한다. 맡고 있는 업무를 개별적으로 정확하게 기술할 수 있고 계량화할 수 있어야 평가자와 피평가자가 서로 동의할 수 있다. 성과급은 생산성을 높여 생산 증가분의 일부를 나누어 주는 것이 기본도입 취지이기 때문에 총생산이 늘어나든 아니든 상관없이 일정한 규모(총파이) 내에서 서로 빼앗아 가는 형태로는 목적을 달성할 수 없다. 윗사람의 막연한 평가에 의해 서로 빼앗는 형태로 성과연봉제를 시행하는 것은 기본적으로 평가자에 의한 상벌이 되고 만다. 성과급제를 강화하고 있는 국내 기업의 경우 아직 상당 부분 인위적 평가가 많아 상벌적 요소가 많다."(출처 : 조선비즈, 2016년 12월 31일자 전문인용)

8 http://ibs.re.kr/~ibsbbs/news/korpay.htm(2000년 12월 2일 검색).

를 대상으로 적용한다. 그 후 점진적으로 확대해야 큰 무리가 없다.

일곱째, 최고경영자(CEO/Chief Excecutive Officer)는 강한 의지를 가지고, 적극적이고 지속적인 경영지원을 해야 하며, 관리자에게는 행동하는 리더십(Acting Leadership)이 절대적으로 요구된다.

3) 새로운 보수체계의 방향

우리나라 보건의료조직의 보수수준은 타산업에 비해 상대적으로 낮은 편이다. 보수수준의 문제는 유사 병원이나 타업종과의 임금격차 문제 이외에도 직급간, 호봉간, 학력별 격차의 문제도 간과할 수는 없다. 현행 보건의료조직의 보수형태는 대부분 연공서열제와 직무급을 혼용한 직능급의 형태를 채택하고 있고, 조직의 특성에 맞게 적절히 수정 보완하고 있다.

보건의료조직이 이제는 위기의 시대에 직면해 있다. 기존의 보수체계를 가지고는 조직 생산성을 향상시키는 데는 문제가 많다.

특히, 연공서열 위주로 직종 · 직급과 호봉에 따라 거의 획일적으로 지급되고 있는 현행 보수체계는 개인별 업적이나 생산성에 의해 보수가 결정되는 새로운 보수체계가 정립되어야 한다.

3 고충처리 및 제안제도

1) 고충처리

고충처리는 개인의 사기와 인사관리의 개선을 위해 매우 중요하며, 직원들의 권리 의식과 함께 중시되고 있다. 고충처리의 구체적인 목적은 ① 직원들의 정당한 권리 보호, ② 사기 앙양, ③ 하의상달(Bottom-up)의 의사전달체계의 개선, ④ 신분보장 등을 지적할 수 있다. 고충처리의 대상은 주로 표시된 불만이 대상이다. 불만은 부당한 대우에서 주로 발생한다. 고충처리의 대상은 직장생활에 한하는 것이 일반적이다. 그러나 정당한 근거가 없는 불만도 대상이 될 수 있다. 처리방법에는 공식적인 처리방법(고충처리위원회, 미국의 MSPB)과 비공식적 처리방법이 있는데 부작용을 완화하기 위해 비공식적 방법이 많이 사용된다.

2) 제안제도

> **사내제안제도의 성공**
>
> 사내제안제도는 '직원의 입, 조직의 귀'다. 사실 사내제안제도에 대해 국내 기업이 관심을 가진 것은 오래된 일이다. 민주화 바람이 불면서 '제안은 노동자를 힘들게 하는 제도'라는 인식이 확산되자 한창 붐이 일던 사내제안제도는 1980년대 후반에 시들해졌다. 사내제안제도를 도입하는 것은 매우 쉽고 필요성에 대해서도 모두 공감하며 운영도 어렵지 않지만 제대로 운영되고 있는 조직은 그리 많지 않다. 사내제안제도의 사활은 '조직문화'에 달렸다. 여기에 CEO의 의지와 프로다운 중간 관리자의 역할이 수반되어야 한다(출처 : 한국경제 2016년 12월 14일자).

제안제도(suggestion system)란 조직구성원으로 하여금 행정(경영)의 개선점 또는 보다 합리적이며 능률적인 관리방안을 제안시켜, 그것이 심의결과 기관의 운영전반에 큰 공헌이 있는 것으로 인정되는 경우 그 공헌의 정도에 따라 표창과 상금을 지급하는 제도를 말한다. 제안제도는 조직의 업무개선과 더불어 조직참여자들의 사기앙양에 도움이 되는 장치로서 인간관계론적인 행정의 한 접근방법이다. 즉, 조직구성원이 제안제도를 통해 의사결정에 참여한다는 사회심리적 동기부여로, 구성원을 인간을 기계화함으로써 나타나는 부작용을 극복하여 안정감 · 소속감을 갖게 하고, 조직 내 매너리즘을 타파하여 업무관리개선을 도모할 수 있다.

제안대상의 범위에 따라 제안의 종류를 자유제안, 지정제안, 직무제안, 추천제안으로 나눌 수 있다. 자유제안이란 제안자가 과제선정을 자유로 정하여 제출하는 제안을 말하며, 과제선정의 대상에는 제한이 없다.

지정제안은 기관에서 과제를 미리 지정하여 모집하는 제안을 말한다. 직무제안은 자기담당직무를 수행하는 과정에서 창의성을 발휘하여 업무의 현저한 개선효과를 거둘 수 있는 제안이다. 추천제안은 자체 제안제도에 의하여 심사 · 채택된 제안이거나 또는 이미 채택되어 실시중인 제안 중 그 내용이 우수하다고 인정되어 해당 제안을 채택한 것을 다시 상급부서에 추천한 제안을 말한다.

제안제도는 기본적으로 업무개선과 사기제고의 효용을 가지고 있다. 또한 ① 하의상달의 수단으로서 커뮤니케이션의 촉진효과, ② 직원의 사기앙양 효과, ③ 직무에 대한 일체감과 신뢰감의 증진효과, ④ 경제적 · 합리적 · 능률적인 업무관리의 효과, ⑤ 직무에 대한 관심과 흥미조성의 효과 등을 나타낼 수 있다. 그러나 실제로는 관리층의 무관심, 제안제도의 운영기술의 부족, 부적합한 상금, 제안심사의 지체, 제안제도에 대한 홍보의 불충분 등의 이유로 활성화되지 않고 있다.

그러므로 제안제도를 활성화시키기 위해서는 ① 사례책자의 발간, 직원들에 대한 지속적인 교육 등의 홍보 강화, ② 채택률의 향상, ③ 부서내 동료간 인간관계의 호전을 위해 공동제안의 장려, ④ 제안제도의 효과적인 운영을 위해 사후관리를 강화하는 등의 방안이 강구되어야 할 것이다.

제안제도는 구성원의 창의 · 아이디어 등의 발휘를 도모할 수 있는 길을 열어줌으로써 조직구성원이 적극성을 가지고 직무에 충실할 수 있게 하고, 구성원이 기계적으로 움직이게 되어 나타나는 조직의 매너리즘을 극복할 수 있게 한다. 그러나 제도의 장점에도 불구하고 실제 우리나라 조직에서는 그 효용이 별로 나타나지 않고 있는 실정이다. 그러므로 제안제도의 효용을 극대화하기 위해서는 우선 조직구성원들에게 제도를 충분히 인식시키는 것이 필요하고, 아울러 관리층의 관심제고 등을 통해 제안제도에 대한 이해가 필요하다. 또한 쉽사리 제안될 수 있는 절차와 제도의 수립, 공정한 심사와 적절한 보상안을 마련하고 제도를 명확히 하는 부단한 노력이 필요하다.

4 직무확장과 직무충실

전통적인 조직 및 인사관리는 능률화를 위해 직무간소화, 전문화, 표준화에 치중한 경향이 있었으나 Herzberg 등에 의하여 이에 따른 역기능 해소방안으로 직무확장 · 직무충실의 개념이 등장하기에 이르렀다.

직무확장은 직무의 분담의 수평적인 폭을 넓히는 방법으로 과제의 수를 증대시킴으로써 한 가지 업무에 의하여 발생하는 권태감을 제거하는 것이다. 그러나 이것이 만족감을 증대시킨다는 것을 명확하게 단정할 수도 특히 이것이 조직의 생산성에 영향을 준다는 데에는 확정된 논의가 없다.

Herzberg에 의하면 직무확장은 단지 불만을 제거시키는 요인으로서 조직의 생산성에는 기여하지 못한다고 한다. 이를 개선하기 위해 직무충실이 요구된다. 직무충실이란 직무를 맡은 사람의 책임성과 자율성을 높이고 직무수행에 대한 환류가 원활하게 이루어지도록 직무를 개편하는 방법이며, 인간의 내재적인 동기유발을 촉진하는 전략으로 자기실현적 인간형을 바탕으로 한 직무설계를 강조한다. 주요 대상으로 수직적으로 연관된 기능을 다룬다는 면에서 직무확장과 구분된다.

직무충실의 원리는 ① 조직구성원 개개인은 자기 일을 통제하고 직무능력을 개선함에 자유를 누림, ② 조직구성원 개개인에게 유의미한 산출을 내도록 과제를 부여, ③ 상관과 부하 간의 지위 격차를 줄이고 집단적 협조 강구 등이다.

제 6 장

보건재무관리론

제 1 절 보건재무관리의 개념

보건재무관리란 보건의료조직의 목표를 달성하기 위하여 재원을 동원하고 배분하며 집행하는 일체의 활동을 말한다. 재무관리를 통해 자산과 채무, 수입과 지출을 관리하고 통제한다.

보건의료조직은 일반적으로 공공의료조직과 민간의료조직으로 나눌 수 있다. 공공의료조직은 국가와 지방자치단체 예산회계원칙의 지배를 받고 있기 때문에 민간의료조직의 재무관리와는 차이가 있다. 민간의료조직은 비영리조직으로서 영리추구가 금지되어 있어서 이윤은 조직의 유지 및 발전을 위한 최소한의 수준에 한정되기 때문에 재무관리가 매우 중요하다. 민간의료조직의 재무관리는 투자결정(경제성 분석 및 투자계획), 원가계산, 자본구조분석, 경영분석, 전략적 투자결정 등 매우 광범위한 반면, 공공의료조직의 재무관리는 예산회계법의 적용을 받아 비교적 단순하다.

다른 조직에 비해 매우 복잡한 조직이며, 다른 산업에서 개발된 경영기법을 적용하기가 어려운 보건의료조직은 몇 가지 특징을 지니고 있다.

첫째, 보건의료조직이 수행하고 있는 과업의 내용 자체가 근본적으로 명확히 규정하기 어려워, 측정가능한 목표 설정이 곤란한 경향이 있다.

둘째, 조직 내적 자원에서 가장 중요하고 압도적 지위를 지니고 있는 의료진이 존재한다.

셋째, 조직의 권한 및 통제구조가 복잡하기 때문에 문제를 협동적으로 해결 또는 의사결정하는 데 어려움이 존재한다.

넷째, 조직을 둘러싸고 있는 외부환경이 매우 광범위하여 법적, 사회적, 경제적, 기술적 여건에 지대한 영향을 받는다.

이러한 조직의 독특성으로 인해 보건재무관리 역시 몇 가지 특성을 지니고 있다.

첫째, 의료법인과 재단법인에 의해 설립된 병원은 비영리조직으로서 영리추구는 금지되며 조직의 유지 · 발전(의료의 질 향상)을 위한 적정수준의 이윤만 허용된다.

둘째, 의료법인(민법 제32조 규정에 의해 설립) 출연자는 이익에 대해 배당을 받지 못하며, 청산 등의 경우 잔여재산분배권을 갖지 못하고 재산은 국고에 귀속된다.

셋째, 환자 치료, 교육, 예방, 건강증진과 같은 산출물은 대부분이 표준화가 곤란하여 성과측정을 위한 기준 설정이 어렵다. 수익성만 가지고 성과평가는 어렵고 의료의 질적인 요인을 고려해야 한다.

넷째, 먼저 진료를 한 다음에 진료비를 청구하기 때문에 미수금이 발생하여 자금운용상 큰 부담이 될 수 있으며 비보험환자의 대손발생 확률이 높다.

다섯째, 보건의료조직은 대부분 노동집약적이며 자본집약적이기 때문에 인건비 부담이 과중하며 기계화와 자동화의 한계를 가지고 있다. 또한 막대한 시설투자 규모에 비해 의료수익이 낮을 뿐만 아니라 회수기간이 긴 경향이 있다.[1]

제2절 예산

1 예산의 의의

예산은 1회계연도의 수입과 지출에 대한 계획이다. 조직이 사용할 수 있는 재원은 언제나 한정되어 있기 때문에 예상되는 수입에 근거하여 지출을 계획한다.

---

1 file.konyang.ac.kr/병원재무관리 강의안.hwp(2016년 8월 16일 검색).

보건의료조직은 공익성을 지니고 있는 비영리조직이기 때문에 지속적으로 서비스를 제공하기 위해서는 체계적이고 계획적인 예산수립과 집행이 필수적이다.

예산은 매우 복잡한 과정을 거친다. 예산과정에서 조직의 부서간 또는 구성원간 권력적 상호작용에 따른 치열한 갈등을 거치기 때문에 예산을 '타협의 산물', '투쟁의 산물', '갈등의 조정 결과' 등으로 표현하기도 한다. 또한 한정된 자원을 효율적으로 분배해야 하는 현실적 한계를 극복해야 하는 것이 중요하다.

2 예산의 기능

예산은 이해관계를 조정하거나 중재한 결과의 산물이기 때문에 민주적 요소가 표출되어야 한다. 아래 예산원칙 이외에 정부예산은 경제안정기능, 자원배분기능, 소득재분배기능, 경제성장촉진기능 등과 같은 경제적 기능을 지니고 있다.

1) 통제기능

예산을 통해 조직을 효율적으로 관리할 수 있기 때문에 예산은 전통적으로 통제기능을 지닌다. 예산의 수립과 집행은 엄격한 절차와 승인, 결산감사 등의 복잡한 과정을 거쳐 진행된다. 사전에 계획된 목적에 부합되도록 예산이 집행되어야 하기 때문에 예산 자체가 조직을 강력하게 통제하는 기능을 수행한다.

2) 관리기능

예산의 한정성으로 인해 조직은 계획된 목표를 가장 효과적이고 효율적으로 달성하기 위해 지속적인 노력을 경주해야 한다. 즉 최소한의 예산으로 목표를 달성하기 위해서는 조직을 체계적이고 합리적으로 관리해야 한다.

3) 기획기능

대부분의 조직은 장단기 계획을 수립하고 집행한다. 보건의료조직이 사업과 프로젝트를 수립해 집행하기 위해서는 예산이 수반되어야 한다. 예산은 계획에 생명을 부여하는 중요한 기능을 수행한다. 미래지향적인 기획은 반드시 예산이 수반되어야 현실화될 수 있다.

4) 조정기능

예산은 다양한 주체들 간의 상호작용을 거치게 된다. 한정된 자원을 지닌 조직 내에서 관련자들은 대부분 보다 많은 예산을 확보하기 위해 치열한 경쟁을 하게 되고 이러한 과정에서 조정과 정치적 타협이 필요하게 된다.

3 예산원칙

1) 공개 원칙

예산은 편성 뿐만 아니라 심의, 집행, 회계 등이 국민이나 관련자에게 공개되어야 한다. 조직의 운영에 필요하다고 객관적으로 인정된 기밀 예산은 예외지만 예산 운영의 전반적인 내용은 국민이나 관련자에게 공개되어야 예산의 투명성이 담보될 수 있다. 예산이 공개되어야 국민의 알 권리가 보장되고 예산 집행자의 독단과 전횡을 예방할 수 있다.

2) 사전의결 원칙

예산은 특별한 경우를 제외하고 집행되기 이전에 심의, 의결되어야 한다. 정부예산은 입법부의 의결을 반드시 받아야 하며, 병원의 경우 규정된 절차에 의해 이사회 등의 사전의결을 기한 내에 통과한 이후에 예산이 집행되어야 한다. 정부예산의 경우 예비비의 설치는 사전의결이 필요한 반면 예비비의 지출은 사전의결 원칙에 적용되지 않는다. 그러나 예비비의 지출은 차기 국회의 승인을 얻어야 한다.

3) 한정성 원칙

예산은 명확한 한계를 지니고 있다. 예산은 이용이나 전용을 제외하고 본래의 목적 이외에 사용되어서는 안 되며, 계상된 금액 이상 지출되지 않아야 한다. 또한 예산은 회계연도 독립의 원칙에 의해 이월이나 계속비를 제외하고 회계연도를 경과하여 집행되어서는 안 된다.

4) 완전성 원칙

예산은 조직의 모든 활동이 반영되어야 하기 때문에 수입과 지출이 모두 포함되어야 한다. 즉 예산의 완전성 원칙이란 예산에 수입과 지출이 빠짐없이 계상되는 예산총계주의를 의미한다. 예산에 계상되지 않은 수입과 지출은 문제가 있기 때문에 인정될 수 없다. 그러나 현실적으로는 사전에 예상하지 못한 수입과 지출이 발생하는 경우가 있기 때문에 완전성의 원칙은 융통성이 있게 적용되어야 한다.

5) 단일성 원칙

예산은 구조적으로 복잡하지 않고 단일해야 조직의 활동을 전체적으로 이해하는 데 용이하다. 회계장부가 많을수록 재정구조를 이해하기 어렵고 통제가 쉽지 않기 때문에 예산의 세입과 세출을 단일의 회계로 통일해야 한다. 추가경정예산이나 특별예산 등은 가능하면 편성하지 않는 것이 바람직하다.

6) 신축성 원칙

예산의 수립과 시출 시기가 같지 않기 때문에 사회경제적 환경 변화에 융통성 있게 대처하기가 쉽지 않다. 예산의 신축성이 보장되어야 환경의 변화에 능동적으로 대처할 수 있다. 예산이 융통성 있게 조정되지 않는다면 목적 달성이 어려울 수 있으며 예산이 낭비될 수도 있다.

제3절 예산제도

예산제도에는 품목별 예산제도(LIBS : Line Item Budget System), 성과주의 예산제도(PBS : Performance Budget System), 계획 예산제도(PPBS : Planning Programming Budget System), 영기준 예산제도(ZBB : Zero Base Budgeting) 등이 있으며, 어느 하나의 예산제도만 사용하기 보다는 2개 이상이 혼합되는 경우가 대부분이다.

1 품목별 예산제도(LIBS)

품목별 예산제도는 통제지향적 예산제도로 역사적으로 가장 오래되었지만 오늘날에도 다른 예산제도의 근간이 되고 있다. 품목별 예산제도는 예산구조의 목(目)에 해당되는 물건비나 인건비, 수당, 여비 등을 기준으로 예산을 편성한다. 품목별 예산제도는 유용이나 부정사용 등의 자의적인 지출행위를 통제하기 때문에 지출의 정확성과 합법성을 통제하는 가장 유효한 예산제도이지만, 신축성을 저해할 우려가 있으며 지출의 성과를 정확히 파악하기 어렵다. 또한 예산의 변경 폭이 크지 않으며 매년 예산이 증가하는 경향이 있다.

2 성과주의 예산제도(PBS)

통제지향적인 품목별예산에 비해 성과주의 예산제도는 사업이 효율적으로 운영되도록 관리에 초점을 두고 있는 예산제도로 예산 투입과 산출(결과)의 관계를 명확히 파악할 수 있다. 성과주의 예산은 『단위 원가 × 업무량 = 예산』의 형태로 표기되기 때문에 투입되는 예산의 실적을 명백히 알 수 있다. 성과주의 예산제도는 효율적인 관리수단을 제공하며 예산 집행의 신축성을 유지할 수 있지만 회계책임이 불분명하며 단위원가의 계산이 쉽지 않다는 한계를 극복하기 어렵다. 성과측정이 가능한 부문에만 도입될 수 있다. 보건의료와 같은 공공부문의 경우 적절하고 타당성 있는 측정단위를 찾기가 쉽지 않다.

3 계획 예산제도(PPBS)

계획 예산제도는 단기적인 예산과 장기적인 계획을 유기적으로 연계시킬 필요성의 대두와 함께 도입되었다. 자원배분을 위한 예산편성 과정에서 비용편익분석, 비용효과분석, 체제분석, 운영분석 등의 계량기법이 활용되었다.

계획 예산제도가 성공하기 위해서는 사업목표가 명확히 제시되어야 하며 프로그램의 각종 대안에 대한 계량적 검토가 전제되어야 한다. 또한 미래비용 계산과 장기적 시계를 확보해야 하기 때문에 고도의 전문성과 기술성을 갖춘 외부 전문가의 도움이 필요하다.

4 영기준 예산제도(ZBB)

대부분의 조직은 예산을 편성할 때 전년도 예산을 기준으로 한다. 이러한 과정에서 매년 예산이 점증적으로 증가할 수밖에 없는 한계에 직면하게 된다. 1970년대 경제침체에 따라 재정긴축의 필요성이 대두되고 사업의 전면적 평가가 요구되었다.

영기준 예산제도는 점증주의적 예산 편성에서 벗어나 모든 사업과 활동을 영점 기준에서 분석하고 평가하여 전년도 예산과는 전혀 다른 백지상태 예산이다.

> **▶ 영기준 예산제도**
>
> 미국의 Pyhrr에 의해 창안되어 1969년 텍사스 인스트로먼츠(TI)에서 처음 도입된 제도로 카터 대통령에 의해 1977년부터 미연방정부에 도입하게 되었으나 레이건 행정부 때 폐기되었다. 각 부서에서 추진해오던 사업이나 과거의 관행을 전혀 고려하지 않기 때문에 점증주의적 예산편성방식에서 벗어날 수 있으며, 조직구성원 모두의 참여를 유도함으로써 창의적이고 자발적인 사업구상과 실행을 기대할 수 있다.

영기준 예산제도는 매년 우선순위를 평가하여 사업의 확대, 축소, 폐지를 결정함으로써 예산의 효율성과 탄력성을 확보할 수 있는 반면에, 장기적 기획기능이 위축되며 정치적 이해관계가 있는 사업의 경우 축소와 폐지가 곤란한 현실을 간과하는 한계를 지니고 있다.

표 6-1 각 예산제도의 비교

예산제도	특징	장점	단점
품목별 예산제도 (LBS)	• 우리나라의 경우 현행 예산과목 체계인 (소관) 장 · 관 · 항 · 세항 · 목에서 목이 품목별 예산제도의 기본 단위(급여, 수당, 여비 등) • 어떤 투입 요소가 어느 정도 투입되는지를 보여줌으로써 예산 집행시의 유용이나 부정을 방지 • 투입 측면에만 초점을 맞춰 편성되므로 정부가 투입을 통해 달성하고자 하는 사업을 파악하기 곤란 • 조직을 단위로 편성될 수도 있고, 기능 또는 사업이나 활동 단위로 편성될 수도 있음	• 회계책임과 예산통제 용이(회계자에게 유리) • 행정부의 재량 여지 축소에 따른 입법권의 상대적 강화 • 예산절약 가능 • 다음 년도의 예산 편성이 용이	• 지출의 전체 효과 측정 곤란 • 예산의 신축성 부족 • 점증적 예산으로 매년 예산 증가 • 정책이나 계획 수립에 유용한 자료 제공 부족
성과주의 예산제도 (PBS)	• 예산을 사업별 · 활동별로 분류해 편성하되, 업무 단위의 원가와 양을 계산해 편성 • 예산 투입과 결과와의 관계가 중시 • 사업을 중심으로 편성함으로써 예산액의 절약과 능률보다 사업 또는 정책의 성과에 더 관심 • 업무 단위의 비용과 업무량을 측정함으로써 정보의 계량화를 시도해 관리의 능률성을 높임	• 합리적이고 효율적인 자원 배분 및 집행의 신축성 유지 가능 • 투입되는 예산의 성과(산출) 파악 가능 • 정부가 추진하는 사업에 대한 국민의 이해 용이 • 예산 산출 근거 제시로 의회 심의 용이 • 행정부의 장기적인 정책이나 기획의 수립과 집행이 용이	• 업무 단위의 선정이 곤란 • 단위 원가 계산이 어려움 • 예산 성과의 질적인 측면 파악 곤란 • 세출통제가 곤란하여 행정부에 대한 입법부 통제가 어려움 (회계책임의 한계)
계획 예산제도 (PPBS)	• 목표를 분명히 정의(목표지향적) • 사업계획 · 대안을 체계적으로 검토하여 수립 • 다년간에 걸친 장기적 관점 • 계획지향적	• 자원배분의 합리화 • 의사결정의 일원화 • 계획과 예산의 일치 • 장기사업계획에 대한 신뢰성	• 의사결정의 집권화 • 사업구조 작성의 어려움 • 계량화와 환산작업의 곤란 • 과다한 문서와 정보량 • 고도의 전문성과 기술성 요구
영기준 예산제도 (ZBB)	• 사업지향적 • 분권적(상향적) 결정 • 평가지향적 • 사업 뿐만 아니라 금액에 대한 결정에도 초점 • 단기적 관점	• 합리적 의사결정과 재원 배분 • 예산 운영의 다양성과 신축성 • 조직 구성원의 참여 • 국민의 조세부담과 자원난 극복	• 과다한 업무부담과 노력, 시간 소요 • 우선순위 결정의 어려움 • 장기적 안목 결여, 장기 계획 기능 위축 • 정부사업의 축소와 폐지가 현실적으로 곤란 • 예산의 정치적 요소를 과소평가

자료 : unit.mokwon.ac.kr/board/loadFile.ht?fileNm...pptx(2016년 10월 30일 검색).

제7장 건강증진과 보건사업관리

제1절 건강증진과 지역사회 역량

1 건강증진

'건강증진'(health promotion)이란 용어는 1974년 캐나다의 보건부 장관이던 Marc Lalonde의 보고서 "A New Perspective on the Health of Canadians"에서 처음 사용되었다. 이후 80년대와 90년대에 수많은 논쟁을 거치면서 이론과 방법론이 구축되었다. 건강증진은 단순히 학술적인 개념이 아니라 정책으로 실천되는 것이기 때문에 정책학, 정치학, 경제학, 언론학, 홍보학 등의 분야에서 논의가 함께 이루어졌다. 물론 이러한 제 학문분야를 포괄하는 보건학의 참여가 두드러졌다. 다양한 분야의 여러 관점들이 종합되다보니 건강증진은 사람들마다 다른 의미로 이해되는 경우도 많다.[1] 건강증진의 접근방법은 개인의 생활습관 개선을 지향하는 미시적 방식과 법제도, 재정, 생태환경의 개선을 지향하는 거시구조적 방식으로 나눌 수 있다. 생활습관 접근법은 질병과 사망에 연관된 개인 행태의 위협요인을 밝히고 교육을 통하여 지식과 정보를 전수하거나 심리적 역량을 배양하여 행태변화를 유도함으로써 건강을 증진하려는 방법이다. 반면 거시적 접근법은 술과 담배의 판매와 사용을 규제하기 위한 각종 법률과 제도를 만들거나 여타의 건강지향적인 조세제도나 정책들을 만들어 건강할

1 Bunton R, MacDonald G. Health Promotion: Disciplines, Diversity and Developments. London: Routledge, 1992.

수 있는 환경을 만드는 데 주력한다. 그런데 최근 20여 년 동안 지역사회 접근법이란 새로운 방식이 주목을 받으면서 발전하였다. 이 접근법은 개인과 국가의 중간단계에서 '지역사회의 조직화'나 '지역사회 건설'을 통하여 근린공간의 발전과 주민전체의 건강 향상을 도모한다. 우리나라의 경우 전국 보건소 망을 통하여 '건강생활 실천'이란 이름으로 개인차원의 건강증진 실천을 추진해 왔다. 동시에 국가 차원에서 건강증진법 제정을 통하여 건강증진기금을 조성하거나 청소년 담배판매를 규제하였고 금연구역을 지정하는 등 거시적 접근도 시도하였다. 지역사회 접근법의 경우는 제대로 소개되지도 못했고 추진되는 경우도 드문 실정이다. 그래서 지역사회 접근법의 중요 요소인 "지역사회 역량"(community capacity)이라는 개념을 중심으로 오늘날 건강증진 관점은 새롭게 구성되는 상황이다.

2 지역사회와 지역사회 건설

전통적으로 (보건) 행정은 일정한 지리적 경계구획 내에 거주하는 주민만을 대상으로 행정서비스를 제공하여 왔다. 그런데 보건사업을 실행할 때 이러한 지리적 개념을 적용하면 상당한 어려움이 초래된다. 산업사회의 삶의 방식은 주거와 일터가 분리되는 것이 보통이다. 주민의 상당수는 관내에 거주만 할 뿐이고 직장은 다른 지역에 있기 때문에 대부분의 사회활동은 다른 지역에서 하게 된다. 따라서 주간에 보건사업을 하게 되면 관내주민은 여성이나 노인 등으로 한정될 가능성이 높고 성인 남성은 다른 지역 사람일 경우가 많다. 여기서 보건사업은 누구를 대상으로 해야 하는가라는 원초적인 문제에 직면하게 된다. 지리적 개념으로서의 '지역사회'가 갖는 어려움 때문에 사회학자들은 그 대안으로 '관계적 개념으로서의 지역사회'를 발전시켰다. 이것은 사람들이 타인과 일정하게 유대와 교류를 하면서 살고 있다는 점에 착안한 것으로 사회 연결망의 관점에서 지역사회의 구성과정을 파악한다. 예를 들어, ○○구에 있는 '향우회'들이 많은 회원과 다양한 활동을 한 결과 영향력이 제법 크다면 그 향우회들을 구성하고 있는 사회적 관계망(social network)이 하나의 '지역사회'(community)가 된다. ○○구에는 '향우회' 말고도 여러 가지 다른 형태의 조직과 단체들이 많이 존재하고 그들은 서로 다른 관심사로 지역주민들을 조직화하고 있다. 어떤 단체는

'환경문제'를 중심으로 주민들을 조직화하고 다른 단체는 '축구'나 '배드민턴'을 중심으로 회원들을 결속하고 있으며 또 어떤 단체들은 '같은 사업'을 하는 사람들의 직종 연합체로 존재한다. 따라서 개념적으로 생각할 때 ○○구에는 여러 개의 다른 차원의 지역사회들이 존재하고 있고 이들은 서로 일정하게 연결되어 있다고 볼 수 있다.

반면 관계적 개념으로서의 지역사회가 성립하기 위한 핵심 요소는 '지역사회 인식'(a sense of community)이다. 지역사회 인식이란 지역사회에 대한 소속감, 애착, 기여 같은 정서적 가치판단을 말하며 이것은 주민을 하나로 통합하는 데 매우 중요한 요소이다. 지역사회 인식은 개인을 지역사회에 묶어주는 역할을 하며 동시에 개인과 개인의 관계에 일정하게 질서를 만들어 예측 가능한 사회생활을 만든다. 우리 사회에서 '향우회'가 강력한 조직으로 존재하는 것은 사람들이 '동향 사람'에 대하여 무엇인가 애착과 안정감을 느끼고 그 결과 거래 비용(transaction cost) 없이 서로를 신뢰하기 때문이다. 그런데 '친족'이나 '지역'과 같은 연고를 중심으로 하는 전통적 사회적 관계망은 긴 시간의 흐름에서 볼 때는 그 영향력이 약화되고 있다.[2] 대신 '인터넷 동호회'와 같은 새로운 형태의 사회적 관계망들이 발전하고 있다. 연령이나 성별, 학력과 같은 연고를 벗어나서 단지 같은 취미를 가진 것만으로 서로 모여서 교류하고 사회적으로 조직화되는 것이 요즘의 추세이다. 이들 중에는 환경이나 교육, 또는 삶의 질 같은 보다 공적인 이슈를 중심으로 구성된 시민사회단체(non-governmental organizations; NGO)들도 있다. NGO처럼 공공성이 강하면서도 지역사회 정체성이 높은 단체들을 자발적 결사체(voluntary associations)라고 하는데 이들은 다른 조직보다 사회적 영향력 또는 조직의 외연이 크다는 점에서 지역사회 연결망의 구심점 역할을 한다.[3,4]

▶ 보건사업과 지역사회

보건사업에서의 '지역사회'는 '지역성' 자체보다는 조직과 프로그램에 따라 수시로 형성되고 변화하는 가변적이고 중층적인 존재이다. 즉 00구 내에도 여러 개의 '지역사회'가 중층적으로 존재할 수 있다. 예를 들어, '걷기대회'와 같은 1회적 이벤트에 모이는 사람들도 하나의 지역사회이고 '절주 모임'도 하나의 지역사회이다. 같은 '걷기대회'일 경우에도 그것이 지역사회 다수 조직들의 연대에 의하여 기획되고 추진된 경우라면 단순히 보건당국이 광고를 통해 동원한 경우보다 지역사회에 미치는 영향력의 상도가 클 수 있다. 새로 만들어지는 지역사회가 얼마나 지역사회 역량을 담보하고 있는가의 여부는 그 구성원들이 수평적으로 그리고 수직적으로 얼마나 연대에 기초한 참여를 하고 있는가에 달려 있다.

---

2 Putnam RD. Bowling alone: America's declining social capital. Journal of Democracy, 1995; 6: 65–78.

3 Smith CA, Freeman A. Voluntary associations: perspectives on the literature. Cambridge, MA: Harvard University Press, 1972.

4 현실에서 역량강화 보건사업이 00구 전체를 대상으로 동시에 진행되기는 어렵다. 따라서 관내의 '어떤 조

지역사회 기반의 건강증진(community-based health promotion; CBHP)은 건강증진 담론을 중심으로 지역사회를 재구성하거나 지역사회를 건설(community building)한다는 의미가 담겨 있다. 사회과학에서 흔히 사용하는 '민족국가 건설'(nation-state building)이나 '복지국가 건설'(welfare state building)이란 용어는 각기 민족 또는 복지라는 요인을 중심으로 국가의 성격을 정하고 그에 맞게 국가의 기능이나 역할, 조직, 지배체계를 바꾸고 재구성하는 과정을 의미한다. 마찬가지로 지역사회 건설도 건강증진의 이념과 철학을 실현할 수 있게 주민 스스로 각성하여 자신들의 내재된 역량을 재발견하고 건강문제를 주체적으로 규정하여 자신들의 역량으로 이를 해결해 나감으로써 건강한 지역사회를 만드는 것이다. 여기서 건강증진과 지역사회 발전은 동시에 완수 가능한 목표로 설정된다. 미시적 접근법에서는 어떻게 개인의 각성과 심리적 역량의 배양을 이룰 것인가가 중요 과제이다. 거시적 접근법에서는 새로운 법제도의 형성을 위하여 기존 집단의 이해관계를 조정할 수 있는 힘(권력)을 확보하는 것이 중요 과제이다. 반면 지역사회 접근법에서는 지역주민의 참여가 필수적 요건이 되는데 주민참여와 주민주도를 이끌어내고 유지할 수 있는 방법을 개발하는 것이 관건이 된다. 주민참여는 이미 오래전부터 그 필요성이 알려져 왔지만 마땅한 방법론이 마련되지 못한 관계로 활성화되지 못하였다.

3 지역사회 필요와 역량

지역사회 역량 개념은 기존의 '필요중심 접근법'(need-based approach)을 대체한다. 이전의 보건사업은 지역주민의 '건강 요구도(health needs)'만 고려하여 보건계획을 수립하였다. 예를 들어, 결핵사업을 할 경우 역학조사를 통하여 관내의 결핵 환자가 000명으로 추산되니까 이를 매년 00명씩 사업대상으로 정하고 10년에 걸쳐 사업을 실행하여 결핵 유병률을 00% 감소시키는 것을 사업목표로 정한다. 그리고 사업수행을 위한 장비, 물품, 인력을 조달하기 위하여 매년 00원이 예산을 반영하는 식이다. 이러한 추진전략은 기본적으로 지역사회가 보건사업으로 충족시켜야 하는 '부족함'(deficiencies)을 갖고 있다고 전제

직'과 함께 시작하는 것이 불가피한데 이럴 경우 과연 이 조직이 00구를 대표하는가 하는 문제가 생길 수 있다. 특정 자발적 조직과 함께 사업을 할 경우 '의사결정의 민주화' 문제가 생기거나 타협이 불가피해질 수 있다.

한다. 즉, 지역사회는 '부족함'의 집합체이고 이것을 교육사업, 경제사업, 보건사업 등으로 충족시켜주어야 한다는 것이다. 그런데 외부지원이 지속될수록 주민들의 의존성은 증대될 수밖에 없다. 그래서 주민이 문제에 대한 해결능력을 갖추고 있다거나 자율적 통제력을 갖추고 있다는 생각을 하지 않는 것이 필요중심 접근법의 문제점이다. 또한 엄격하게 보자면 이러한 보건사업들은 '지역사회' 전체를 대상으로 하기보다는 지역사회에서 건강에 문제가 있는 소수 '개인들'만을 대상으로 진행되는 사업이고 다른 사람들은 문제된 개인들의 건강향상에 어떤 기여나 역할도 하지 않는다.[5]

이러한 필요중심 접근법에 가장 먼저 문제를 제기하고 반기를 든 집단은 페미니스트들이다.[6] 젠더(gender)라는 새로운 사회적 차원에 주목하면서 이들은 기존 의학모형이 남성주의적 편견을 갖고 여성의 몸과 건강을 규정하면서 관리해 왔다고 비판하였다. 임신과 출산, 그리고 폐경과 같은 여성 고유한 건강상태가 남성주의적 기준에서 자의적으로 질병으로 규정되고 관리되었다는 것이다. 이러한 인식하에서 페미니스트들은 병원 출산보다는 여성친화적인 가정분만 운동을 전개하였고 폐경기 여성에게 처방하는 호르몬 요법이 불필요한 의료화라고 비판하였다. 기존 의학모형에서 여성은 정상적 생리과정조차 의학적으로 이상상태라고 규정되었기 때문에 여성들은 지속적으로 의학에 의존하고 의학적 개입과 감시에 노출되는 수동성을 감수할 수밖에 없었다. 페미니즘은 이러한 의학적 지배로부터 벗어나 몸과 건강에 대한 주체성의 회복을 선언한 것이라고 볼 수 있다. 이러한 새로운 관점은 New Age 운동이나 후기구조주의 이론가들에게서도 공통적으로 발견되는 요소이다. 의학적 모형에 의한 진단을 받아들일 때 우리는 건강문제의 해법 또한 기존의 의료체계의 틀 안에서 찾을 수밖에 없다. 그래

필요중심 접근법

필요중심 접근법은 이전 시기 의학적 모형에 기초한 전문가주의에 잘 어울리는 방식이다. 전염병 통제와 같이 인간 행태적 요인의 영향이 적고 감염전파의 위협이 높아 중앙 집중적인 통제와 감시가 필요한 상황에서는 욕구중심 접근법이 효과적인 보건사업 수단이었을 수 있다. 그러나 건강의 사회적 결정인자의 중요성이 강조되는 상황에서는 개인보다 집단과 지역사회가 건강증진의 주체로 설정될 필요가 있다. 이때 개인 또는 지역사회의 '결핍된 필요'에만 초점을 맞출 경우 주민들은 단지 '결핍된 사람들'로만 규정될 것이고 주민 자신도 결핍을 충족시켜줄 외부 자원에만 의존하게 될 것이다.

5 McKnight JL, Kretzmann JP. Mapping Community Capacity. Evanston, IL: Center for Urban Affairs and Policy Research, Northwestern University, 1990.

6 Stall S, Stoecker R. Toward a gender analysis of community organizing models: liminality and the intersection of spheres. In: Minkler, M. (ed.), Community Organizing and Community Building for Health. New Brunswick, NJ: Rutgers University Press, 2008: pp. 196–217.

서 진단부터 해법까지 당사자의 주체성을 회복하자는 것이 지역사회 접근법을 관통하는 기본적인 원리가 된다.

의학적 모형은 흔히 매우 전문적이고 정교하게 구성되어 있으며 고급스런 기술을 갖추고 접근하기 때문에 대상 집단이나 지역사회는 이러한 종류의 자원이 결핍되어 있는 것이 보통이다. 그런데 건강은 매우 다의적인 개념이기 때문에 집단에 따라 얼마든지 다르게 인식될 수 있고 다르게 규정될 수 있다. 건강에 대한 규정이 달라지면 문제해결을 위한 자원도 달라질 수 있다. 즉, '주체'와 '참여'가 중심이 되는 건강증진사업이라면 주민의 관심과 타인에 대한 배려조차 훌륭한 자원이 될 수 있는 것이다. 그래서 맥나이트(McKnight)는 "가장 빈곤한 지역일지라도 개인과 조직들은 지역을 재구성할 수 있는 자원을 갖추고 있다"고 주장한다.[7] 즉, 외부적 관점에서 필요를 규정할 경우 지역 내부에서는 이를 충족할 자원이 결여되는 것이 보통이지만 내부적 관점에서 필요를 규정하게 되면 이를 해결할 역량도 동시에 존재할 수 있다. 주민은 현재 충족되지 못하고 있는 필요도 갖고 있지만 동시에 이를 개선할 수 있는 역량도 갖고 있다는 것이다. 역량을 고려하지 않은 채 필요만을 규정하는 것은 건강증진에 오히려 해로울 수도 있다는 것이 건강증진 담론의 시각이다.

이러한 논증이 가능한 것은 건강증진 담론에서 주목하는 자산이 '사회자본'이란 개념에 근거하기 때문이다. 우리는 자산이라고 하면 일차적으로 값어치 있는 유형자산 또는 경제자본을 떠올린다. 그런데 사회자본에서의 자산은 무형적이고 관계적인 것이다.[8] 예를 들어, 시간을 내어 회의에 참석하는 것, 회의가 진행될 수 있도록 도와주는 것, 남의 의견을 경청해 주는 것도 사회자본을 구성하는 훌륭한 자산이 될 수 있다. 그것이 사회적 관계를 증진하는 데 밑거름이 되기 때문이다. 나아가 사회자본이 충실하게 축적될수록 지역주민의 건강수준이 향상된다는 많은 연구결과들을 고려할 때 건강증진사업은 고급의 의료서비스를 외부에서 들여와 제공하는 식의 유형자산 확보로는 달성할 수 없고 지역 내부의 사회자본을 발굴하고 축적하는 데 주민 모두가 협력하는 과정에서 달성되는 것이라고 볼 수 있다. 그러므로 사회자본의 실천적 측면이 곧 지역사회 역량이라고 할 수도 있다.

7 McKnight J. The Careless Society. New York, NY: Basic Books, 1995.

8 Brehm J, Rahn W. Individual-level evidence for the causes and consequences of social capital. American Journal of Political Science, 1997; 41(3): 999-1023.

4 지역사회 역량과 참여조사

지역사회 중심 건강증진사업이 되기 위해서는 단지 지역사회에 위치하는(placed) 것만으로는 부족하고 지역사회에 기반하는(based) '공동연구'(collaborate research)가 필요하다.[9] 즉, 지역사회 건강문제를 진단하는 과정에서부터 프로그램을 개발하고 실행하는 전 과정에 주민이 참여하는 것이 필수적이다. 물론 지역사회의 건강 요구도를 조사하거나 프로그램을 개발하는 데는 각 분야 전문가들이 일정하게 역할을 수행할 필요가 있다. 과거와 다른 것은 외부 전문가가 전적으로 지역조사를 주관하는 방식이 아니라 전문가와 지역주민의 파트너십에 의하여 사업이 진행된다는 점이다. 이를 '지역사회 기반 참여연구'(community-based participatory research; CBPR)'라고 한다.[10] CBPR은 일종의 행위지향 접근(action-oriented approach)으로 지역주민 스스로 지역사회에 대한 관심을 갖게 만들고 지역사회의 현재 상태를 변화시키는 것을 목표로 하는 쌍방향의 문제풀이 과정이다.[11]

'사진 찍어 말하기'(photovoice)는 CBPR의 관점에서 시도되는 인류학적인 건강 요구도 조사방식이다. 통상 서베이 방식의 조사는 사전에 분류 작성된 설문항목들에 대해서만 정보를 얻을 수 있다. 그러나 그 개별항목들에 대하여 주민 각자가 느끼는 정서나 숨겨진 가치를 찾아내기는 어렵다. 즉, 주민들이 건강에 대하여 어떤 생각을 갖고 있고 왜 건강문제가 생긴다고 느끼는지 그리고 건강문제를 어떻게 해결해야 하는지 등에 대한 심층적 조사는 서베이로는

▶ 지역사회 기반 참여연구

지역사회 건강연구는 모든 참여자가 각자 가지고 있는 독특한 강점을 제공하는 협동 연구이며 지식과 행동을 결합하여 건강 불공평을 제거하면서 지역사회 역량을 강화하는 일련의 사회변화 운동이다. '연구'에는 연구자와 지역주민이 동반자로 참여하며 연구의 지향점은 지역주민들이 그들의 역량을 자각하고 스스로 문제의식을 형성하도록 연구자의 경험과 지식을 공유하는 것이다. 지역사회 기반 연구는 participatory action research, participatory research, action research, mutual inquiry, feminist participatory research 등으로 다양하게 불린다. 이들은 모두 연구자와 지역사회 구성원이 동등하게 참여하는 협동과정이며 상호-학습하면서 지역사회 역량을 개발하고 참여자들 자신도 자신의 역량을 증진해가는 연구와 실천이 균형을 이룬 전략이다.

---

9 Minkler M, Wallerstein N. Community-Based Participatory Research for Health. CA: Jossey-Bass, 2003; Chopyak J, Levesque PN. Community-Based Research and Changes in the Research Landscape. Bulletin of Science, Technology & Society. 2002; 22(3): 203-209.

10 Green LW, George MA, Daniel M, Frankish CJ, Herbert CP, Bowie WR, O'Neill M. Study of participatory research in health promotion: review and recommendations for the development of participatory research in health promotion in Canada. Vancouver: Royal Society of Canada, 1995.

11 Schwab M, Syme SL. On paradigms, community participation, and the future of public health. American Journal of Public Health, 1997; 87: 2049-2052.

불충분하고 인류학적 방식이 유용하다. '사진 찍어 말하기'란 주민참가자들에게 일정한 사진 찍기 취지와 요령을 교육시킨 후에 건강문제와 관련된 장면을 사진 찍어 오도록 하고 이것을 인류학적/심리학적 기법에 의한 그 사진에 담긴 사람들의 심층적 가치와 인식을 분석해내는 방법이다. 칼슨과 동료들[12]에 의하면 사진 찍기는 저소득 주민들의 활발한 지역 사회 참여를 유발할 수 있는 유용한 도구였다고 한다. 사진 찍는 과정을 통하여 자신과 가족들이 상당한 정도로 비판적 의식을 갖추게 되는 변화과정을 경험하였다는 것이다. 따라서 사진 찍기는 자산조사를 위해서는 물론 역량강화와 주민참여를 추진하는 방법으로서도 유용한 도구가 될 것으로 보인다.

지역사회 중심 건강증진사업에서는 역량 또는 자산을 강조해왔다. 지역사회 자산에는 세 가지 형태가 있다. '일차적 자산'은 지역사회에 존재하고 주민이 통제하며 개인과 조직의 역량으로 구성된다. 풀뿌리 NGO, 주민의 지식과 기술수준, 지역사회 토착기업 등이 해당된다. '2차적 자산'은 지역에 존재하지만 외부에서 통제하는 자원으로 중앙과 연계된 민간조직, 비영리조직, 공공제도 및 물질적 자산을 의미한다. 학교, 은행, 병원 등이 해당된다. '잠재적 자산'은 외부에 존재하고 외부에서 통제하는 자원으로 복지예산, 공적 자산, 공적 정보 등을 말한다. 물론 다른 방식의 구분도 있다. 예를 들어, 미국의 캘리포니아 Contra Costa 지역에서 추진되었던 지역사회 역량강화 보건사업에서는 지역사회 자산으로 개인자산(개인의 지식과 기술 등), 문화자산(문화적 가치, 상호부조 규범 등), 집단자산(자발적 조직, 지역 기업 등), 제도자산(지역의 정치, 경제, 교육, 종교의 활동과 운영 등), 물리적 자산(공원, 마을회관 등), 서비스 자산(정부의 의료서비스 등)으로 구분하였다.[13] 이러한 자산을 확인하는 것(asset mapping)이 역량강화를 위한 첫걸음이 된다.

자산을 확인하는 데는 여러 방식이 사용된다. 과거의 보건사업에서는 전문가들이 전문적 지식에 기초하여 구성한 설문지를 통하여 필요를 확인하는 방식을 사용하였다. 설문조사는 자산의 확인을 위해서도 여전히 유용하다. 그러나 그 내용과 설문조사 방식은 다르다. 설문조사의 내용으로는 다음과 같은 것들을

12 Carlson E, Engebretson J, Chamberlain RM. Photovoice as a social process of critical consciousness. Qualitative Health Research. 2006; 16(6): 836–852.

13 Contra Costa Health Service. Healthy Neighborhood Project: A Guide for Community Building and Mobilizing for Health. 2006.

포함하는 것이 바람직하다.

- 당신의 거주지(지역사회)에 대하여 어떻게 생각하는가? 무엇이 좋은가?
- 어떤 집단이나 조직 활동에 참여하고 있는가?
- 당신은 어떤 재능이나 기술을 갖고 있는가?
- 당신 가족이나 혹은 지역사회 누군가가 당신이 필요할 때 도와줄 수 있는가?

그런데 중요한 것은 이러한 질문 자체보다는 조사방식이다. 지역사회 역량조사에서 권고하는 방식은 주민 참여적 조사와 평가이다. 주민들이 직접 자산조사를 하게 되면 이 과정 자체가 지역사회를 새롭게 인식하는 계기가 되고 잠재된 자신들의 역량을 인식할 수 있기 때문이다. 전문조사원들보다 조사기법이 부족하고 시간이 오래 걸린다 하더라도 주민참여 조사를 실시해야 할 이유가 이것이다.

5 지역사회 참여조사의 지적 배경

CBPR은 연구자와 지역사회 구성원이 동등하게 참여하는 협동과정이며 상호-학습하면서 지역사회 역량을 개발하고 참여자들 자신도 자신의 역량을 증진해가는 연구와 실천이 균형을 이루는 전략이다.[14] 참여와 행위 지향의 접근법은 레윈(Kurt Lewin)과 그의 제자들에 의해 발전되었는데 문제를 발견하고 행동하고 평가하는 일련의 순환적인 과정이었다.[15,16] 한편 '참여 연구'(participatory

---

14 Israel B, Schulz AJ, Parker EA, Becker AB. Review of community based research: assessing partnership approaches to improve public health. Annual Review of Public Health. 1998; 19: 173–202.

15 Lewin K. Action research and minority problems. Journal of Social Issues. 1946; 2: 34–46; Greenwood D, Levin M. Introduction to action research: Social research for social change. CA: Sage. 1998.

16 사회이론의 측면에서 볼 때 '참여조사' 연구는 기존의 실증과학에 대항하는 새로운 패러다임으로 정착하였다. 연구에서 관찰자의 역할과 지역사회 참여 행위자의 역할은 더 형평적인 사회를 위한 우리의 역량을 구체화하는 과정이라 할 수 있다. 1940년대에 '행동 연구'(action research)라는 이름으로 불린 이것은 레윈(K. Lewin)이 이론과 실천은 계획과 행동, 그리고 행동의 결과에 대한 조사라는 원환을 그린 것으로 표현된다. 그는 연구라는 것을 참여로 체득된 간주관적 의미(intersubjective meaning)와는 분리된 객관적 차원에 대한 것이라는 실증주의적 가정을 거부하고 오히려 이것은 통일된 문제 해결의 과정이라고 보았다. 이 전통은 레윈과 후계자들에 의해서 협동적 방법론(collaborative methodology)이라는 이름으로 북반구 교육학에서 주로 연구되었다. 그리고 탈콧 파슨스(Talcott Parsons)와 그의 제자들에 의해 사회학적인 통합 이론으로 발전했다. 지역사회는 보통 여러 모순이 중첩되어 있기 때문에 아젠다가 충돌하거나 조사 자체가 고난의 과정이 되며 때로는 인종주의와 민족주의를 극복해야만 한다. 따라서 구성원들의 신뢰는 무엇보다 필요한 기초적 요건이 된다.

research; PR) 또는 '참여 행동 연구'(participatory action research; PAR)라는 전통은 1970년대부터 아프리카, 아시아, 라틴 아메리카에서 억압된 대중들의 의식화 교육에 뿌리를 내리면서 발전하였다.[17] 이 사조에서 인간 행위자에 대한 믿음은 연구자와 지역사회 구성원이 상호작용한다는 관념을 생성하였고[18] 1970년대부터 남미와 아프리카에서는 저개발의 구조적 위기를 탈출하는 동력으로 이러한 참여 연구가 제안되었다. 급진적 사회비판이론과 해방 신학은 성인 교육의 분야에서 지배 사회에 의해 세계화되고 종속된 지역사회 현실에 직면하여 어떻게 대항할 것인지를 고민하는 자리였다. 이러한 '지역 기반 조직'(community-based organization; CBO)이 대학에서 '토지 운동'을 낳았는데 이것은 경험으로부터 얻어졌고 대중에 개방된 지식의 창조라는 남미의 철학자 오르테가 이 가세트(Ortega y Gasset)의 개념에 근거하였다.[19] 이에 더하여 추방된 브라질 철학자인 파울로 프레이리(Paulo Freire)는 그의 저서 "억압받는 자들을 위한 교육학"(Pedagogy of the Oppressed, 1970)을 통해서 구체화된 실재는 주관으로부터 분리된 객관이 아니라 주관과 객관의 결합이라고 주장했다.[20] 맑시스트의 사회 이론에 기원한 남반구의 전통은 자원의 불평등 분배에 도전하는 사회 진보의 시각을 가지게 되었고 비경제적이고 문화적이며 주류의 지식 생산에 대해 반대하는 후기 맑시스트의 접근과도 결합되었다.[21] 그 결과 참여 연구는 지역사회에서 권력의 물적 생산기반과 그것의 지배적 담론을 통해서 권력의 지적 재생산이 유지되는 현실 구조에 도전하게 되었다. 이렇게 프레이리주의자 및 남반구 전통과 결합된 참여 연구와 PAR 접근법은 참여, 지식, 권력, 그리고 실천이 우리 스스로를 성찰하고 재발견하게 되는 방법으로 정립되었다. CBPR은 '해방의 전통'을 갖는데 이것은 지역사회 참여에서 연구자의 역할, 연구에 의해 도출된 지식의 사용, 권력 관계의 맥락, 그리고 실천의

17 Freire P. Pedagogy of the Oppressed. NY: Seabury, 1970 (reprint 2000).; Swantz ML, Ndedya E, Masaiganah MS. Participatory action research in Tanzania with reference to women. In: Reason P, Bradbury H. (eds.). Handbook of Action Research: participatory inquiry and practice. CA: Sage, 2001.

18 Rowan J. The humanistic approach to action research. In: Reason P. Bradbury H, (eds.), Handbook of Action Research: Participative inquiry and practice. Thousand Oaks, CA: Sage. 2001.

19 Fals-Borda O. Some basic ingredients. In: Fals-Borda O, Rahman MA (eds.). Action and Knowledge: breaking the monopoly with participatory action research. New York, NY: Apex, 1991.

20 Freire P. Pedagogy of the Oppressed. NY: Seabury, 1970 (reprint 2000).

21 Said E. Culture and imperialism. New York, NY: Vintage Books, 1994.

목표를 '문제화'(problematize)하는 과정이다.

6 지역사회 역량과 사회자본

지역사회 역량과 유사한 용어들은 많다. 사회자본(social capital)은 상호 이익을 위해 조정과 협력을 촉진시키는 네트워크, 규범, 신뢰와 같은 사회적 조직의 형태를 의미한다.[22,23] 지역사회 능력(community competence)은 심리학에서 기원한 개념이며 명확한 정의의 부재와 측정 구조에서의 지역사회 구성원의 제한된 참여로 개념화가 어려우며 설문을 통해 측정된 개인 수준의 데이터의 조합만을 지역사회 지표로 제공한다. 지역사회 역량개발(community empowerment)은 지역사회에서 가장 취약한 집단과 그들의 삶에 영향을 미치는 자원과 의사결정에 대한 통제를 증가시키는 행동에 초점이 맞추어져 있다. 이러한 개념들의 핵심적인 공통점은 지역사회 구성원 간의 관계에 대한 이해와 집단적인 활동을 촉진하거나 지연시키는 요인들을 다룬다는 데에 있다. 반면 지역사회 역량(community capacity)은 권력의 배분이 상대적으로 형평하게 이루어지는 상황에서 사용되며 우선순위에 근거한 지역사회의 합의를 기반으로 활동을 촉진하는 데 초점을 맞춘다. 지역사회 역량은 다른 유사 개념들이 간과하고 있는 지역사회의 잠재력 발견을 위한 지역사회의 능력에 대한 강화 혹은 억제와 관련된 구조적 조건들을 고려한다.[24] 간략하게 말하자면 사회자본의 개념에 지역사회 정체성이란 요소를 부가하여 실천적인 측면을 부각한 것이 지역사회 역량이라고 할 수 있다.

---

22 Putnam RD. Bowling alone: America's declining social capital. Journal of Democracy, 1995; 6: 65–78; Bourdieu P. The forms of capital. In: Richardson JG (eds.), The Handbook of Theory: Research for the sociology of education. NY: Greenwood Press, 1986.

23 사회자본이란 지역사회 구성원들 간에 정체성의 공유, 유기적 의사소통, 상호 신뢰 및 평등한 참여를 기반으로 구축된 결속과 통합을 의미한다. 경제자본은 한편으로 물질적 풍요를 가져오기도 하지만 동시에 사회구성원들 간에 불평등을 야기하고 나아가 사회적 분열과 갈등, 소외와 배척을 유발하는 경향이 있다. 반면 사회자본은 신뢰와 참여에 의하여 지역을 하나로 묶어주는 접착제와 같다. 경제자본이 세계화되어 가면서 지역성은 상대적으로 피폐해지는 경향이 있는 반면 사회자본은 지역에 내재된 잠재적 자원이고 구성원들의 주체적 인식과 노력으로 얼마든지 배양되고 강화될 수 있다. 사회자본은 본질적으로는 구성원들의 사회적 관계에 내재된 무형의 자원이다. 구성원들 간에 신뢰를 바탕으로 한 협력체계가 만들어져 있다면 이것은 사회자본의 수준이 높은 것이고 이러한 지역사회는 경제적 불평등으로 초래되는 건강 악영향의 일부분을 상쇄하거나 완화하는 작용을 할 수 있다.

24 Minkler M. Community Organizing and Community Building for Health. Rutgers University Press (2nd ed.), 2005.

지역사회 역량이나 사회자본 모두 지역성이란 차원에 초점을 두는 개념으로 이것은 개인을 둘러싸고 있는 환경, 특히 주된 삶의 영역인 거주지 주변의 사회적, 문화적, 제도적, 물리적 특성에 의해 우리의 건강이 영향을 받는다고 보는 최근 공중보건학의 추세와 맥락을 같이 한다.[25] 즉, 거주지가 다를 경우 이것이 건강수준의 차이를 유발할 수 있다는 것이다. 이는 거주지에 내포된 사회문화적, 제도적 환경조건이 거주민의 건강에 영향을 미친다는 것이다. 여기서 사회적 맥락이나 사회적 환경은 사회자본이란 개념으로 요약될 수 있다.[26] 미국과 유럽에서는 여러 조사와 연구를 통해 사회자본이 주민들의 신체적, 정신적 건강에 미치는 영향을 측정하고 있고 그 증거들을 명확히 보여주고 있다.[27] 이들의 연구에 의하면 CBO의 조직률이나 가입률이 낮고 투표율도 저조하며 사회적 신뢰도 깨져서 사회자본 수준이 낮은 상태에서 지역사회의 사망률이 높다. 사회 불평등이 심화되면 사회는 분열되고 공공의 문제에 대한 참여의지는 낮아지며 상호불신이 커지기 마련인데 이러한 사회해체 상태가 지속될 경우 그 모순이 스트레스의 증가, 자살률의 증가, 교통사고와 범죄의 증가 등으로 나타나게 되고 궁극적으로 신체적, 정신적 건강수준의 악화로 이어진다.

지역사회 역량 개념의 이해를 위해서는 지역사회의 역사적 맥락에 대한 이해가 필요하다. 전통사회가 산업화되면서 인구의 이동이 일어났고 계층구조가 다원화되면서 구성원의 이질성이나 익명성이 높아졌다. 지역사회의 전통적 권위구조 또는 권력구조도 무너지고 있다. 최근에는 세계적 수준에서의 시장화나 세계화가 진전되면서 이러한 경향은 더욱 가속화되고 있다. 이러한 추세에 대응하여 지역사회 역량 구축이란 개념이 등장하였다. 이는 세계화에 맞서 지역사회의 생존력과 자발성을 강화하려는 운동이다. 윌킨슨(Wilkinson)은 '지역사회 발전'이란 전통적인 동질성에 기초한 공동체(Gemeinschaft)를 넘어서 이질성에 기초한 협력연대의 사회(Gesellschaft)로의 이행과정이라고 주장하였

---

25 Morrissey M. Community, social capital and Indigenous health in the Northern Territory. Ethnicity and Health. 2006; 11(3): 229–246.

26 Coleman JS. Social capital in the creation of human capital. American Journal of Sociology. 1988; 94: S95–120.

27 Kawachi I, Kennedy BP, Lochner K, Prothrow-Stith D. Social capital, income inequality, and mortality. American Journal of Public Health. 1997; 87(9): 1491–1498; Kawachi I, Kennedy BP, Wilkinson RG. Crime: Social disorganization and relative deprivation. Social Science and Medicine. 1999; 48: 719–731; Hawe P, Shiell A. Social capital and health promotion: A review. Social Science and Medicine. 2000; 51: 871–885.

다.[28] 그리고 지역사회 발전은 특정한 목적이나 결과를 실현하기보다는 행동을 위한 수단을 얻는 과정지향적인 활동이다. 여기서 지역사회 역량이란 지역사회 행동을 추동할 수 있는 기초가 된다. 지역에 대한 주민들의 정체성을 인식시키고 지역사회 발전에 헌신할 수 있도록 만드는 과정이 지역발전이고 역량강화이며 사회자본의 축적이다.

7 지역발전과 건강증진

사회자본은 지역사회의 삶의 질 전반의 수준을 높이는데 도움이 될 수 있다. 경제자본은 특정 개인이나 회사 또는 집단에 의하여 소유되는 유형의 것이지만 사회자본은 어떤 개인이나 집단이 소유할 수 있는 성질의 것이 아니다. 지역사회 역량 강화는 누가 시켜서 되는 것이 아니고 성찰적 개인들의 주체적 노력에 의해서 이루어지는 것이지 지역사회 구성원 모두가 (의무적으로) 참여하여 만드는 것도 아니기 때문이다. 그렇지만 사회자본의 강화를 통한 혜택은 지역사회 전체에 돌아가게 된다. 서구의 건강증진사업은 개인의 건강에 대한 사회환경적 영향을 고려하여 지역주민의 참여를 기반으로 하고 지역전체의 역량 향상을 통한 주민의 집단적 건강증진을 도모하기 위한 전략이다.[29] 기존의 중앙정부 중심의 건강증진 사업방식은 전염병 시대에는 나름대로 효과적인 것이기도 하였지만 만성병과 '생활습관병'이 유행하는 현재에는 그 적합성이 낮아졌다. 하지만 지역 스스로 자신의 잠재력을 인식하고 지역발전과 건강증진을 연계하여 추진하는 전략의 필요성은 아직 충분히 인식되지 못하고 있는 실정이다.

지역사회 역량 및 자원 개발의 주된 목표는 일반 지역 구성원들을 포함한 취약 지역과 계층이 단지 외부에서 지원되는 서비스의 수혜자로서가 아닌 지역사회 개발을 주도하는 사람들로 역할을 설정하고 다른 집단이나 경제주체들과 상호 교류 · 협력할 수 있는 능력을 키우도록 하는 것이다. 이를 위해서 지역사회 보건사업 기획자들은 지역사회의 자원에 대한 정보 목록을 만들고 주민 개인의 능력과 발전 가능성, 기술, 재능, 잠재력 등을 평가하여 자원들이 서로 연계될

28 Wilkinson RG. Unhealthy Societies: The Afflications of Inequality. London: Routledge and Kegan Paul, 1996.

29 Bartholomew LK, Parcel GS, Kok G, Gottlieb NH. Planning Health Promotion Programs: An Intervention Mapping Approach. CA: Jossey-Bass, 2006.

수 있도록 시스템을 구축하는 것이 요구된다.[30] 그리고 이러한 과정을 통해 지역사회는 지역 스스로 건강문제를 인식하고 해결하며 건강향상을 이룰 수 있는 능력을 갖게 된다. 이것이 지역사회 역량강화이다. 건강증진사업이 외부의 자원 및 인력의 지원 또는 투자를 받아 일시적으로 활성화될 수는 있을 것이다. 중앙정부에서 막대한 규모의 '건강증진기금'을 확보하고 그중 일부를 건강증진사업에 투자하기 시작하면서 금연, 절주, 영양 사업들이 전국적으로 활성화되기 시작하였다. 그러나 이러한 외부적 지원은 일정 기간 동안만 이루어지는 것이 보통이고 내부역량의 강화 없이 외부지원만으로 실행되는 보건사업은 지원의 종료와 함께 사업자체가 중단될 가능성이 높다. 이렇게 외부지원으로 진행되는 보건사업에서 주민들은 이것을 일종의 '시혜'로 간주할 뿐이고 스스로의 노력을 여기에 첨가할 필요성을 느끼기 어렵기 때문이다. 반면 지역사회 역량강화는 지역자체의 힘으로 건강증진사업의 지속적 추진을 가능케 한다는 점에서도 그 의의가 있다.

사회자본의 배양 또는 지역사회 역량강화는 그 추진과정이 수월하지는 않다. 지역사회 역량강화는 그 원칙상 보건 분야와 다른 분야의 구분이 없이 지역사회의 포괄적 발전전략으로 함께 진행될 필요가 있다. 보건만을 위한 사회자본의 배양이란 실제로는 거의 불가능하다. 일반 주민의 입장에서 생각할 때 '지역발전'이라는 포괄적인 접근을 할 때 동조를 얻게 되는 것이지 단순히 건강 향상만을 위한 사업이라고 한다면 관심을 기울일 사람들이 현격하게 축소되어 사업의 추진 자체가 어려울 수 있다. 그런데 포괄적 지역발전과 함께 추진되는 보건사업은 범주적으로 예산을 책정하고 그 효과를 평가하는 기존의 관료제 구조 하에서는 실행이 쉽지 않은 요인이 된다. 보건예산으로 사회자본 배양을 위한 단체지원을 한다고 할 때 이를 관료들에게 납득시키기가 쉽지 않을 것이기 때문이다. 결국 지역사회 역량강화는 지역사회의 잠재적 역량을 발견하고 이를 개발하고 연계하는 과정 자체가 중요하다.

▶ 주민참여와 지역사회 역량강화

지역사회 역량강화는 지역사회 각 주체와 개인들의 '평등한 참여'에 의해서만 조직화될 수 있다. 만일 지배–종속, 명령–수행의 관계가 나타나게 되면 조직연대는 추동력을 잃게 되고 자칫 정부나 지방자치단체에서 제공하는 각종 지원이나 인센티브를 쟁탈하기 위한 각축장이 될 것이다. 지금까지 지역사회 단체들에 대한 '관료제적 통제'와 정부 주도의 사업성과 창출을 중시해 온 관행 때문에 '평등한 참여'나 '동반자관계' 구축은 어려웠던 것이 사실이다.

30 Eng E and Parker E. Measuring community competence in the Mississippi Delta: The interface between program evaluation and empowerment. Health Education Quarterly, 1994; 21: 199–220.

8 지역사회 역량 형성의 함의

지역사회 역량 형성은 지역사회가 스스로 자신들의 건강 문제를 발견하고 필요에 대응할 수 있는 능력이 있다고 가정한다. 즉, 하향식이 아닌 상향식의 과정이며 지역 발전의 다양한 측면을 통합하는 장기간의 과정이고 향상된 삶의 질이 그것의 주요한 결과라고 볼 수 있다. 개인차원에서 볼 때 역량형성은 지역사회 내 자신의 존재에 대한 비판적 의식이 형성되는 과정이다. 건강증진사업에 적용되는 지역사회 역량형성의 수준은 다음의 세 단계로 나누어 볼 수 있다. 우선 첫째 단계는 하부구조 단계로 재정 관리, 직원 개발, 정보 기술 등과 같이 프로그램의 수행에 기본적으로 요구되는 집단, 조직, 활용 가능한 지역사회 자원 등의 내부능력 향상에 초점을 맞춘다. 둘째 단계는 프로그램 유지(program sustainability) 단계로 수행중인 프로그램의 제도화와 지속가능성을 위해 조직, 기관, 지역사회 집단 간의 파트너십, 협력, 연대, 지역사회에 이익이 되는 기타 연계 등에 초점을 맞춘다. 마지막으로 셋째 단계는 문제 해결인데 지역사회 역량을 문제 해결을 위한 능력의 개발과 어떤 문제를 극복하는 일반화된 능력으로 인식한다.

지역사회 역량의 개념은 개인의 교육에 대한 강조에서부터 시작하여 지역사회 자원 동원 전략을 거쳐 지역 구성원들이 문제를 직접적으로 경험하고 의미 있는 의사결정에 대한 권력을 공유하는 단계까지 점차 변화해 왔다. 이와 같은 지역사회 역량의 개념 변화는 건강증진의 영역에서도 마찬가지로 적용된다. 지역사회 역량의 역동적 구성과정은 궁극적으로 지역사회 건강수준이 향상되는 결과로 나타날 것이다. 예를 들어, 지역사회 인식의 수준이 높아질 경우에 주민의 건강수준이 역시 높아질 것으로 기대할 수 있다. 지역사회 역량은 구체적으로 주민이 지역사회의 조직이나 프로그램에 참여하면서 가시화될 수 있다. 따라서 현실적으로 지역사회 역량은 조직과 조직네트워크로 축약하여 이해할 수도 있다. 지역사회 조직에의 참여는 지역사회 정체성에 대한 비판적 관심과 구성원에 대한 신뢰를 최소한도로 담보해야지만 가능해진다. 지역사회에 관심이 없고 구성원을 믿지 못하는 경우에는 조직에 참여하기 어렵다. 또한 조직참여와 활동과정에서 비판적 의식과 신뢰가 더욱 높아질 수 있게 된다.

지역사회 차원에서 생각할 때 지역사회에 보다 많은 자발적 조직들이 생겨난다는 것은 그만큼 사회적 신뢰의 바탕이 높아진다는 것을 의미한다. 사회자본론에서는 이것을 '결속자본'(bonding capital)이라고 한다. 그런데 조직참여는 자칫 자기 조직에의 충성에 몰입하다보면 타 조직에 대한 배타성이나 무관심 또는 자원 확보 경쟁에 나서게 만들 수 있다. 미국의 지역사회 역량 연구에 의하면 교회가 지역주민을 끌어 모으고 역량강화 활동에 나서게 만드는 전초기지와도 같은 역할을 하는 경우들이 많다. 반면 한국에서는 교회가 자기 교인들을 위해서는 많은 서비스를 제공하지만 지역사회 일반에 대한 활동에 나서는 경우는 드문 것을 볼 수 있다. 즉, 결속자본은 역량강화를 위한 일차적 요소이지만 이것만으로 역량이 강화되지는 않는다. 변화를 위해서는 조직과 조직이 연계 또는 연대하여 가치관과 문제의식을 공유하고 공동으로 문제해결에 나서도록 만드는 과정이 있어야 한다. 다시 말해, 조직간 네트워크가 형성되어야 하는데 이것을 '교량자본'(bridging capital)이라고 부른다.

교량자본의 형성과정은 여러 요인 때문에 어려움을 겪을 수 있다. 개별조직이 타 조직과 연대를 할 때에는 연대를 통한 이익과 그로 인한 부담이 있다. 이익이 부담보다 커야 연대가 형성될 수 있다. 연대를 할 경우 개별조직이 추구하기 어려운 큰 규모의 사업을 추진할 수 있고 그것을 통해 지역사회에서의 영향력을 확대할 수 있는 이점이 생긴다. 개별조직이 갖고 있지 못한 능력을 확보할 수도 있고(pooling of resources) 사업수행 과정에서 야기되는 책임소재에 대하여 1/n로 줄어든 부담만 가지는 것도 이점이다. 각 조직의 중복되는 자원을 다른 곳에 돌려 전체적인 조직역량을 확대할 수 있는 것도 이점이다. 반면 개별조직은 조직으로서의 자율성을 상당부분 상실할 수밖에 없고 독자적으로 어떤 목표를 추구하는 것도 안 된다. 조직자산이 다른 목적으로 전용되기도 하고 독자적인 경쟁력을 상실하게 될 수도 있다. 이득의 창출이 지속적으로 되지 않는 한 개별조직을 계속 조직연대에 묶어두기가 어려울 수도 있다.[31]

조직간 연대 과정이 원활하게 지속되기 위해서는 개별조직들을 참여시키고 공동의 가치를 하도록 만드는 리더십이 매우 중요하다.[32] 일반적으로 지역의

31 Butterfos F, Kegler M. Toward a comprehensive understanding of community coalitions. In: DiClemente RJ, Crosby RA, Kegler MC (eds.). Emerging Theories in Health Promotion Practice and Research. CA: Jossey-Bass, 2002: 228-254.

32 Barett L, Plotnikoff RC, Raine K, Anderson D. Development of measures of organizational leadership for health promotion. Health Education and Behavior, 2005; 32(2): 195-207.

자발적 결사체들의 연대에서는 도덕적 명분이 중요한 역할을 하고 있고 지속적으로 상황을 분석하고 결속을 위한 도덕적 명분을 생산해 낼 수 있는 역량을 갖춘 조직이 리더십을 발휘하게 된다. 그러나 명분만으로 조직이 계속 연대 관계에 남아 있지는 못한다. 이들이 부담보다는 이익이 더 크다는 것을 느낄 수 있도록 지속적으로 전략을 개발하고 조직자원을 공동화하여 새로운 사업에 투자하고 가시적 성과를 얻어내어 이를 공유하는 과정이 진행되어야 한다. 이러한 과정이 안정적으로 진행될 때 조직연대는 '제도화'되었다고 할 수 있다. 또한 제도화 과정에서는 여론을 선도하는 미디어의 역할도 무시하기 어렵다.[33]

지역사회 역량 증진은 근린공간의 재창조를 통해 개인과 개인의 응집성을 높인다. 공동체의 이웃관계가 중요한 이유는 관계 맺기를 통해서 정서적 교감과 사회적 유대가 형성되는 것뿐 아니라 개인들의 네트워크의 활성화가 그 개인과 지역사회 전체의 자원의 가용성을 높이기 때문이다. 개인과 개인의 네트워크를 만들고 그것이 조직의 단위에서 활동하며 더 나아가 지역사회 전반의 공공재를 가용하도록 하는 높은 활동성이 지역사회의 공적 신뢰와 사적 유대를 동시에 증진시킨다. 이것은 개인이 둥지를 틀고 있는 자신의 공동체에 대한 지지환경을 스스로 구축하도록 이끌며 높은 자율성을 바탕으로 지역사회의 문제의식을 공유하고 이를 적극적으로 해결하도록 한다는 점에서 참여 민주주의의 구현이다. 지역사회 역량의 개발을 건강문제로 특화하여 살펴본다면 이것은 알마아타 선언에서 공언한 전인류의 건강과 일차 보건의료의 과제를 그 한계를 극복하고자 새롭게 재정립하는 것이라 하겠다. 지역사회 역량은 건강증진에도 효과를 줄 것으로 기대되지만 비단 거기에만 그치는 것이 아니다. 근린공간에서 상호신뢰와 사회적 응집성을 복원하는 것과 더불어 공동체 전반의 정체성을 회복하고 지역사회의 문제를 스스로 해결하면서 이타적인 사회로 나아가는 것이 지역사회 역량 형성의 도정(道程)에 있는 것이다.[34]

33 Wallack L. The role of mass media in creating social capital. In: Institute of Medicine. Promoting Health: Intervention strategies from social capital and behavioral research. Washington, DC: National Academy Press, 2000: 337–365.

34 Buckner JC. The development of an instrument to measure neighborhood social cohesion. American Journal of Community Psychology. 1988; 16: 771–791.

제2절 주민참여와 지역사회조직화

1 건강증진사업과 주민참여

건강증진사업을 추진하려면 주민들의 역량을 일정하게 강화시킬 필요가 있다. 건강증진은 비전문가인 일반인들이 스스로 실천하는 자조(self-care)에 기반을 두고 있다. 따라서 건강습관 개선을 위해서는 일정 수준의 보건학적 지식배양은 물론 이를 실천하기 위한 태도와 의지 또는 문제의 인식 및 해결능력을 갖추어야 한다. 지역사회 참여는 바로 지역사회의 능력을 개발하고(empowering) 역량을 강화시키는(capacity building) 것이기 때문이다. 지역사회 참여는 건강증진 프로그램의 지속성을 추구하기 때문에 필요하다. 의학적 모형의 보건사업은 외부적 자원의 투입에 의하여 실천되는 것이기 때문에 재정적 이유 등으로 자원의 공급이 중단되면 사업이 더 이상이 추진되기 어렵다. 반면 지역사회에 내재한 자원을 활용하는 지역사회 참여에 의한 건강증진사업은 지역사회가 존속하는 한 프로그램이 계속적으로 진행될 가능성이 크다. 물론 외부지원의 중단에 의하여 사업이 영향을 받을 수 있겠지만 지역자원을 중심으로 할 경우에는 사업 자체가 중단되지는 않을 것이다. 지역사회 참여에 의한 건강증진사업의 추진은 보건만을 위한 사업이 아니라 여러 부문이 통합되어 운영되는 사업이다. 보건의료 전문가들이나 특정질환의 환자의 경우라면 '건강사업'에 대한 관심도가 높고 이들을 모으는 것이 크게 어렵지 않겠지만 일반인들을 '보건'만을 위한 사업에 지속적으로 동원하고 참여시키기는 어렵다. 일반인들은 교육, 환경, 경제, 치안 등 지역사회의 문제에 통합적으로 관심을 갖는 것이 보통이다. 지역문제의 해결도 다른 문제들과 결부시켜 다함께 해결책을 모색하는 것이 필요하다. 지역주민들의 보건문제의 우선순위가 낮은 현실에서 이 순위를 높이도록 노력하는 것은 보건소나 보건전문가들의 몫이 되겠지만 보건문제의 해결을 최우선시 하여 해결하도록 요구하는 것은 현실성이 없다. 치안문제가 심각한 지역에서는 치안문제 해결을 위하여 주민 스스로 조직하고 해결책을 모색하도록 한 이후에 이것이 성공적으로 진행되었을 경우 그들의 연결망을 그대로 유지한 채 그들의 관심사를 건강문제에 확대하여 실천함으로써 지역의 삶의 수준을 높이도록 하는 것이 성공가능성이 높은 전략이 된다. 즉, 보건문제 해결을 위해서라도 다른 사회경제적 문제에 관심을 가질 필요가 있다. 중요한 것은 주민이 조직화된다는 점이고 그것이 보건문제만을 위해서 조직화되는 경우는 거의 없다는 점이다. 지역사회 참여는 대외적으로는 외부적인 정치경제적 압력에서 지역의 정체성과 삶의 질을 유지시키는 완충역할을 하게 된다. 지역사회 참여에 의한 건강증진사업은 주민 주체에 의한 건강문제 인식을 강조하기 때문에 장기적으로 외부적인 건강문제의 상업화 압력을 완충시킬 수 있는 역량을 갖추게 된다. 또한 지역사회 참여는 대내적으로는 지역사회의 민주적 의사결정을 촉진하고 특정 구성원을 배척하는 사회적 낙인이나 차별과 맞서 싸울 수 있는 기술이나 지식, 태도를 함양하게 된다.

2 참여의 수준과 보건 프로그램

지역사회 참여는 단일적인 방식으로 이루어지는 것이 아니라 다차원적으로 구성된다. 단순히 건강에 관한 정보를 얻기 위하여 보건소에 방문하는 것도 낮은 단계의 참여로 생각할 수 있다. 반면 지역사회의 건강증진을 위한 목표와 계획을 주민 스스로 설정하고 필요한 자원의 투입을 결정할 수 있는 역량을 갖추는 것은 매우 높은 단계의 참여이다. 다음 표는 참여의 수준과 내용을 정리한 것이다.

표 7-1 지역사회 참여행동과 사례

주민통제력	참여자 행동	사 례
높음	통제력 행사	지역조직이 지역사회 건강문제를 규정하고 이를 해결하기 위한 목표와 수단에 대한 주요 결정을 함. 각 단계마다 목표달성을 위하여 지역사회를 도움
	권한 위임	조직이 지역사회에 문제를 규정하고 제시함. 일정한 한계를 설정하고 그 안에서 지역사회가 계획을 세우고 결정하도록 함
	공동 계획	조직은 잠정적 계획을 세우고 지역/주민의 요구에 따라 계획을 변경함
	충고	조직이 계획을 제시하고 문제제기를 유도함. 꼭 필요하다면 계획을 바꿀 자세가 되어 있음
	상담	조직이 주민의 선택을 제시하고 피드백을 받지만 새로운 아이디어는 허용하지 않음. 계획의 수용이 용이하도록 지원을 하거나 어떤 제재를 가하여 '관리된 순응'을 유도함
	정보 획득	조직이 계획을 세우고 발표함. 지역사회에는 단지 어떤 계획을 세운다고만 말함. 계획에 대한 순응(compliance)이 기대됨
낮음	통제 결여	지역사회는 아무것도 말하지 않음

지역사회 참여란 궁극적으로는 지역의 보건문제를 스스로 인식하고 스스로 해결할 수 있는 정책을 만들고 결정할 수 있을 때 달성할 수 있다. 건강증진에서 지역참여가 제대로 되기 위해서는 아래 단계부터 차근차근 밟아 올라가야 한다. 현재 실정에서 가장 현실성 있는 단계는 '충고'와 '공동계획'으로 생각된다. 지역에 자생하는 많은 시민사회단체나 동호회들은 시민사회의 원리에 대한 인식은 되어 있기 때문에 여기에 건강증진을 연결시켜 공동계획을 작성하는 것이 시도해 볼만하다. 지역사회 참여를 위해서는 일차적으로 지역사회 조직을 활성화하고 기술적 능력을 함양시키는 작업이 필요하다. 이것을 지역사회 역량증진(community capacity building)이라고 한다. 여기에는 지역사회를 분석하고 조직화하는 기술, 선택된 프로그램을 옹호하고 선도하는 기술, 근린지역을 개발하고 발전시키는 데 참여하는 일, 매스 미디어를 통한 사회마케팅으로 주민참여를 동기화시키는 일, 그리고 추진주체가 추진력을 유지할 수 있도록 돕는 일 등이 해당된다. 이와 같은 활동을 통하여 지역사회의 잠재역량이 개발되고 강화될 수 있다. 이를 바탕으로 하여 개별조직들이 연결되어 보다 체계적이고 연대에 기반한 활동을 수행하게 지역발전과 건강증진을 도모하게 된다. 그리고 이러한 지역조직들의 활동은 궁극적으로 지역정치권을 움직여서 관련 조례의 제정 등 법적 뒷받침을 받을 수 있다.

일반적으로 지적되는 지역사회 참여의 어려움은 다음 요인에 기인한다. 주민의 참여를 어렵게 만드는 첫째 요인은 지역사회에 내재된 권력 불평등이다. 주민 간의 권력과 지위 및 자원의 격차가 클수록 민주적 참여는 어렵다. 둘째로 정부기관의 권위주의적 태도가 참여를 어렵게 한다. 정부기관이 모든 것을 결정하고 집행하며 자신이 아니면 건강증진사업이 제대로 되지 않는다고 생각하는 태도가 주민 참여를 어렵게 만든다. 지역사회에 대한 인식(a sense of community)이 없는 극단적으로 개인주의적인 사회인 경우 참여가 어렵다. 이러한 일반적 요인 이외에 한국의 경우에는 두 가지 조건이 추가될 수 있다. 전통적으로 중앙집권적 국가주의의 전통 하에서 지역사회의 역할은 매우 미미했다. 주민자치의 전통이 약하기 때문에 주민들이 스스로 자신들의 보건문제를 인식하고 해결하려는 의식이 약하다. 또한 경제나 교육, 환경 등의 이슈와 달리 보건/건강은 일반 주민들의 인식에서 우선순위가 낮기 때문에 보건을 위한 참여는 더욱 어렵다.

지역사회 참여의 추진 단계[35]는 대략 아래와 같다.

① 지역사회의 필요(needs)와 자원(assets)의 평가

- 지역사회 프로파일(community profile)의 작성
- 당사자(stakeholders)의 발견
- 지역 보건지도의 작성
- 신속 참여적 평가(rapid participatory appraisal)

② 비전의 공유

- 당사자들 간의 워크숍을 통한 비전 공유
- 당면 문제의 명료화(visualization)

③ 아이디어와 행동계획의 작성

- 모델링과 시뮬레이션
- 워크북 작성
- 시민배심원단 구성(행동계획에 대한 시민적 정당성 확보)

④ 행동계획의 실행

- 지역사회 연결망(community network) 가동 및 확대
- 지역사회 참여적 자문 집단 구성
- Freire의 의식고양운동과 역량강화(conscientization and empowerment) 개념에 근거한 '지배받는 자의 극장' 운영(연극을 통하여 주민들의 주체적 인식 함양을 도모)

⑤ 평가

- 지표에 의한 사업평가
- 대화적 방법(story–dialogue)에 의한 사업평가

---

35 상세한 내용은 WHO. Community participation in local health and sustainable development: approaches and techniques. 2002를 참조.

3 지역사회와 건강증진사업

보건분야에서 질병을 관리하고 건강을 보호, 증진하는 활동에 지역사회 주민의 적극적 참여가 필요하다는 발상은 오랜 전통으로 자리 잡아 왔다. 세계보건기구는 창설 이래 세계 각지에서 수행한 활동을 지역사회 주민의 참여를 지원하고 조장하여 왔다. 이를 종합하여 1978년에는 '인류 모두의 건강을 위한 일차보건의료'는 세계적 차원에서 건강형평성의 중요성을 인식하고 그 달성전략을 제시한 것으로 볼 수 있는데, 그 개념과 접근방법은 주민의 자발적 참여를 핵심적 수단이자 목표로 설정하고 있다. 그러나 이러한 원칙과 목표의 적극적인 천명은 일종의 수사에 불과하다는 비판도 지속적으로 제기되어 왔다. 정작 건강문제 해결에 효과적으로 주민참여를 실현할 수 있는 방법론은 적절하게 개발되지 못하였고 아울러 주민참여를 통해 주민의 건강이 증진되었는가에 대한 보건학적 증거는 빈약하다는 점에서 이러한 비판은 설득력을 얻기도 하였다. 그럼에도 불구하고 1990년대 이후 지역사회 주민참여를 통한 보건사업의 결과가 계량적으로 측정되면서 이러한 비판은 많이 줄어들었다.[36] 건강 불평등(health inequality)은 '건강을 형성하는 조건의 격차(health disparities)'에서 기인한다. 따라서 건강불평등을 해결하기 위해서는 이들 조건의 격차를 해결하지 않으면 안 된다. 지역사회는 이러한 건강의 불평등이 형성되는 장소인 동시에 역으로 이를 해결할 수 있는 터전으로서의 의미를 함께 가지고 있다. 그래서 외부연구자가 지역사회 주민과 함께 공동체의 건강문제를 발굴하고 이를 함께 해결하는 지역사회기반 주민참여(CBPR; community-based participatory research) 모형은 이러한 점에서 널리 확산되었고, 지역사회의 조직화와 역량증진에 많은 기여를 하게 된다.[37] 그리고 우리나라에서도 이러한 방법론이 2000년 중반부터 점차 시도되었다.[38]

지역사회라는 용어는 일상적으로 사용되고 있지만 이를 한마디로 정의하기는

---

36 Minkler M. Community Organizing and Community Building for Health. Rutgers University Press (2nd ed.), 2005.

37 Minkler M. Community Organizing and Community Building for Health. Rutgers University Press (2nd ed.), 2005.

38 정민수, 조병희, 이성천. 지역사회 자발적 결사체의 연결망과 지역사회 역량. 보건행정학회지 2007; 17(4): 54-81; 정민수, 정유경, 장사랑, 조병희. 지역사회 기반 참여연구 방법론. 보건교육건강증진학회지 2008; 25(1): 83-104.

어렵다. 학문적 영역에 따라 이 용어를 다양한 방식으로 사용하고 있고 지역사회를 정의하는 목적이나 지역사회를 파악하는 관점에 따라 무수한 지역사회의 정의가 존재해온 것도 사실이다. 일례로 1955년까지 지역사회와 관련된 연구에서 사용된 정의를 살펴본 연구에 따르면 백여 종류의 정의가 혼재되어 있었다.[39] 이처럼 그 정의가 모호하고 용례가 다양함에도 불구하고 지역사회는 몇 가지 공통된 특성을 포함하고 있다. 그 하나는 지역사회란 다른 지역과는 구별되는 특수성과 분리성을 나타내는 물리적 구조로서 지리적 경계에 따른 일정한 영역을 가지고 있다는 점이다. 또 다른 하나는 지역사회는 저마다 고유한 사회·문화적인 동질성, 합의성, 자조성 등을 가지기 때문에 이 영역 안에 거주하는 주민들의 다양한 개인 및 집단행위를 규율하고 상호작용을 매개한다는 것이다. 이 두 요소를 모두 포함시켜 지역사회를 정의하게 되면 사회과학적 의미에서가 아니라 일반적으로 사용되는 인터넷 동호회나 가상 커뮤니티(virtual community)와 같은 지역사회는 배제된다. 그러나 일반적으로 지역사회 조직화는 일정 경계 안에 거주하면서 지역 공동체에 대한 소속감과 연대의식을 가지고 사회적 상호작용을 하는 주민을 대상으로 하거나 이를 강화하는 것을 목표로 한다는 점에서 여기에서는 이 두 가지 속성을 중심으로 지역사회를 정의하고자 한다. 이 정의는 지역사회란 주민들이 단순히 일정한 지역에 함께 거주하는 것 이상의 의미를 가지며 일정 지리적 공간에 거주하는 주민들이 상호관계를 맺고 서로의 생활과 행동에 영향을 미친다는 점에 주목하고 있다.[40] 사람들이 지리적으로 근접하여 생활하게 되면 삶의 욕구를 만족시키기 위한 사회구조와 사회적 기능을 발전시키게 된다. 이러한 지역사회의 기능으로는 생산과 분배뿐 아니라 소비, 사회화, 사회통제와 통합, 상부상조 등 광범위한 영역에 걸쳐 있다. 아울러 이러한 활동이 시간적으로 누적되면서 규범과 문화가 생겨나게 되고 이는 개인의 행동에 영향을 미치게 된다.

지역사회 활동을 강조해온 세계보건기구 역시 위에서 언급한 두 가지 요소를 핵심 구성요소로 하여 지역사회를 다음과 같이 정의하고 있다. 지역사회는 일

---

39 Hillery Jr. GA. Definitions of community: Communes and utopias in sociological perspective. Cambridge. Harvard University Press, 1955.

40 Chaskin RJ, Brown P, Venkatesh S, Vidal A. Building community capacity. Walter de Gruyter, 2001; Chavis D, Hogge J, McMillan D, and Wandersman A. Sense of community through Brunswik's lens: A first look. Journal of Community Psychology, 1986; 14: 24-40.

정한 지리적 영역에서 생활하는 사람들의 집단으로서, 이들은 공통의 문화와 가치 및 규범을 공유하고 있으며 지역사회에는 일정 기간에 걸쳐 발전되어 온 사회적 관계와 조직 등 사회구조가 존재한다.[41] 지역사회 구성원들이 공유한 신념과 가치 및 규범은 개인의 정체성과 과거로부터 형성되어 온 사회적 정체성의 형성에 영향을 미치며 이는 지역사회의 변화에 따라 서서히 변화해 간다. 이들은 한 집단으로서의 정체성을 자각하고 있으며 공통의 필요와 이를 충족시키고자 하는 욕구를 가지고 있다.

4 지역사회 기반 건강증진과 조직화

지역사회는 두 가지 접근법에 따라 구분되기도 한다. 하나는 공간, 또 하나는 관심에 근거한 접근법이다. 예를 들면, 농촌과 어촌, 도시의 전통적인 공동체는 지극히 제한된 공간 내에서 밀접한 관계성을 갖고 있다. 이는 관심에 근거한 관계성을 넘어 피할 수 없는 운명공동체적인 양상마저 띠고 있는데 이는 공간을 근거로 하는 커뮤니티의 전형이라고 할 수 있다. 한편 인터넷 상에는 공간으로부터 해방된 다양한 커뮤니티가 존재하고 있다. 이들은 관심에 근거한 커뮤니티의 전형이라고 할 수 있다. 이 두 가지를 각각 '로컬 커뮤니티', '테마형 커뮤니티'라고 부른다. 이 중 로컬 커뮤니티는 시대별로 볼 때 전통적인 동심원적 생활구조를 가지는 농촌사회에서 흔히 발견할 수 있는 자생적인 지역사회 즉, 농촌마을의 공동체, 포괄적인 지역집단, 세대단위형 등이다. 이후 산업화 도시화에 따라 운명공동체적인 관계성을 선호하지 않는 도시생활자의 다수는 지리적 공간에서 해방된 테마형 커뮤니티를 개별적으로 성립시켜 종래의 로컬 커뮤니티와 거리를 두는 경향이 있다. 이러한 커뮤니티는 다심원적인 생활구조를 가지며 그 발생에 있어 형성적으로 참가형, 선택적 관계성, 개인단위형을 보이고 있다. 세계보건기구는 생활 터(setting)라는 개념을 창안하고 이를 건강에 유리하게 조성하기 위한 다양한 활동의 필요성을 주창하였는데 이러한 생활 터 접근법의 중심에 지역사회 조직화(community organizing)가 놓여 있다고 할 수 있다.[42]

41 Chavis D, Hogge J, McMillan D, and Wandersman A. Sense of community through Brunswik's lens: A first look. Journal of Community Psychology, 1986; 14: 24–40.

42 Minkler M. Community Organizing and Community Building for Health. Rutgers University Press (2nd ed.),

표 7-2 지역사회의 건강관련 사회적 환경요인

건강에 불리한 사회적 환경요인	건강에 긍정적인 사회적 환경요인
• **조직의 와해(disorganization)** 주거지역에서의 범죄와 폭력 시설의 관리 소홀과 방치된 건물(broken windows) • **사회적 고립과 격리** 지역사회 제도와 기관의 쇠락 비공식적인 사회적 통제 감소 • **행동 감염원(behavioral contagions)** 위험행동의 사회적 학습 부정적 역할 모델	• **집합적 사회화** 성인의 역할모델 비공식적인 사회적 통제 집단효능감(collective efficacy) • **사회자본** 지역사회 정체성(sense of community) 근린공간 응집성(neighborhood cohesion) 지역사회 역량(community capacity)

최근 들어 역학, 지리학, 심리학, 사회학 등에서 지역사회의 물리적, 사회적 환경이 건강에 미치는 효과에 대한 관심이 새롭게 일고 있다. 지역사회와 건강 간의 관련성이 새롭게 주목받기 시작한 것은 지난 150년 동안 수많은 연구를 통해 입증되어 온 사망률과 질병이환율, 건강행태 등에 있어서 소규모 지역 간 변이가 존재한다는 사실에 근거를 두고 있다.[43] 특히, 서로 이웃해서 거주하는 이웃이 건강수준과 밀접한 관련성을 가진다는 연구결과들은 지역사회의 다음과 같은 측면이 그 안에 거주하는 주민의 건강에 영향을 미친다고 보고하고 있다.

- 지역에 거주하는 모든 주민들이 공유하는 공기와 수질 등 환경의 물리적 특성
- 좋은 주거환경, 안전하고 유해물질이 없는 직장, 어린이들에게 안전한 놀이 공간 등 건강한 환경의 공유
- 일상생활에서 주민을 지지하기 위해서 제공되는 교육, 교통, 거리의 청결성과 조명, 경찰 등의 서비스
- 지역의 정치적, 경제적, 인종적, 종교적 역사와 지역사회의 통합정도 등의

2005; 정민수, 정유경, 장사랑, 조병희. 지역사회 기반 참여연구 방법론. 보건교육건강증진학회지 2008; 25(1): 83–104.

43 Kawachi I, Kennedy BP, Wilkinson RG. Crime: Social disorganization and relative deprivation. Social Science and Medicine, 1999; 48: 719–731.

사회문화적 특성

- 지역이 해당지역 거주민, 기획가와 투자자에게 어떻게 인지되고 있는지의 지역평판

지역사회 조직화(community organizing)란 지역사회주민 개인을 대상으로 하는 사업, 집단을 대상으로 하는 사업과는 달리 지역주민의 복지와 건강을 위해 지역사회를 구성하고 있는 개인, 집단, 이웃의 사회적 복리를 원하는 방향으로 향상시키기 위해서 벌이는 '지역사회수준'에서의 활동을 말한다.[44] 지역사회 조직화의 목적과 목표는 크게 과업중심적 목표, 과정중심적 목표, 관계중심적 목표로 나눠볼 수 있다. 먼저 과업중심의 목표란 지역사회주민의 특정한 욕구나 문제를 해결하기 위해 시행되는 구체적인 과업의 완수에 역점을 두는 것으로서 주민의 욕구와 자원간의 균형을 확보함으로써 지역사회의 광범위한 욕구충족을 도모하는 것을 지역사회 조직화의 목표로 삼는다. 지역사회 조직화의 목표를 크게 과업중심적 목표와 과정중심적 목표, 두 가지로 대별한 Rothman은 지역사회의 기능과 관련된 문제의 해결에 관심을 두고 직접적인 서비스의 제공이나 새로운 서비스의 개발을 추구하거나 관련된 사회적 입법을 통과시키는 것 등을 과업중심적 목표의 예로 들었다. 다음으로 과정중심적 목표란 지역사회 조직화의 목표를 문제해결 그 자체에 두기보다는 이를 해결해 가는 과정에서 주민들이 스스로 문제를 해결하는 능력의 고양에 두는 것을 말한다. 즉, 지역주민들의 참여, 자조, 협동능력을 개발하고 강화하여 발견된 문제들에 보다 효과적으로 대처할 수 있는 역량의 제고에 목적을 둔다. 세 번째 관계중심적 목표는 지역사회주민들 사이의 사회적 관계의 변화를 시도하는 것을 목적으로 한다. 관계의 변화에서 중시하는 것은 지역사회에서 주민의 삶의 질과 관련된 자원의 배분을 둘러싼 의사결정에 있어서 변화를 도모하는 것이다. 이는 다음에 살펴볼 지역사회 조직화의 유형 중 Alinsky 모형이 대표적이다.[45]

44 Minkler M, Wallerstein N. Community-Based Participatory Research for Health. CA: Jossey-Bass, 2003; 정민수, 조병희, 이성천. 지역사회 자발적 결사체의 연결망과 지역사회 역량. 보건행정학회지 2007; 17(4): 54-81.

45 Minkler M. Community Organizing and Community Building for Health. Rutgers University Press (2nd ed.), 2005.

5 지역사회 조직화의 유형

지역사회를 조직하는데 왕도가 따로 있는 것은 아니다. 지역사회는 저마다의 특성을 가지고 있으며 지역사회 조직화는 지역사회의 고유한 특성을 고려하여 지역사회주민의 힘과 지역사회의 자원을 기반으로 추진되는 것이므로 지역사회마다 제각기 다른 조직화의 과정이 진행될 수 있기 때문이다. 그러나 지역사회를 사회개발이나 건강의 증진을 위한 중요한 도구로 보고 건강한 지역사회를 구축하기 위해 전개되어 온 노력들을 몇 가지 기준에 따라 유형화해 볼 수 있는데 건강증진을 위해 지역사회 조직화를 위한 노력을 시작하려는 사람들에게 이러한 유형을 알아보는 것은 도움을 줄 수 있다.[46] 앞서 살펴본 지역사회 조직화의 정의에 따른 활동은 흔히 지역개발, 사회기획, 사회행동 등 세 가지 모형으로 유형화할 수 있다. 이러한 모형은 지역사회 조직화의 목표, 지역사회의 구조

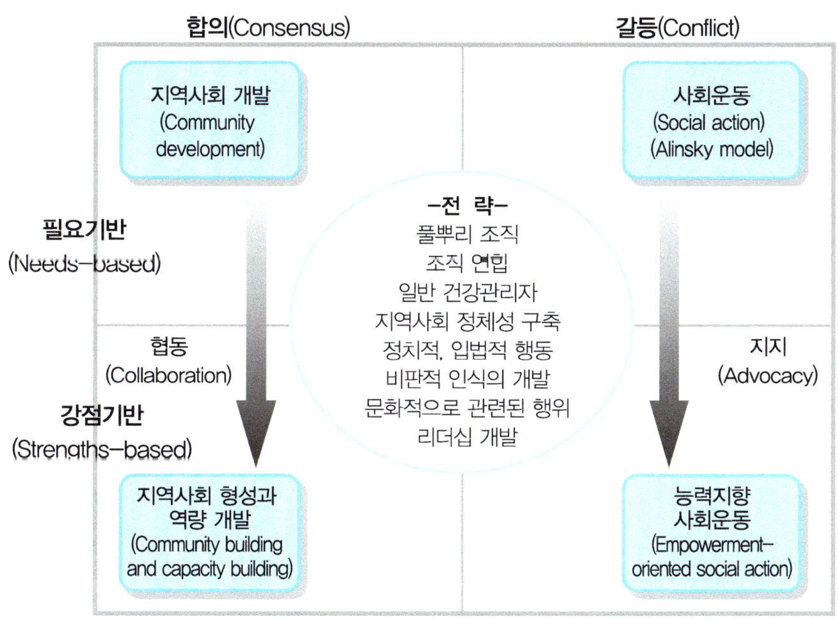

그림 7-1 지역사회 조직화의 토폴로지(Minkler, 2005, p. 32; 정민수 등, 2008)

46 Minkler M. Community Organizing and Community Building for Health. Rutgers University Press (2nd ed.), 2005.

와 문제 상황에 대한 전제 등에 있어서 차이가 있고 이에 따라 지역사회의 변화를 위한 기본 전략이나 변화를 위한 전술과 기법, 지역사회 조직가의 역할에 대한 관점 등에 있어서도 차이를 보이고 있다.

첫째, 지역개발 모형은 가장 흔한 지역사회 조직화의 유형으로서 지역공동체로부터 우러난 광범위한 자발적 참여를 통하여 지역사회의 변화를 추구하는 것이다. 즉, 지역사회 주민의 적극적인 참여와 주민의 주도권에 기초하여 전 지역사회의 경제적 사회적 조건을 향상시키기 위한 과정으로 지역사회 조직화를 정의한다. 그 목표는 민주적인 절차, 자발적인 협동, 토착 지도자의 개발, 교육 등으로서 앞서 살펴본 지역사회 조직화의 목표 중에서 과정중심적 목표를 강조한다. 예를 들면 성인교육 분야에서는 시민교육을 통한 주민의 역량강화를 주요 목적으로 설정하고 있으며 집단역학을 활용하는 전문분야들도 개인이나 지역사회의 성장이라는 견지에서 내용적 목표보다는 방법론적 목표를 더 중시한다. 지역사회개발 모델이 바라보는 지역사회의 구조와 문제 상황에 대한 전제는 산업화와 도시화로 인한 지역주민의 능력과 기술상실에 초점을 맞추고 있다. 산업화, 도시화 과정에서 지역주민들은 유익한 인간관계를 맺고 그들이 안고 있는 문제를 해결할 수 있는 능력과 기술을 상실했을 뿐 아니라 주민들이 서로 고립되어 아노미, 소외를 경험하고 있다고 본다. 그럼에도 불구하고 지역사회 안에는 불합리한 전통들이 온존되어 있으며 소수의 전통적인 지도자들에 의해 지배되고 있어 민주주의의 철학과 절차가 무시되고 있다는 점을 지적한다. 이러한 지역사회의 구조를 변화시키기 위한 지역사회개발 모델이 설정한 기본 전략은 "함께 모여 토의하자"로 요약된다. 광범위한 주민들이 참여해서 자신의 욕구를 결정하고 스스로 자신의 문제를 해결하고자 하는 것이다. 이 과정에 지역사회 조직가는 조력자나 격려자로 참여한다. 조력자의 역할이란 문제를 쉽게 해결할 수 있도록 돕는 역할로서 주민들이 불만을 털어 놓고, 조직화하게 하며, 좋은 상호관계를 형성하도록 함으로써 공동의 목표를 협동적으로 수행할 수 있도록 하는 것이다. 또, 격려자란 주민들의 주도성을 향상시키고 책임감을 가지게 하며, 지식의 적용능력을 기르고 민주적 역량을 가지게 하는 것이다. 조직가는 대개 과업을 해결하기 위한 소규모 집단을 조직하고 이 집단이 협력적으로 문제를 발견하고 해결하는 과정을 계도한다.

둘째, 사회기획 모형은 기획의 주체가 누가 되었던 간에 지역사회에 존재하는 문제와 이러한 문제를 합리적 기획을 통해 해결해 가는 것을 강조한다. 계획을 수립하고 이를 시행하는 주체가 주민이 중심이 될 수도 있으나 계획된 변화를 위해서는 거대한 관료집단을 움직일 수 있는 능력을 포함하여 고도의 기술을 행사할 수 있는 전문가가 필요하다고 본다. 이 모델은 과업의 완수와 주요한 사회문제의 해결 등 앞서 살펴본 지역사회 조직화의 목적/목표 중에서 과업중심적 목표를 강조한다. 사회기획 모델에서는 지역사회가 수많은 문제를 안고 있다고 본다. 이러한 문제들로서 지역사회가 안고 있는 부채가 늘어나고 슬럼은 확장되는 한편, 주택난으로 고통 받고 있으며 경제적 부조를 받아야 할 인구는 늘고 있다는 점을 지적한다. 예컨대 학교는 재정 및 인적 자원이 부족하고, 비행과 범죄가 증가일로에 있으며 노인문제, 산업적 개발의 필요성, 재정지원 기관과 단체들 간의 갈등, 교통 혼잡 등이 현대 지역사회를 고통스럽게 하고 있다고 본다. 이러한 상황에 대한 변화를 도모하기 위한 사회기획 모델이 채택하는 기본전략은 "진상을 파악해서 합리적인 조치를 강구하자"로 요약된다. 이에 따른 전술로는 문제와 관련된 사실을 발견하고 분석하는 기술이 중시되며, 전문가가 분석한 상황에 따라 갈등전략이나 합의 전술이 모두 사용될 수 있다고 본다. 사회기획 모델이 강조하는 지역사회 조직가의 역할은 사실의 발견, 여러 관료조직이나 다양한 분야의 전문가와의 관계수립과 같은 기술적이고 전문가적인 역할이 강조된다.

셋째, 사회행동 모형은 빈곤층 등 취약집단을 조직화하여 사회정의와 민주주의에 입각해서 보다 많은 자원을 확보하고 처우의 개선을 요구하는 직접행동에 나서게 하는 것을 말한다. 사회행동은 과업이나 과정 어느 쪽으로도 그 목표를 설정할 수 있다. 인권운동조직, 복지권 확보를 위한 운동조직, 노동조합과 같은 사회운동 단체들은 자신의 권익을 신장시키기 위해 특정 입법이나 복지혜택을 추구하기도 하고 공공기관의 정책을 변화시키는 것을 과업으로 설정하여 이를 실천하기 위한 활동을 조직하기도 한다. 동시에 사회행동 단체들은 그들이 대표하는 집단 성원의 정치적 영향력 확대를 위한 과정중심적 목표에 관심을 기울이는 경우도 많다. 이 유형의 지역사회 조직화 모델은 지역사회가 혜택과 권한의 분배에 따른 계층을 유지하고 있다고 본다. 이로 인해 대부분의 주민은 정부나 대기업 등 기존체제의 억압자에 의해 박탈당하고 무시당하고 고통을 받고 있다고 전제한다. 이를 해결하기 위한 사회행동 모형의 기본전략은 "우리의 억압자를 분쇄하기 위해 단결하자"로 요약된다. 즉, 불리한 처지의 주민들이 합법적인 적을 찾아내고 집단행동을 조직하여 이들에게 압력을 가하는 것이다. 따라서 다양한 갈등전술이 사용되며 정면대결, 직접적 실력행사, 시위, 불매운동, 피케팅 등의 전술이 다양하게 사용된다. 그러나 법의 테두리를 벗어나는 행동은 극심한 탄압을 초래하고 사회행동의 궤멸을 가져올 수 있기 때문에 합법적 테두리 안에서 전술이 구사되어야 함을 강조한다. 사회행동 모델이 중시하는 지역사회 조직가의 역할은 옹호자와 행동가이다. 옹호자는 사회적인 갈등 상황에서 전문가로서의 역량을 억압받는 사람의 이익을 위해서 이용하는 사람이다. 즉, 해당 지역사회의 다양한 사회문제를 조직화하는 사람들은 권력구조가 지배집단에 유리하게 조성되어 있는 상황에서 지역사회 주민의 권익을 대변하고 주창하는 옹호자인 한편, 앞서 예로든 다양한 직접행동을 조직하고 실행하는 행동가로서의 역할을 수행한다.

표 7-3 지역사회 조직화의 유형

구분	지역개발	사회기획	사회행동
지역사회관/ 지역사회의 문제	산업화, 도시화에 기인한 주민의 능력과 기술상실	문제의 온상	주민이 권력으로부터 소외
목표	과정중심 역량강화	과업중심 문제해결	과업/과정 권력재분배
모토	함께 모여 토의하자	진상을 파악해서 합리적 조치를 강구하자	억압자를 분쇄하기 위해 단결하자
조직가의 역할	조력자/격려자	전문적 기술 사실의 규명 관계수립(민/관)	옹호자/행동가

이러한 지역사회 조직화의 유형들이 서로 극단적으로 대립되는 것처럼 보이지만 실제 지역사회에서 진행되는 조직화에는 여러 유형이 혼재된다. 각 지역사회 조직화의 유형은 구사하는 전술에 있어 '합의를 중시하는가', 또는 '갈등전술을 중심에 두는가', 지역사회를 바라보는 관점에 있어 '지역사회의 문제를 중심에 두는가' 또는 '지역사회의 강점을 중심에 두는가'에 따라 나뉘지만 풀뿌리

조직화, 단체연합, 비전문 건강활동가의 역할에 대한 강조, 지역사회 정체성의 개발, 정치활동과 입법활동의 결합, 지역문화 친화적 활동을 전략적 기반으로 활용한다는 점에서 함께 만난다. 또, 지역사회개발의 경우에는 협력을 통한 지역사회의 건설을 지향하고 사회행동의 경우에는 갈등전술과 특정 집단에 대한 옹호를 통해 임파워먼트에 기초한 사회행동의 조직화를 지향하지만 모두 현재의 상황에 대한 비판적 의식화와, 지역사회의 리더십을 개발함으로써 지역사회 역량을 강화하고 확대하는데 초점을 맞춘다.

6 지역사회 조직화의 실천과 방안

지역사회 조직화의 여러 유형들은 다음과 같은 공통적 가정으로부터 출발한다. 첫째, 지역사회는 자신의 문제를 다룰 수 있는 역량을 개발할 수 있다. 둘째, 사람들은 변화를 원하고 변화할 수 있다. 셋째, 사람들은 자신의 지역사회에서 발생되는 주요 변화를 조절하고 통제하는데 참여해야 한다. 넷째, 총체적인 접근은 단편적 접근이 해결할 수 없는 문제를 성공적으로 다룰 수 있다. 다섯째, 민주주의는 지역사회의 문제에 주민이 협력적으로 참여하고 행동할 것을 요구하며 주민들은 이를 위한 테크닉을 배워야 한다. 여섯째, 개인으로서의 지역사회주민이 자신의 문제를 해결하는데 도움을 필요로 하는 것과 마찬가지로 지역사회는 지역사회의 요구를 해결하기 위한 조직을 구성하는 데 도움이 필요하다. 이러한 지역사회 조직화의 가정을 수용하고 지역주민의 삶을 높이기 위한 활동을 수행해 온 사람들은 공통적으로 느꼈던 문제를 중심으로 지역사회 조직화를 위한 구체적 접근방법을 제시해 왔다.

지역사회를 조직하는데 있어서 가장 먼저 논의해야 할 점은 '누가 주민의 건강을 위해 지역사회를 조직할 것인가?'이다. 지역사회 조직화는 지역사회의 관심이나 문제를 인식하고 이에 대처하기 위해서 집단적 행동이 필요하다고 판단하는 사람들에 의해서 시작된다. 따라서 지역사회의 조직화는 이러한 필요성을 느끼는 주체라면 누구나가 시작할 수 있다. 일본 시민사회 내에서 다양한 지역사회 문제를 해결하기 위해서 운동을 시작한 사람들은 대개 평범한 주부들이었다. 학부모 모임이나 사회교육 프로그램 등을 통해 서로 만나게 된 이들은 소박한 문제의식을 가지고 그 문제를 해결하기 위해 마음에 맞는 사람들과 함께 모여서 공부하고 해결방법을 모색해 나가는 과정에서 여러 사람들을 모으고 관련 기관의 협력을 이끌어냈다. 의식수준이 높은 헌신적 보건의료 전문가가 이러한 필요성을 촉발시킬 수도 있다. 우리나라의 의료생활협동조합은 지역사회 의료 문제의 해결방안을 먼저 고민한 의사와 간호사 등이 주민들이 주인이 되는 의료기관의 설립과 그에 기반한 건강보호활동의 필요성을 인식하고 평소에 주말 진료활동이나 농촌활동을 통해 관계를 형성해온 주민들을 조직하면서 시작되었다. 사회복지 분야에서는 지역사회 조직화에 필요한 복잡한 문제를 처리하기 위해서는 고도의 기술과 능력이 필요하기 때문에 지역사회 복지사업 분야에 대한 전문적인 훈련을 받은 지역사회 조직가가 담당하는 전문영역으로 인정하는 것이 보편적이다. 미국에서는 보건교육사(certified health education specialists; CHES)가 그런 역할을 맡기도 한다.

문제를 인지하는 것은 일의 처음에 지나지 않는다. 문제를 해결하기 위해서는 일단 진입구가 필요하다. 진입구는 지역사회 주민과 만나는데 꼭 필요한 사람을 말한다. 이때 지역사회에 거주하는 주민 중에서 공식적으로 또는 비공식적으로 지역사회의 정치적 분위기를 조성하는데 영향력을 행사하는 사람들을 통해서 지역사회에 전략적으로 접근하는 것이 중요하다. 이 사람이 정치인이나 지역사회에서 공식적 직함을 가진 사람, 예컨대 동장이나 이장일 수도 있고 특정한 공식적 직위를 가지고 있지는 않지만 사람들의 행동이나 의견형성에 영향력을 행사하는 사람일 수도 있다. 이들을 커뮤니케이션 이론에서는 게이트키퍼(gate-keepers)라고 부른다. 지역사회에서 일정한 권력을 가지고 있는 게이트키퍼들은 지역사회, 지역사회의 기능, 지역사회에서 업무를 수행하는 방법 등에 대해서 잘 알고 있다. 한 지역사회의 게이트키퍼로 간주될 수 있는 사람들은 지역사회의 지도적 기업가, 교육계의 지도자, 사법기관의 장, 지역사회 활동가 그룹이나 시민단체의 대표, 학부모 모임이나 교사모임의 대표, 성직자, 경찰 등이 포함될 수 있다.

조직가는 게이트키퍼나 지역에 오래 거주해온 주민 등 관련정보를 가지고 있는 사람들과 조직화와 관련된 문제를 가지고 접촉하기 전에 앞으로 일할 지역사회와 친숙해질 필요가 있다. 이 과정에서 권력을 쥐고 있는 사람은 누구인지, 지역사회에서 벌어지는 주민들 간의 상호작용의 유형에는 어떤 것들이 있는지, 지역사회의 고유한 문화는 무엇인지, 조직가가 관심을 가지고 있는 문제에 대해서 과거에 해결이 시도된 적이 있는지, 있었다면 어떤 방식으로 해결되었는지 알아보아야 한다. 이때, 지역사회에서 권력을 가지고 있는 사람들은 그들이 표방하는 이해관계가 무엇이든지 간에 지역사회의 변화, 특히 주민들의 권익옹호를 위한 진정한 변화에 적대적인 사람들인 경우도 있다는 점을 명심할 필요가 있다. 또, 게이트키퍼의 역할을 하는 사람들이 처음에 자신의 개인적 이익을 위해서 적극적으로 나서서 지역주민들이 스스로 주도해 가야 할 활동을 선점해서 주도해 버리면 주민의 자발적 참여의 활성화에 장애요인이 될 수도 있다는 점에 대해서도 주의를 기울여야 한다. 이들은 주민을 위해서 자신이 무엇인가 대신해 주기를 자처할 수 있고 주민들도 이러한 문제의 해결을 그들의 대리인으로서의 인물이 해결하는 손쉬운 방법을 선호할 수 있기 때문이다. 그러나 이들의 지지는 지역사회를 조직화하는 활동이 성공적으로 진행되는데 결정적 관건이 되는 경우가 많으므로 어떤 형식이 되었건 그들이 지역사회 주민을 위한 활동에 동의할 수 있도록 하는 것이 중요하다. 이때 다양한 접근방법을 이용하여 접근하는 것이 필요한데, 조직가가 지역사회의 게이트키퍼에게 접근하기 위해서는 그들의 언어와 게임규칙을 통해서 접근해야 한다. 요약하면, 지역사회 조직화는 일반적으로 지역사회의 이슈에 대한 관심을 가지고 지역사회 조직화를 위한 활동을 전개하려 하는 사람이 지역사회의 게이트키퍼와 함께 전개하는 것이다.

7 지역사회 조직화의 5단계 모형

지역사회 건강증진사업을 포함한 프로그램이 성공하려면 다음 두 가지 활동이 제대로 이루어져야 한다. 첫째는 지역사회의 필요, 자원, 사회구조, 그리고 지역사회주민의 가치에 대해 명확하게 분석해서 이해하는 것이고, 두 번째로는 협력적인 파트너십을 만들고 폭넓은 지역사회의 참여를 촉진시키기 위해서 주민들을 초기부터 참여시키는 한편 주민 지도자를 조직하는 것이다. 두 번째 활동을 통해서 보건사업이 지역사회의 가치를 반영하여 개발되고 장기적으로는 주민들이 그 사업에 대해서 주인의식을 가질 수 있게 된다. 주인의식이란 지역사회의 공통문제를 '내 문제, 내가 나서서 해결해야 할 일'로 인식하는 정도를 말한다. 지역사회 분석에서 핵심적인 사항은 사업에 도움이 되는 지역사회의 역량을 평가하고 잠재적인 장애요인을 찾아내는 한편, 지역사회주민들이 참여에 대한 준비정도가 어느 정도인지 평가하는 것이다. 이를 단계별로 살펴보면 다음과 같다.

첫째, 지역사회 조직화를 위해 우선적으로 해야 하는 일은 사업대상이 되는 표적집단을 정하는 것이다. 다시 말해, 우리가 지금 조직하려 하는 지역사회는 어떤 유형의 지역사회인가를 명확히 해야 한다. 지역사회의 경계를 정할 때 지역사회주민들이 보유하고 있는 공동체 의식(sense of community)을 기준으로 삼는 것이 중요하다.[47] 앞서 언급한 주인의식이 그 바탕이 된다. 조직화와 관련된 사안이 내 일은 아니라고 생각하는 사람들을 지역사회 조직화의 대상이자 주체로 설정할 수는 없기 때문이다. 지역사회 조직가가 공동체 의식을 근거로 지역사회의 경계를 확정짓는데 필요한 정보가 부족하면 교육, 건강, 사업, 종교, 커뮤니케이션 등 관련 분야의 대표자들이나 공공기관, 시민조직의 대표들의 자문을 받는 것이 좋다. 과거에 지역사회를 대상으로 한 조직 활동이 이루어진 적이 있었다면 성공적이었던 점, 문제점, 의사결정과정 등에 대해서 살펴보는 것도 도움이 된다. 지역사회를 대상으로 이루어졌던 연구들이 있다면 이를 참고하는 것도 필요하다.

둘째, 확정된 표적집단으로서 지역사회를 이해하기 위해 다양한 자료를 수집하고 분석한다. 이를 통해 지역사회 경계 안에 거주하는 주민들의 건강과 인구에 대한 포괄적인 지역사회 프로파일을 작성한다. 지역사회의 프로파일에는 지역사회의 역사, 지역사회의 자원, 지역사회 주민들의 행동에 대한 준비정도 등을 포함시켜야 한다. 아울러 지역사회 조직가는 주민들이 인지하고 있는 욕구와 필요가 무엇인지 알아야 한다. 누가 어떤 일을 할 수 있는지, 누가 기꺼이 자신이 보유하고 있는 자원을 제공하려 하는지, 의사결정과정에 꼭 끼워 넣어야 할 사람은 누구인지, 지역사회에서 이루어지는 건강증진 활동에 반대할 만한 사람은 누구인지 등도 파악해야 한다. 이러한 자료를 수집하기 위해서는 발로 뛰어다니며 다양한 지역사회 주민을 만나야 한다. 이 과정은 주민을 조직화하기 위한 물밑작업이 이루어지는 과정이기도 하다.

셋째, 지역사회의 역량평가를 실시한다. 지역사회 조직화를 위해서 지역사회를 분석, 평가하는 데 있어 기존의 지역사회진단이나 현황분석과는 다른 관점

47 Chaskin RJ, Brown P, Venkatesh S, Vidal A. Building community capacity. Walter de Gruyter, 2001.

이 필요하다. 과거의 지역사회진단은 지역사회에 존재하는 건강문제와 주민의 욕구를 중심에 놓고 이루어져 왔다. 이러한 관점에 서면 지역사회는 정부나 전문가의 해결의 손길을 기다리는 '문제 덩어리, 골치 덩어리'로만 보이게 된다. 그러나 지역사회는 다양한 문제를 가지고 있지만 이를 해결하기 위한 자원도 보유하고 있다.[48] 지역사회가 가지는 자산(asset)을 중시하는 관점에 따라 지역사회를 들여다보면 지역사회는 그야말로 '자원의 보고'다. 따라서 지역사회의 건설과 조직을 위해서는 지역사회의 재건축이라는 관점에서 이를 위한 건축 자료를 구한다는 마음가짐이 중요하다. 주민의 삶의 질을 개선하기 위해서 지역주민의 역량을 높이는데 쓰일 수 있는 자산을 구한다는 관점을 취하기도 하는데, 여기서 말하는 자산은 지역사회 주민 개인, 단체와 기관의 파트너십, 역량, 기술과 지식이다.

지역사회가 보유한 모든 자원이 지역사회 건설에 모두 동일하게 기여하는 것은 아니기 때문에 지역사회가 보유한 자원을 지역사회 주민이 얼마나 손쉽게 이용할 수 있는가의 관점에 따라서 구분해서 파악하려는 방법론을 지역사회의 문제와 지역사회의 자원을 비교하여 지도화(mapping)하는 방법이라고 부른다.[49] 지역사회 조직가는 건강한 지역사회라는 집을 지으려는 건축가로서 이러한 자산을 파악해서 적재적소에 활용할 수 있도록 목록을 만드는데 이 방법을 활용할 수 있기 때문에 이를 좀 더 자세하게 살펴보고자 한다. 우선 지역사회는 각각의 고유한 문제들을 [그림 7-2]와 같이 형상화할 수 있다.

지역사회의 구성원에 대한 역량조사와 더불어 지역사회 자원에 대한 맵핑은 한 도시의 건강사회 기반과 가용 자원을 파악하는 과정이다. 문제(needs)를 중요시하는 지역사회 사업은 지역과 주민의 문제점(결핍된 욕구; 범죄, 폭력, 알코올 중독 등)부터 파악하고 그것을 해소하려 한다. 반면 능력을 중요시하는 지역사회 사업은 지역사회에 존재하는, 그러나 기존 사업에서는 주목받지 못한 인적, 물리적, 조직적 자원과 역량을 동원하여 지역사회 개발을 이끌어내려 한다. 지역사회 건강증진을 위하여 지역역량을 개발한다고 할 때 이것은 현재의

48 Minkler M. Community Organizing and Community Building for Health. Rutgers University Press (2nd ed.), 2005; 정민수, 조병희, 이성천. 지역사회 자발적 결사체의 연결망과 지역사회 역량. 보건행정학회지 2007; 17(4): 54-81.

49 McKnight JL, Kretzmann JP. Mapping Community Capacity. Evanston, IL: Center for Urban Affairs and Policy Research, Northwestern University, 1990.

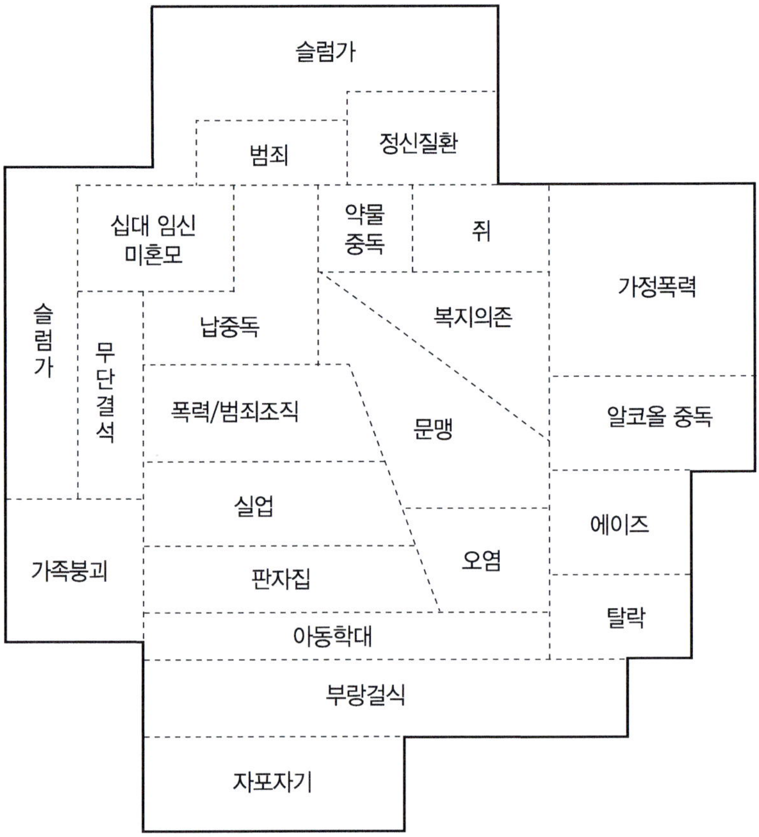

그림 7-2 지역사회의 문제 지도

지역사회가 갖고 있는 기술과 자원, 능력 등을 발견하는 것으로부터 시작한다. 그리고 이러한 자원을 동원하고 건강증진사업과의 연계를 시도하는 것이 순서이다. 지역사회 자원 지도그리기(community capacity mapping)는 지역사회 개발과 건강한 지역사회의 건설을 위해 유용하고 가용한 자원들을 발견하는 과정이라 할 수 있으며, 주민 스스로 이 과정에 참여함으로써 자기 지역사회의 역량을 확인하고 지역사회 개발에 능동적으로 참여할 수 있는 기회를 얻고 능력을 키울 수 있게 된다.

지역사회 자원의 지도를 그리기 위해서는 우선 목록(inventory)을 작성해야 한다. 그 방법은 지역사회 자원들(개인/조직 및 단체/기관 및 시설 등)과 자원들의 역량에 대한 정보를 수집하고, 이 정보를 조합하여 자원의 목록을 만든 후에 자원에 대한 목록 지도를 만들고 지역사회에 공표하는 절차를 따른다. 하지만 모든 지역사회 자원이 지역사회 발전에 필요한 자원으로써 동일한 가치 혹은 위상을 가지고 있는 것은 아니기 때문에, 이를 구분하기 위하여 적합한 자원 분류 기준을 통해 지역사회 자원에 대한 확인(mapping)이 이루어져야 한다. 지역사회의 자원은 접근성과 운영주체에 따라 1, 2, 3차로 구분된다.

우선 일차적 자원이다. 일차적 자원(primary building blocks)은 지역 안에 위치해 있고 법적으로 주민들이 운영하는 자원이다. 이차적 자원은 지역 안에 위치해 있지만 주민이 아닌 다른 주체를 통해 운영되는 자원이다. 3차 자원은 잠재적 자원으로 지역 외부에 있으며 지역 밖의 제3자에 의해 운영되는 자원이지만 지역의 노력에 따라 지역개발에 활용될 수도 있는 자원이다.

① 개인적 역량

개인 역량: 지역사회의 가장 큰 자원은 주민이다. 문제 지향적 접근 방식에서 저소득 계층 지역과 주민들은 "자원"으로 간주되기 보다는 서비스의 수혜자로서의 삶에 익숙해진 요구와 결핍의 대상으로써 인식된다. 그러나 개인의 잠재된 능력, 기술, 재능, 경험 등을 확인함으로써, 새로운 접근 방식과 성공의 기반을 제공할 수 있다. 예를 들어 주민과 친화력이 있거나 주민회의를 알리기 위한 시간을 내줄 수 있는 것 따위도 유용하게 활용될 수 있는 개인 자원이다. 이를 위한 첫 번째 단계는 개인이 생산자로서의 역할을 하는데 필요한 자원과 정보를 제공하는 자원의 목록을 작성하는 일이다. 지역과 인구학적 특성을 고려한 지역주민 대표 7-30명으로 지역주민위원회를 만들고 의견을 수렴한다.

㉠ **개인 소득** : 지역 저소득계층의 소득, 저축, 지출 패턴을 파악함으로써 지역 경제를 이해하고 지역 개발을 위한 새로운 접근방법을 개발하는 기반이 된다.

㉡ **소외계층(labeled people)에 대한 기여** : 기존의 문제 지향적 접근 방식의 대표적 수혜자로 여겨졌던 정신지체, 장애인, 정신 질환, 노인 등의 소외계층의 능력을 확인하고 지역 단체, 기업, 지역 기관 등에 소개함으로써 지역사회의 역량을 향상시킨다.

표 7-4 지역사회 자원의 분류 및 목록

자원의 분류			자원 목록
1	일차적 자원	개인 자원	기술, 재능, 주민들의 경험, 개인 사업 및 소득 소외된 사람들(labeled people)의 기여
		조직 자원	사업체 협회, 시민 단체 문화적 조직, 의사소통 조직, 종교 조직
2	이차적 자원	민간 비영리 조직	고등 교육 기관(사립 대학교), 병원 사회 서비스 기관
		공공 기관 및 서비스	학교(공립학교), 도서관 경찰서, 소방서, 공원
		물리적 자원	유휴지, 상업/산업 구조물, 주택 에너지와 폐기물 자원
3	잠재적 자원		복지를 위한 비용 공공 자본 증진을 위한 비용, 공공 정보

㉢ **개인 사업** : 저소득 계층 지역 및 주민 사이에서 운영되는 개인 가게와 상점, 사업들은 경제적 역할 이외에도 지역사회의 삶의 중심지로써 기능한다. 이러한 지역의 개인 사업장의 힘과 자원을 지역 개발을 위한 과정 안에 포함시켜야 한다.

㉣ **가정에서 하는 사업** : 지역 소득이 낮아질 경우 종종 개인 사업자들이 줄고 가정에서 하는 사업이 증가하는 경향이 있다. 이러한 사업의 현황을 파악하고 정보를 제공하여 그들의 이익을 증대시키고 도움을 줄 수 있는 지지 방안을 마련할 수 있다.

② 단체 및 조직적 역량

㉠ **시민 단체** : 지역 내부에는 사업체 이외에도 봉사 단체, 친목 단체, 여성 단체, 예술인 모임, 운동 모임 등과 같은 여러 조직과 단체가 존재한다. 이러한 집단들을 확인하는 것은 지역사회 개발과 활동에 다양하고 많은 도움을 줄 수 있으며, 이 또한 지역 자원 개발 과정의 일부이다.

㉡ **사업체 협회** : 대부분의 지역의 사업체들은 조직화 되어있지 않다. 각각의 지역 사업체들을 연결시키고 지역사회 개발에 대한 비전을 확장시키

는 것은 지역사회 쇄신 활동을 위한 노력이다.

㉢ **금융기관** : 지역에 존재하는 금융기관이 지역 경제의 활성화를 위해 노력하게끔 하는 것은 지역사회 개발의 미래를 위한 중요한 잠재적 자원이다.

㉣ **문화적 조직** : 기록되거나 구전되어온 지역의 역사와 문화 등을 강조하고 공유함으로써 주민들의 관계를 형성할 수 있다. 주로 지역 축제나 지역 예술인들의 활동을 통해 표현된다.

㉤ **의사소통 조직** : 역량이 강한 조직은 정보를 교환하고 토론에 참여하는 능력에 달려있다. 지역 신문, 공청회, 지역 방송 등을 활용함으로써 지역의 역량을 형성시킬 수 있다.

㉥ **종교 조직** : 지역의 종교 조직은 다양한 방식으로 지역사회 개발의 영역에 관여한다. 외부 조직들과 관련을 맺고 있는 지역 종교 기관의 능력과 자원은 매우 중요하다.

㉦ **기타 비공식적 모임** : 지역 주민들 사이에 존재하는 비공식적 모임(각종 소집단, 친목모임, 운동모임, 종교모임, 행사위원회 등) 등은 지역 신문, 인터넷, 법제도, 문헌조사, 모임을 가질 수 있는 지역의 기관 및 시설(도서관, 공원, 문화시설, 종교시설, 학교) 조사, 지역주민조사를 통해 발견될 수 있다.

다음으로 이차 자원이다. 이차 자원은 물리적으로는 지역사회 안에 위치해 있지만 지역사회 주민이 마음대로 동원할 수는 없는 자산들로서, 지역사회 활동가는 이러한 자산들 역시 자세하게 파악하여 지역사회건설을 위해 유용하게 활용할 수 있다. 이러한 이차 자원에는 민간 또는 비영리 조직, 공공기관과 서비스, 기타 물리적 자산 등이 있다.

① 사적 비영리 조직

㉠ **고등 교육 기관** : 지역사회 개발 차원에서 지역에 존재하는 공립 및 사립대학교 등의 고등 교육 기관과 파트너십을 맺어 자산과 역량을 강화시킨다.

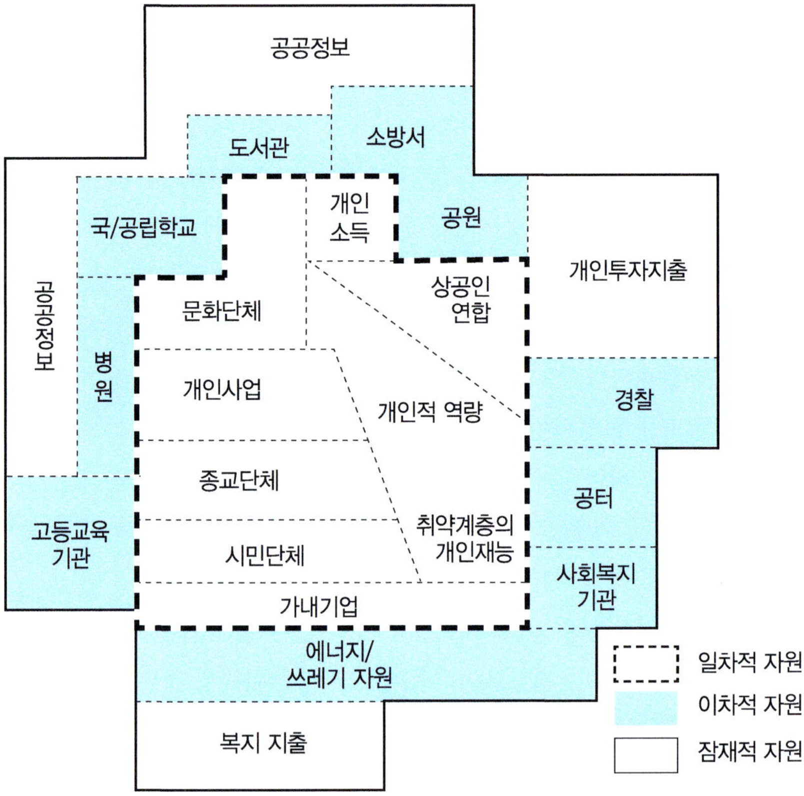

그림 7-3 지역사회 자원 지도(community asset map)의 예

㉡ **병원** : 병원은 강력한 지역사회에 대한 지지 능력과 자원을 가지고 있는 기관이므로, 지역사회 개발 그룹은 이러한 자원과 능력을 자산으로써 파악할 수 있어야 한다.

㉢ **사회적 서비스 기관** : 비록 지역사회 개발에 공헌을 하지 않는 고객을 위한 개인적 서비스 기관임에도, 그들의 프로그램에 역량 중심적 접근 방식을 소개할 수 있는 잠재력이 있다.

② 공적 기관 및 서비스

㉠ **공립 학교** : 공립 학교들은 지역 내부에서 자원이라기보다는 의무사항으로써 받아들여진다. 공립 학교는 지역주민 삶의 일부이면서 지역사회의

개발을 목표로 하는 경제적, 인적 자원으로써 연계되어야 한다.

ⓛ **경찰서, 소방서** : 지역 내부의 범죄, 안전 등을 효과적으로 책임지기 위해 지역사회의 여러 기관 및 조직과 연계하는 것이 필요하다.

ⓒ **도서관** : 주민이 지역사회 개발 계획에 참여할 수 있는 지역 내부의 정보교환 수단으로써 이용될 수 있다. 또한 도서관은 지역사회 역사와 문화 사업을 위한 공간으로 활용된다.

ⓔ **공원** : 저소득 지역의 공원은 대부분 시설이 열악하고 위험한 곳으로 인식되기까지 한다. 개선되고 관리되는 공원은 비공식적 관계 형성을 위한 중심 자원으로써의 중요한 기능을 담당할 수 있다.

③ 물리적 자원

ⓖ **유휴지** : 유휴지나 사용되지 않는 버려진 건물과 주택 부지를 확인함으로써 지역에서 재사용할 계획을 수립하고 재개발 과정을 조직할 수 있다.

ⓛ **에너지와 폐기물 자원** : 에너지와 폐기물 수집 및 재활용 비용을 줄이는 지역 사업체를 육성할 수 있다.

마지막으로 잠재적 자원이다. 잠재적 자원은 지역사회의 이웃관계 안에 포함되어 있지는 않지만 지역사회 건설이나 조직화를 위해서 이용할 수 있는 자산을 말한다. 이에 해당되는 자산으로는 지역사회가 속해 있는 자치단체나 정부의 공공예산 특히, 복지예산, 유지를 위한 공공자본 등을 대표적인 예로 들 수 있다. 참여 예산제는 지역사회의 공공예산의 수립과 지출을 감시하고 참여하는 제도로서 지역사회의 예산이 지역사회의 자산이 되도록 만드는 중요한 방법이다.

ⓖ **복지 재원** : 빈곤계층의 서비스 의존도를 줄이고 경제적 자립을 유도할 수 있는 복지 및 지역사회 개발 비용의 확보가 중요하다.

ⓛ **공공 자본** : 지역의 공공 자본 증진 비용을 지역 개발 비용으로 전환하는 시도가 필요하다.

ⓒ **공공 정보** : 지역의 특성, 소식, 자본 증진을 위한 도시 계획 등의 공공 정보 등을 공유하고 지역화 시킬 수 있는 효과적인 정보 전달 및 전환 체계가 필요하다.

8 지역사회 개발 전략의 단계

자원 맵핑을 통한 지역사회 개발 전략의 과정은 어떻게 수립해야 하는가? 우선 지역사회 주민대표 그룹의 논의를 통해 지역사회 자원의 지도를 그리는 것을 시작으로 지역사회 개발 사업을 수행하는 지역사회 사업조직은 다음의 다섯 가지 과정을 거쳐야 한다. 이러한 과정이 진실로 효과적인 결과를 가져오기 위해서는 무엇보다도 다양한 능력과 자원들 간의 필수적인 연계 과정이 존재해야 한다.

Step 1. 지역 자원 지도 그리기
Step 2. 자원과 역량의 관계(relationships)를 형성하고 지역 리더십 강화
Step 3. 건강한 지역사회 개발을 위한 자원의 동원
Step 4. 지역사회를 화합하고 미래를 위한 비전 개발
Step 5. 지역의 주력 활동을 지지하기 위한 외부 자원에 대한 투자

1) 역량지도 이용하기(Using the Capacities Map)

저소득층 지역이라도 자원의 리스트는 이미 존재하고 있고 이것들은 목록화되고 지역사회를 개선하고자 하는 목적으로 전환되길 기다리고 있다. 하지만 지역사회마다 다른 전략으로 문제에 접근하려 할 것이다. 따라서 모든 지역사회 리더들은 개발사업을 수행하기 앞서 아래 3가지 질문을 해 볼 필요가 있다.

(1) 우리의 지역 안에서 어떠한 조직들이 가장 효과적인 “자원 개발 조직”으로써 활동할 수 있는가?
(2) 어떤 종류의 지역 전반에 대한 조사와 계획, 의사결정 과정이 가장 민주적이고 효과적으로 지역 사회 재개발의 과정을 향상시킬 것인가?
(3) 지역사회 안에 존재하는 중요한 자산들의 참여 목록을 활용하여 지역사회 외부에 위치한 자원들과 유용하게 연계시키는 방법은 무엇인가?

2) 자원 개발 조직(Asset Development Organizations)

어느 누가 지역사회 형성 과정을 주도하고 어디에서 필요한 자원 개발 조직을 찾을 수 있을까 질문할 때 지역의 다양한 자원과 역량을 함께 엮는 역할을 담당

할 기관은 지역 내 현존하고 있는 두 유형의 기관들이 적합할 터인데, 그 중 하나는 지역사회 내 이미 중심적 위치를 차지하고 있는 다목적 조직(multi-issue community organization)이다. 이런 기관의 조직자들은 이미 지역 거주민의 역량 강화와 지역구 웰빙에 연합적인 활동의 중요성에 대해 이해하는 집단이며 이런 지역사회 조직들의 몇몇은 현재 시행하고 있는 그들의 활동에서 지역사회 형성(building)에 역량 기반 접근에 협력하는 것을 실시하고 있다. 또 다른 잠재적 자원개발 조직은 지역사회의 기업들(corporation)이다. 지역사회 경제개발을 위해 헌신한 기업들은 종종 그 지역구에서 이용 가능한 경제 자원을 모으는데 주력을 다해왔을 것이며 지역의 구매와 고용을 강조하는 뛰어난 전략들을 갖추고 있을 것이다. 이 두 종류의 지역기반 조직들이 함께 가든 따로 가든지 그들은 지역의 강점개발에 적합한 기관으로서 역할을 할 수 있을 것이다.

3) 지역사회 기획 과정

자원개발 기관들을 파악하거나 조직하는데 있어 지역사회 대표들은 지역사회 계획과 광범위한 의사결정 과정을 만드는데 있어서 어려움을 경험할 것이다. 역량 기반 지역사회 계획이 다양한 형태를 가지는 것은 당연하지만 다음과 같은 성격을 공유한다.

(1) 지역구 계획 단계(the neighborhood planning process)는 지역 내 위치하고 자원을 관리하고 있는 대표자들을 가능한 많이 토론과 의사결정에 참여시켜야 한다. 지역사회 자원의 지도는 이런 계획 단계의 노력에서 잠재적 참여자의 초기 명단을 제공한다.

(2) 지역구 계획 단계는 초기 단계에서 다양한 지역사회 역량 목록을 이용한다.

(3) 지역구 단계는 참여자의 관심영역과 능력을 최대한 장점으로 만들어 지역사회 형성 전략을 개발할 것이다. 지역의 미래상을 정의하고 관리하는 능력을 형성하는데 나아갈 것이다.

4) 외부자원과 연계형성하기

자원 개발 기관이 파악되고 나면 광범위한 의견수렴에 의한 기획과정에 지역구 의사결정자들을 동원시켜야 한다. 참여자들은 지역사회 형성을 추진하는데 필요한 많은 추가적인 자원들을 동원할 필요가 있다. 여기에는 지역구 외부의 사람이나 기관과의 연계 형성도 포함된다. 저소득 지역 구민들이 혼자서 진행하는 것은 무리이다. 더구나 대다수 저소득 지역은 외부 및 서비스 시스템에 의존적인 것이 특징이었다. 하지만 그들이 필요한 것은 그들의 강점을 개발시키는 것이고 주류의 사람, 조직, 경제활동과 서로 상호 의존하고 도울 수 있어야 한다. 지역사회 개발을 주도적으로 이끄는 기관들은 대개 외부사회와 특별한 연계를 가지고 있다. 이런 연결은 정부에만 해당하는 것은 아니다. 은행, 조합, 교회, 다른 지역구 선동조직 등이 해당된다. 이런 연계된 관계들은 지역 주민과 사업체에 새로운 기회를 여는데 활력이 될 수 있다. 자원개발 기관의 역할은 지도를 그려내고 그것을 사용하는 데 있다. 이는 지역사회 관심사를 역량 기반 기획으로 이끌어내고, 지역구의 미래상의 지도가 만들어지는 과정에 조직적 힘을 창조해내는 역할을 담당한다. 자원 개발 기관과 지역구 기획 과정에 참여한 모든 이들이 직면할 어려움은 그 과정이 불확실한 과정이란 점이다. 여러 가지 예상하지 못한 어려움에 직면하는 것이 보통이다. 하지만 그러한 어려움에 도전하는 것이 곧 역량을 배양하는 과정이기도 하다.

참고문헌

강용배. 지역사회 정체성과 사회자본 형성요인분석. 안성호 등 지음. 지역 정체성과 사회자본 I. 서울: 다운샘, 2004.

곽효문. 복지정책론(서울 : 제일법규. 1995).

구성회 외. 공중보건학(서울 : 고문사, 1997).

국가전문행정연수원. 보건행정. 2004.

국민건강보험공단 조사 연구 자료[http://www.nhic.or.kr/index1.html(의료보장제도의 유형. 2000년 3월 31일 검색)].

국민건강보험공단쇄신위원회 활동보고서. 실천적 건강복지 플랜. 2012.

권순만. 의료산업과 가격규제. 한국정책학회보. 1999. 8(2)

권순일. 서비스업체의 소집단 활동 영향요인에 대한 실증적 연구. 동국대 박사학위논문. 1985.

권이혁. 최신보건학(서울 : 신광출판사. 1985).

김광웅. 정책의 효율적 집행. 행정논총. 서울대학교 행정대학원. 14(2). 1976.

김규정. 행정학원론(서울 : 법문사. 1988).

김규정. 행정학원론(서울 : 법문사. 1997).

김명수. 공공정책평가론(서울 : 박영사. 1988).

김병진. 정책학개론(서울 : 박영사. 1989).

김복용. 공공정책의 평가 기준에 관한 연구. 대전대 서사하위논문. 1993.

김영식 외. 과학사(서울 : 전파과학사. 1996).

김영종. 행정철학(서울 : 법문사. 1995).

김중규. 행정학(서울 : 성지각. 1992).

김창엽. 보건의료정책과정에서의 의사들의 참여. 대한의학협회 제17차 종합학술대회. 1993.

김한중. 의료시설의 수급과 정부의 역할. 한국보건행정학회 학술세미나. 1991. 6.

김형열. 포괄적인 정책평가 기준에 관한 연구. 연세논총. 연세대학교. 제23집. 1987.

남궁근. 정책의 유형분류. 고시계. 1997(3).

노시평 외. 정책학(서울 : 학현사. 1999).
노화준. 공공생산의 측정과 향상을 위한 접근 방법. 행정논총. 서울대학교 행정대학원. 20(1). 1982.
노화준. 성과지표의 개발과 프로그램 평가 조사설계. 행정논총. 서울대학교 행정대학원. 15(1). 1977.
노화준. 정책평가론(서울 : 법문사. 1991).
노화준. 정책평가의 체제와 관리. 행정논총. 서울대학교 행정대학원. 18(1). 1980.
노화준. 정책학원론(서울 : 박영사. 1998).
머니투데이 2016년 9월 2일자 "한국 건강보험 보장률 63%. 입원·외래는 OECD 최하위"(전혜영 기자).
문옥륜. 의료장비의 수급과 정부의 역할. 보건행정학회 학술세미나. 1991. 6.
문재우. 보건의료분야의 국가개입에 대한 사회사상적 고찰. 서남대학교 논문집. 2000. 12.
문재우. 우리나라 의료보장정책의 형평성 평가에 관한 연구. 서울대학교 박사학위논문. 1995.
문재우·전대성. 사회복지개론(서울 : 계축문화사. 2013).
문창진. 보건의료사회학(서울 : 신광출판사. 1990).
민병일·김덕곤. 동양의학의 과학적 접근과 임상(서울 : 서원당. 1993).
박남영. 보건행정학(서울 : 고문사. 1993).
박연호·이상국. 현대행정관리론(서울 : 박영사. 1988).
박차상. 한국의료복지정책에 관한 연구. 동아대학교 박사학위논문. 1990.
박호숙. 갈등·협상론(수원 : 행정자치부 지방행정연수원 강의교재. 1998).
박호숙. 관리자의 리더십(법무연수원 강의교재. 1997).
박호숙. 관리자의 발전적 리더십(수원 : 행정자치부 지방행정연수원 강의교재. 1998).
박호숙. 정책갈등과 지방의회의 조정역할(고려대학교 대학원 행정학박사 학위논문. 1994).
박호숙. 지방자치단체의 갈등관리(서울 : 다산출판사. 1996).
배상수. 보건사업기획(서울 : 계축문화사. 2004).
백완기. 행정학(서울 : 박영사. 1992).
보건복지부. 2011 보건복지백서. 2012.
보건복지부. 2015 보건복지백서. 2016.

보건복지부. 보건복지가족백서. 2009.
서성무·이지우. 경영학원론(서울 : 형설출판사. 1998).
석희태. 의료과실의 판단기준. 판례월보. 1987(2).
성익제. 병원임금체계의 실태와 개선방향. 대한병원협회지. 제16권 제6호. 1987. 6.
송근원. 복지행정 이론과 가치의 문제. 복지행정연구. 대신대학교 복지행정연구소. 제8집. 1992년 12월.
시민의 신문. 한국민간단체총람, 2002.
신수식. 사회보장론(서울 : 박영사. 1992).
신유근. 조직행위론(서울: 다산출판사. 1992).
안병준. 정책평가에 관한 소고. 연세행정논집. 연세대학교 행정대학원. 제6집. 1979.
안성호, 곽현근. 동네 수준의 사회자본에 관한 탐색적 연구. 안성호 등 지음. 지역정체성과 사회자본 I. 서울: 다운샘, 2004.
안해균. 정책학원론(서울 : 다산출판사. 1984).
안해균. 정책학원론(서울 : 다산출판사. 2000).
안해균. 현대행정학(서울 : 다산출판사. 1990).
양봉민. 보건경제학(서울 : 나남출판. 1999).
양재모. 공중보건학 강의(서울 : 수문사. 1988).
양창삼. 조직이론(서울 : 박영사. 1992).
연하청. 국민경제운용과 건강보험 재정의 정상화. 시장경제연구원. 2002.
예방의학과 공중보건 편집위원회. 예방의학과 공중보건(서울 : 계축문화사. 1986).
유승흠. 건강보험과 의료이용. 인간과학. 1(7). 1977(9)
유승흠. 보건기획과 관리(서울 : 수문사. 1995).
유승흠 외. 보건행정학 강의(서울 : 수문사. 1998).
유재원. 사회자본과 자발적 결사체. 한국정책학회보 2000; 9(3): 23-43.
유훈. 행정학원론(서울 : 법문사. 1984).
윤병준·이원재·이주열. 건강증진론(서울 : 한국방송통신대학교 출판부. 2009).
이남호. 행정학(서울 : 고시학회. 1972).
이동모. 보건정책의 결정과정. 대한의학협회 제27차 종합학술대회. 1993.
이수윤. 정치사상사(서울 : 법문사. 1999).
이순. 건강보험 확대와 의료수급. 건강보험. 1983(5월호).
이인재 외. 사회보장론(서울 : 나남출판. 1999).
이종수 외. 새행정학(서울 : 대영문화사. 1993).

이혜영 외. 간호와 보건의료정책(서울 : 계축문화사. 2016).
임양택. 우리나라 건강보험제도의 개선방향과 최적 건강보험정책. 한양대학교 경제연구소. 1985.
장동운. 갈등관리의 모형에 관한 연구. 경희대학교 대학원 경영학박사 학위논문. 1986.
전상경. "Charles Wolf. Jr의 비시장실패이론". 오석홍·김영평. 정책학의 주요이론(서울 : 법문사. 2000).
정동원. 정책계량분석(서울 : 대왕사. 1996).
정민수, 정유경, 장사랑, 조병희. 지역사회 기반 참여연구 방법론. 보건교육건강증진학회지 2008; 25(1): 83-104.
정민수, 조병희, 이성천. 지역사회 자발적 결사체의 연결망과 지역사회 역량. 보건행정학회지 2007; 17(4): 54-81.
정민수. 한국시민사회단체의 연대활동에 대한 네트워크적 접근. 시민사회와 NGO 2008; 6(2): 135-174.
정병순. 복지와 의료보장의 사상사적 고찰. 서울대 석사학위논문. 1991.
정용덕. 복지 및 소득재분배정책과 행정학. 한국행정학보. 16. 1982.
정정길. 정책학원론(서울 : 대명출판사. 1997).
정현진·이정면·문성웅·백승천·윤영덕. 주요국 진료비 총액관리제도 고찰 및 시사점. 국민건강보험정책연구원. 2011.
조명래. 지속가능한 발전과 파트너십: WSSD를 계기로한 정부-기업-NGO 발전 방안. KSDN. 2002 WSSD 기념세미나자료집, 2002.
조병희. 의료문제의 사회학(대구 : 태일사. 2000).
조재국. 의료정책의 형상과정과 의료개혁의 전망. 패널토론. 한림대학교 사회의학연구소 편. 건강보장연구. 통권 5호. 2001.
지방자치경영연구소. 지방자치경영연구. 제1권. 제1호. 1995.
채경석 외. 정책학원론(서울 : 대왕사. 2001).
추호경. 의료과오에 관한 연구. 서울대학교 박사학위논문. 1991.
한국보건산업진흥원. 제4기 지역보건의료계획 작성지침. 2006.
한국보건정보교육학회 역. 보건정보학개론(서울 : 현문사. 2000).
한달선. 의료부문의 규제와 경쟁조성. 한림대학교 사회의학연구소 편. 건강보장연구. 통권 4호. 2000.
허범. 정책학 개론. 한국행정학보. 19(2). 1985.

허정. 서양보건사(서울 : 신광출판사. 1984).

허정. 최신보건행정학(서울 : 신광출판사. 1989).

황윤원. 우리나라 공공정책 결정과정의 현황과 과제. 한림대학교 사회의학연구소 편. 건강보장연구. 통권 5호. 2001.

A. Browne and A. Wildavsky. What Should Evaluation Mean to Implementation? in J. L. Pressman and A. Wildavsky. Implementation. 3rd ed. (Berkeley : University of California Press. 1984).

A. Donabedian. Aspects of medical care administration(Harvard University Press. 1973).

Abcarian Palmer. Society in conflict(San Francisco : Canfield Press. 1974).

B. Abel-Smith. Economic efficiency in health care delivery. International Social Security Review. No.2. 1983.

B. D. Jones. What to Measure and How to Measure It:Assessing the Products of Government. Policy Studies Journal. 9(7). 1981.

Barett L, Plotnikoff RC, Raine K, Anderson D. Development of measures of organizational leadership for health promotion. Health Education and Behavior, 2005; 32(2): 195-207.

Bartholomew LK, Parcel GS, Kok G, Gottlieb NH. Planning Health Promotion Programs: An Intervention Mapping Approach. CA: Jossey-Bass, 2006.

Bennis. W. & Nanus. B. Leaders : The strategies for taking charge. New York. NY : Harper & Row. 1995.

Berkman LF. The role of social relations m health promotion. Psychosomatics Medicine, 1995; 57: 245-254.

Bourdieu P. The forms of capital. In: Richardson JG (eds.). The Handbook of Theory: Research for the sociology of education. NY: Greenwood Press, 1986.

Brehm J, Rahn W. Individual-level evidence for the causes and consequences of social capital. American Journal of Political Science, 1997; 41(3): 999-1023.

Brown D, Tandon R. Ideology and political economy in inquiry: action research and research. Journal of Applied Behavioral Science, 1983; 19: 277–294.

Buckner JC. The development of an instrument to measure neighborhood social cohesion. American Journal of Community Psychology, 1988; 16: 771–791.

Bunton R, MacDonald G. Health Promotion: Disciplines, Diversity and Developments. London: Routledge, 1992.

Bush R, Dower J, and Mutch A. Community capacity index. Ver. 2. Centre for Primary Health Care. University of Queensland, 2002.

Butterfos F, Kegler M. Toward a comprehensive understanding of community coalitions. In: DiClemente RJ, Crosby RA, Kegler MC (eds.). Emerging Theories in Health Promotion Practice and Research. CA: Jossey–Bass, 2002: 228–254.

C. E. Lindblom. 정책결정론. 안용식·최호준 공역(서울 : 삼영사. 1984).

C. E. Redfield. Communication in management. Chicago University Press. 1953.

C. Gibb. The principles and traits of leadership(New York : McGraw–Hill. 1947).

C. H. Weiss. Evaluation Research(Englewood Cliffs N.J. : Prentice–Hall. Inc.. 1972).

C. Normand and A. Weber. Social health insurance. 서울대학교 의과대학 의료관리학교실 옮김. 의료보장의 기초이론(서울 : 한울. 1996).

C. Sampson. Values Bureaucracy and Public Policy(Lanham : University Press of America. 1983).

C.I. Barnard. The functions of the executive(Cambridge. Mass. : Harvard University Press. 1938).

Carlson E, Engebretson J, Chamberlain RM. Photovoice as a social process of critical consciousness. Qualitative Health Research. 2006; 16(6): 836–852.

Charles E. Lindblom. The policy–making process. second edition. (Englewood Cliffs : Prentice–Hall. 1980).

Chaskin RJ, Brown P, Venkatesh S, Vidal A. Building community capacity. Walter de Gruyter, 2001.

Chaskin RJ, Garg S. The issue of governance in neighborhood-based initiatives. Urban Affairs Review 1997; 32(5): 631-661.

Chaskin RJ. Building community capacity: A definitional framework and case studies from a comprehensive community initiative. Urban Affairs Review, 2001; 36(3): 291-323.

Chaskin RJ. Perspectives on neighborhood and community: A review of the literature. Soc Serv Rev 1997; 71(4): 527-548.

Chavis D, Hogge J, McMillan D, and Wandersman A. Sense of community through Brunswik's lens: A first look. Journal of Community Psychology, 1986; 14: 24-40.

Chopyak J, Levesque PN. Community-Based Research and Changes in the Research Landscape. Bulletin of Science, Technology & Society. 2002; 22(3): 203-209.

Coleman JS. Foundations of Social Theory. NY: Belknap Press of Harvard University Press, 1990.

Coleman JS. Social capital in the creation of human capital. American Journal of Sociology, 1988; 94: S95-120.

Contra Costa Health Service. Healthy Neighborhood Project: A Guide for Community Building and Mobilizing for Health, 2006.

D. M. Lewison. Essential of retailing(Merril Publishing Company. 1989).

D. MacRae. Jr. Policy Indicators(Chapel Hill : The University of North CarolinaPress. 1985).

Duncan. op. cit. p.221 ; Fred Luthans. Organizational behavior(Auckland : McGraw-Hill. 1981).

E. B. Sharp. Toward a new understanding of urban service and citizen participation : The coproduction concept. Midwest Review of Public Administration. 14(June. 1980).

E. Glaser and T. Backer. Outline of Questions for Program Evaluators Utilizing the Clinical Approach. Evaluation(Fall. 1972).

Emerbaver M. Manifesto for a Relational Sociology. American Journal of Sociology. 1997; 103(2): 281-317.

Eng E and Parker E. Measuring community competence in the Mississippi Delta: The interface between program evaluation and empowerment. Health Education Quarterly, 1994; 21: 199-220.

Fals-Borda O. Some basic ingredients. In: Fals-Borda O, Rahman MA (eds.). Action and Knowledge: breaking the monopoly with participatory action research. New York, NY: Apex, 1991.

file.konyang.ac.kr/병원재무관리 강의안. hwp(2016년 8월 16일 검색).

Foley MW, Edwards B. Is it time to disinvest in social capital? J Public Policy 1999; 19(2): 141-173.

Forrest R, Kerns Ade. Social cohesion, social capital and the neighborhood. Urban Stud 2001; 38(12): 2125-2143.

Franke S. Measurement of social capital: Reference document for public policy research, development, and evaluation. PRI project. Policy Research Initiative, Canada, 2005: 7-12.

Freire P. Pedagogy of the Oppressed. NY: Seabury, 1970 (reprint 2000).

G. E. Rejda. Social insurance and economic security(Englewood Cliffs : Prentice-Hall. 1994).

G. P. Whitaker. Coproduction:citizen participation in service delivery. PAR. 40(May/June. 1980).

G. R. Palmer and S. D. Short. Health care & public policy(South Melbourne : The Macmillian Company. 1990).

G. V. Rimlinger. Welfare policy and Industrialization in Europe. America. and Russia(New York : John Wiley. 1971).

Gaston V. Rimlinger. 한국사회복지학연구회 옮김. 사회복지의 사상과 역사(서울 : 한울아카데미. 1997).

Gerhard A. Ritter 지음. 전광석 옮김. 복지국가의 기원(서울 : 교육과학사. 1992).

Glossary of Administrative Terms of Public Health. AJPH. 50(Feb. 1960).

Glynn T. Psychological sense of community: measurement and application. Human Relations. 1981; 34(7): 789-818.

Goodman RM, Speers MA, McLeroy K, Fawcett S, Kegler M, Parker E, and Smith SR et al. Identifying and defining the dimensions of community capacity to provide a basis for measurement. Health

Education and Behavior, 1998; 25(3): 258–278.

Green LW, George MA, Daniel M, Frankish CJ, Herbert CP, Bowie WR, O'Neill M. Study of participatory research in health promotion: review and recommendations for the development of participatory research in health promotion in Canada. Vancouver: Royal Society of Canada, 1995.

Greenwood D, Levin M. Introduction to action research: Social research for social change. CA: Sage. 1998.

H. G. Frederickson. Public Administration and Social Equity. PAR. 50 (March/ April. 1990).

H. J. Aron and W. B. Schwart. Hospital cost control : A bitter pill to sallow. Harvard Business Review. 1985(3).

Hall A, Wellman B. Social networks and social support. In S Cohen and SL Syme (eds.), Social Support and Health. FL: Academic Press, 1985, pp. 23–41.

Hawe P, Shiell A. Social capital and health promotion: A review. Social Science and Medicine, 2000; 51: 871–885.

Hillery Jr. GA. Definitions of community: Communes and utopias in sociological perspective. Cambridge. Harvard University Press, 1955.

Hitt. M. A. Koats. B. W. & DcMairc. S. M. Navigating thc ncw competitive landscape : building strategic flexibility and competitive advantage in the 21st century. Academy of Management Executive. Vol.12. No.4. 1998.

http://business.chungnam.ac.kr/~kahrd/first.html(김홍국. 21세기 리더십:패러다임 전환과 리더의 역할. 2000년 12월 21일 검색).

http://catizen.com.ne.kr/sh8.html(2003년 6월 3일 검색).

http://ibs.re.kr/~ibsbbs/news/korpay.htm(2000년 12월 2일 검색).

http://plaza.snu.ac.kr/~e-pa/submenu/g4.htm(2003년 6월 16일 검색).

http://www.agkdced.org/board/bbs/(2016년 10월 20일 검색).

http://www.cdc.go.kr/CDC/.

http://www.cykim.pe.kr/policymaking.hwp(김창엽. 보건의료정책의 결정과정. 2003년 7월 1일 검색).

http://www.helpmedi.com/info/menu 06/no06_14.asp(2003년 6월 2일 검색).

http://www.ngokim.pe.kr/kimreport/k029.hwp#1-27(2003년 6월 13일 검색).

http://www.ngokim.pe.kr/kimreport/k029.hwp(2003년 6월 13일 검색).

http://www.sungkyul.edu/~joo/lecture-2-2.htm(2003년 6월 16일 검색).

Israel B, Schulz AJ, Parker EA, Becker AB. Review of community based research: assessing partnership approaches to improve public health. Annual Review of Public Health, 1998; 19: 173-202.

J. E. Anderson. 공공정책론. 박홍식 역(서울 : 대왕사. 1983).

J. E. Trompman and J. K. McClure. Social values in the policy process : Values Dualism and Social Policy Affecting the Elderly. Policy Studies Journal. 9(4). 1980~1981.

J. Fry. Medicine in three societies(N.Y. : American Elsevier Publishing Co. Inc. 1970) : M. L. Roemer. Health care system in world perspective (Michigan : Univ. of Michigan. Health Administration Press. 1975).

J. H. Bryant. Principles of justice as basis for conceptualizing a health care system. IJHS. 7(4). 1977.

J. J. Hanlon and G. E. Pickett. Public health—Administration and practice (Times Mirror/ Mosby. 1984).

J. Midgley. Professional imperialism : Social work in the third world (London : Heinemann. 1981).

James E. Anderson. Public policy making. 2nd ed.(New York : Holt. Rinehart and Winston. 1979).

James E. Anderson. Public policy-making. second edition(New York : Holt. 1979).

Jerry Jr. WR, Paulette AMY. Building social capital and community capacity with signature projects: A case study of two diverse delta communities. J Extension 2007; 25(2) (Available: http://www.joe.org/joe/2007april/a4.php)

Jewkes R, Murcott A. Community representatives: Representing the community? Social Science and Medicine, 1998; 46(7): 843-858.

K. Davis. Human relations in business(New York : McGraw-Hill. 1959).

K. J. Holsti. International politics. 3rd ed.(Englewood Cliffs : Prentice-Hall. 1977).

Kawachi I, Berkman LF eds. Neighborhoods and health. Oxford University Press; 2003.

Kawachi I, Kennedy BP, Lochner K, Prothrow-Stith D. Social capital, income inequality, and mortality. American Journal of Public Health, 1997; 87(9): 1491–1498.

Kawachi I, Kennedy BP, Wilkinson RG. Crime: Social disorganization and relative deprivation. Social Science and Medicine, 1999; 48: 719-731.

Lewin K. Action research and minority problems. Journal of Social Issues, 1946; 2: 34-46.

Lewin K. Resolving social conflicts and field theory in social science. Washington, DC: American Psychological Association. 1997 (original work published 1948).

Lewis C. Mainzer. Political bureaucracy(Glenview. Ⅲ : Scott. Foresman and Company. 1973).

LG전자. LG경영혁신. 2000.

M. Friedman. Capitalism and freedom(Chicago : University of Chicago Press. 1962).

M. Olson. A new approach to the economics of health care(Washington. D.C. : American Enterprise Institute. 1980).

M. Siegler. A Right to Health Care : Ambiguity. Professional Responsibility. and Patient Liberty. The Journal of Medicine and Philosophy. 4(2). 1979(June).

March and Simon. Organization(New York : John Wiley and Sons. 1958). pp.139~141 ; H. Simon. Administrative behavior(New York : Macmillan. 1976).

Marsden PY, Friedkin NE. Network studies of social influence. In: Wasserman S, Galaskiewicz J. (eds.). Advances in social network analysis: research in the social and behavioral sciences. Thousand Oaks, CA: Sage. 1994.

McKnight J. The Careless Society. New York, NY: Basic Books, 1995.

McKnight JL, Kretzmann JP. Mapping Community Capacity. Evanston, IL: Center for Urban Affairs and Policy Research, Northwestern University, 1990.

Minkler M, Wallerstein N. Community-Based Participatory Research for Health. CA: Jossey-Bass, 2003.

Minkler M. Community Organizing and Community Building for Health. Rutgers University Press (2nd ed.), 2005.

Morrissey M. Community, social capital and Indigenous health in the Northern Territory. Ethnicity and Health, 2006; 11(3): 229-246.

N. Black. et al., Health and disease : Caring for health(Philadelphia : Open University Press. 1984).

N. Gilbert & H. Specht. Dimensions of social welfare policy(Englewood Cliffs : Prentice-Hall Inc., 1986).

Nan Lin. Social capital: theory and research. Walter de Gruyter, 2001.

Narayan D, Cassidy MF. A dimensional approach to measuring social capital: Development and validation of a social capital inventory. Curr Sociol 2001; 49(2): 59-102.

Narayan D, Jones VN, Woolcock M, Grootaert C. Measuring social capital: An integrated questionnaire. World Bank Working Paper no. 18. 2004.

Newton K. Social capital, civil society, and democracy. Int Pol Sci Rev 2001; 22(2): 201-214.

P. A. Hamilton. Health care consumerism(St. Louis : The C.V. Mosby Company. 1982).

P. J. Feldstein. Health care economics. 2nd ed. A Wiley Medical Publication. 1983.

P. R. Schulman. "Nonincremental policy making". American Political Science Review. 69(4). 1975.

Peters M, Robinson V. The origins and status of action research. Journal of Applied Behavioral Science, 1984; 20: 113-124.

Pfeffer. J. Management as symbolic action:the creation and management of organizational paradigms. In Cummings. L. L. & Staw. B. M. (Eds.). Research in organizational behavior. 3. 1981.

Portes A. Social capital: Its origins and applications in modern sociology. Annu Rev Sociol 1998; 24: 1–24.

Portney KE, Berry JM. Mobilizing minority communities: Social capital and participation in urban neighborhood. Am Behav Sci 1997; 40(5): 632–644.

Provan KG, Nakama L, Veazie MA, Teufel–Shone NI, Huddleston C. Building community capacity around chronic disease services through a collaborative interorganizational network. Health Educ Behav 2003; 30(6): 646–662.

Provan KG, Veazie MA, Staten LK, Teufel–Shone NI. The use of network analysis to strengthen community partnerships. Public Admin Rev 2005; 65(5): 603–613.

Provan KG, Veazie MA, Teufel–Shone NI, Huddleston C. Network analysis as a tool for assessing and building community capacity for provision of chronic disease services. Health Promot Pract 2004; 5(2): 174–181.

Putnam RD. Bowling alone: America's declining social capital. Journal of Democracy, 1995; 6: 65–78.

Putnam RD. Bowling alone: The Collapse and Revival of the American Community. Simon and Schuster, 2000.

Putnam RD. Making Democracy Work: Civic Traditions in Modern Italy. NJ: Princeton University Press, 1993.

R. E. Weber. The Political Responsiveness of the American States and Their Local Governments. in L. N. Rieselbach ed.. People vs. Government : The Responsiveness of American Institutions(Bloomington : Indiana University Press. 1975).

R. K. Weaver and B. A. Rockman. Do institutions matters? : Government capabilities in the United States and Abroad(Washington. D. C. : The Brookings Institution. 1993).

R. M. Stogdill. "Personal factor associated with leadership : A survey of literature." Journal of psychology. Jan. 1948.

R. T. Nakamura and F. Smallwood. The Politics of Policy Implementation (New York : St. Martin's Press. 1980).

Richard L. Daft. Organization theory and design. fourth edition(Eunos : Info Access Distribution Pte Ltd. 1992).

Rowan J. The humanistic approach to action research. In: Reason P, Bradbury H. (eds.). Handbook of Action Research: Participative inquiry and practice. Thousand Oaks, CA: Sage. 2001.

S. Levey & N. P. Loomba. Health care administration(Philadelphia : J. B. Lippincott Company. 1984).

S. M. Schmidt and T. A. Kochan. Conflict : Toward conceptual clarity. Administrative Science Quarterly. 3. 1972.

S. P. Robbins. Managing organizational conflict : A nontraditional approach (Englewood Cliffs : Prentice-Hall. 1974).

Said E. Culture and imperialism. New York, NY: Vintage Books, 1994.

Sampson RJ, Raudenbush SW, Earls F. Neighborhoods and violent crime: A multi-level study of collective efficacy. Science, 1997; 277(15): 918-925.

Sarah Nettleton. 건강과 질병의 사회학. 조효제 옮김(서울 : 한울. 1997).

Schwab M, Syme SL. On paradigms, community participation, and the future of public health. American Journal of Public Health, 1997; 87: 2049-2052.

Smith CA, Freeman A. Voluntary associations: perspectives on the literature. Cambridge, MA: Harvard University Press, 1972.

Smith MB, Graham YJ, Guttmacher S. Community-Based Health Organizations: Advocating for improved health. Jossey-Bass, 2005.

Stall S, Stoecker R. Toward a gender analysis of community organizing models: liminality and the intersection of sphers. In: Minkler, M. (ed.). Community Organizing and Community Building for Health. New Brunswick, NJ: Rutgers University Press, 2008: pp. 196-217.

Stolle D. Social capital: A new research agenda? Toward an Attitudinal Approach paper presented for the ECPR workshop 13 Voluntary Associations. Social Capital and Interest Mediation: Forging the

Link, Copenhagen, 2000.

Stone W, Hughes J. Social Capital: Empirical meaning and measurement validity. Australian Institute of Family Studies, 2002.

Suttles GD. The Social Construction of Communities. Chicago University Press, 1972.

Swantz ML, Ndedya E, Masaiganah MS. Participatory action research in Tanzania with reference to women. In: Reason P, Bradbury H. (eds.). Handbook of Action Research: participatory inquiry and practice. CA: Sage, 2001.

V. N. George and P. Wilding. The Impact of social policy(London : Routledge & Kegan Paul. 1984).

W. G. Smillie. Public health administration in the United States (Macmillian. 1936).

W. Jack Duncan. Organizational behavior(Boston : Houghton Mifflin Company. 1981).

Wallack L. The role of mass media in creating social capital. In: Institute of Medicine. Promoting Health: Intervention strategies from social capital and behavioral research. Washington, DC: National Academy Press, 2000: 337-365.

WHO. Health Programme Evaluation. 1981.

Wilkinson RG. Unhealthy Societies: The Afflications of Inequality. London: Routledge and Kegan Paul, 1996.

William Ouchi. Theory Z : How American business can meet the Japanese challenge(Mass : Addison-Wesley Publishing Company. 1981).

www.kapa21.or.kr/epadic/epadic_view.php?num=395&page(2016년 11월 1일 검색).

www.snu-dhpm.ac.kr/pds/files/2014_지역사회보건계획_강영호.pdf(2016년 10월 18일 검색).

Y. Dror. "Muddling through-science or Inertia?" PAR. September 1964.

찾아보기

ㅇ

D

E

F

G

H

N

O

P

T

U

V

W

Z

기타

공저자 소개

- **문재우** 한세대학교 사회복지학과
- **정민수** 동덕여자대학교 보건관리학과
- **이윤현** 남서울대학교 보건행정학과
- **이창은** 선린대학교 보건행정과
- **이철인** 문경대학교 보건의료재활과

보건행정학 [제8판] 값 28,000원

1998년 12월 10일 제1판1쇄 발행
2021년 11월 25일 제8판1쇄 발행
2023년 2월 25일 제8판2쇄 발행

공 저 자 : 문 재 우 · 정 민 수 · 이 윤 현
이 창 은 · 이 철 인
발 행 인 : 주 영 일
발 행 처 : **계 축 문 화 사**

서울특별시 종로구 통일로12길 16-17
우편번호 03029
TEL : 735-2257 · 738-9746
FAX : 723-9025
E-mail:gyechuk@hanmail.net
홈페이지 : http://gyechuk.co.kr
1973. 10. 31 등록번호 제300-1973-8호
ISBN 978-89-5629-656-2 93510